临床组织学图谱

主　编　周　莉

副主编　周国民　文建国　董为人　孔　力

编　者（以姓氏笔画为序）

丁　英（中山大学中山医学院）

文建国（中南大学湘雅医学院）

孔　力（大连医科大学）

刘　渤（大连医科大学）

刘　颖（吉林大学基础医学院）

刘佳梅（吉林大学基础医学院）

李宏莲（华中科技大学同济医学院）

李树蕾（吉林大学基础医学院）

吴　珊（吉林大学基础医学院）

沙　鸥（深圳大学医学部）

张　琳（南方医科大学）

陈　红（复旦大学上海医学院）

周　莉（吉林大学基础医学院）

周劲松（西安交通大学医学部）

周国民（复旦大学上海医学院）

赵　慧（吉林大学基础医学院）

秦丽娜（中山大学中山医学院）

郭家松（南方医科大学）

梁　玉（天津医科大学）

梁春敏（复旦大学上海医学院）

董为人（南方医科大学）

人民卫生出版社
·北京·

图书在版编目（CIP）数据

临床组织学图谱/周莉主编. —北京：人民卫生
出版社，2023.11
ISBN 978-7-117-32548-6

Ⅰ.①临… Ⅱ.①周… Ⅲ.①人体组织学-图谱
Ⅳ.①R329-64

中国版本图书馆 CIP 数据核字（2021）第 266723 号

人卫智网	www.ipmph.com	医学教育、学术、考试、健康，购书智慧智能综合服务平台
人卫官网	www.pmph.com	人卫官方资讯发布平台

临床组织学图谱

Linchuang Zuzhixue Tupu

主　　编：周　莉
出版发行：人民卫生出版社（中继线 010-59780011）
地　　址：北京市朝阳区潘家园南里 19 号
邮　　编：100021
E - mail：pmph @ pmph. com
购书热线：010-59787592　010-59787584　010-65264830
印　　刷：廊坊一二〇六印刷厂
经　　销：新华书店
开　　本：889×1194　1/16　印张：28
字　　数：986 千字
版　　次：2023 年 11 月第 1 版
印　　次：2023 年 11 月第 1 次印刷
标准书号：ISBN 978-7-117-32548-6
定　　价：199.00 元

打击盗版举报电话：010-59787491　E - mail：WQ @ pmph. com
质量问题联系电话：010-59787234　E - mail：zhiliang @ pmph. com
数字融合服务电话：4001118166　E - mail：zengzhi @ pmph. com

图片说明

1. 关于人与其他动物的组织学结构,在有些器官极为相近,而也有些器官两者差异颇大。本书中光学显微镜观察的组织切片标本绝大多数取材于人,难以获得的极少数标本,组织学结构又有类同,方取材于动物,如内耳取材于豚鼠,卵巢取材于猫(正文中已标注)。由于电子显微镜下观察的标本和制备过程对组织新鲜度要求极高,故有一部分标本取材于人,而另一部分标本取材于猴(正文中已标注)。

2. 光学显微镜下彩色照片的标本制备,绝大部分为 HE 常规染色,故图题中不再单独列出,而对于少数采用特殊染色的切片标本,图题中才加以说明;同样,电子显微镜下的黑白照片,绝大部分来源于透射电子显微镜标本,故图题中不再单独列出,而对于少数扫描电子显微镜和采用其他特殊方法制备的标本,图题中均加以说明。

3. 因图像资料珍贵,又因人体器官是由四大基本组织构成。因此,有些图像会在第一篇基本组织和第二篇器官系统中均有出现,但所展示的侧重点不同。

4. 为方便同一组织结构能够按照从宏观到微观的观察顺序,并尽可能在同一页面或者相邻页面进行展示,同时保证内容的科学性和语言的逻辑性,有些图像有可能先于其呼应的文字出现。

5. 每章凡未标注供图者姓名的彩色光学显微镜照片均由该章的第一编者提供。

6. 由于本书大部分电子显微镜照片均来源于吉林大学基础医学院组织学与胚胎学系,故在照片上插入水印"JiLin Univercity"的缩写"JLU",以表示照片所属单位。

7. 未经图作者授权,请勿擅自将本书图片用于任何电子和纸质出版物,违者必究。

前　言

　　《临床组织学图谱》是受人民卫生出版社委托，为临床医生、研究生、病理医生，以及从事组织学与病理学专业的教师编写的一本参考书。它以医学本科生所具备的组织学知识为起点，向临床医学各学科领域所需的组织学知识扩展，并尽可能更专业化和细化，以满足临床各学科读者的需求。由于本书是面向临床，因此，所描述的组织学重点也是针对临床常见病所涉及的器官。另外，为使读者更好地理解书中所展示的光学显微镜和电子显微镜照片，增加了比以往同类图谱更多的系统知识描述、器官胚胎发生和组织学研究进展。图片的设计遵循对实物标本从宏观到微观逐级认识的规律，即从肉眼所见到镜下观察，从低倍镜到高倍镜再到电镜的形态观察。

　　本图谱内容分两篇，第一篇是构成人体器官的四大基本组织；第二篇是人体各器官系统，每一系统独立成章，便于临床不同学科领域的读者翻阅和学习。本书共选编图像805幅，包括电镜图像230幅，这些图像的切片标本多数是几所国家重点医学院校近几十年积累的教学资源，少数是一些科研资料。凝聚了几代教师和技师辛勤耕耘的成果，他们长期在自己热爱的工作岗位上兢兢业业、刻苦专研，才为后人留下了宝贵的资源。在本书出版之际，由衷地感谢老一辈教师和技师对本书的贡献，尤其要感谢吉林大学基础医学院（原白求恩医科大学）尹昕教授和朱秀雄技师带领的团队在人体超微结构研究方面所取得的成就，本书大部分电子显微镜照片均来自于此。尽管原底片有不同程度磨损和划痕。但是，经过主编长时间的修复工作，照片的清晰度和观赏性得到了保证，于此奉献给读者。再者，也真挚地感谢支持和帮助我完成书稿的同行们。

　　由于本书编者多数为长期从事基础医学教学和研究的教授，对临床医学研究了解不深，难免在书中出现疏漏和不妥，故真诚地欢迎广大读者批评和指正。

　　医学犹如一条永不见顶峰的崎岖山路，希望这本书能成为勇于攀登者的登山杖，在他们艰苦攀爬的过程中助其一臂之力。

周　莉

2023 年 10 月

总　目　录

第一篇

基本组织

第一章　上　皮　组　织

目　录

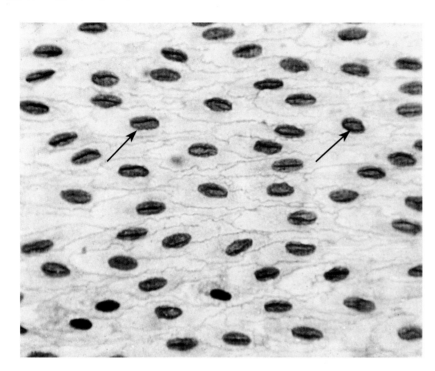

图 01-1-01　单层扁平上皮表面观（高倍，镀银染色）
箭头示扁平上皮细胞核
（复旦大学上海医学院　图）

图 01-1-02　单层扁平上皮（高、低倍，侧面观，大动脉壁）
箭头示单层扁平上皮（内皮）
（周莉　图）

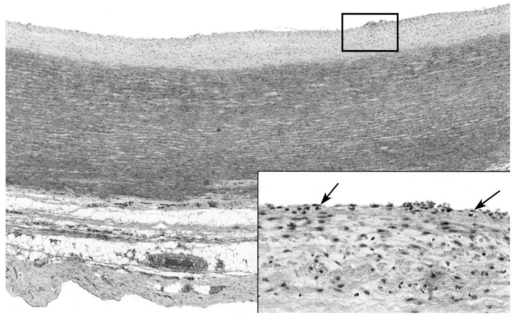

　　上皮组织（简称上皮）由密集排列、形态规则的上皮细胞和极少量的细胞外基质组成。上皮具有极性，借基膜与深部结缔组织相连。上皮内游离神经末梢丰富，多无血管，所需营养由结缔组织内血管透过基膜渗入上皮细胞。依据上皮组织功能主要分为被覆上皮和腺上皮。前者覆盖于身体表面或衬贴在体腔和中空器官的内表面，具有保护、吸收、分泌和排泄等功能；后者主要由腺细胞构成，以分泌功能为主。

第一节　被覆上皮

　　1. 单层扁平上皮　由一层扁平细胞组成，表面观察，细胞呈多边形，核呈扁圆形，位于细胞中央，相邻细胞边缘呈锯齿状相互嵌合（图 01-1-01）；垂直切面观察，细胞扁薄，仅在含核处略厚，细胞质少，主要内衬于肾小囊壁层、血管腔及体腔内表面等处（图 01-1-02～图 01-1-04）。分布于心血管和淋巴管腔内表面的上皮称内皮；分布于体腔，如胸膜腔、腹膜腔和心包腔内表面的上皮称间皮（图 01-1-05）。

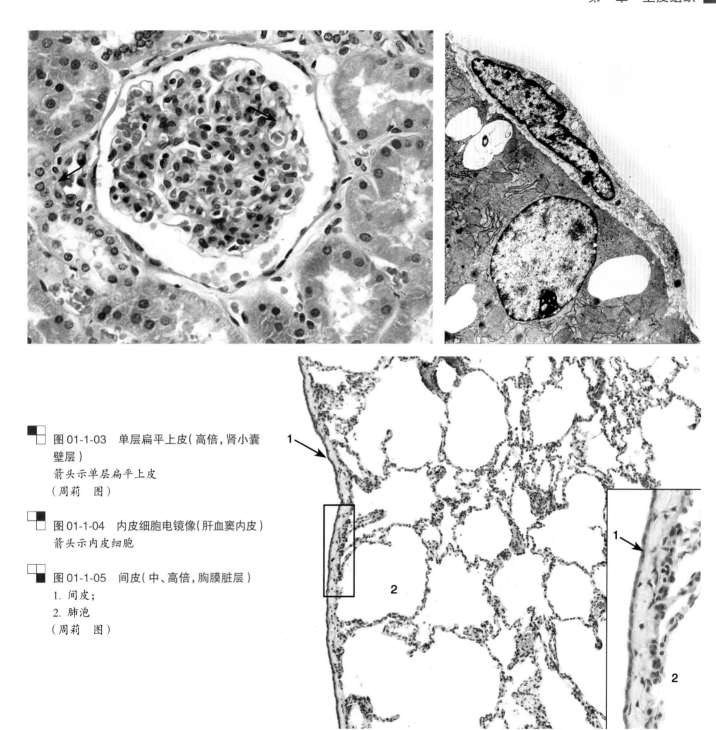

图 01-1-03　单层扁平上皮（高倍，肾小囊壁层）
箭头示单层扁平上皮
（周莉　图）

图 01-1-04　内皮细胞电镜像（肝血窦内皮）
箭头示内皮细胞

图 01-1-05　间皮（中、高倍，胸膜脏层）
1. 间皮；
2. 肺泡
（周莉　图）

　　单层扁平上皮的功能主要是保持器官表面或内表面光滑，减少器官间摩擦，有利于血液、淋巴液流动及物质通透。心血管内皮细胞损伤时，内皮细胞中抑制血小板黏附和抗凝血机制被激活，引起局部凝血，是血栓形成最重要的原因之一，也是动脉粥样硬化形成的重要机制之一。间皮瘤是来自腹膜、胸膜及心包膜单层扁平上皮的恶性肿瘤。若垂直切面观察，可见细胞层变宽，细胞游离面出现弯曲的微绒毛等改变。

　　2. 单层立方上皮　由一层立方状上皮细胞构成，主要分布于甲状腺滤泡、肾小管等部位（图 01-1-06、图 01-1-07），具有吸收、排泄、分泌等功能。从表面观察，单层立方上皮细胞呈多边形。在垂直切面上观察，细胞呈立方形，核位于中央，呈圆形。围绕甲状腺滤泡的立方上皮细胞形态可因功能状态和疾病情况出现不同的变化。如患甲亢时，滤泡上皮细胞呈柱状；患甲状腺功能减退时，滤泡上皮细胞呈扁平形。又如患范可尼综合征时，肾近端小管的立方上皮细胞有些变扁，或膨大；游离面微绒毛减少、变短或消失；基膜变厚和弯曲。

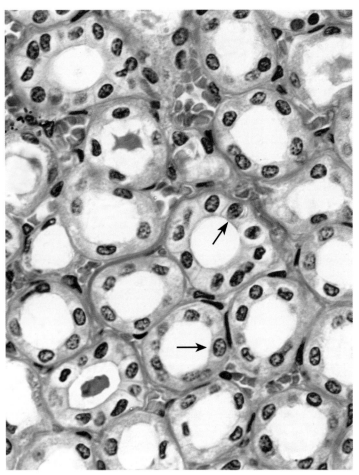

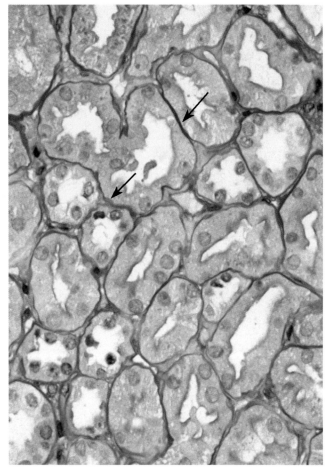

图 01-1-06 单层立方上皮（高倍，肾集合管）
箭头示单层立方上皮
（周莉 图）

图 01-1-07 单层立方上皮（高倍，甲状腺滤泡）
箭头示单层立方上皮
（刘佳梅 图）

图 01-1-08 基膜（高倍，PAS 染色，肾小管）
箭头示基膜
（吴珊 图）

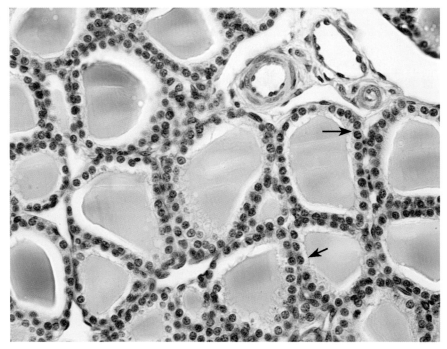

基膜是在上皮细胞基底面的半透膜，有利于上皮细胞与结缔组织进行物质交换。有些上皮细胞基底面还有半桥粒和质膜内褶。基膜连于上皮细胞和深部结缔组织，上皮细胞常借半桥粒固定于基膜上（图 01-1-09）。常规染色基膜不易分辨，但呼吸道上皮和复层扁平上皮基膜较厚，可见粉染，均质带状。倘若采用特殊染色[如过碘酸希夫（PAS）反应]则清晰可见（图 01-1-08）。

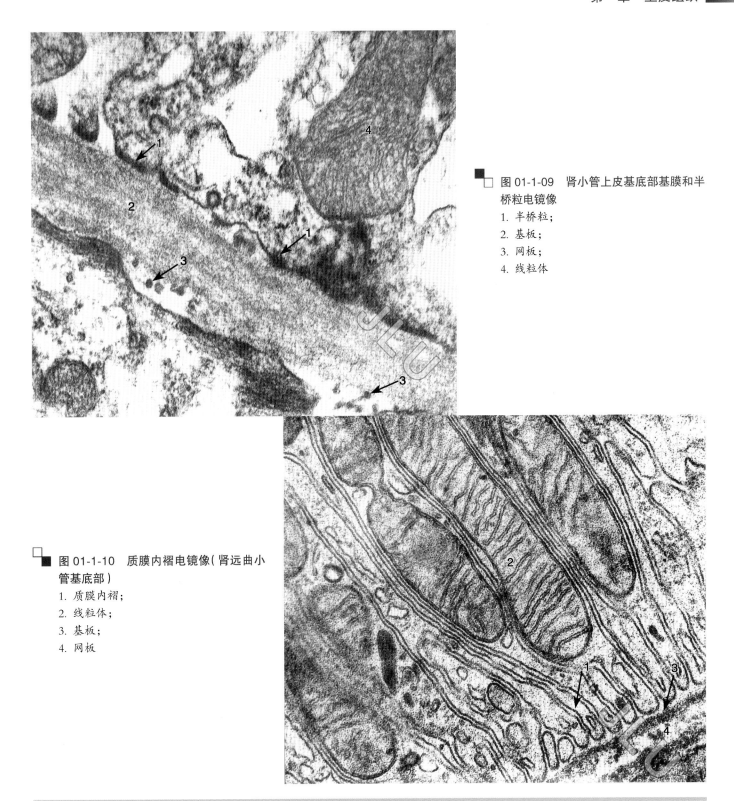

图 01-1-09　肾小管上皮基底部基膜和半桥粒电镜像
1. 半桥粒;
2. 基板;
3. 网板;
4. 线粒体

图 01-1-10　质膜内褶电镜像(肾远曲小管基底部)
1. 质膜内褶;
2. 线粒体;
3. 基板;
4. 网板

　　在电镜下基膜可分为基板和网板,前者靠近上皮,后者与结缔组织相接。较薄的基膜仅有基板,无网板。基板由上皮细胞分泌产生,在电镜下分两层,即透明层和致密层。透明层较薄,电子密度低;致密层较厚,电子密度高。构成基板的主要成分有层粘连蛋白、Ⅳ型胶原蛋白和硫酸乙酰肝素等蛋白聚糖。网板是由结缔组织中成纤维细胞分泌产生,主要由网状纤维(Ⅲ型胶原蛋白,表面被覆糖蛋白)和基质组成(图 01-1-09,图 01-1-10)。

　　质膜内褶是上皮细胞基底面的细胞膜向细胞质内折叠形成许多皱褶,皱褶与细胞基底面垂直,皱褶内细胞质含有很多线粒体。质膜内褶扩大了上皮细胞基底面的表面积,有利于水和电解质的转运,常分布于肾小管及腮腺和下颌下腺的纹状管等处(图 01-1-10)。

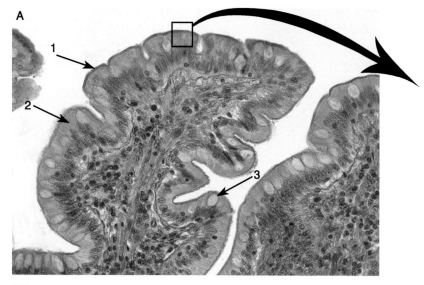

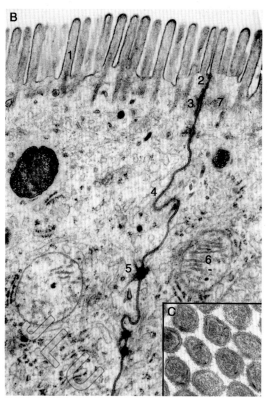

图 01-1-11 单层柱状上皮光、电镜像（小肠绒毛）
A. 光镜。1. 纹状缘；2. 柱状上皮；3. 杯状细胞。
B. 电镜。1. 微绒毛；2. 紧密连接；3. 黏合带；4. 缝隙连接；5. 桥粒；
6. 线粒体；7. 终末网。
C. 微绒毛横断面

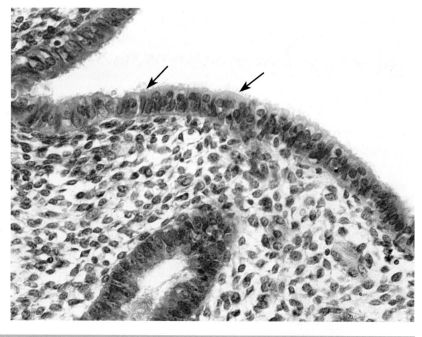

图 01-1-12 单层柱状上皮（高倍，子宫内膜）
箭头示单层柱状上皮
（周莉 图）

3. **单层柱状上皮** 由一层高柱状细胞构成,主要分布于消化道（胃肠）、胆囊、子宫和输卵管等中空脏器的内表面（图 01-1-12）,具有吸收和分泌功能。从表面观察,单层柱状上皮细胞也呈多边形,但于垂直切面呈高柱状,核呈椭圆形,与细胞长轴一致。肠道的柱状上皮细胞游离面可见均匀一致、粉染带状的纹状缘（图 01-1-11A）。电镜下,纹状缘是由密集而排列整齐的微绒毛组成。微绒毛是上皮细胞游离面伸出的微细指状突起。小肠上皮细胞微绒毛最为典型,它显著增加了细胞吸收面积,以适应其强大的吸收功能。微绒毛的胞质内有很多纵向微丝,其一端延伸于微绒毛顶部,另一端连于细胞顶部胞质内的终末网（图 01-1-11B）。微绒毛收缩可使其伸长或变短,促进小肠上皮的吸收。不同部位的单层柱状上皮有所差别,如肠道上皮中含有许多杯状细胞和内分泌细胞等。胃黏膜的单层柱状上皮除形态与功能不同于肠道上皮外,不含杯状细胞,倘若胃黏膜上皮形态与肠道上皮相似,并出现杯状细胞,则称为胃肠上皮化生,为胃癌前期表现。

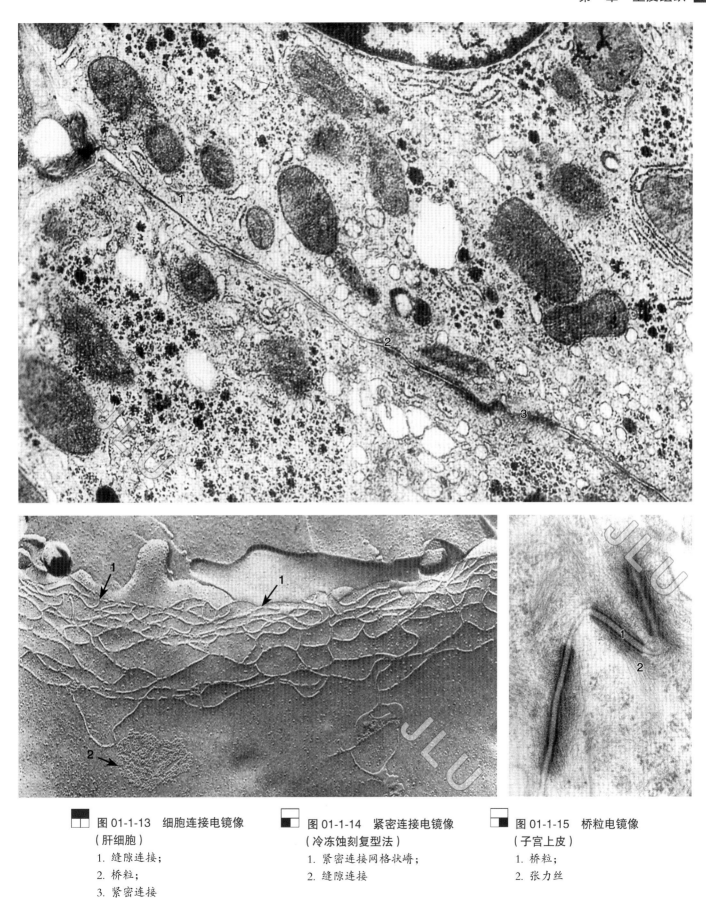

图 01-1-13 细胞连接电镜像
（肝细胞）
1. 缝隙连接；
2. 桥粒；
3. 紧密连接

图 01-1-14 紧密连接电镜像
（冷冻蚀刻复型法）
1. 紧密连接网格状嵴；
2. 缝隙连接

图 01-1-15 桥粒电镜像
（子宫上皮）
1. 桥粒；
2. 张力丝

上皮细胞侧面,即细胞之间的相邻面,间隙很窄,电镜下可见多种细胞连接,如紧密连接、黏合带、桥粒和缝隙连接等。小肠上皮细胞侧面有典型的细胞连接。如**紧密连接**一般位于小肠上皮细胞侧面的顶端,相邻细胞膜以点状融合,

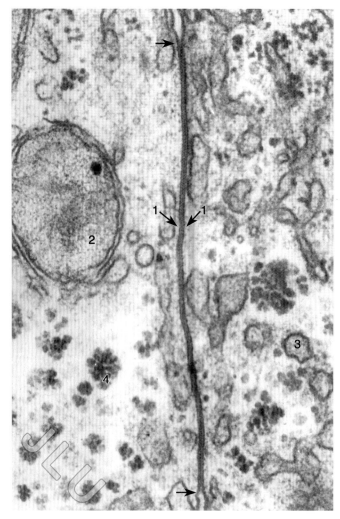

图 01-1-16　缝隙连接电镜像（肝细胞）
1. 缝隙连接；2. 线粒体；3. 滑面内质网；4. 糖原颗粒

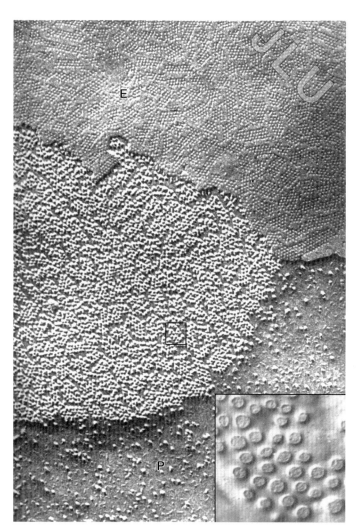

图 01-1-17　缝隙连接电镜像（冷冻蚀刻复型法）
E：相邻细胞质膜面；P：胞质面

非融合处有极窄的间隙。细胞膜融合处膜内蛋白颗粒排列 2~4 条嵴线，并交错形成网格，与相邻的细胞嵴线网格对接，环绕细胞，封闭细胞间隙，从而形成了阻止细胞游离面物质进入细胞间隙并进而侵入组织深层的屏障（图 01-1-11B，图 01-1-13，图 01-1-14）。

桥粒是一种很牢固的细胞连接，除小肠上皮细胞外，更常见于复层扁平上皮。此连接形如斑状或纽扣状，大小不等。连接处细胞间隙宽 20~30nm，略宽于黏合带，其内有钙黏着蛋白胞外部分构成的低电子密度丝状物，并互相交织形成中间线；在细胞膜胞质面，钙黏着蛋白胞内部分与锚定蛋白构成厚而致密的桥粒斑相连。桥粒斑上附着许多中间丝，即张力丝（在复层扁平上皮中为角蛋白丝），并折成袢状返回胞质（图 01-1-15）。

黏合带（也称中间连接）一般位于小肠上皮紧密连接下方，呈条带状环绕细胞。相邻细胞之间有很窄的间隙，内有钙黏着蛋白（细胞膜内黏附分子），其胞外部分构成低电子密度丝状物将其相互连接；在细胞膜胞质面，钙黏着蛋白胞内部分与锚定蛋白结合形成薄层致密物，微丝附着其上，并与终末网相连（图 01-1-11B）。此结构可将相邻细胞黏合在一起，并能保持细胞形状和传递细胞收缩力。

除小肠上皮细胞有**缝隙连接**外，广泛存在于各种组织的细胞之间，由于能传递细胞间小分子物质和信息分子，故也称通信连接。此结构在细胞连接处细胞膜高度平行，细胞间隙极窄，内有许多间隔大致相等的连接点。连接点有许多分布规律的柱状颗粒，称连接小体，每个连接小体由 6 个跨膜连接蛋白分子围成，中央有一个直径约 2nm 的管状通道。相邻两细胞膜中的连接小体对接，中央的小管也连通，成为细胞间直接交通的管道。小分子物质、信息分子、电信号可借此在细胞间传递，因而也称为电突触。在调节因素作用下，管道可开放或闭合，故有助于细胞之间进行功能的协调和统一（图 01-1-16，图 01-1-17）。

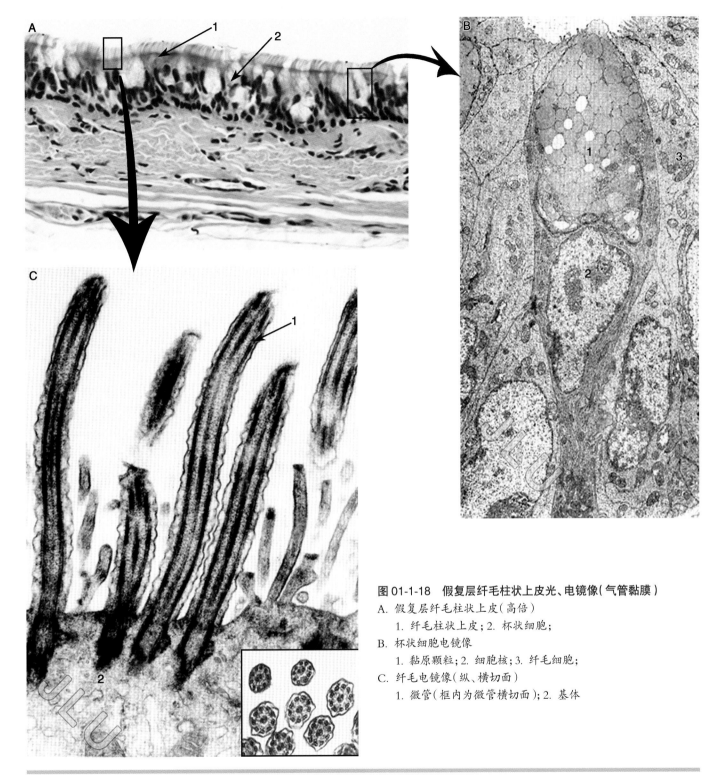

图 01-1-18 假复层纤毛柱状上皮光、电镜像（气管黏膜）

A. 假复层纤毛柱状上皮（高倍）
　1. 纤毛柱状上皮；2. 杯状细胞；
B. 杯状细胞电镜像
　1. 黏原颗粒；2. 细胞核；3. 纤毛细胞；
C. 纤毛电镜像（纵、横切面）
　1. 微管（框内为微管横切面）；2. 基体

4. **假复层纤毛柱状上皮**　由一层高矮不同的柱状、梭形、锥形和杯状细胞组成，主要分布在呼吸道内表面。气管上皮中的柱状细胞数量最多，游离面有密集的纤毛，属 9+2 双联微管类型，纤毛向咽部快速摆动，将黏液及其黏附的尘埃、细菌等推向咽部并咳出。其中的杯状细胞形态与肠道杯状细胞相同，形似高脚杯，底部窄，顶部宽，含深染的三角形细胞核，核上方胞质内充满黏原颗粒。倘若分泌颗粒在制片中溶解，呈淡染空泡状（图 01-1-18A）。主要分泌黏蛋白，构成呼吸道的黏液性屏障。梭形细胞位于前两种细胞之间，数量较少。锥形细胞位于上皮深层，有增殖分化潜能。上述 4 种细胞核排列高矮不一，似复层上皮，但是，每一种细胞基底部均附着于基膜，实为单层。慢性支气管炎时，上皮增生，纤毛脱落变形，杯状细胞分泌黏液增多，易发生呼吸道阻塞，炎症长期反复存在，可发生鳞状上皮化生，即柱状上皮被复层扁平上皮取代。虽然这是一种可逆的适应性反应，但是，持续存在可能成为支气管鳞状上皮癌的基础。

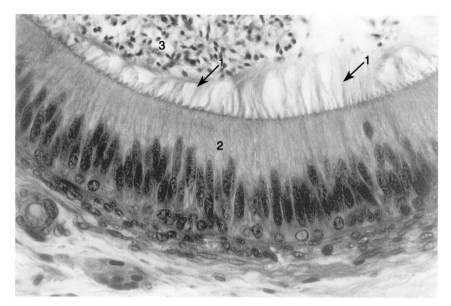

图 01-1-19　假复层柱状上皮(高倍,附睾管)
1. 静纤毛;
2. 假复层柱状上皮;
3. 附睾管腔
(复旦大学上海医学院　图)

图 01-1-20　角化复层扁平上皮
(高倍,皮肤表皮)
1. 角化层;
2. 复层扁平上皮
(周莉　图)

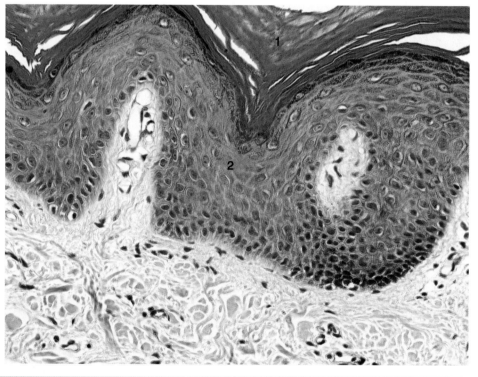

还有一种假复层柱状上皮分布于男性生殖管道,如附睾管,上皮由不同细胞类型组成(详见第十八章),但主要是主细胞和基细胞,这些细胞的基底部均附着于基膜。主细胞呈柱状,数量最多,游离面有密集的静纤毛,长 $10\mu m$ 以上(图 01-1-19),其结构与呼吸道上皮的动纤毛不同。电镜下,纤毛内胞质中含纵行微丝,与微绒毛的结构相同,故又称长微绒毛,其功能也是扩大吸收面积。基细胞位于上皮的基底部,体积较小,呈锥形,细胞核椭圆形。

5. 复层扁平上皮(复层鳞状上皮)　由多层细胞组成,每层细胞形态各异,因表层细胞扁平状,故得名。在上皮垂直切面观察,基底部细胞呈矮柱状,核呈椭圆形,细胞附着于基膜,并呈波浪状与结缔组织相连,故增加了上皮与深部结缔组织的接触面积,既加强连接,又利于上皮获得营养。此层细胞具有增殖和分化能力,增殖的细胞向浅层迁移,浅层细胞不断脱落。中间层细胞呈多边形,核呈圆形,较大,位于细胞中央,胞质丰富,常有桥粒加强细胞互相连接。浅层细胞为梭形或扁平形,表层细胞质内充满角蛋白,呈强嗜酸性均质状,无核,细胞不断脱落,为角化复层扁平上皮,如皮肤表皮(图 01-1-20)。干硬坚固的角化层赋予表皮对多种物理和化学物质有很强的耐受力,可防止组织外界物质透过表皮及组织液外渗。

倘若表层细胞扁平状,胞质内角蛋白含量少,核呈扁椭圆形,为未角化复层扁平上皮,如衬贴于口腔、食管、阴道等腔

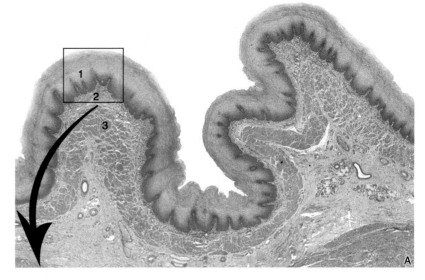

图 01-1-21　未角化复层扁平上皮(低、高倍,食管壁)

A. 1. 复层扁平上皮;
　　2. 固有层结缔组织;
　　3. 黏膜肌层
B. 1. 复层扁平上皮浅层;
　　2. 中层上皮;
　　3. 基底层上皮;
　　4. 固有层结缔组织
(周莉　图)

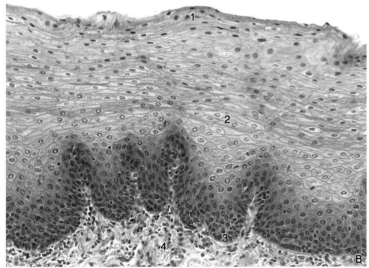

图 01-1-22　未角化复层扁平上皮(高倍,阴道)

箭头示表层扁平上皮

(周莉　图)

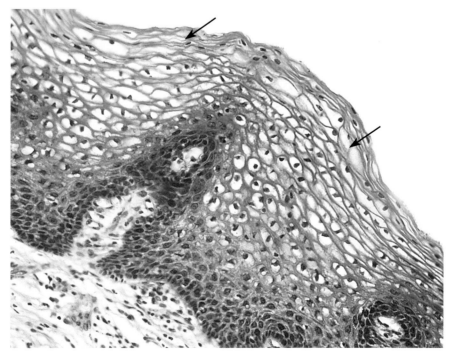

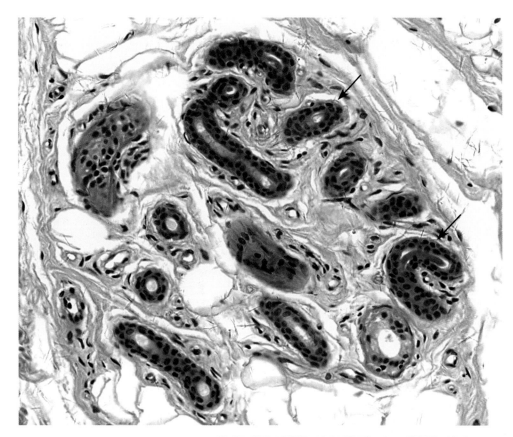

□ 图 01-1-23　复层立方上皮
（高倍，汗腺导管）
箭头示复层立方上皮
（周莉　图）

■ 图 01-1-24　复层柱状上皮
（高倍，睑结膜）
1. 柱状细胞；
2. 杯状细胞
（周莉　图）

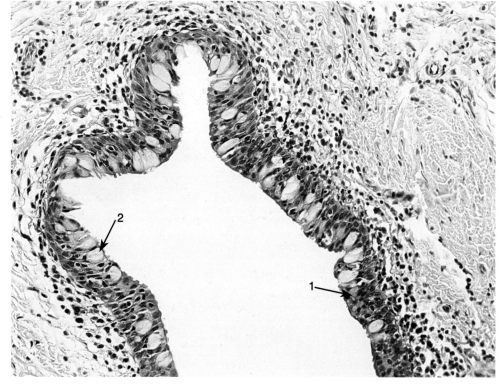

面的上皮（图01-1-21，图01-1-22）。此类上皮具有耐摩擦和阻止异物侵入的功能，再生修复能力强。经常发生胃食管反流引起慢性炎症的患者，可导致食管下段与胃交界处的复层扁平上皮被单层柱状上皮取代，此种病变易发展为食管癌。

6. **复层立方上皮**　由两层或数层细胞组成，表面细胞为立方形，深层细胞可为立方形、多边形或矮柱状。该种上皮少见，汗腺导管是较为典型的复层立方上皮，其他可见于肛管和女性尿道开口处（图01-1-23）。

7. **复层柱状上皮**　由数层细胞组成，浅部为一层矮柱状细胞，深部为一层或几层立方形细胞。主要分布于眼睑

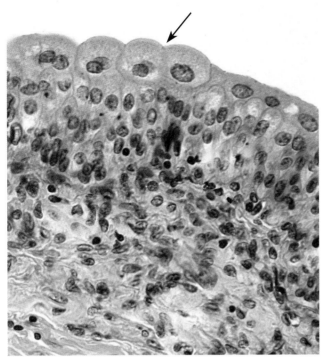

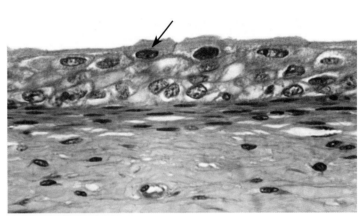

图 01-1-25 变移上皮
（高倍，膀胱空虚状态）
箭头示盖细胞
（周莉 图）

图 01-1-26 变移上皮
（高倍，膀胱充盈状态）
箭头示盖细胞
（邹仲之 图）

图 01-1-27 膀胱内表
面扫描电镜像
1. 盖细胞；
2. 细胞间黏合质

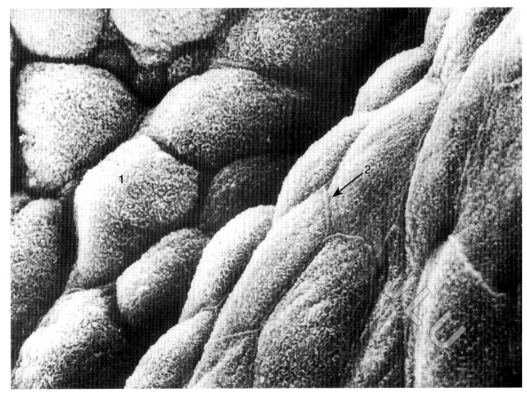

结膜、男性尿道和某些腺体的大导管处（图 01-1-24）。

8. 变移上皮 分布于排尿管道，如膀胱和输尿管。组成的细胞可分为表层、中间层和基底层。变移上皮的特征是随着器官空虚与充盈状态的变化，细胞层数和形态也随之而变。例如当膀胱空虚时，有 4~6 层细胞，表层细胞呈大立方形，可覆盖几个中间层细胞，故称盖细胞，核呈圆形居中，常见双核，胞质嗜酸性。中间层细胞呈多边形，基底层细胞呈矮柱状（图 01-1-25）。当膀胱充盈时，表层细胞呈扁平形，细胞层数减少（图 01-1-26，图 01-1-27）。膀胱肿瘤最常见发生于移行上皮，好发部位为膀胱侧壁和三角区近输尿管开口处。

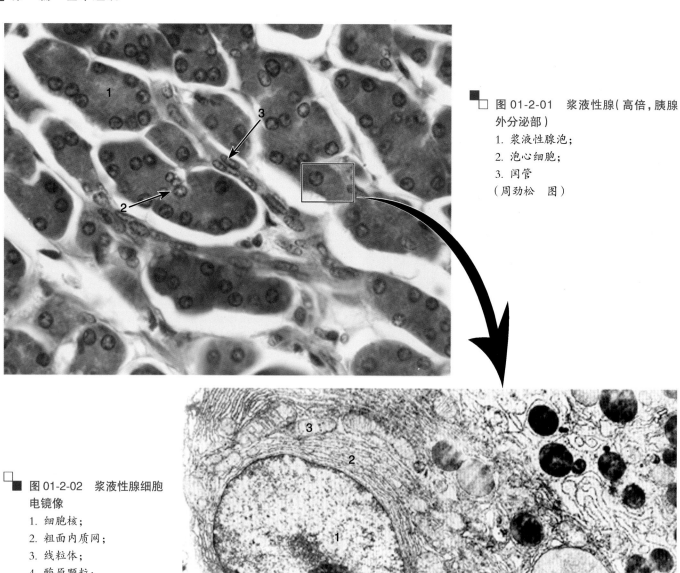

□ 图 01-2-01 浆液性腺(高倍,胰腺外分泌部)
1. 浆液性腺泡;
2. 泡心细胞;
3. 闰管
(周劲松 图)

□ 图 01-2-02 浆液性腺细胞
电镜像
1. 细胞核;
2. 粗面内质网;
3. 线粒体;
4. 酶原颗粒;
5. 腺腔

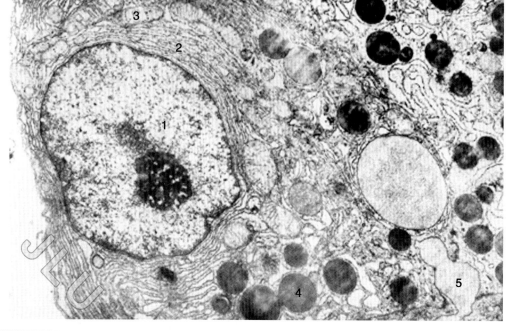

第二节 腺 上 皮

　　腺上皮由腺细胞组成,腺是以腺上皮为主要成分的器官或结构,均以分泌功能为主。分泌物有酶类、黏液和激素等。外分泌腺一般由分泌部和导管组成,分泌物经导管排至器官腔内或体表。泡状或管泡状分泌部常称腺泡,由单层腺细胞围成,中央有腔。一般依据分泌物性质不同可将腺细胞分为浆液性和黏液性两种类型,但也有特殊类型。前者组成浆液性腺泡,后者组成黏液性腺泡,两者共存为混合性腺泡。由浆液性腺泡构成的腺,称浆液性腺,如腮腺和胰腺外分泌部;由黏液性腺泡构成的腺,称黏液性腺,如十二指肠腺;由多种腺泡和混合性腺泡构成的腺,称混合性腺,如下颌下腺和舌下腺。

　　浆液性腺细胞呈锥体形,核呈圆形,位于细胞基底部,基底部胞质强嗜碱性,顶部胞质因含有分泌颗粒呈不同程度的嗜酸性染色(图 01-2-01)。电镜下可见基底部胞质有密集的粗面内质网、发达的高尔基复合体,核上区有数量不等

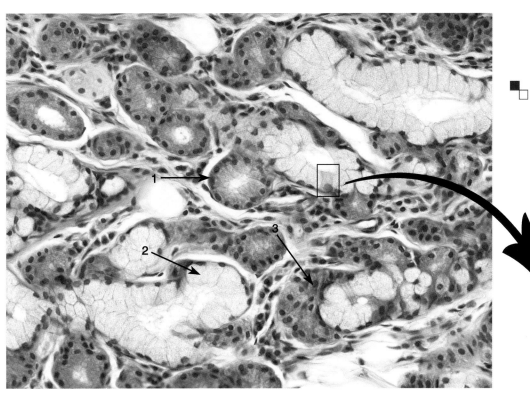

□ 图 01-2-03　混合性腺（高倍，下颌下腺）
1. 浆液性腺细胞；
2. 黏液性腺细胞；
3. 浆半月

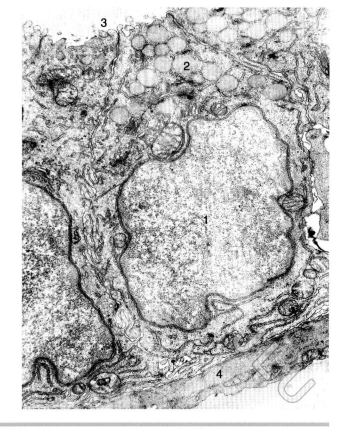

■ 图 01-2-04　黏液性腺细胞电镜像
1. 细胞核；
2. 黏原颗粒；
3. 腺腔；
4. 基膜

的分泌颗粒，称酶原颗粒（图 01-2-02），不同的浆液性细胞，含不同的酶类（如各种消化酶）。上述超微结构特点属蛋白质分泌细胞所特有。黏液性腺细胞呈大锥体形，核呈扁圆形，位于细胞基底部，除核周的少量胞质呈嗜碱性染色外，大部分胞质几乎不着色，呈空泡状（图 01-2-03）。由于黏液性腺细胞分泌物是黏蛋白，故电镜下也有蛋白质分泌细胞的超微结构特点，只是胞质顶端的分泌颗粒为粗大的黏原颗粒（图 01-2-04）。混合型腺泡主要由黏液性腺细胞组成，少量浆液性腺细胞位于腺泡底部，呈半月形结构，称浆半月（图 01-2-03）。

（沙鸥　冯先玲）

第二章 结 缔 组 织

目 录

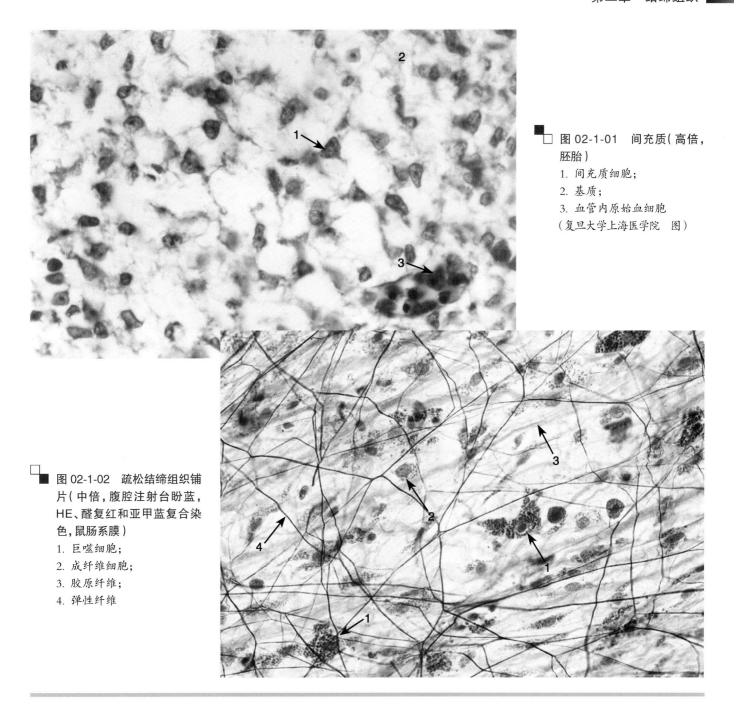

□ 图 02-1-01　间充质（高倍，胚胎）
1. 间充质细胞；
2. 基质；
3. 血管内原始血细胞
（复旦大学上海医学院　图）

图 02-1-02　疏松结缔组织铺片（中倍，腹腔注射台盼蓝，HE、醛复红和亚甲蓝复合染色，鼠肠系膜）
1. 巨噬细胞；
2. 成纤维细胞；
3. 胶原纤维；
4. 弹性纤维

第一节　疏松结缔组织

　　结缔组织广泛分布在人体器官与器官之间、组织与组织之间、甚至细胞与细胞之间，具有连接、支持、营养、运输和保护等多种重要功能。结缔组织由多种类型的细胞和大量细胞外基质（又称细胞间质）构成。其细胞外基质包括细丝状纤维、无定形基质和不断循环更新的组织液。细胞分散于细胞外基质内，无极性，且大部分可游走。广义的结缔组织包括液体状态的血液及淋巴、柔软的固有结缔组织和坚硬的软骨和骨。通常所述的结缔组织指固有结缔组织，根据结构和功能不同，将其分为疏松结缔组织、致密结缔组织、脂肪组织和网状组织。

　　结缔组织由胚胎中胚层的间充质演化而来，成体的结缔组织内仍然保留少量间充质细胞。它分化程度低，有增殖分化潜能，在机体需要时，仍可增殖分化为其他结缔组织细胞。间充质是由间充质细胞和无定形基质构成。其中间充质细胞体积较大，呈星状，细胞间以突起互连成网；细胞核大，卵圆形，核仁明显；胞质呈弱嗜碱性（图 02-1-01）。

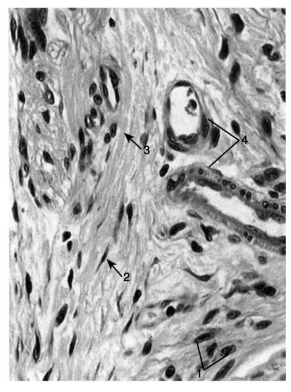

图 02-1-03 疏松结缔组织切片（中倍）
1. 成纤维细胞；2. 纤维细胞；3. 胶原纤维；4. 小血管

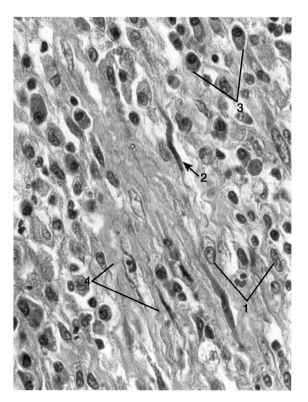

图 02-1-04 肉芽组织（高倍）
1. 成纤维细胞；2. 纤维细胞；3. 浆细胞；4. 胶原纤维

疏松结缔组织，又称蜂窝组织，是连接人体器官之间、组织之间和细胞之间的组织成分。由多种类型的细胞和大量细胞外基质构成。

1. 疏松结缔组织细胞 有成纤维细胞和纤维细胞、巨噬细胞、浆细胞、肥大细胞、脂肪细胞和未分化间充质细胞，血液中的白细胞，如中性粒细胞、嗜酸性粒细胞和淋巴细胞等在炎症反应时也游走到结缔组织内。

（1）**成纤维细胞**：是疏松结缔组织内数量最多的细胞。常附着于胶原纤维上，细胞体积大，扁平有突起；细胞核也大，呈椭圆形，常染色质多，着色浅，核仁明显；胞质丰富，呈弱嗜碱性，细胞轮廓不清（图 02-1-02，图 02-1-04）。成纤维细胞能产生胶原纤维、弹性纤维、网状纤维和基质的蛋白多糖和糖蛋白。此细胞功能静止时，称纤维细胞。细胞体积变小，呈长梭形；细胞核杆状、深染；胞质少，嗜酸性（图 02-1-03，图 02-1-04）。电镜下，成纤维细胞具有蛋白质分泌细胞的特征：细胞质内富含粗面内质网和游离核糖体，发达的高尔基复合体伴随着小泡和大泡，近细胞表面有微丝、微管和分泌小泡（图 02-1-05，图 02-1-06）。与之相比，纤维细胞内细胞器少，粗面内质网和高尔基复合体不发达（图 02-1-07）。在组织创伤修复等特定条件下，功能静止的纤维细胞转化为成纤维细胞。

成纤维细胞在结缔组织损伤修复中通过分裂和增殖，与新生毛细血管共同形成肉芽组织。同时，成纤维细胞合成和分泌多种成分，如纤维和基质，以填补组织缺损，并形成瘢痕组织。

成纤维细胞产生胶原蛋白，进而合成胶原纤维是组织损伤修复的基础，其形成基本过程如下：成纤维细胞摄取所需的氨基酸（主要是脯氨酸、甘氨酸和赖氨酸），在粗面内质网内经羟化酶羟化合成前胶原蛋白分子，继而输送到高尔基复合体中加糖基，形成分泌囊泡，通过胞吐释放到细胞外，在酶作用下形成原胶原蛋白分子，它们头尾相对平行排列，聚合成束，即为胶原原纤维，若干条胶原原纤维聚合形成胶原纤维。维生素 C 有催化羟化酶的作用，当其缺乏时，脯氨酸和赖氨酸无法羟化，不能形成前胶原蛋白分子，从而影响胶原纤维的形成。除此而外，成纤维细胞分泌的胶原蛋白、糖胺聚糖和糖蛋白一起组成网状纤维，并通过分泌弹性蛋白形成弹性纤维。

近年来有报道，利用单细胞 RNA 测序技术证实，成纤维细胞由功能不同的细胞群体组成，即使在同一种组织中，成纤维细胞也不都是一样的。成纤维细胞谱系可分为三种主要亚型，即普通型、特化型和疾病特异型成纤维细胞，这三种亚型均来自共同的祖先。前两种亚型存在于机体组织的稳态中，分别以基因表达特征命名，即 Pi16 和 Col15al 集群。位于组织内区域的 Col15al 细胞可能调节细胞外基质，而位于血管附近的 Pi16 细胞可能作为组织中成纤维细胞

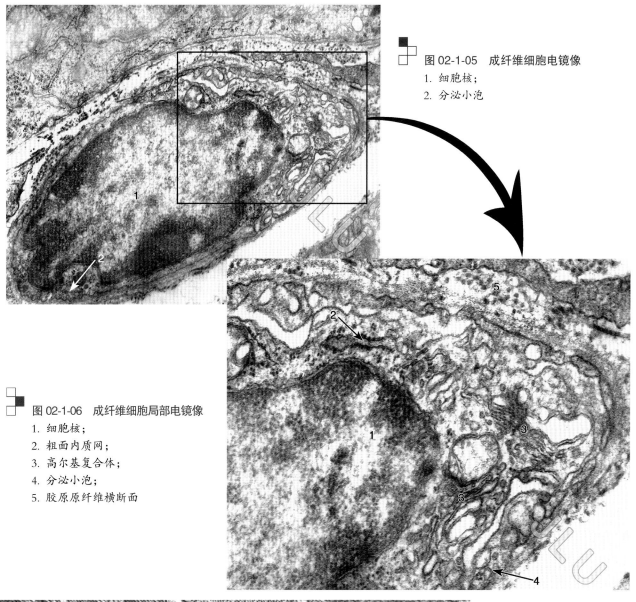

图 02-1-05　成纤维细胞电镜像
1. 细胞核；
2. 分泌小泡

图 02-1-06　成纤维细胞局部电镜像
1. 细胞核；
2. 粗面内质网；
3. 高尔基复合体；
4. 分泌小泡；
5. 胶原原纤维横断面

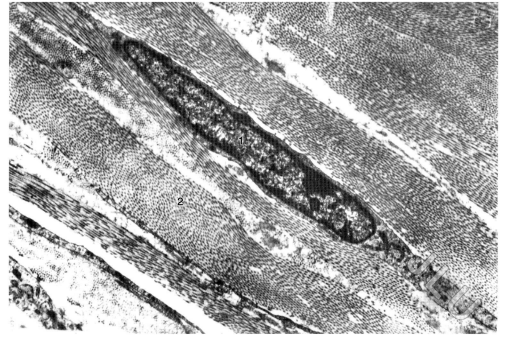

图 02-1-07　纤维细胞电镜像
1. 纤维细胞核；
2. 胶原原纤维

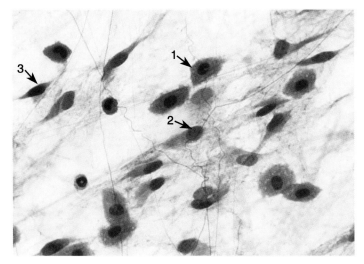

图 02-1-08　巨噬细胞（中倍，结缔组织铺片，HE、
醛复红和亚甲蓝复合染色）
1. 巨噬细胞；
2. 成纤维细胞；
3. 纤维细胞
（周莉　图）

图 02-1-09　巨噬细胞电镜像
1. 细胞核；
2. 粗面内质网；
3. 高尔基复合体；
4. 线粒体；
5. 初级溶酶体；
6. 次级溶酶体；
7. 吞噬体；
8. 空泡；
9. 微管；
10. 微丝；
11. 伪足

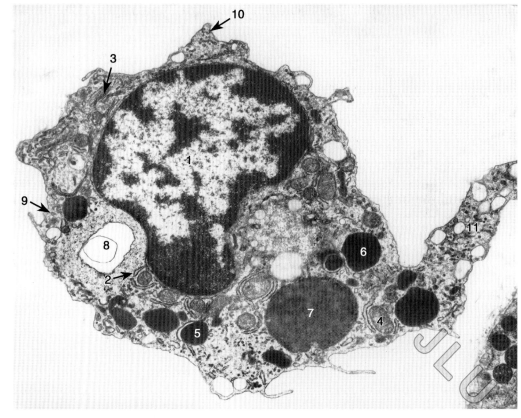

起源的储存细胞。基因 Dpt 是 Pi16 和 Col15al 成纤维细胞集群的潜在标志物。后一种亚型存在于组织损伤状态下，是在组织损伤和炎症时由前两种亚型的细胞产生并激活的成纤维细胞，是以 CCL19 和 COL3A1 基因表达为特征的集群。

（2）**巨噬细胞**：来源于血液中的单核细胞。巨噬细胞形态多样，一般情况下，细胞呈圆形或卵圆形，功能活跃时，常伸出伪足，呈不规则形。细胞核较小，卵圆形或肾形，着色深。细胞质丰富，呈嗜酸性，常含吞噬体和空泡（图 02-1-08）。电镜下，细胞表面有许多皱褶、微绒毛和少数球形隆起；细胞质内含大量初级溶酶体、次级溶酶体、吞噬体、质膜小泡和残余体，还有数量不等的粗面内质网、高尔基复合体和线粒体，细胞膜内侧和伪足内有许多微丝和微管，参与细胞运动（图 02-1-09）。

单核吞噬细胞系统包括单核细胞及由单核细胞演变而来具有吞噬功能的巨噬细胞。此类细胞在体内分布多而广，主要分布于疏松结缔组织、肝、脾、淋巴结、骨髓、脑、肺以及腹膜等处（图 02-1-10）。并依其所在部位不同而有不同名称，如骨组织中的破骨细胞，肝脏的库普弗细胞（Kupffer cell），皮肤朗格汉斯细胞和神经组织中的小胶质细胞等。

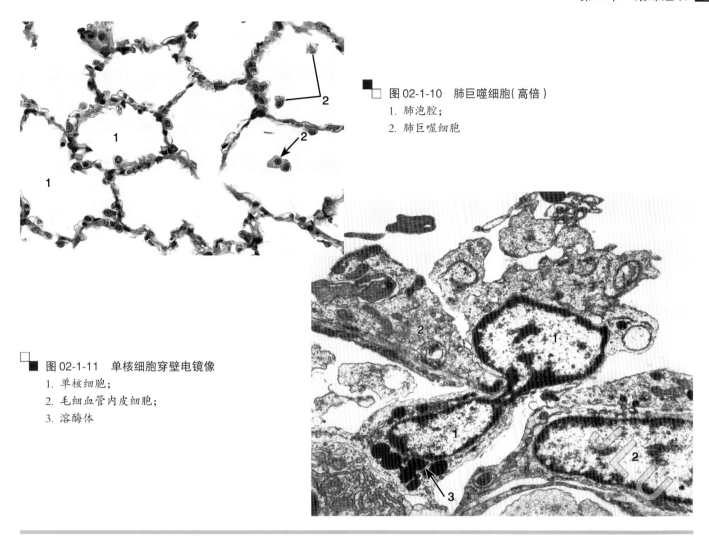

图 02-1-10　肺巨噬细胞（高倍）
1. 肺泡腔；
2. 肺巨噬细胞

图 02-1-11　单核细胞穿壁电镜像
1. 单核细胞；
2. 毛细血管内皮细胞；
3. 溶酶体

疏松结缔组织内的巨噬细胞又称组织细胞，当受炎症和异物等刺激后，细胞伸出伪足，沿某些化学物质的浓度梯度向浓度高的部位定向移动，聚集到产生和释放这些化学物质的部位而成为游走的活化细胞。细胞的这种特性称趋化性，而这类化学物质称趋化因子。趋化性是巨噬细胞发挥功能的前提，在此基础上，此细胞还行使多种功能。

巨噬细胞是一种具有强大吞噬功能的免疫细胞，来源于血液的单核细胞穿过毛细血管内皮，进一步分化为巨噬细胞（图 02-1-11）。除具有吞噬作用外，还有分泌功能且参与调节免疫应答。

1）吞噬作用：包括特异性和非特异性吞噬作用。巨噬细胞通过抗体等识别因子识别、黏附被吞噬物（如细菌、病毒和异体细胞等），然后其表面受体与识别因子结合，从而启动吞噬的过程称为特异性吞噬作用。非特异性吞噬作用则不需要识别因子而直接黏附碳粒、粉尘、某些细菌和衰老死亡的细胞等，进而吞噬。吞噬较大的异物时，多个巨噬细胞可融合形成多核巨噬细胞。吞噬过程首先是黏附被吞噬物，伸出伪足加以包裹，进而摄入细胞质内形成吞噬体或质膜小泡，后者与初级溶酶体融合，形成次级溶酶体，溶酶体酶消化分解吞噬物后，降解产物可重新再利用，不可分解的物质形成残余体。

2）参与和调节免疫应答：巨噬细胞是一种抗原呈递细胞，在吞噬了抗原后，溶酶体酶将其分解，把最具有特征性的分子基团，即抗原决定簇予以保留，与巨噬细胞自身的主要组织相容性复合物-Ⅱ类分子结合，形成抗原肽-MHC 分子复合物，呈递到细胞表面。当淋巴细胞接触到抗原肽时，便被激活，从而发生免疫应答。除此以外，巨噬细胞还可分泌白细胞介素-1、补体、干扰素和肿瘤坏死因子等参与调节免疫应答。

3）分泌功能：巨噬细胞能合成和分泌多种生物活性物质，如酶类（如胶原酶）和参与防御和修复功能的细胞因子。在不同微环境中的巨噬细胞可表现出明显的功能差异，据此可将巨噬细胞分为两种类型，M1 型和 M2 型。M1 型即经典的巨噬细胞，通过分泌促炎性细胞因子和趋化因子，提呈抗原，参与正向免疫应答，起免疫监视功能，而 M2 型巨噬细胞可通过分泌抑制性细胞因子下调免疫应答，发挥免疫调节的作用。

（3）**浆细胞**：来源于血液中 B 淋巴细胞。特定抗原激活 B 淋巴细胞，进而增殖分化为效应 B 淋巴细胞，即浆细胞。在增殖分化为浆细胞过程中，浆细胞获得特异性抗原，合成相应的特异性抗体，单个 B 细胞形成的浆细胞仅能合

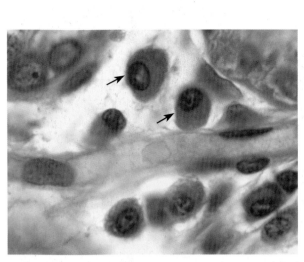

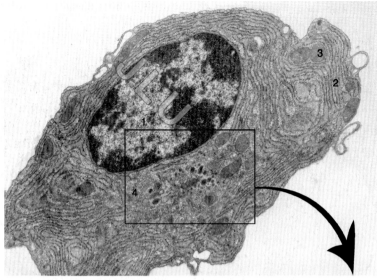

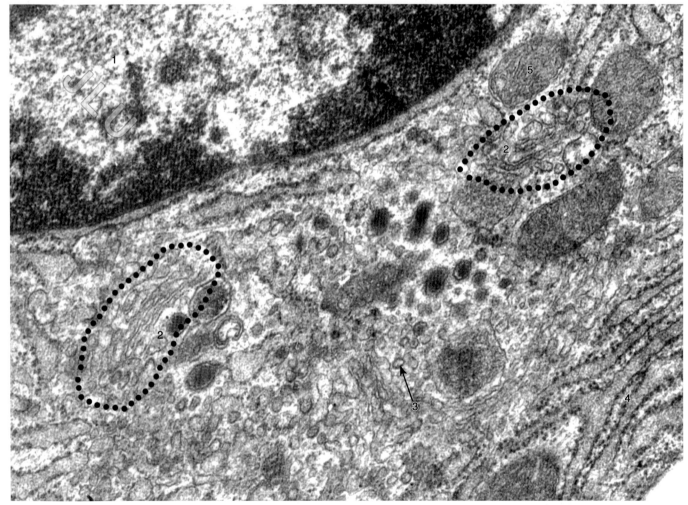

图 02-1-12　浆细胞(油镜,气
　　　　　　管黏膜)
箭头示浆细胞
(南方医科大学　图)

图 02-1-13　浆细胞电镜像
1. 细胞核;
2. 粗面内质网;
3. 线粒体;
4. 高尔基复合体区

图 02-1-14　浆细胞局部电镜像
1. 细胞核;
2. 高尔基复合体;
3. 分泌小泡;
4. 平行排列的粗面内质网;
5. 线粒体

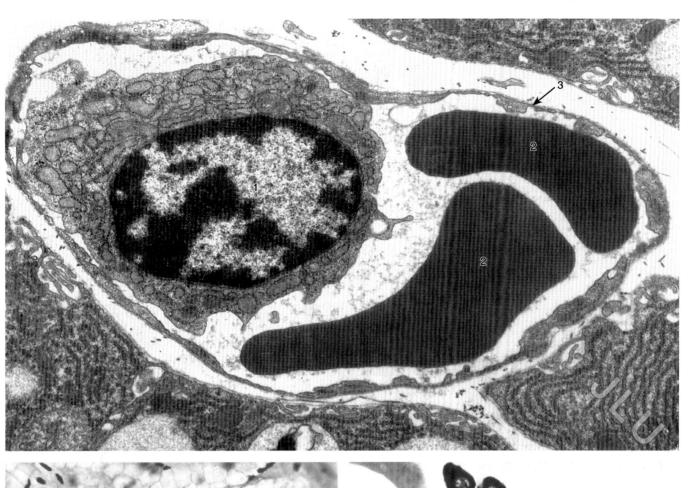

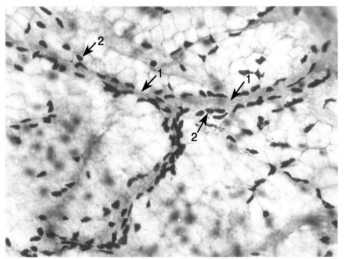

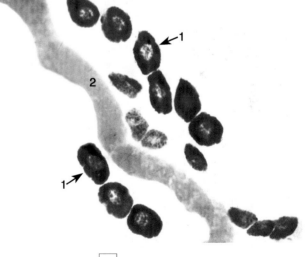

图 02-1-15 毛细血管中浆细胞
电镜像
1. 浆细胞;
2. 红细胞;
3. 毛细血管内皮细胞胞质

图 02-1-16 肥大细胞(低倍,甲苯
胺蓝染色)
1. 血管;
2. 肥大细胞
(复旦大学上海医学院 图)

图 02-1-17 肥大细胞(高倍,甲苯
胺蓝染色)
1. 肥大细胞;
2. 血管

成一种类型的免疫球蛋白。浆细胞主要分布于脾、淋巴结以及消化道、呼吸道等黏膜的淋巴组织及慢性炎症部位,而在一般结缔组织内很少。浆细胞体积较小,呈卵圆形或圆形;细胞核圆形,偏于一侧,异染色质常呈粗块状附于核膜,呈辐射状分布;细胞质丰富,呈嗜碱性,核旁胞质有一浅染区(图 02-1-12)。电镜下,细胞质内含大量平行排列的粗面内质网和游离核糖体,此为光镜下细胞质呈嗜碱性的原因。合成抗体活跃的浆细胞,部分内质网可扩大呈泡状(图02-1-13,图 02-1-15)。发达的高尔基复合体和分泌小泡,中心体位于核旁浅染区内(图 02-1-14)。浆细胞如何合成和分泌抗体目前尚不十分清楚。一般认为,粗面内质网合成的两条轻链和重链,由内质网腔通过转运小泡到高尔基

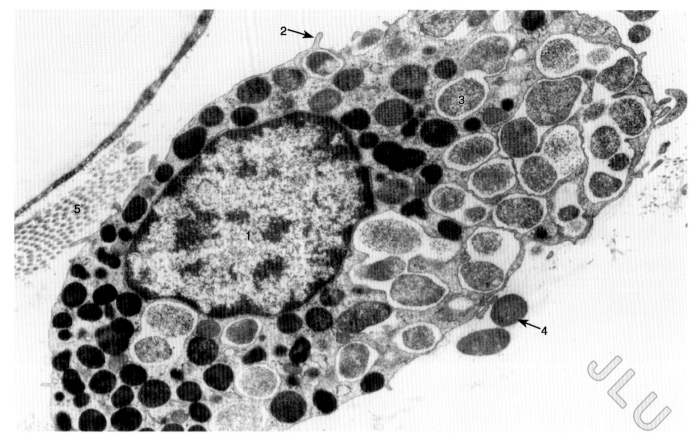

图 02-1-18 肥大细胞电镜像
1. 细胞核；2. 微绒毛；3. 分泌颗粒；4. 释放出的颗粒；5. 结缔组织中胶原原纤维

体内进行糖化，并形成分泌小泡转运和排出进入周围的组织液中，再通过静脉进入血液中。浆细胞还分泌多种细胞因子，参与体液免疫应答，调节炎症反应。成熟的浆细胞寿命较短，仅存活数天至数周，退化后被巨噬细胞吞噬清除。

（4）**肥大细胞**：源自骨髓嗜碱性粒造血祖细胞，经血液循环迁移至全身结缔组织内，分化成熟后可生存数月。此细胞较大，约 $20\sim30\mu m$，呈卵圆形或圆形，细胞核小而圆，居中，细胞质内充满粗大的嗜碱性分泌颗粒（图 02-1-17），可被醛复红染为紫色，因颗粒溶于水，在 HE 染色标本上不易见到。肥大细胞常沿小血管和小淋巴管成群分布（图 02-1-16）。在与抗原易接触的部位，如消化管和呼吸道上皮下方的结缔组织中，此细胞亦多。电镜下，细胞表面有些细小微绒毛，细胞质内充满大小不等的膜包颗粒，其内部形态多样化，有的呈指纹状或卷筒状，有的为细小颗粒（图 02-1-18），还有粗面内质网、高尔基复合体、微丝和微管等。

肥大细胞的嗜碱性颗粒内含组胺、肝素、过敏反应性嗜酸性粒细胞趋化因子、蛋白多糖和多种酶等，细胞质内含白三烯。当其受到过敏原刺激后，可释放颗粒中所含的生物活性物质，称此现象为脱颗粒。释放出的组胺和白三烯可使微静脉和毛细血管扩张，增加其通透性，使血浆漏出，局部水肿，表现为皮肤黏膜荨麻疹；并可使小支气管平滑肌痉挛，黏膜水肿，造成过敏性哮喘；嗜酸性粒细胞趋化因子可吸引血液中的嗜酸性粒细胞向过敏原反应局部迁移，并释放组胺酶和芳基硫酸酯酶等，以灭活组胺和白三烯，减轻过敏反应。

肥大细胞脱颗粒机制还不十分清楚，现仅介绍由免疫球蛋白 E（IgE）介导的脱颗粒机制：肥大细胞膜表面有 IgE 受体，当机体受到某种过敏原（如花粉、药物等）刺激后，浆细胞产生亲细胞性的抗体 IgE，与肥大细胞膜上 IgE 受体结合，机体即对该过敏原呈致敏状态。当机体再次接触相同过敏原时，便与结合在肥大细胞表面的 IgE 结合，并使数个 IgE 联结起来，导致肥大细胞膜发生构型变化，对钙离子通透性增强，钙流入细胞内，传递激活信息，激起一系列酶活性，引起脱颗粒。在此过程中，除需要钙离子和微丝收缩作用外，还需要足够的能量。因此，代谢抑制剂、钙离子螯合剂或细胞松弛素 A 和 B 等，均能阻止肥大细胞脱颗粒。细胞内环磷酸腺苷（cAMP）和环磷酸鸟苷（cGMP）的水平对介质的释放也有调节作用。可使 cAMP 升高或使 cGMP 下降的药物均能抑制肥大细胞脱颗粒，如茶碱、甲基黄嘌呤。

在电镜下观察，可见到肥大细胞伸出伪足附着于小血管内皮细胞表面，并以出胞形式排出颗粒，被内皮细胞摄入，

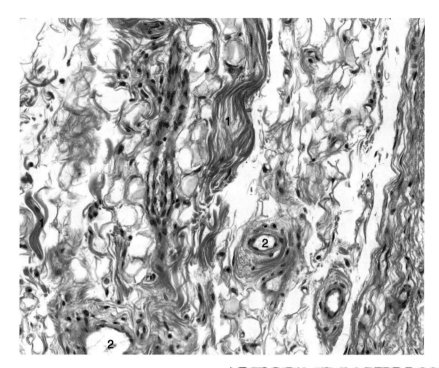

□ 图 02-1-19 胶原纤维（中倍，疏松结缔组织）
　1. 胶原纤维；
　2. 小血管

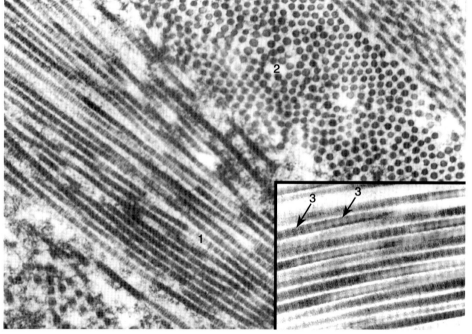

图 02-1-20 胶原纤维电镜像
（框内为胶原纤维放大像）
　1. 胶原原纤维纵断面；
　2. 胶原原纤维横断面；
　3. 周期性横纹

颗粒内的肝素作用于内皮，使其细胞膜表面的脂蛋白酯酶分解乳糜颗粒和低密度脂蛋白，促进内皮细胞清除血脂。

　　肥大细胞可沿周围神经传入神经纤维末梢分布，这些神经末梢释放的 P 物质能刺激肥大细胞释放组胺，因此，肥大细胞分泌也受神经调节。电镜下可见大鼠肠黏膜内许多肥大细胞的质膜与神经元的轴膜接触，这些轴膜内含致密芯小泡。

　　近几年有报道，正常成体小鼠的结缔组织肥大细胞主要起源于妊娠晚期 8.5 天小鼠的骨髓造血祖细胞，肥大细胞在胚胎期就已发育完成，并定居于结缔组织中。出生后在稳态条件下，它们一直保持自我更新，自我维持的特性，不依赖于骨髓造血。只有当组织中肥大细胞因某种特定原因缺失时，才促进骨髓造血祖细胞向肥大细胞的分化发育。此外，还发现不同时间起源的肥大细胞在基因表达谱上具有差异，说明肥大细胞具有异质性的特点。

　　2. **纤维**　疏松结缔组织纤维有三种，即胶原纤维、弹性纤维和网状纤维。

　　（1）**胶原纤维**：在结缔组织中胶原纤维含量最丰富，新鲜组织中胶原纤维呈白色，有光泽，故又称白纤维。HE 染色切片中呈嗜酸性，染成粉红色。纤维粗细不等，直径 $1 \sim 10\mu m$，呈带状，波浪状走行，可有分支且互相交织成网（图 02-1-02，图 02-1-19）。胶原纤维韧性大，抗拉力强。所含胶原蛋白易被胃蛋白酶消化，水煮可被溶解，冷却后呈凝胶

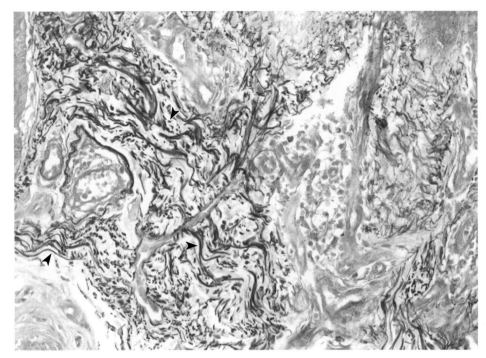

图 02-1-21　弹性纤维（中倍，醛复红染色）
箭头示弹性纤维

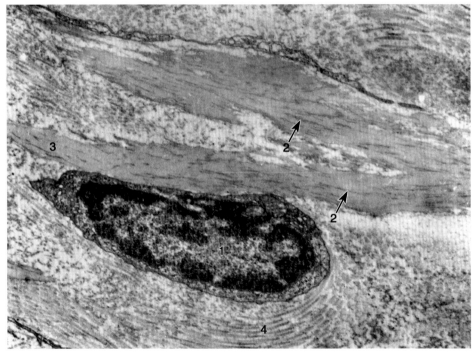

图 02-1-22　弹性纤维电镜像
1. 成纤维细胞核
2. 微原纤维
3. 均质状弹性蛋白
4. 胶原原纤维
（复旦大学上海医学院　图）

状。在有些部位（如肌腱等）胶原纤维紧密平行排列形成胶原纤维束。胶原纤维由直径 20~100nm 的胶原原纤维组成，其化学成分为Ⅰ型和Ⅱ型胶原蛋白。在结缔组织中主要由成纤维细胞合成。电镜下，胶原原纤维呈明暗交替的周期性横纹（图 02-1-20）。其产生原因是成纤维细胞合成的前胶原蛋白分子有规律地排列，头尾相对平行的相邻分子均错开 1/4 长度，而同一排的分子间又保持一定距离，导致呈现 64nm 的周期性横纹。

胶原蛋白合成过程经历多个步骤和至少 8 种酶进行催化，每一步骤均与胶原最终的正常结构和功能相关。倘若在此合成中，酶不完善或病理因素均可引起胶原合成中断或异常变化，从而发生临床病症。

（2）**弹性纤维**：在疏松结缔组织中含量较胶原纤维少，但人体内弹性纤维分布甚广。新鲜状态下呈黄色，又称为黄纤维，HE 染色切片中不易鉴别，可被醛复红或地衣红染成蓝紫色或棕褐色（图 02-1-21）。弹性纤维较细（0.2~1.0μm），走行直，可有分支，断端常卷曲（图 02-1-02）。电镜下，其核心部分由均质无定型弹性蛋白组成，外周覆盖电子密度较高的微原纤维（图 02-1-22）。微原纤维直径 10~12nm，主要由原纤维蛋白构成，在外周起支架

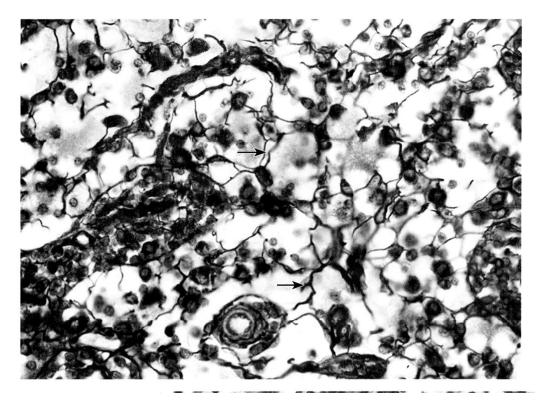

□ 图 02-1-23　网状纤维（高倍，镀银染色，淋巴结）
箭头示网状纤维

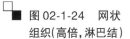

□ 图 02-1-24　网状组织（高倍，淋巴结）
1. 网状细胞；
2. 巨噬细胞；
3. 淋巴细胞；
4. 结缔组织小梁

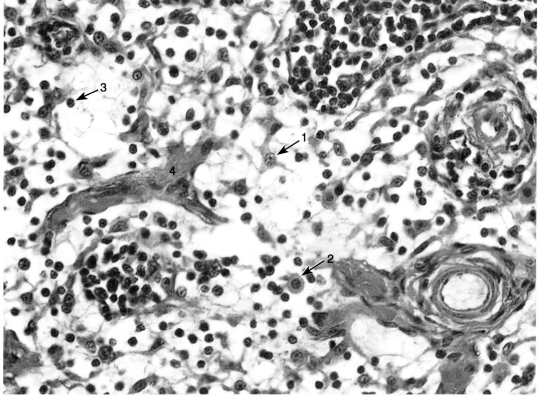

作用。弹性纤维之所以有良好的弹性，是因为弹性蛋白分子以共价键广泛交联成网，能任意卷曲。在外力牵拉下，卷曲的弹性蛋白分子伸展拉长，除去外力后，又恢复为卷曲状态。在日光暴晒下，皮肤内的微原纤维网容易断裂，导致皮肤产生皱纹和失去弹性。弹性蛋白为不溶性蛋白，在稀酸溶液中不易分解。弹性纤维与胶原纤维混合交织在一起，使疏松结缔组织既有弹性又有韧性，有利于所在器官和组织既可以保持形态和位置的相对恒定，又具有一定可变性。

（3）网状纤维：网状纤维由Ⅲ型胶原蛋白构成，常伴有其他类型胶原、蛋白聚糖和糖蛋白。直径 $0.2\sim1.0\mu m$，分支多，交织成网。也有胶原纤维所具有的超微结构和分子生物学特征。但在结缔组织内一般较少，在造血器官、淋巴器官中含有丰富的网状纤维，并与网状细胞构成器官的微细支架。另外，网状纤维还分布于结缔组织与其他组织交界处，如基膜的网板、肾小管和毛细血管周围。网状纤维在 HE 染色中不易显色，但具有嗜银性，镀银染色为黑色，又称为嗜银纤维（图 02-1-23）。由于纤维表面被覆蛋白聚糖和糖蛋白，PAS 反应阳性，染成紫红色（图 01-1-08）。

网状组织由网状细胞、网状纤维和基质构成，是构成造血器官和淋巴器官微环境的重要结构。网状细胞为星形有突起的细胞（图 02-1-24），相邻细胞的突起相互连接成网；细胞核较大，圆或卵圆形，着色浅，常见 1~2 个核仁；细胞质丰富。网状纤维的分支交错连接成网，并可深陷于网状细胞的胞体和突起内，成为网状细胞依附的支架。网状组织可为淋巴细胞发育和血细胞发生提供适宜微环境。

3. 基质　是由生物大分子构成的无定形胶状物，无色透明，有一定黏性，填充于结缔组织细胞和纤维之间，其生物大分子主要为蛋白聚糖和多黏糖蛋白。

（1）**蛋白聚糖**：是基质的主要成分，由氨基聚糖和蛋白质以共价键结合而成的聚合体。氨基聚糖主要有硫酸化和非硫酸化两类。前者含硫酸根，包括硫酸软骨素 A、C、硫酸角质素、硫酸乙酰肝素和硫酸皮肤素等，分子较小；后者主要为透明质酸，为曲折盘绕的长链大分子，可长达 $2.5\mu m$。

一个核心蛋白分子连接 4 种氨基聚糖分子，组成如试管刷子样的蛋白聚糖亚单位。许多蛋白聚糖亚单位又以透明质酸分子为主干，通过结合蛋白连接其上，形成大分子蛋白聚糖聚合体，是人体内分子量最大的分子。蛋白聚糖聚合体的立体构型中有许多微细孔隙，称分子筛。分子量小于孔隙的物质，如水和营养物、代谢产物、激素和气体分子等可以通过，分子量大于孔隙的物质、细菌和肿瘤细胞等不能通过，成为限制细菌等有害物质扩散的重要防御屏障。溶血性链球菌和癌细胞等可产生透明质酸酶，破坏基质结构，故得以扩散和转移。

（2）**多黏糖蛋白**：是基质内另一类重要生物大分子，其构成主体是蛋白质，主要有纤维粘连蛋白、层粘连蛋白和软骨粘连蛋白等。纤维粘连蛋白是成纤维细胞和某些上皮细胞合成的糖蛋白，分子表面具有与多种细胞、胶原蛋白及蛋白聚糖的结合位点（即化学基团），是将这三种成分有机连接的媒介，在细胞识别、黏附、迁移和增殖中起重要作用；层粘连蛋白主要由基膜上方的上皮细胞和内皮细胞等合成，参与上皮细胞与基膜中基板的黏附；软骨粘连蛋白主要存在于软骨内，介导软骨细胞与Ⅱ型胶原的黏附，并与Ⅱ型胶原等形成复合物构成软骨基质。

（3）**组织液**：水和溶于水中的电解质、单糖、O_2 等小分子物质在毛细血管动脉端穿过毛细血管壁进入基质，成为组织液，营养物质和 O_2 被组织摄取，而组织中的 CO_2 及代谢产物又通过毛细血管静脉端回流到血液中，或进入毛细淋巴管成为淋巴液，最后回流入血液。当组织液的产生和回收失去平衡时，或机体电解质和蛋白质代谢发生障碍时，基质中的组织液含量可增多或减少，从而导致组织水肿或脱水。

第二节　致密结缔组织

致密结缔组织是一种以纤维为主要成分的固有结缔组织，纤维粗大，排列致密，以支持和连接为主要功能。根据纤维性质和排列方式不同，可分为以下三种类型。

1. 不规则致密结缔组织　多见于真皮、硬脑膜、巩膜及许多器官的被膜，其特点是粗大的胶原纤维彼此交织成致密板层结构，纤维之间含少量基质和成纤维细胞（图 02-2-01）。

2. 规则致密结缔组织　有大量密集的胶原纤维顺着受力方向平行排列成束，主要构成肌腱、韧带和腱膜等，细胞成分很少，位于纤维束之间，主要是腱细胞（即一种形态特殊的成纤维细胞），胞体伸出多个薄翼状突起插入纤维束之间，核呈扁圆，着色深（图 02-2-02）。

3. 弹性组织　弹性组织是以弹性纤维为主的致密结缔组织。弹性纤维间有少量细的胶原纤维。粗大的弹性纤维平行排列成束，如项韧带和黄韧带，以适应脊柱运动；或编织成膜状，如弹性动脉中膜的弹性膜，以缓冲血流压力。

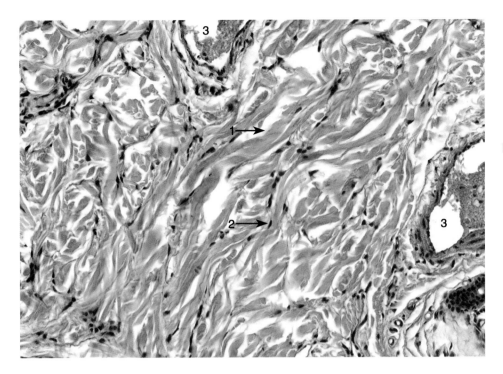

图 02-2-01 不规则致密结缔组织（中倍，皮肤真皮）
1. 胶原纤维；
2. 纤维细胞；
3. 血管

图 02-2-02 规则致密结缔组织（中倍，肌腱）
1. 胶原纤维；
2. 腱细胞
（周莉 图）

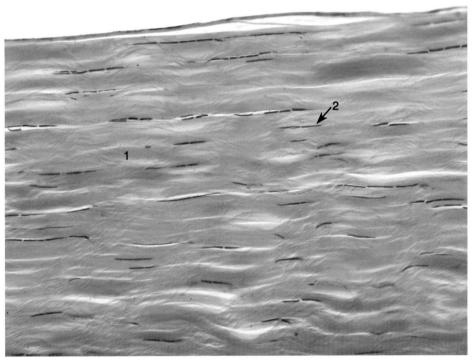

第三节 脂 肪 组 织

脂肪组织主要由大量密集排列的脂肪细胞构成,由疏松结缔组织将其分隔成许多小叶。根据脂肪细胞结构和功能不同,将其分为两类:白(黄)色脂肪组织和棕色脂肪组织。

1. 白(黄)色脂肪组织 即通常所述的脂肪组织。在人体内呈黄色,在某些哺乳动物呈白色,脂肪细胞内有一个大脂滴,含甘油三酯,少量胞质和细胞核被推挤到细胞一侧,呈新月形(图 02-3-01)。在 HE 染色标本上,脂滴被制片所用有机溶剂,如酒精溶解形成一个大空泡,这种脂肪细胞被称为单泡脂肪细胞(图 02-3-02)。有些脂溶性染料可以

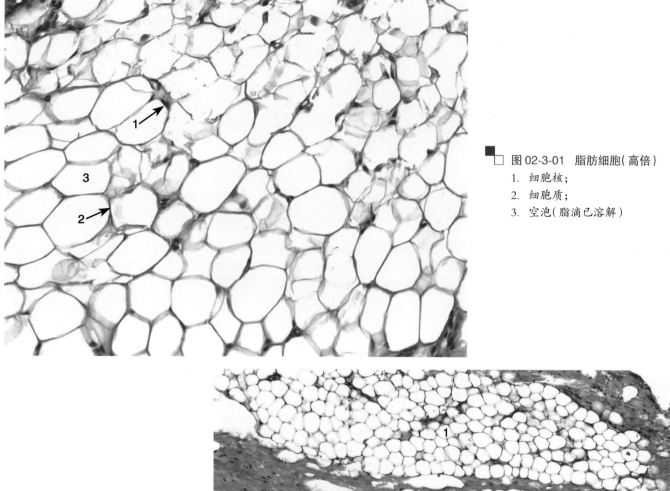

图 02-3-01　脂肪细胞(高倍)
1. 细胞核；
2. 细胞质；
3. 空泡(脂滴已溶解)

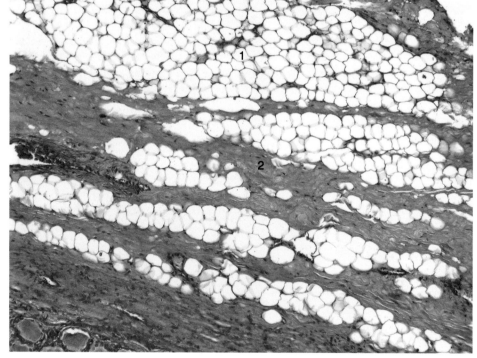

图 02-3-02　脂肪组织(中倍)
1. 单泡脂肪细胞；
2. 结缔组织
(沙鸥　图)

溶于脂肪细胞的脂滴内而显色,如苏丹Ⅲ和油红 O 等(图 02-3-03)。

　　脂肪组织主要分布在皮下、大网膜和肠系膜等处,是体内最大的贮能库,具有产生热量、维持体温、缓冲挤压、保护和支持填充等作用。

　　脂肪细胞还有内分泌功能,能分泌产生瘦素(leptin)。瘦素(由美国生物化学家 Jeffrey Friedman 于 1994 年发现)主要由白色脂肪细胞分泌,由 146 个氨基酸组成肽链,分子量为 16kD。瘦素具有广泛的生物学效应,其中最为重要的是作用于下丘脑的代谢中枢,能抑制食欲,减少能量摄取,加强能量消耗,抑制脂肪合成,从而抑制肥胖。脂肪细胞还能分泌脂联素(adiponectin,ADPN),它是一种胰岛素增敏激素,由 244 个氨基酸组成,分子量为 30kD,其主要功能是调节和影响脂肪和糖类代谢,有改善糖尿病症状、抑制动脉粥样硬化形成和抗炎症反应的作用。肥胖症患者出现瘦素

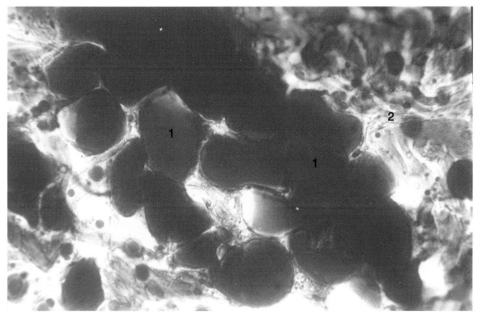

图 02-3-03 脂肪细胞（高倍，苏丹Ⅲ染色）
1. 脂肪细胞；
2. 结缔组织
（复旦大学上海医学院 图）

图 02-3-04 棕色脂肪组织（中倍）
1. 多泡脂肪细胞；
2. 单泡脂肪细胞
（夏潮涌 图）

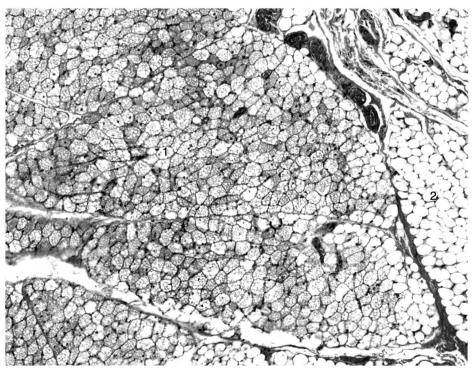

抵抗（即瘦素分泌水平上升导致瘦素受体水平反馈性下调）和脂联素分泌水平下降。研究还发现，脂肪细胞通过产生芳香化酶可使雄激素转化为雌激素，因此，男性肥胖患者会出现乳房发育、体毛变稀等女性化表现，甚至影响性功能。

2. **棕色脂肪组织** 呈棕色，内含丰富的毛细血管。脂肪细胞内有多个散在分布的小脂滴，细胞核呈圆形，位于细胞中央。这种脂肪细胞称为多泡脂肪细胞（图 02-3-04）。

棕色脂肪组织在成人极少，主要分布在新生儿肩胛间区、腋窝及颈后部，冬眠动物也含有丰富的棕色脂肪组织。在寒冷的刺激下，棕色脂肪组织内的脂肪可迅速分解、氧化，产生大量热能。

（李宏莲）

第三章 血液和骨髓

目 录

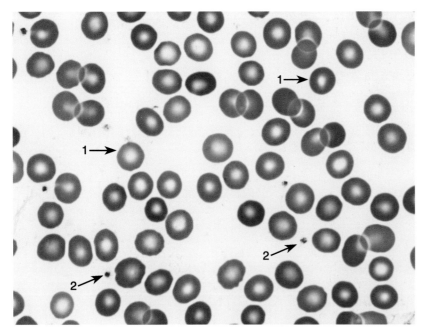

图 03-1-01　红细胞（高倍，血涂片，Giemsa
染色）
1. 红细胞；
2. 血小板

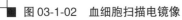

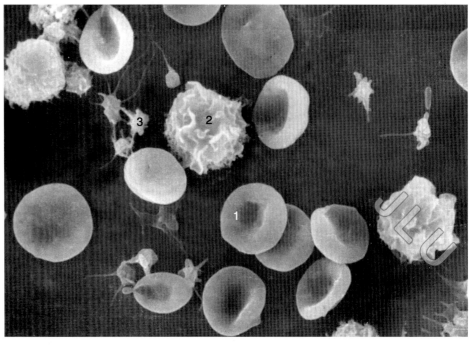

图 03-1-02　血细胞扫描电镜像
1. 红细胞；
2. 白细胞；
3. 血小板

第一节 血　液

　　血液由红细胞、白细胞、血小板和血浆组成。外周血细胞陆续衰老死亡，骨髓中新生成的血细胞则源源不断地输入外周血液中，形成动态平衡。血细胞的形态、数量、百分比和血红蛋白含量测定称为血象。患病时，血象常有显著变化，故成为诊断疾病的重要指标。采用瑞特染色（Wright 染色）或吉姆萨染色（Giemsa 染色）在血涂片上观察血细胞，是最为常用的方法。

　　1. 红细胞　成熟红细胞直径 7~8μm，在扫描电镜下呈双凹圆盘状，中央较薄，约 1μm，周缘较厚，约 2μm。所以在血涂片常规染色后，周边粉红色较深，中央较浅（图 03-1-01、图 03-1-02、图 03-1-03）。成熟红细胞无核，也无任何细胞器，胞质内充满血红蛋白（Hb），使细胞呈红色。血红蛋白具有结合氧和二氧化碳的功能，可供给全身细胞所需的氧，并带走细胞代谢所产生的大部分二氧化碳。

　　红细胞具有形态可变性，当它通过小于自身直径的毛细血管时，可改变形状（图 03-1-04）。其原因是有红细胞膜骨架的存在，它是一个圆盘网架结构，主要成分是血影蛋白和肌动蛋白等。若血影蛋白结构异常（遗传性球形红细胞

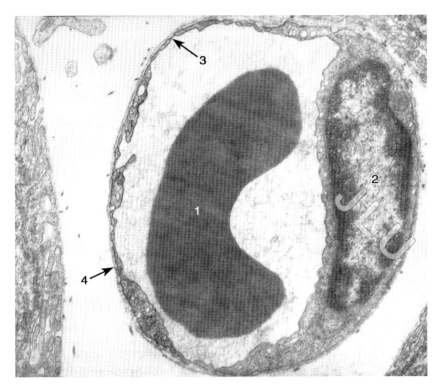

图 03-1-03　红细胞电镜像
1. 红细胞；
2. 有孔毛细血管内皮细胞核；
3. 毛细血管内皮孔；
4. 内皮外基膜

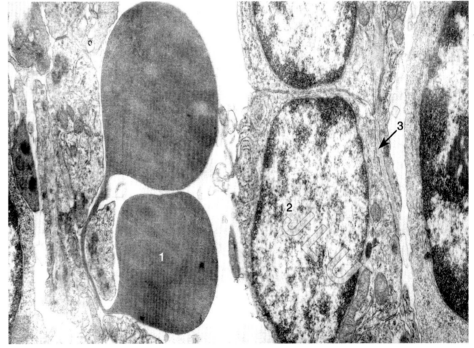

图 03-1-04　红细胞穿壁电镜像
（脾窦）
1. 穿壁红细胞；
2. 血窦内皮细胞；
3. 内皮细胞基膜

增多症），球形红细胞通过脾时，极易被巨噬细胞吞噬清除，导致先天性溶血性贫血，球形红细胞也可见于自身免疫性病。

异形红细胞还多见于缺铁性贫血、溶血等；靶形红细胞增多提示珠蛋白生成障碍性贫血、畸形溶血性贫血等疾病；镰状细胞贫血、遗传性椭圆形红细胞增多症和泪滴状红细胞均呈现出红细胞的异常形态。

红细胞外形还可受到外周介质渗透压的影响。置身于高渗透压时，细胞皱缩，变为棘球形，成为棘球细胞。相反，置身于低渗透压时，细胞肿胀呈球形，甚至破裂，血红蛋白流出，称溶血。溶血后留下的红细胞膜称血影。

红细胞表面除有与血型相关的抗原以外，还有与免疫有关的重要物质，如Ⅰ型补体受体，其主要作用是通过结合补体进一步黏附抗原抗体复合物，从而清除血液中游离的免疫复合物，避免沉积在血管壁上诱发周围组织炎症反应；红细胞膜上表达有分化簇分子（CD44、CD58、CD59等），它们是淋巴细胞表面CD2分子的天然配体，两者的相互作用使得红细胞对淋巴细胞发挥某种调控功能；红细胞膜上还有大量IL-8受体（也是一种血型抗原），能清除血液中的

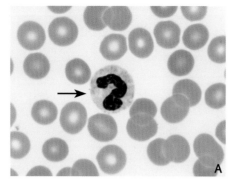
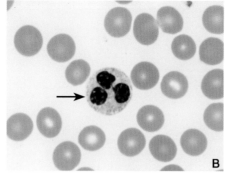
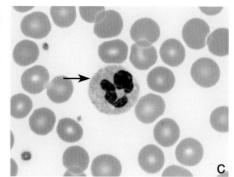
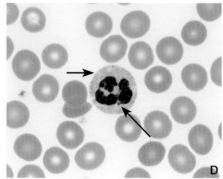

图 03-1-05　中性粒细胞（油镜，血涂片，Giemsa 染色）
A. 中性粒细胞（杆状核）；B. 中性粒细胞（3 叶核）；C. 中性粒细胞（5 叶核）；
D. 中性粒细胞（多叶核，长箭头示巴尔体）

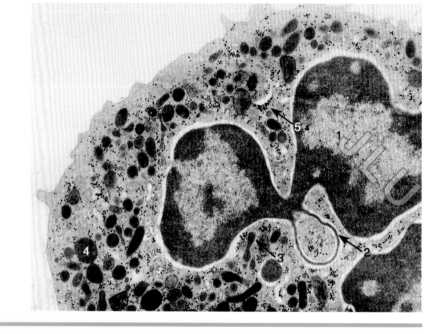

图 03-1-06　中性粒细胞电镜像
1. 中性粒细胞分叶核；
2. 染色质丝；
3. 特殊颗粒；
4. 嗜天青颗粒；
5. 糖原颗粒

IL-8,后者是一种中性粒细胞趋化因子,因此红细胞在调节炎症过程中发挥重要作用;红细胞质中含大量 NK 细胞增强因子。此蛋白质能显著增强 NK 细胞对肿瘤细胞的杀伤活性。

2. 白细胞　根据白细胞胞质内有无特殊颗粒,可将其分为有粒白细胞和无粒白细胞。前者简称粒细胞,依据其特殊颗粒的嗜色性,又可分为中性粒细胞、嗜酸性粒细胞和嗜碱性粒细胞三种。无粒白细胞则有单核细胞和淋巴细胞两种,但胞质内均有细小嗜天青颗粒。

（1）**中性粒细胞**:中性粒细胞呈球形,直径为 $10 \sim 12 \mu m$,胞质呈极浅的淡粉色,有较多细小粉红色中性特殊颗粒和少量淡紫色嗜天青颗粒。细胞核染色深,呈杆状或分叶状,通常 2 ~ 5 叶,叶之间有染色质丝相连（图 03-1-05）。核的叶数与细胞在血液中停留时间相关,刚从骨髓进入外周血的细胞核呈杆状,随着在血流中时间的延长,核逐渐形成分叶状。电镜下,胞质内富含糖原颗粒,嗜天青颗粒数量较少,大而圆形,或椭圆形,电子密度较高;特殊颗粒数量较多,呈哑铃形或椭圆形,电子密度较低（图 03-1-06）。嗜天青颗粒实为溶酶体,其内含的髓过氧化物酶是该细胞及嗜天青颗粒的标志性酶,可用组织化学法显示;一般认为,特殊颗粒是一种分泌颗粒,内含吞噬素溶菌酶、胶原酶,组胺酶和乳铁蛋白等,其中乳铁蛋白为其标志物吞噬素和溶菌酶能溶解细菌表面的糖蛋白,杀死细菌。部分中性粒细胞核上有由一个 X 染色体固缩形成的细小鼓槌状突起,称鼓槌体、X 小体或巴尔体（Barr body）（图 03-1-05）。该结构在女性出现的频率高于男性,通常正常女性每 500 个中性粒细胞中会出现 6 个鼓槌体,故可作为判断性别的依据。当局部组织受到细菌等侵害时,中性粒细胞在趋化因子等作用下,向病变局部大量集中,并进行活跃的吞噬和分泌活动。中性粒细胞在正常外周血中数量占 50% ~ 70%,若超过 80%,伴随白细胞总数增加,提示有感染;若数量少于正常值,在排除病毒、革兰氏阴性菌感染后,提示粒细胞成熟障碍或骨髓造血功能减退。

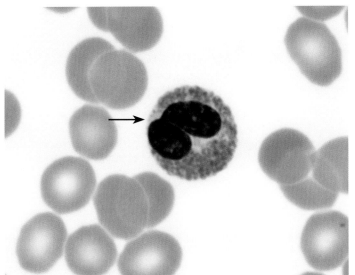

图 03-1-07　嗜酸性粒细胞（油镜，血涂片，Giemsa染色）
箭头所示嗜酸性粒细胞

图 03-1-08　嗜酸性粒细胞电镜像
1. 细胞核；
2. 线粒体；
3. 特殊颗粒

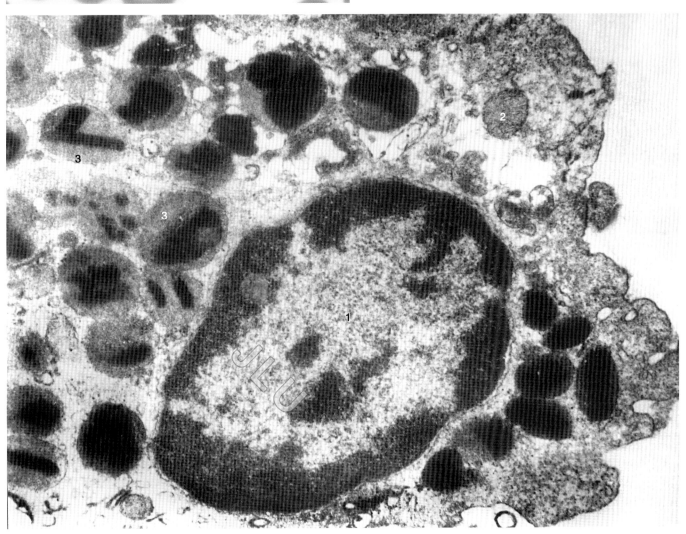

（2）**嗜酸性粒细胞**：在血涂片常规染色中，嗜酸性粒细胞呈圆形，直径为10～15μm，细胞核常为两叶，胞质中充满粗大、分布均匀、大小一致的鲜红色颗粒，即嗜酸性颗粒（图03-1-07）。电镜下，可见光镜下的特殊颗粒实为一种特殊溶酶体，直径0.5～1μm，颗粒中基质均质状，电子密度中等，内有一个或多个形态不一的高电子密度结晶体（图03-1-08）。嗜酸性粒细胞有趋化性，对过敏反应有抑制作用、抗寄生虫作用和吞噬杀菌作用。细胞这些功能均取决于嗜酸性颗粒中所含的酶类和蛋白质，前者如水解酶类：酸性磷酸酶、芳基硫酸酯酶、组胺酶、核酸酶等；后者如主要碱性蛋

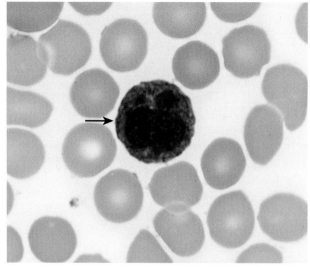

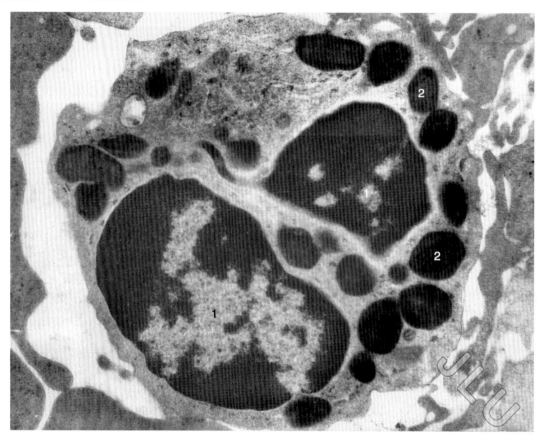

白、嗜酸性粒细胞阳离子蛋白、嗜酸性粒细胞衍生的神经毒素和嗜酸性粒细胞过氧化物酶。这四种蛋白是嗜酸性颗粒中特有的，也正是这些碱性阳离子蛋白决定了颗粒的嗜酸性。在发生过敏反应的部位，细胞释放颗粒内的组胺酶和芳基硫酸酯酶，前者可分解组胺，后者可分解白三烯，从而抑制机体的过敏反应。嗜酸性粒细胞还可借助抗体与某些寄生虫表面接触，促进释放颗粒内物质，阳离子蛋白可直接杀死虫体或虫卵。嗜酸性粒细胞还可吞噬抗原-抗体复合物，以减轻复合物沉积引起的组织损伤。在外周血中，嗜酸性粒细胞的数量占白细胞总数的 0.5%～3%，若增多提示过敏性疾病或变态反应性疾病及寄生虫感染。

（3）**嗜碱性粒细胞**：在血涂片常规染色中，嗜碱性粒细胞呈圆形，直径约 10μm，细胞核多分叶呈 S 形。胞质内有粗大、分布不均、大小不等的蓝紫色颗粒，常部分掩盖细胞核（图 03-1-09）。电镜下，胞质内的特殊颗粒为圆形或椭圆形，有膜包绕，电子密度不均，内含直径约 15nm 的微粒（图 03-1-10）。颗粒内主要含肝素和组胺，无溶酶体的水解酶类。其他细胞器较少。细胞膜上有 IgE 的 Fc 段受体，参与过敏反应（Ⅰ型变态反应）的发生。嗜碱性粒细胞与结缔组

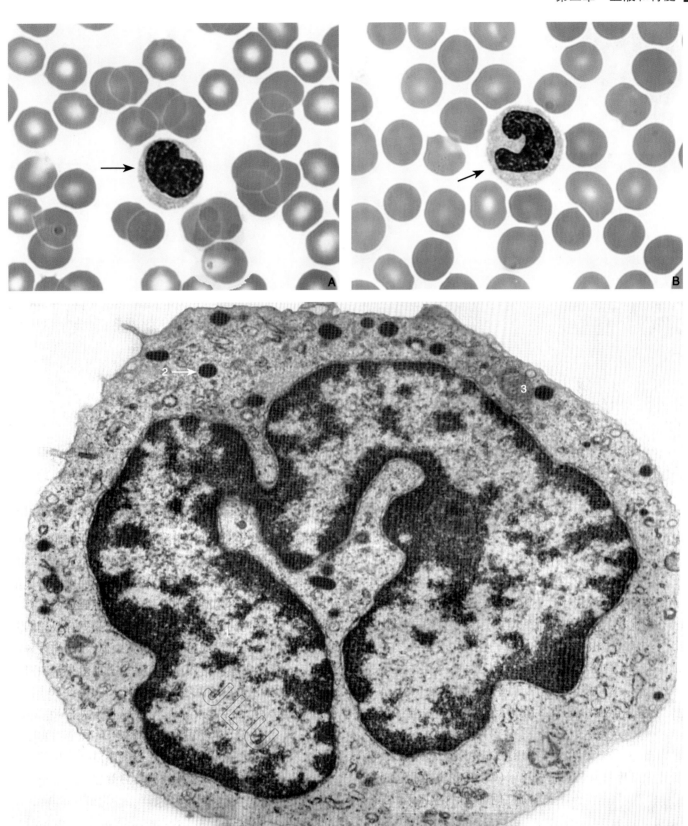

图 03-1-11　单核细胞（油镜，血涂片，Giemsa 染色）

A. 箭头所示肾形核单核细胞；
B. 箭头所示马蹄形核单核细胞

图 03-1-12　单核细胞电镜像

1. 细胞核；
2. 溶酶体；
3. 线粒体

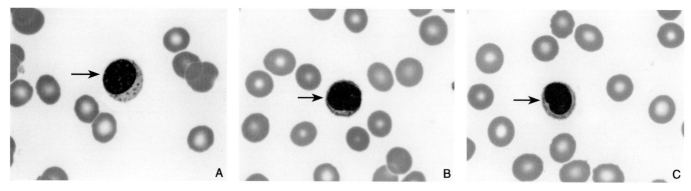

图 03-1-13　淋巴细胞（油镜，血涂片，Giemsa 染色）

A. 箭头所示大淋巴细胞；B. 箭头所示中淋巴细胞；C. 箭头所示小淋巴细胞

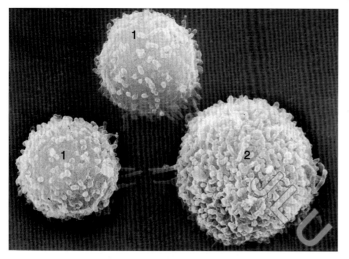

图 03-1-14　淋巴细胞和巨噬细胞扫描电镜像

1. 淋巴细胞；2. 巨噬细胞

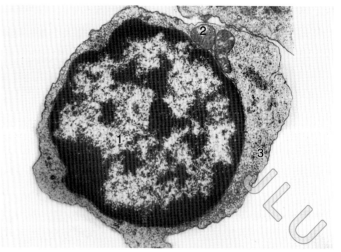

图 03-1-15　淋巴细胞电镜像

1. 细胞核；2. 线粒体；3. 游离核糖体

织肥大细胞均来源于骨髓中同种造血祖细胞。部分祖细胞在骨髓内分化为嗜碱性粒细胞，部分祖细胞在幼稚阶段经血液进入结缔组织，分化为肥大细胞。这两种细胞功能基本相同。嗜碱性粒细胞数量占外周血白细胞总数的 0~1%。

（4）**单核细胞**：在血涂片常规染色中，单核细胞体积最大，直径 14~22μm，圆形或不规则形，细胞核呈肾形、马蹄形、圆形或不规则形，染色质呈细网状，排列疏松，核仁不易分辨，胞质丰富呈弱嗜碱性，为灰蓝色，内含细小紫红色嗜天青颗粒（图 03-1-11）。电镜下，细胞表面有稀疏短小的微绒毛，胞质中细胞器较少，内含较多电子密度中等或较高的致密颗粒，实为光镜下的嗜天青颗粒，酸性磷酸酶组织化学反应阳性，表明是溶酶体（图 03-1-12）。单核细胞数量在外周血中约占白细胞总数的 2%~6%，在血液中 1~2 天后，穿过毛细血管内皮，进入全身各处的结缔组织、淋巴组织和其他组织内，进一步分化为具有吞噬功能的巨噬细胞。单核细胞在血液中数量轻度升高，提示免疫功能旺盛，多见于 1 月内新生儿；革兰氏阴性菌感染可增高至 10%~20%；大量增多提示传染性单核细胞增多症、单核细胞类白血病反应；恶性增多见于单核细胞白血病。

（5）**淋巴细胞**：在血涂片常规染色中，淋巴细胞呈圆形或椭圆形，血液中淋巴细胞大部分为直径 6~8μm 的小淋巴细胞，少部分为直径 9~12μm 的中淋巴细胞。淋巴细胞核呈圆形，占据细胞大部分，一侧有凹陷，染色质浓密块状，染色深，核中央染色较浅，有的可见核仁。淋巴细胞胞质少，呈蔚蓝色，在核周很薄的一圈，有时甚至不易分辨。中淋巴细胞胞质较多，其中可见嗜天青颗粒（图 03-1-13）。电镜下，淋巴细胞表面有短小的微绒毛（图 03-1-14），细胞核内有较大的异染色质块分布在核周边缘，可见核仁，胞质富含大量游离核糖体与少量粗面内质网和线粒体等细胞器（图 03-1-15）。直径 13~20μm 的大淋巴细胞通常在淋巴器官和淋巴组织中见到，也称淋巴母细胞。正常外周血中淋巴细胞的数量约占白细胞总数的 20%~30%。若其数量增多，提示结核、病毒感染或放射病、再生障碍性贫血早期、传染性单核细胞增多症、传染性淋巴细胞增多症、粒细胞缺乏症等；恶性增多则提示淋巴瘤、淋巴细胞白血病。若数量减少时，提示免疫缺陷。淋巴细胞分类和功能详见第九章免疫系统。

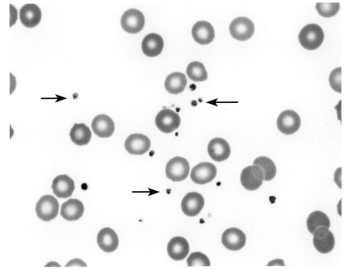

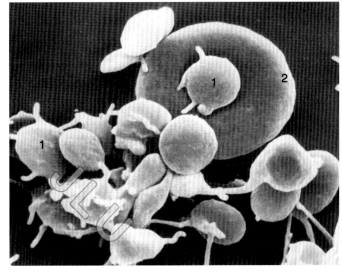

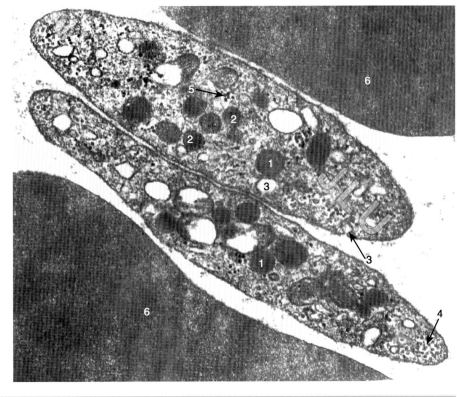

■□
□■ 图 03-1-16　血小板（油镜，血涂片，
Giemsa 染色）
　　箭头所示血小板

■□
■□ 图 03-1-17　血小板扫描电镜像
　　1. 血小板；2. 红细胞

■□
■■ 图 03-1-18　血小板电镜像
　　1. 特殊颗粒（α 颗粒）；
　　2. 致密颗粒（δ 颗粒）；
　　3. 开放小管；
　　4. 微管；
　　5. 糖原颗粒；
　　6. 红细胞

　　3. 血小板　　是从骨髓巨核细胞脱落下来的胞质小块，参与机体的凝血和止血功能。它有两种形态。一种是游离于血浆中未激活的单个血小板，呈双凸圆盘状，直径 2~4μm，另一种是血管损伤时，被激活黏附的血小板，此时伸出丝状伪足呈不规则形。血小板一旦接触到一种界面即被激活，在扫描电镜和血涂片上看到的血小板均为此种类型（图 03-1-17）。在血涂片上血小板常聚集成群。中央可见蓝紫色血小板颗粒，称颗粒区，周边呈均质淡蓝色，称透明区（图 03-1-16）。电镜下，血小板表面吸附包含多种凝血因子的血浆蛋白，透明区有微丝和微管，参与血小板形状的维持和变形。颗粒区有特殊颗粒（α 颗粒）和致密颗粒（δ 颗粒）。前者体积较大，圆形，电子密度中等，内含血小板因子，血小板源性生长因子、凝血酶敏感蛋白等；后者内容物形成电子密度高的核芯，内含 5-羟色胺、二磷酸腺苷（ADP）、三磷酸腺苷（ATP）、钙离子和肾上腺素等。血小板内还有开放小管系和致密小管系（图 03-1-18）。前者错综复杂地分布于血小板内，从电镜切片上呈现大小不等的空泡状，小管在其表面约有 10 个开口，血浆由此进入小管，血小板颗粒内容物也可经小管释出；后者为封闭小管，多分布在周边，过氧化物酶反应阳性，能收集钙离子和合成前列腺素等。

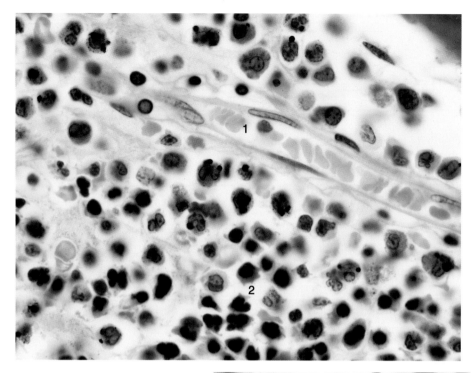

图 03-2-01 红骨髓(油镜)
1. 毛细血管;
2. 发育各阶段的血细胞

图 03-2-02 红骨髓内血窦
(油镜)
1. 血窦腔;
2. 血窦内皮细胞;
3. 成纤维细胞;
4. 巨噬细胞

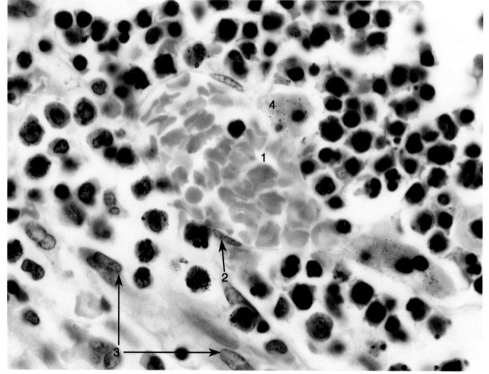

第二节 骨髓和血细胞发生

造血器官的演变: 在胚胎发育第 3 周、人卵黄囊壁的血岛内首先出现造血干细胞。随着胚胎血液循环的建立,第 6 周时,血岛内造血干细胞随血流迁入肝脏内造血,第 12 周,迁入脾脏内造血。胚胎 5 个月至出生后,骨髓成为主要造血器官。

人胚卵黄囊血岛是造血干细胞发源地,第 3 周时,卵黄囊胚外中胚层细胞密集形成细胞团,即血岛,其周边的细胞分化为成血管细胞,并分泌血管内皮生长因子(VEGF),在其诱导下成血管细胞增殖分化形成扁平血管内皮细胞,血岛中间细胞变圆,与周边细胞脱离,分化为原始成血细胞,即最早的造血干细胞,从而进入原始造血阶段,原始造血的主要特点是造血干细胞向红细胞系方向分化。约在胚胎第 6 周,肝脏组织结构已经发育,造血干细胞随血液循环进入肝脏,定植于肝细胞索内。胚胎 9~24 周,肝为胚胎主要造血器官。继肝脏造血之后,约在胚胎第 12 周,脾脏开始造血,其造血干细胞可能来源于肝脏。肝脾造血的特点是造血干细胞逐渐呈多向分化,而不仅仅局限于红细胞系。集落形成实验证实,胚胎肝和脾内造血干细胞集落由红细胞系、粒细胞系、单核细胞系和巨核细胞组成。

1. **骨髓**　位于骨髓腔内,包括红骨髓和黄骨髓。红骨髓的主要成分是造血组织,黄骨髓主要为脂肪组织。从胚胎 5 个月,骨髓逐渐执行造血功能。从 5 岁开始,骨髓腔内出现脂肪组织,随年龄增长而增多,逐渐成为黄骨髓。成年人红骨髓与黄骨髓的比例为 1:1。黄骨髓中有少量幼稚血细胞,具有造血潜能,当机体需要时可以转变为红骨髓。成人红骨髓主要分布于扁骨、不规则骨与长骨骨骺端的松质骨中。红骨髓主要由造血组织和血窦组成(图 03-2-01)。

(1) 造血组织:由网状组织、造血细胞和基质细胞组成。在网状组织的网孔中充满不同发育阶段的各种血细胞,以及少量巨噬细胞、成纤维细胞、脂肪细胞、骨髓基质干细胞等基质细胞。

(2) 血窦:为管腔大、形状不规则的毛细血管,内皮细胞间隙较大,内皮基膜不完整,有利于成熟血细胞进入血液(图 03-2-02)。发育中的各种血细胞在造血组织中的分布呈一定规律。幼稚红细胞常位于血窦附近,成群嵌附在巨噬细胞表面,构成幼红细胞岛(图 03-2-06);随着细胞发育成熟,逐渐靠近并穿过血窦内皮,并脱核成为网织红细胞。幼稚粒细胞多远离血窦,当发育至具有运动能力的晚幼粒细胞时,通过变形运动接近并穿入血窦。巨核细胞常常紧靠血窦内皮间隙,其胞质伸入血窦腔,脱落形成血小板,直接释放到血窦内。

骨髓-血屏障:是在造血组织和血液循环之间存在的一种特殊屏障,其组成包括血窦壁内皮细胞及其外周的外膜细胞、周细胞和附近的巨噬细胞(图 03-2-02)。其中外膜细胞是一种有分支的成纤维细胞,覆盖于内皮细胞周围。质膜下有成束的微丝,细胞收缩可以调整覆盖内皮细胞的面积。外膜细胞覆盖内皮细胞外表面积的比率可反映骨髓-血屏障的功能状态,骨髓-血屏障可以筛选成熟血细胞进入血窦,这种调控血细胞释放过程对维持外周血细胞的正常形态与功能有重要意义。窦壁内皮细胞附近的巨噬细胞可吞噬清除血液中异物、细菌和衰老死亡的血细胞。

在成年男性,每天大约有 $2×10^{11}$ 个红细胞、$1×10^{10}$ 个粒细胞和 $4×10$ 个血小板通过此屏障,进入血液循环。血细胞穿越内皮细胞的方式是直接穿越胞质进入血窦,而不是从内皮细胞之间穿入。扫描电镜和透射电镜连续切片观察,骨髓血窦内皮无固定窗孔。当血细胞通过内皮时,细胞首先触压内皮细胞外表面、使内外表面相贴、融合,并形成临时孔道。当细胞通过内皮后,孔道随之关闭。

造血诱导微环境:是造血细胞赖以生存,增殖与分化的场所。由骨髓的神经成分、微血管系统,纤维,细胞外基质与骨髓基质细胞构成。这些组成成分相当于造血细胞的土壤。其中的基质细胞是造血诱导微环境的核心组分,由巨噬细胞,成纤维细胞、血窦内皮细胞、网状细胞、脂肪细胞、成骨细胞以及骨髓间质干细胞等多种细胞组成。它们不仅形成造血细胞生长的支架,还可通过细胞间连接与造血细胞直接接触,调控分泌多种造血生长因子。

2. **血细胞发生**　血细胞发生时,造血干细胞在一定微环境和某些因素诱导下,增殖分化为血细胞的祖细胞,然后祖细胞定向增殖分化为各种成熟血细胞。

(1) **造血干细胞和造血祖细胞:**造血干细胞又称多能干细胞,是生成各种血细胞的原始细胞,具有很强的增殖潜能,有多向分化能力和自我复制能力。主要存在于红骨髓内,其次是脾脏和淋巴结,外周血中极少。造血祖细胞是由造血干细胞分化而来、分化方向确定的干细胞,也称定向干细胞。不同细胞系的祖细胞在不同集落刺激因子作用下,分别分化为各种不同的血细胞。造血干细胞大小约为 $8μm$,呈圆形,细胞核为圆形或肾形,较大,具有 2 个核仁,染色质细疏,胞质嗜碱性,呈浅蓝色,不含颗粒。在形态上与小淋巴细胞极为相似,但小淋巴细胞染色质浓密块状,核仁不明显,胞质内有少量细胞器。即便如此,也很难依据形态学识别造血干细胞。

(2) **血细胞发生过程的形态演变:**各种血细胞的分化发育过程大致分为三个阶段:原始阶段、幼稚阶段(早、中、晚幼三期)和成熟阶段。形态演变有以下规律:①胞体由大变小,但是巨核细胞胞体由小变大。②细胞核由大变小,红细胞核最后消失,粒细胞核由圆形变成杆状乃至分叶状;但是巨核细胞的核由小变大,呈分叶状,细胞核染色质由细疏变粗密,着色由浅变深,核仁由明显渐至消失。③胞质由少变多,嗜碱性逐渐减弱,但是淋巴细胞和单核细胞胞质仍然保持嗜碱性。胞质内的特殊结构或蛋白成分从无到有,逐渐增多。④细胞分裂能力从有到无,但是淋巴细胞还保持较强的潜在分裂能力。

1) **红细胞系:**红系造血祖细胞在各种细胞因子作用下依次分化为原红细胞,经过 3~4 次有丝分裂,依次分化为

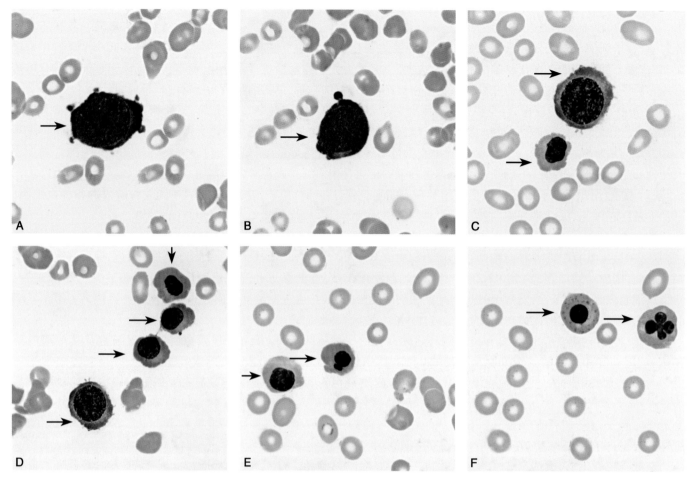

图 03-2-03　红细胞系发生（油镜，骨髓涂片，Wright 染色）
A：原红细胞；B：早幼红细胞；C、D：中幼红细胞；E、F：晚幼红细胞

早幼红细胞、中幼红细胞、晚幼红细胞，后者脱去细胞核成为网织红细胞，进入血液后转变为成熟红细胞。促红细胞生成素（EPO）是红细胞系细胞早期快速增殖的活性因子，是晚期红细胞系细胞基因表达的激活因子，它通过与细胞表面的促红细胞生成素受体结合，可加速骨髓内幼稚红细胞 RNA 和 DNA 合成，加速血红蛋白合成，使红细胞成熟加速，促进网织红细胞释放。除促红细胞生成素之外，暴增型红细胞系激活刺激因子（BPA）也对早期红细胞系细胞具有调节作用，促进细胞由 G_0 期进入 S 期。幼稚红细胞增强因子（EEF）是体内红细胞生成后期的调节因子。

　　原红细胞直径 15~22μm，胞体圆形或椭圆形，局部有特征性钝性突起或伪足；胞质强嗜碱性，呈油蓝色；细胞核大而圆，占胞体直径的 4/5，颗粒状染色质呈深紫红色，可见 1~4 个巨大核仁，核周有浅染区，即核周晕（图 03-2-03A）。电镜下，细胞核内常染色质占优势，核仁明显；胞质内富含核糖体，线粒体较多，其他细胞器少（图 03-2-04A）。正常骨髓中原红细胞占 0~1%，占有核红细胞的 2%~4%。原红细胞增多提示骨髓造红细胞功能旺盛（如各种贫血性疾病）或红细胞系恶性增生。

　　早幼红细胞又称嗜碱性成血红细胞。不易与原红细胞区分。直径 14~18μm，细胞呈圆形或椭圆形，无钝性突起或伪足；细胞质略增多，强嗜碱性呈深蓝色，核周开始生成血红蛋白；细胞核圆形，深紫红色的染色质呈聚集的细颗粒状，无核仁，核质比>1/2（图 03-2-03B），常见细胞分裂相；可见多个细胞聚集成团。电镜下，细胞核内异染色质粗网状，核仁少而小；细胞质内高尔基复合体发达，常包围中心粒。细胞表面吞饮活跃，主要吞饮铁蛋白，形成细胞质内有膜包裹、电子密度高的铁蛋白颗粒及含铁小体。由于细胞已合成少量血红蛋白，故胞质电子密度比原红细胞高（图 03-2-04B）。早幼红细胞占正常骨髓 0.2%~3.6%，占有核红细胞的 5%~10%。若数量增多，提示骨髓造红细胞功能旺盛或恶性增生。

　　中幼红细胞又称嗜多性成红细胞。直径 8~15μm，细胞呈圆形、椭圆形或不规则形；由于血红蛋白开始合成，细胞

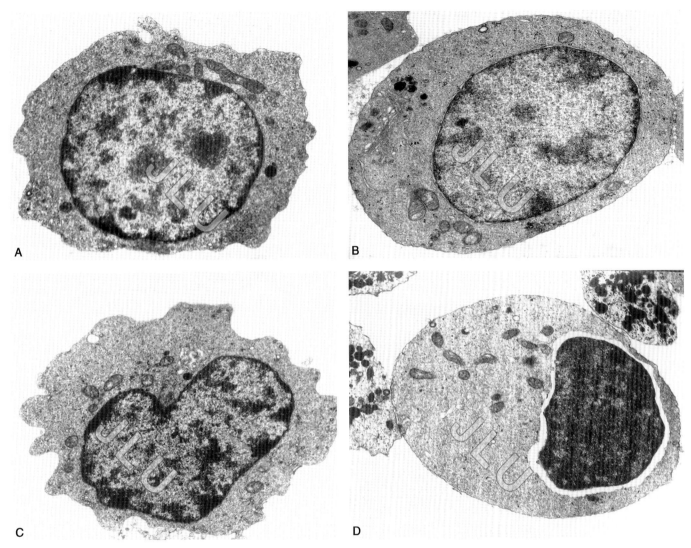

图 03-2-04 红细胞系发生电镜像
A. 原红细胞；B. 早幼红细胞；C. 中幼红细胞；D. 晚幼红细胞

质染色嗜碱性减弱呈紫红色,由核周逐渐扩展至整个细胞,呈不同程度嗜多色性;细胞核呈小圆形,染色质粗糙呈块状凝集,无核仁,核质比约 1/2(图 03-2-03C、D)。电镜下,细胞核异染色质增多,成块状聚集于核膜周围,核仁消失。胞内血红蛋白逐渐增多,其电子密度也随之增高,可见铁蛋白颗粒及含铁小体,其他细胞器减少(图 03-2-04C)。中幼红细胞在正常骨髓中占 7%~20%,占有核红细胞 40%~50%,是数量最多的幼红细胞。若数量增多,提示骨髓造血功能旺盛。

晚幼红细胞又称正成红细胞。直径 8~10μm,细胞呈圆形或椭圆形;细胞质多,仍有少量核糖体,故略呈灰蓝色,含丰富的血红蛋白;细胞核小圆形,染色质固缩成块,深染,核质比<1/2(图 03-2-03E、F)。电镜下,异染色质大块凝结,细胞核向边缘移动(图 03-2-04D),最后排出,核排出后晚幼红细胞变为网织红细胞。排出的细胞核通常被巨噬细胞吞噬。晚幼红细胞占正常骨髓 7%,占有核红细胞的 28%~38%。单纯晚幼红细胞增多,提示骨髓造血功能障碍。1个月内婴儿外周血可见 1%~6% 有核红细胞,正常成人外周血见不到。骨髓涂片铁染色可显示幼红细胞中的蓝绿色铁颗粒(图 03-2-05)。铁染色可作为诊断缺铁性贫血及指导含铁制剂治疗的方法。

网织红细胞直径 7~9μm,细胞圆盘状,无细胞核,细胞质红色。煌焦油蓝活体染色后,胞质中可见网眼状、线团状或颗粒状蓝染结构(图 03-2-07),为胞质内残留核糖体。网织红细胞进入外周血 1~3 天后,核糖体消失,成为成熟红细胞。网织红细胞在正常成人外周血中占红细胞总数的 0.5%~1.5%,新生儿可达 3%~6%。在骨髓中约 1%~5%,若数量增多,提示骨髓造血功能旺盛;若数量减少,提示骨髓造血功能障碍。所以,网织红细胞的比例数值反映了骨髓红细胞系的造血功能状态。临床上也可以此作为判定药效的依据。

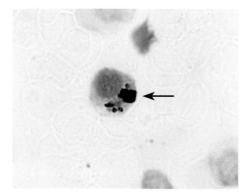

图 03-2-05　幼红细胞(油镜,骨髓涂片, 铁染色)

箭头所示幼红细胞

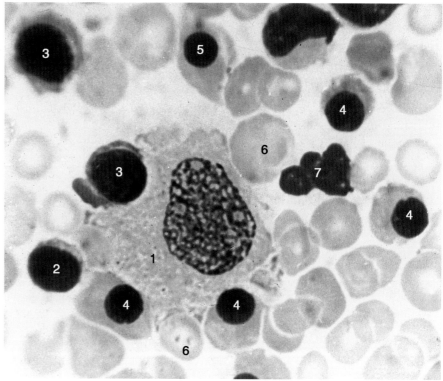

图 03-2-06　幼红细胞岛(油镜,骨髓涂片, Wright 染色)

1. 巨噬细胞;
2. 原红细胞;
3. 早幼红细胞;
4. 中幼红细胞;
5. 晚幼红细胞;
6. 网织红细胞;
7. 脱离的细胞核
(聂毓秀　图)

图 03-2-07　网织红细胞(油镜,骨髓涂 片,煌焦油蓝染色)

箭头所示网织红细胞
(聂毓秀　图)

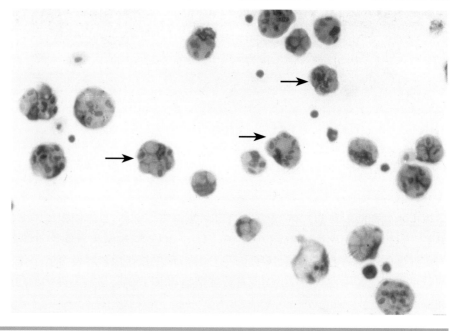

2)**粒细胞系**:粒细胞-单核细胞系造血祖细胞是髓系多向造血祖细胞在粒细胞-单核细胞系集落刺激因子和白细胞介素-3(IL-3)等诱导下增殖分化而来,是中性粒细胞和单核细胞共同的祖细胞。嗜酸性粒细胞起源于嗜酸性粒细胞祖细胞(CFU-EO),其发生受嗜酸性粒细胞集落刺激因子(EO-CSF)的调控。嗜酸性粒细胞生成素和白细胞介素-5(IL-5)促进其分化成熟,后者也被称为嗜酸性粒细胞分化因子。嗜碱性粒细胞起源于嗜碱性粒造血祖细胞,与血液中肥大细胞有共同起源。白细胞介素-3(IL-3)和白细胞介素-4(IL-4)可促进嗜碱性粒细胞成熟。三种粒细胞虽然起源于不同祖细胞,但发育过程基本相同,均经历原粒细胞、早幼粒细胞、中幼粒细胞、晚幼粒细胞,进而分化为杆状核粒细胞和分叶核粒细胞进入外周血。在粒细胞发生过程中,有很多细胞因子参与其调控。例如,粒细胞抑素作用于早幼粒细胞和中幼粒细胞的 G_1 期,阻止其进入 S 期;而抗抑素则促进粒细胞增殖;白细胞增多诱导因子(LIF)和白细胞生成素 G(LP-G)可促进粒细胞释放。

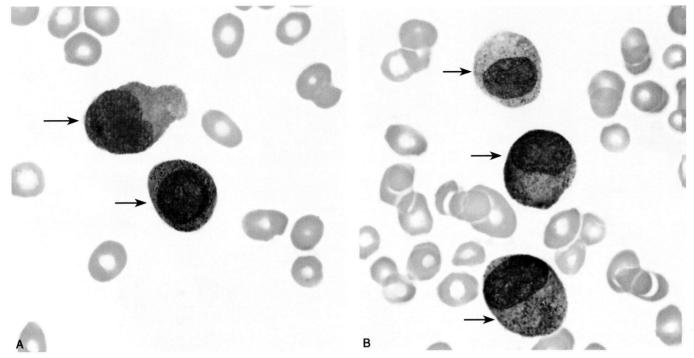

图 03-2-08 早期粒细胞系发生（油镜，骨髓涂片，Wright 染色）

A. 箭头所示原粒细胞 B. 箭头所示早幼粒细胞

原粒细胞又称成髓细胞。细胞呈圆形，直径 10~18μm，细胞核大而圆，染色质细砂状，核仁 2~6 个，核质比>3/4，细胞质嗜碱性染成天蓝色，边缘略深，胞质内可有少许细小紫红色嗜天青颗粒（图 03-2-08A）。过氧化物酶染色阴性。电镜下，细胞核内常染色质占优势，核仁一个或数个，胞质内有丰富的游离核糖体和少量线粒体，还含高尔基复合体和中心粒。一般无溶酶体即特殊颗粒（图 03-2-14A）。正常骨髓中原粒细胞数量占有核细胞的 0~2%，超过 30%，提示急性粒细胞性白血病或者感染引起的类白血病样反应。

急性粒细胞白血病时，原粒细胞及以后的幼细胞胞质内可出现杆状、点状或针状小体，称棒状小体（Auer body），是原粒细胞的一种特殊代谢产物。依据棒状小体的出现，可以排除急性淋巴细胞白血病。

早幼粒细胞又称前髓细胞。细胞较原粒细胞大，直径 12~20μm，细胞呈圆形或不规则形，胞质嗜碱性呈淡蓝色，核凹陷处有浅染区，胞质中有较多紫红色嗜天青颗粒，聚集成团或散在于细胞核上，晚期开始出现少量特殊颗粒。细胞核大椭圆形，居中或偏位；染色质呈粗颗粒状，轻度凝集，偶见核仁 1~3 个，核质比>1/2（图 03-2-08B）。电镜下，细胞核内常染色质占优势。胞质内粗面内质网和高尔基复合体发达，线粒体较多，被认为是初级溶酶体的嗜天青颗粒形成（图 03-2-14B）。其中过氧化物酶的活性随细胞发育逐渐增强。在正常骨髓中早幼粒细胞数量为 1%~5%；增多 5%~10% 常见于骨髓炎、严重感染和类白血病样反应；当增多的数量超过 30% 时，提示慢性粒细胞白血病急变、急性粒细胞白血病 M3 型和红白血病型。

除早期原粒细胞外，其他各阶段粒细胞均存在大量过氧化物酶，故过氧化物酶的组织化学染色（POX）呈阳性，即细胞中出现蓝色颗粒。根据颗粒大小和密集程度可分为强阳性和弱阳性（图 03-2-10）。单核细胞从幼稚单核细胞起呈弱阳性反应；淋巴细胞各阶段均为阴性；故该法在临床上可辅助用于对急性粒细胞白血病、急性淋巴细胞和急性单核细胞白血病的鉴别诊断。另外，早幼粒细胞及其后期阶段酸性磷酸酶阳性，不成熟细胞中活性最强，而分叶核粒细胞活性弱。

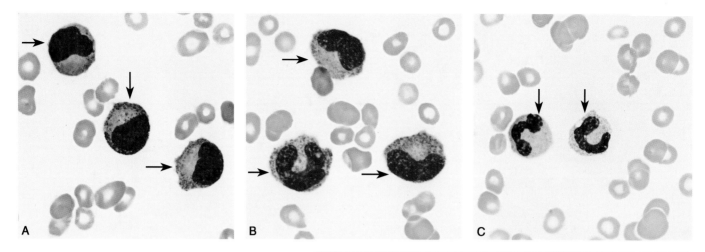

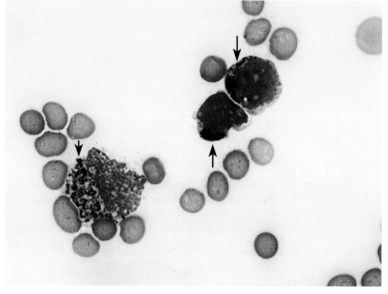

■ 图 03-2-09　中、晚期中性粒细胞系发生（油镜，骨髓涂片，Wright 染色）

A. 箭头所示中性中幼粒细胞；

B. 箭头所示中性晚幼粒细胞；

C. 箭头所示中性杆状核粒细胞

■ 图 03-2-10　早幼粒细胞（油镜，骨髓涂片，组织化学 POX 染色）

箭头所示过氧化物酶阳性反应物

　　中性中幼粒细胞又称髓细胞。细胞直径为 10~18μm，细胞核变小，居一侧，呈半圆形，占细胞体积的一半。染色质粗颗粒状，凝集成块，核仁消失。胞质丰富，嗜碱性减弱，呈浅紫色，嗜天青颗粒减少，中性颗粒增多（图 03-2-09A）。电镜下，高尔基复合体发达，细胞质中不仅含有过氧化物酶阳性的嗜天青颗粒，而且开始出现特殊颗粒，其形态多样，球形或杆状，内含电子密度低的均质状物质（图 03-2-12C），内含吞噬素和溶菌酶、胶原酶、碱性磷酸酶和乳铁转运蛋白等。在正常骨髓中，中性中幼粒细胞数量占 5%~15%。若数量增多至 10%~20% 提示类白血病样反应、骨髓增生性疾病或白血病前期，多于 25% 提示急性粒细胞性白血病。

　　中性晚幼粒细胞又称为后髓细胞。细胞直径约 10~16μm，细胞核偏小，肾形，居一侧，小于细胞体积的一半，染色质凝集成块状，核仁消失，细胞质丰富，淡粉色，充满中性颗粒（图 03-2-09B）。电镜下，细胞核内异染色质占优势，胞质内各种细胞器减少，糖原颗粒大量增加，使胞质电子密度增大。胞质内充满特殊颗粒和嗜天青颗粒，比例为 3:1~4:1（图 03-2-12D）。在正常骨髓中，中性晚幼粒细胞数量占 4%~10.8%，在外周血中占 0~1%。在骨髓中若超过 15%，提示白血病、粒细胞缺乏症、感染或类白血病样反应。

　　中性杆状核粒细胞大小和形态接近外周血杆状核中性粒细胞。直径 10~15μm，胞质丰富，呈淡粉色，含有许多细小粉红色颗粒和少量蓝紫色嗜天青颗粒。细胞核呈杆状，核上有凹陷，最宽处为最窄处 2 倍以上，但最窄处不形成丝状结构（图 03-2-09C）。成熟中性粒细胞中富含碱性磷酸酶（NAP），而在其他细胞中均呈阴性。经组织化学法染色后，在细胞浆中出现灰色至棕黑色颗粒者为阳性（图 03-2-11），正常人阳性率一般为 40%，以弱阳性为主。在正常骨髓中，此细胞数量占 10%~25%，若数量增多，提示感染或白血病；在外周血中数量占 1%~8%，大于 20%，提示严重感染、脾功能亢进；大于 50%，提示预后不良。

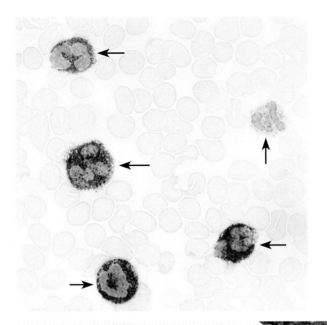

图 03-2-11　中性粒细胞（油镜，血涂片，碱性磷酸酶组织化学染色）
箭头所示碱性磷酸酶阳性细胞

图 03-2-12　中性粒细胞系发生电镜像
A．原粒细胞；B．早幼粒细胞；C．中幼粒细胞；D．晚幼粒细胞

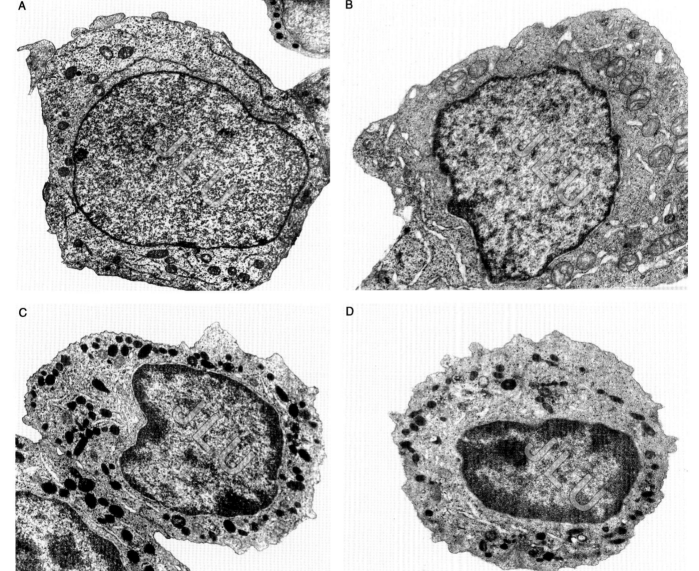

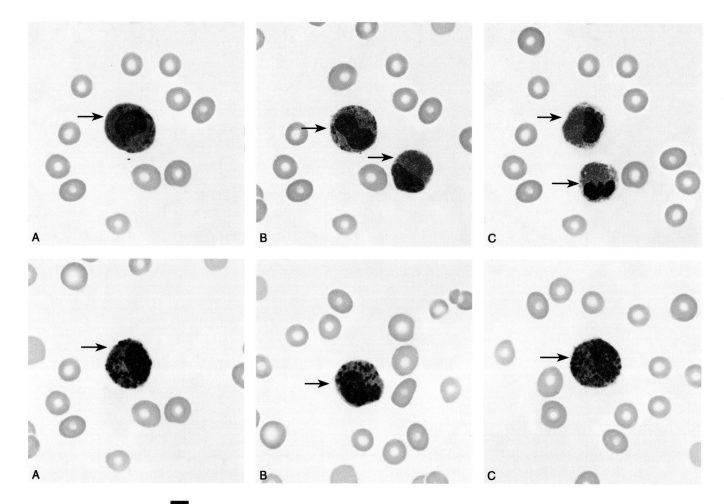

图 03-2-13　中、晚期嗜酸性粒细胞系发生（油镜，骨髓涂片，Wright 染色）

A. 箭头所示嗜酸性中幼粒细胞；B. 箭头所示嗜酸性晚幼粒细胞；C. 箭头所示嗜酸性杆状核粒细胞

图 03-2-14　中、晚期嗜碱性粒细胞系发生（油镜，骨髓涂片，Wright 染色）

A. 箭头所示嗜碱性中幼粒细胞；B. 箭头所示嗜碱性晚幼粒细胞；C. 箭头所示嗜碱性杆状核粒细胞

嗜酸性中幼粒细胞形态与中性中幼粒细胞相似,但胞质中充满 $0.2 \sim 0.7 \mu m$ 圆形或椭圆形均等大小密集的粗大颗粒,未成熟颗粒偏嗜碱性呈紫蓝色,成熟颗粒偏嗜酸性呈橘红色（图 03-2-13A）。在正常骨髓中嗜酸性中幼粒细胞数量占 $0 \sim 3\%$。若数量增多,提示机体过敏、感染寄生虫或嗜酸性粒细胞白血病等。

嗜酸性晚幼粒细胞形态与中性晚幼粒细胞相似,但胞质中充满橘色粗大颗粒,并开始出现典型的鲜红色、具有折光性的嗜酸性颗粒（图 03-2-13B）。

嗜酸性杆状核粒细胞形态与中性杆状核粒细胞相似,但胞质中充满成熟的鲜红色、具有折光性的嗜酸性颗粒（图 03-2-13C）。

嗜碱性中幼粒细胞形态与中性中幼粒细胞相似,但胞质中充满蓝黑色、粗大的强嗜碱性颗粒,颗粒染色深浅不等、分布不均,可掩盖细胞核（图 03-2-14A）。在正常骨髓中,嗜碱性中幼粒细胞数量占 $0 \sim 1\%$。若数量增多,提示骨髓增生、骨髓病性贫血、粒细胞性白血病等。

嗜碱性晚幼粒细胞形态与中性晚幼粒细胞相似,但胞质布满蓝黑色粗大的嗜碱性颗粒,往往掩盖细胞核（图 03-2-14B）。

嗜碱性杆状核粒细胞形态与中性杆状粒细胞相似,但胞质中充满粗大蓝黑色颗粒（图 03-2-14C）。酸性磷酸酶在嗜碱性颗粒中呈阳性。

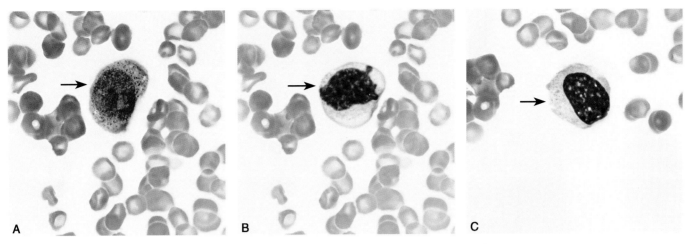

图 03-2-15　单核细胞系发生（油镜，骨髓涂片，Wright 染色）
A. 原单核细胞；B. 幼单核细胞；C. 成熟单核细胞

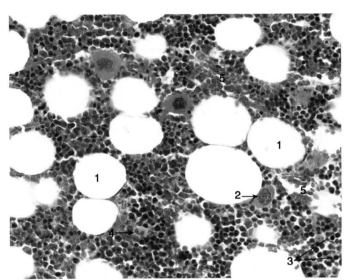

图 03-2-16　巨核细胞与发育中的血细胞（高倍，骨髓）
1. 脂肪细胞；2. 巨核细胞；3. 幼淋巴细胞；4. 幼单核细胞；
5. 血窦

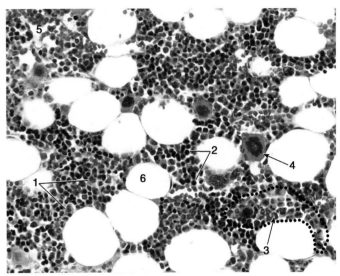

图 03-2-17　单核细胞系与中性粒细胞系发生（高倍，骨髓）
1. 发育中的单核细胞；2. 幼淋巴细胞；3. 较成熟阶段的中性
粒细胞；4. 巨核细胞；5. 血窦；6. 脂肪细胞

3）**单核细胞系**：单核细胞与中性粒细胞有着共同的造血祖细胞。粒细胞-单核细胞系造血祖细胞增殖分化，经原单核细胞和幼单核细胞，分化成单核细胞入血，后者再进入组织或体腔转变为组织细胞和巨噬细胞。

原单核细胞呈圆形或不规则形，直径 15~25μm，局部胞质有突起，可有伪足，胞质丰富呈暗灰蓝色，细胞核椭圆形或不规则形，淡染，染色质疏松呈细网状，有 2~3 个大而清晰的核仁（图 03-2-15A）。此阶段细胞无吞噬能力。正常骨髓和外周血中很难见到原单核细胞。若数量增多，提示单核细胞白血病。

幼单核细胞形状、大小与原单核细胞相同。不同之处是细胞核早期呈椭圆形，随着发育成熟，出现凹陷、扭曲、折叠、分叶，染色质排列稀疏呈粗丝状；灰蓝色的细胞质内富含细小嗜天青颗粒，位于胞浆的内浆层（图 03-2-15B、C，图 03-2-17）。此阶段细胞有吞噬能力。正常骨髓和外周血中很少见到幼单核细胞。若其数量增多，提示革兰氏阴性杆菌、疟原虫感染及胶原病，恶性增生，提示单核细胞性白血病。

4）**淋巴细胞系**：淋巴系造血干细胞起源于骨髓，依次分化为原淋巴细胞、幼淋巴细胞、成熟淋巴细胞。部分淋巴细胞进入胸腺，在胸腺激素和白细胞介素作用下，经过阳性筛选和阴性筛选，分化为成熟 T 淋巴细胞。另一部分淋巴细胞进入外周淋巴组织或淋巴器官，在白细胞介素作用下增殖分化为 B 淋巴细胞，接受抗原刺激后转化为浆细胞。此外，还有少量淋巴细胞为 NK 细胞，由于胞质中含有较大颗粒，形态学分类属于大颗粒淋巴细胞。约四分之三的大颗粒淋巴细胞为 NK 细胞。

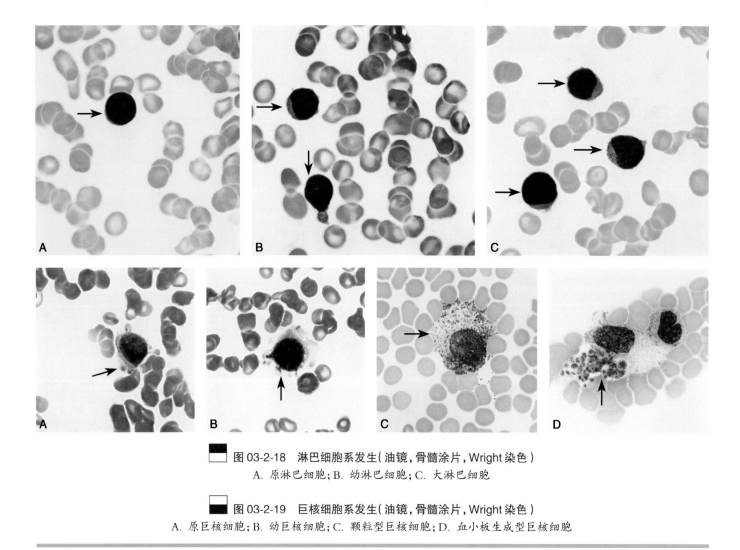

图 03-2-18　淋巴细胞系发生（油镜，骨髓涂片，Wright 染色）
A. 原淋巴细胞；B. 幼淋巴细胞；C. 大淋巴细胞

图 03-2-19　巨核细胞系发生（油镜，骨髓涂片，Wright 染色）
A. 原巨核细胞；B. 幼巨核细胞；C. 颗粒型巨核细胞；D. 血小板生成型巨核细胞

原淋巴细胞呈圆形或椭圆形，直径 12~18μm；细胞核大，类圆形，常占据细胞大部分，染色质呈浓密颗粒状，1~2 个较小的核仁，形态规则，淡染；细胞质甚少可呈天蓝色，有的仅见核周一圈淡染带，无颗粒（图 03-2-18A）。在正常成人骨髓中原淋巴细胞数量很少，在小儿骨髓中，数量不超过 1%；若数量增多，提示病毒感染、淋巴结增生、肿瘤或白血病。

幼淋巴细胞呈圆形或椭圆形，直径 10~18μm；细胞核圆形或花瓣形、分叶形、不规则形，染色质浓缩呈较大颗粒状，核周尤为明显，而核中心染色相对较浅；细胞质局部可有突起或伪足，胞质呈透明天蓝色，偶见少数嗜天青颗粒（图 03-2-18B）。正常骨髓中幼淋巴细胞数量约 0~1%，幼儿骨髓中约 3%。若数量增多，提示传染性单核细胞增多症及幼淋巴细胞白血病等。

大淋巴细胞为小淋巴细胞的前驱阶段。细胞圆形，直径 14~18μm；细胞核圆形有凹陷，染色质浓密，但核中央染色较浅；胞体局部有突起，胞质较多，呈透明蓝色，核周有淡染区，部分细胞胞质中可见少量嗜天青颗粒（图 03-2-18C）。正常骨髓和外周血中极少见大淋巴细胞，数量约 4%~5%。若数量增多，提示传染性单核细胞增多症、放射线及铅中毒。

5）**巨核细胞系**：巨核细胞与红细胞系具有共同的造血祖细胞，它既能增殖分化形成红细胞系，又能增殖分化形成巨核细胞系。祖细胞在巨核细胞集落刺激因子、血小板生成素和巨核细胞特异性刺激因子等作用下，依次分化为原巨核细胞、幼巨核细胞、颗粒型巨核细胞、血小板生成型巨核细胞，最终释放血小板进入外周血。

原巨核细胞呈不规则圆形，直径 20~30μm；细胞核巨大，呈圆形、椭圆形或不规则形，染色质粗糙颗粒状，排列成浓密网状；细胞质较少，嗜碱性染色，呈不均匀深蓝色，可见伪足或小突起，胞质中无颗粒。有 2~4 个浅染的核仁（图 03-2-19A）。正常骨髓中很难见到，原巨核细胞数量占巨核细胞的 0~5%。若数量增多，提示急性原发性血小板减少性紫癜、脾功能亢进、失血；恶性增多时，提示巨核细胞白血病。

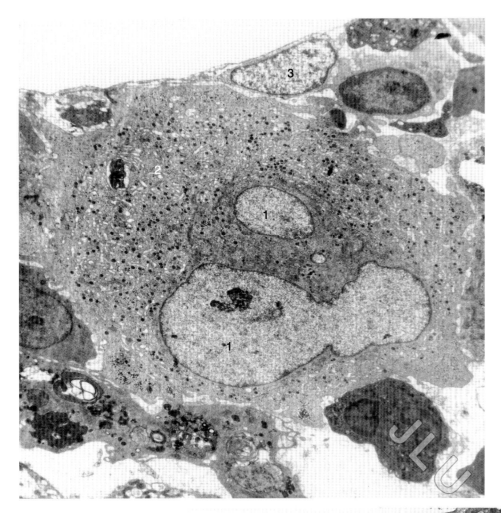

图 03-2-20　巨核细胞电镜像
1. 细胞核；
2. 细胞质；
3. 血窦内皮细胞

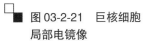

图 03-2-21　巨核细胞
局部电镜像
1. 细胞核；
2. 网状分隔小管；
3. 血小板颗粒

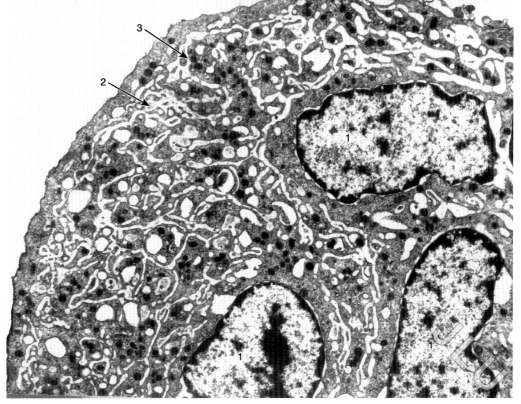

幼巨核细胞不规则,圆形或椭圆形,直径 20~50μm;细胞核巨大,呈圆形、肾形或不规则形,染色质较粗,排列成条块状;胞体可见突起,核周可见淡染区,细胞质丰富呈蓝色,可见少量嗜天青颗粒,开始少量合成血小板颗粒(图03-2-19B)。幼巨核细胞经过数次 DNA 复制,成为 8~32 倍体,但细胞核不分裂,形成多倍体巨核细胞。正常骨髓中很少,其数量占巨核细胞的 5%~10%。若数量增多,提示急性原发性血小板减少性紫癜、脾功能亢进、失血;恶性增多时,提示巨核细胞白血病。

颗粒型巨核细胞为成熟无血小板形成巨核细胞,无分裂能力。细胞巨大,形态不规则,直径 40~100μm,边缘有刺状突起。细胞核较大,呈不规则形或多分叶状,染色质呈浓密条块状;细胞质丰富,呈灰蓝粉色,胞质中充满紫红色血小板颗粒(图03-2-16,图03-2-19C)。在骨髓中,其数量占巨核细胞的 55%~75%。若数量增多,提示慢性原发性血小板减少性紫癜、脾功能亢进、血小板增多症、失血、感染等。若数量减少,提示再生障碍性贫血、造血功能停滞或白血病等。

血小板生成型巨核细胞形态与颗粒型巨核细胞相似。但胞质中充满大量密集成簇的粉红色颗粒,簇间有胞质隔开,细胞质边缘可见三五成群的血小板,可见脱落血小板(图03-2-19D)。电镜下,细胞巨大,核分叶状。细胞质内含有大量血小板颗粒,滑面内质网形成许多网状小管将胞质分隔成若干胞质小区(图03-2-20、图03-2-21)。巨核细胞可伸出胞质突起。穿过血窦壁伸入窦腔,其末端胞质脱落形成血小板。在正常骨髓中,其数量占巨核细胞的 10%~30%。若数量增多,提示血小板增多症、增生型贫血或感染等,而在原发性血小板减少性紫癜和脾功能亢进中很少见到该细胞。

(李树蕾)

第四章 软骨和骨

目 录

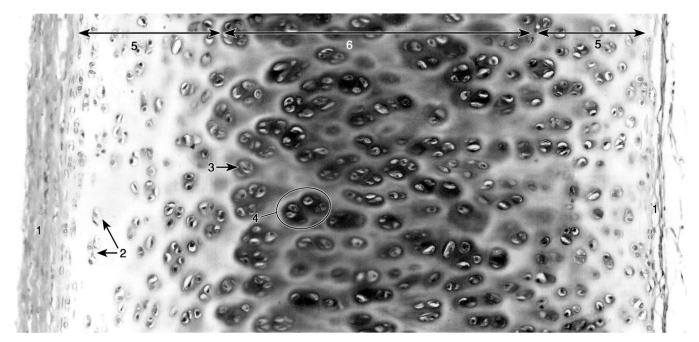

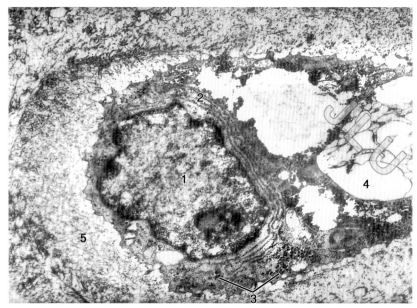

■ 图 04-1-01 透明软骨 (中倍,气管)
1. 软骨膜;
2. 幼稚软骨细胞;
3. 软骨细胞;
4. 同源细胞群;
5. 软骨增生区;
6. 软骨成熟区
(文建国 图)

■ 图 04-1-02 软骨细胞电镜像
1. 细胞核;
2. 粗面内质网;
3. 糖原颗粒;
4. 空泡;
5. 软骨基质

第一节 软 骨

　　软骨由软骨组织及其周围的软骨膜组成。软骨组织又由软骨细胞和软骨基质构成。软骨内无血管、淋巴管以及神经,营养供应主要源自软骨膜内血管的渗出。在胚胎早期,软骨主要起身体支架作用,随着胎儿发育,软骨逐渐被骨取代,故在成体软骨分布较少,其作用因分布部位而异。如关节软骨具有支撑重量和减少摩擦的作用,呼吸道的软骨起支架作用。

　　1. 软骨组织结构　　软骨细胞是软骨中唯一的细胞类型,包埋在软骨基质中,所占据的腔隙称软骨陷窝。软骨细胞大小、形状和分布呈现一定规律:分布于软骨组织周边为幼稚的软骨细胞,胞体较小,呈扁圆形,常单个分布;靠近中央部分,细胞逐渐成熟,体积逐渐变大,呈圆形或椭圆形,常常 2~8 个细胞聚集在一起,它们均由同一个软骨细胞分裂而来,故称同源细胞群(图 04-1-01)。成熟软骨细胞核小而圆,可见 1~2 个核仁,胞质呈弱嗜碱性。电镜下,可见大量粗面内质网、高尔基复合体、糖原颗粒和脂滴,线粒体较少(图 04-1-02)。软骨细胞合成与分泌软骨基质。由软骨细胞

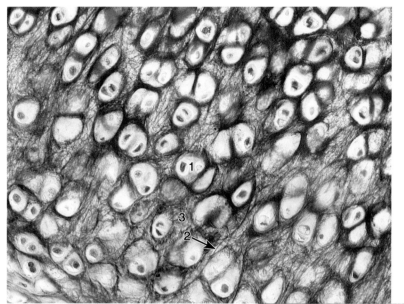

图 04-1-03　弹性软骨（高倍，醛复红染色，耳郭）
1. 软骨细胞；
2. 弹性纤维；
3. 软骨基质
（周莉　图）

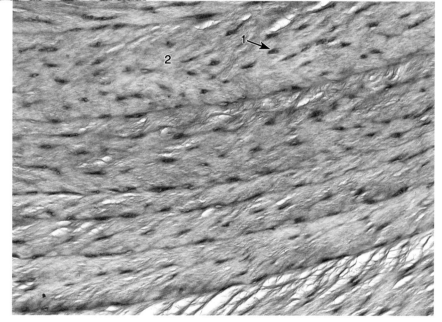

图 04-1-04　纤维软骨（中倍，椎间盘）
1. 软骨细胞；
2. 软骨基质
（周莉　图）

分泌的细胞外基质即软骨基质，包括纤维和无定形基质。无定形基质呈凝胶状，主要成分为蛋白多糖和水，其蛋白多糖的结构与疏松结缔组织中蛋白多糖类似，也形成分子筛结构（详见第二章）。软骨基质中的糖胺多糖分布不均，软骨陷窝周围硫酸软骨素分布较多，HE 染色呈强嗜碱性，类似囊状包绕软骨细胞，故称软骨囊。软骨基质内无血管，但具有良好的渗透性，软骨膜血管内渗出的营养物质可抵达软骨组织深部。由于基质中包含不同的纤维成分，使软骨组织具有不同的类型。

2. 软骨组织类型　根据基质中所含纤维成分不同，软骨组织可分为三种，即透明软骨、纤维软骨和弹性软骨。

透明软骨：新鲜时呈半透明，主要分布于肋软骨、关节软骨和呼吸道内的软骨等。透明软骨具有较强的抗压性、一定的弹性和韧性。纤维成分主要由交织排列的胶原原纤维组成，由 Ⅱ 型胶原蛋白聚集而成。由于胶原原纤维很细，且折光率与基质大致相同，故在 HE 染色切片中不易分辨。基质中含大量水分（图 04-1-01）。

弹性软骨：分布于耳郭、咽喉及会厌等（图 04-1-05），新鲜时呈不透明黄色。其结构特点是基质中含大量交织分布的弹性纤维，故具有较强的弹性，软骨细胞形态与透明软骨类同（图 04-1-03）。

纤维软骨：主要分布于椎间盘、关节盘及耻骨联合等。新鲜时呈不透明乳白色。其特点是基质中含大量平行或交叉排列的胶原纤维束，故韧性强，软骨细胞胞体较小，细胞数量少，成行分布于纤维束间，基质呈弱嗜碱性（图04-1-04）。

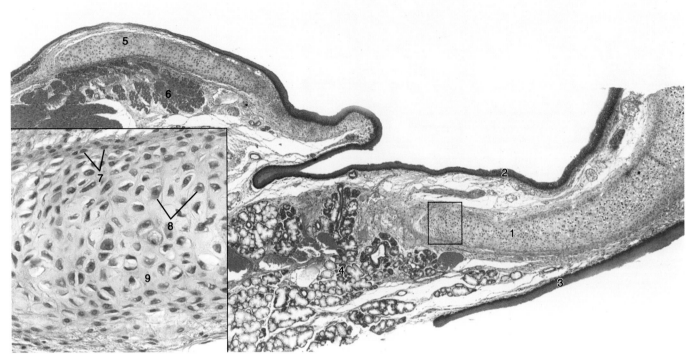

图 04-1-05 会厌软骨（低、中倍）

1. 会厌软骨（弹性软骨）；2. 喉面（假复层纤毛柱状上皮）；3. 舌面（复层扁平上皮）；4. 黏膜腺体；5. 甲状软骨；6. 骨骼肌；
7. 软骨膜内层骨祖细胞；8. 软骨细胞；9. 软骨基质

3. 软骨膜 除关节软骨外，其余软骨表面均被覆薄层致密结缔组织，即软骨膜。软骨膜分内外两层，外层胶原纤维较多，主要起保护作用；内层细胞多，其中含有梭形的骨祖细胞。软骨膜内有血管、淋巴管和神经（图 04-1-01）。

4. 软骨的生长 有两种方式：①外加生长，又称软骨膜下生长，由软骨膜内骨祖细胞不断增殖分化为成软骨细胞，后者进一步分化为软骨细胞，且合成纤维和基质，不断添加于原有软骨表面，使软骨增厚。②间质性生长，又称软骨内生长，通过软骨组织中软骨细胞生长和分裂增殖，不断产生新软骨基质和纤维，使软骨从内部向周围扩大。

5. 软骨退行性变化、软骨再生和移植 软骨退行性变化通常表现为钙化，钙化主要发生在软骨内成骨区。此区中软骨细胞胞质内细胞器减少，软骨细胞外形皱缩。在即将钙化部位，软骨基质内出现基质小泡，内含酸性磷酸酶和 ATP 酶。骺板中均有基质小泡分布，以软骨细胞肥大区分布最多。基质钙化早期，基质小泡内部和表面均有细小羟基磷灰石结晶分布。因此，小泡可能具有结合和浓缩 Ca^{2+} 能力，使羟基磷灰石沉积于小泡附近，当羟基磷灰石沉积扩大并结合时，软骨变为不透明状，硬度和脆性均增加。所以软骨细胞肥大区又称为临时钙化区。

引起软骨退化的主要原因为衰老，当软骨细胞衰老时，蛋白多糖和水分均减少，硬蛋白开始增多，基质内出现粗大密集的纤维束，肉眼观察呈石棉样，故称石棉样变。由于软骨基质变性，软骨细胞的营养供应减少，糖原储备也减少，软骨细胞退化死亡。

软骨的再生能力较骨组织弱，当软骨受损时，保存完好的软骨细胞可分裂增殖并分泌软骨基质而完成再生。软骨受损严重或部分缺失时，一般不能直接再生，损伤部位出现组织坏死和萎缩，然后由软骨膜或邻近的骨膜形成结缔组织填充于受损部位。此时肉芽组织中的成纤维细胞可转化为成软骨细胞，然后再进一步分化为软骨细胞，软骨细胞合成软骨基质，从而形成新生软骨。因此，成年哺乳动物软骨受损修复主要是通过结缔组织化生，这种化生主要表现为软骨受机械力刺激时发生，特别是在压力与摩擦结合的部位。通常认为关节软骨的存在与关节运动时所承受的机械作用相关，当这种机械作用消除时，例如脱臼，关节软骨处于解除分化状态，这时关节软骨可重新转化为结缔组织。

软骨为一种移植后容易吸收的组织，既可自体移植，又可同种异体移植。软骨内无血管，软骨细胞又处于软骨陷窝内，软骨的抗原性较低，移植后不易引起免疫排斥反应。软骨移植后常常发生退行性改变，最后均被吸收，但移植后的软骨可诱导宿主体内的结缔组织形成新软骨与骨。此时，除软骨细胞起主要作用外，软骨基质也发挥重要作用。软骨在移植一段时间后，可与宿主建立起营养与代谢关系，软骨基质参与宿主的代谢。

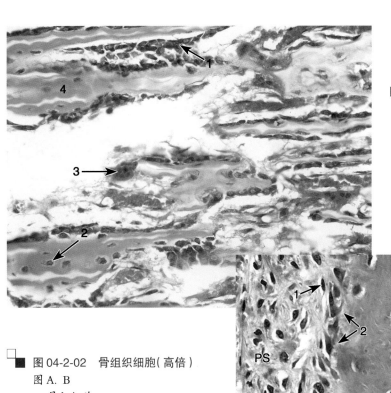

图 04-2-01 骨组织细胞(中倍)
1. 成骨细胞;
2. 骨细胞;
3. 破骨细胞;
4. 骨基质
(周莉 图)

图 04-2-02 骨组织细胞(高倍)
图 A. B
1. 骨祖细胞;
2. 成骨细胞;
3. 骨细胞;
4. 破骨细胞;
CM. 软骨基质;
BM. 骨基质;
PS. 骨膜
(文建国 图)

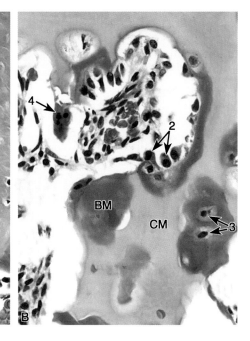

第二节 骨

骨由骨组织、骨膜和骨髓等组成。骨组织是骨的主体结构,其内部组织学结构符合生物力学原理,并可进行适应性更新和改建。

1. 骨组织结构 骨组织由细胞和钙化的细胞外基质组成。

(1) **骨组织的细胞**:包括骨祖细胞、成骨细胞、骨细胞和破骨细胞。其中骨细胞最多,分布于骨组织内,其余三种细胞均位于骨组织边缘。细胞外基质中含有大量骨盐沉积。

骨祖细胞:为干细胞,来源于胚胎时期的间充质细胞,分布于软骨膜和骨膜内。细胞体呈梭形,较小,细胞质少且染色较淡,细胞核呈椭圆形(图 04-2-02)。骨祖细胞能分化为成骨细胞和成软骨细胞,分化方向主要取决于所处微环境以及细胞外信息的影响。

成骨细胞:位于骨组织表面,胞体呈立方形或矮柱状,单层排列(图 04-2-01),在两相邻成骨细胞突起之间以及成骨细胞与骨细胞突起之间存在缝隙连接。细胞核圆形,胞质嗜碱性。电镜下,可见大量粗面内质网和高尔基复合体,其功能是合成和分泌骨基质中有机成分,形成类骨质。在成骨过程中,成骨细胞不断分泌基质小泡,直径约 25~200nm(图 04-2-03),小泡膜上存在钙结合蛋白和碱性磷酸酶,小泡内含有细小的钙化结晶,释放到类骨质后则形成羟基磷灰石晶体。因此,基质小泡是钙化的起始部位。钙结合蛋白和碱性磷酸酶在骨基质钙化过程中发挥重要作用。

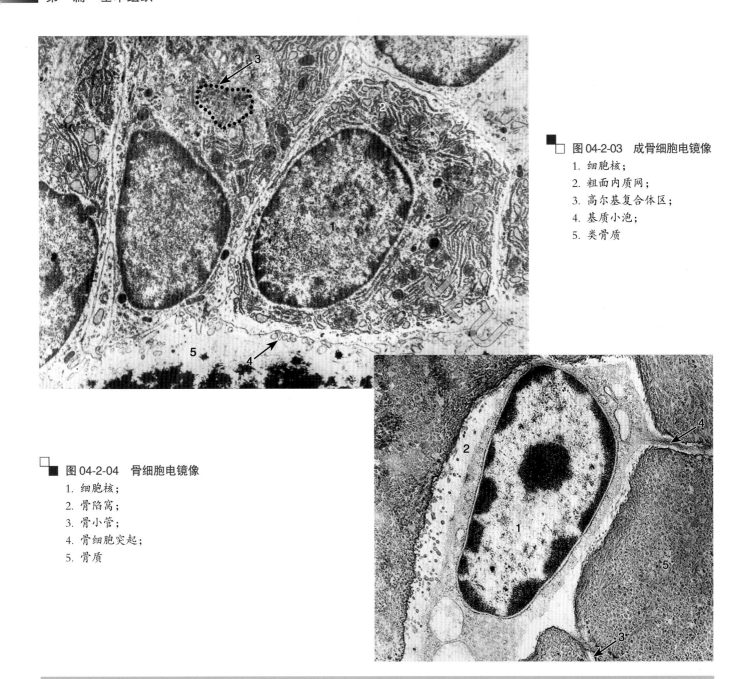

图 04-2-03　成骨细胞电镜像
1. 细胞核；
2. 粗面内质网；
3. 高尔基复合体区；
4. 基质小泡；
5. 类骨质

图 04-2-04　骨细胞电镜像
1. 细胞核；
2. 骨陷窝；
3. 骨小管；
4. 骨细胞突起；
5. 骨质

除了分泌类骨质外,成骨细胞还可分泌多种细胞因子,调节骨组织的形成、吸收以及钙化。成骨细胞分泌类骨质后将自身包埋其中,此时成骨细胞演变为骨细胞。

骨细胞:为一种多突起的细胞,且单个分布于骨板内或骨板间。骨细胞胞体所在的腔隙为骨陷窝,其突起所在的腔隙为骨小管(图 04-2-04)。骨细胞的结构和功能取决于其成熟度,刚演化而来的骨细胞,其形态和功能与成骨细胞相似,也能产生少量类骨质。随着类骨质不断钙化形成为骨基质,细胞逐渐转变为成熟的骨细胞。成熟的骨细胞胞体较小,呈椭圆形,细胞器较少,突起逐渐延长,相邻骨细胞的突起之间存在缝隙连接,形成细胞内信息传递。骨小管则彼此相通。骨陷窝和骨小管内有少量组织液,为骨细胞提供营养并运输代谢产物。

骨细胞能主动参加溶骨过程,并受甲状旁腺激素、降钙素和 $1,25\text{-}(OH)_2D_3$ 的调节,骨受力的作用也会影响此过程。骨细胞性溶骨也与破骨细胞性吸收骨类似,骨溶解持续发生在骨陷窝的某一端,使多个骨陷窝融合。骨细胞的超微结构变化主要是参与物质合成的细胞器明显减少,初级溶酶体和次级溶酶体增多。虽然骨细胞性溶骨作用仅为破骨细胞的 1/10,但因为骨细胞数量多,可释放较多的钙离子入血。因此,在骨吸收过程中,骨细胞性溶骨与破骨细胞性骨吸收起着相辅相成的作用。当骨细胞性溶骨活动结束后,成熟骨细胞又可在降钙素作用下进行继发性成骨,使骨

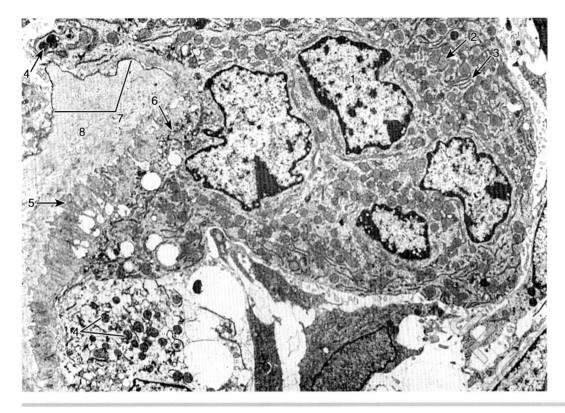

图 04-2-05　破骨细胞电镜像
1. 细胞核；
2. 线粒体；
3. 粗面内质网；
4. 溶酶体；
5. 皱褶缘；
6. 质膜小泡；
7. 封闭区；
8. 溶解的骨质

陷窝壁增添新的骨基质。生理情况下，骨细胞性溶骨和骨细胞性成骨反复交替，维持骨基质的更新，当机体需要提高血钙浓度时，又可通过骨细胞溶骨过程，使骨基质释放钙离子入血。

破骨细胞：数量较少，位于骨组织边缘，是一种多核巨细胞，由骨髓粒-单核细胞系造血祖细胞先发育分化为血液中单核细胞，再进一步在骨组织中融合而成。细胞直径 30～100μm，可含细胞核 6～50 个。细胞质丰富，强嗜酸性，细胞体一侧常贴附于骨组织（图 04-2-02）。电镜下，功能活跃时，细胞器较丰富，含较多的线粒体和溶酶体，有明显的极性，紧靠骨组织一侧的胞体上存在许多大小和长短不一的皱褶，称皱褶缘。环绕皱褶缘的胞质略微隆起，像一堵环行围堤包围皱褶缘，使其形成一个封闭的溶骨微环境。环绕皱褶缘的胞质电子密度低，内有丰富的微丝，称亮区。亮区的细胞膜紧贴骨组织，破骨细胞可在此微环境释放多种有机酸（柠檬酸和乳酸）和水解酶（组织蛋白酶和基质金属蛋白酶等），前者溶解骨盐，后者分解骨质中的胶原蛋白和其他蛋白。皱褶缘（图 04-2-05）深面有各级溶酶体、许多吞噬泡和吞饮泡，内有被吸收的细小骨盐晶体和分解的有机成分，这些物质将进一步在细胞内降解。在骨组织内，破骨和成骨相辅相成，参与骨的生长与改建。

（2）**骨基质：**即骨质，为钙化的细胞外基质，由有机成分和无机成分组成，含水极少。有机成分包括大量胶原纤维和少量基质，其中胶原纤维占 90%，化学成分主要是 I 型胶原蛋白。因此，骨组织切片染色为嗜酸性。基质呈凝胶状，主要由蛋白多糖及其复合物组成，具有黏合纤维的作用。骨基质中还包含骨钙蛋白、骨桥蛋白、骨粘连蛋白和钙结合蛋白等，它们在骨的钙化、钙离子的传递和平衡、细胞与骨基质的黏附等方面发挥重要作用。无机成分又称骨盐，占骨重量的 65%，以钙、磷为主，还包含其他多种元素。骨盐主要是以羟基磷灰石结晶的形式存在，呈细针状，长 10～20nm，与胶原原纤维长轴排列并与之紧密结合。

骨基质在最初形成过程中并无骨盐沉积，称类骨质，类骨质经过钙化后才转化为坚硬的骨质。钙化是无机盐有序地沉积于类骨质的过程。

骨基质中胶原纤维呈板层状排列，称骨板，成层排列的骨板就像多层木质胶合板。同一骨板内的纤维相互平行，相邻骨板的纤维相互垂直，这种结构形式有效地增加了骨的强度。在长骨骨干、扁骨和短骨的表层，骨板层数多、排列规则，所有骨板排列紧密，这些骨板构成密质骨。在长骨的骨骺、骨干内表面、扁骨的板障和短骨的中央等，多层不甚规则的骨板形成大量针状或片状骨小梁，它们交错构成多孔的立体网格状结构，网孔大小不一，肉眼可分辨，这样就构成松质骨。

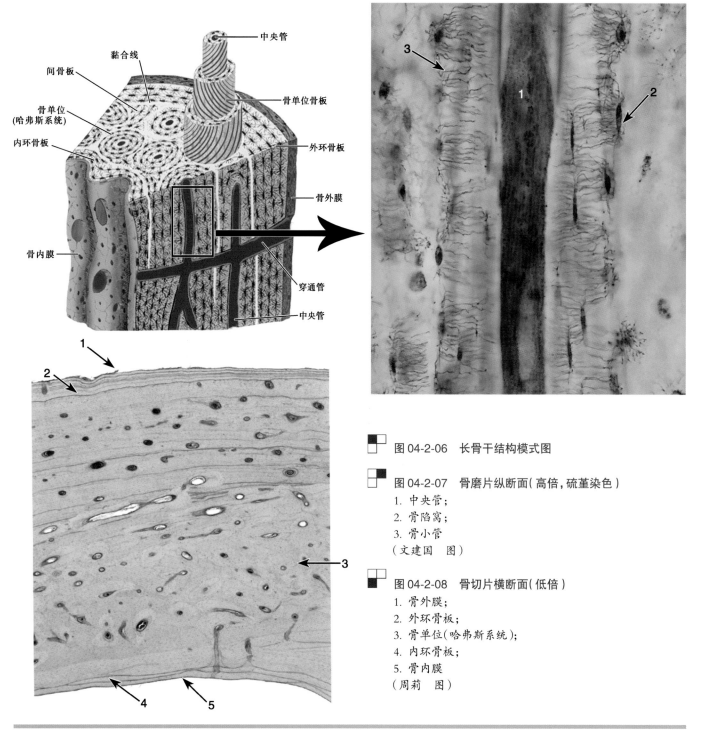

图 04-2-06　长骨干结构模式图

图 04-2-07　骨磨片纵断面（高倍，硫堇染色）
1. 中央管；
2. 骨陷窝；
3. 骨小管
（文建国　图）

图 04-2-08　骨切片横断面（低倍）
1. 骨外膜；
2. 外环骨板；
3. 骨单位(哈弗斯系统)；
4. 内环骨板；
5. 骨内膜
（周莉　图）

　　2. 长骨的结构　骨的形态多样，其中以长骨的结构最为复杂。长骨由中间的骨干和两端的骨骺组成，表面覆有骨膜和关节软骨，内部为骨髓腔，由骨髓填充。

　　（1）**骨干**：主要由密质骨组成，内侧含有由少量松质骨形成的骨小梁。密质骨在骨干的内外层形成环骨板，在内外环骨板之间形成骨单位和间骨板。骨干内存在横向穿行的管道，称穿通管即福尔克曼管（图 04-2-06），其方向与骨干长轴垂直，内有血管、神经和少量结缔组织，结缔组织内有许多骨祖细胞。骨表面有穿通管的开口即滋养孔。

　　环骨板：指与骨干内、外表面平行排列的骨板，分别称为内环骨板与外环骨板。外环骨板较厚，由数层或十多层骨板组成，较整齐地环绕骨干排列。内环骨板较薄，仅由数层骨板组成，形态不如外环骨板规则（图 04-2-06、图 04-2-08）。

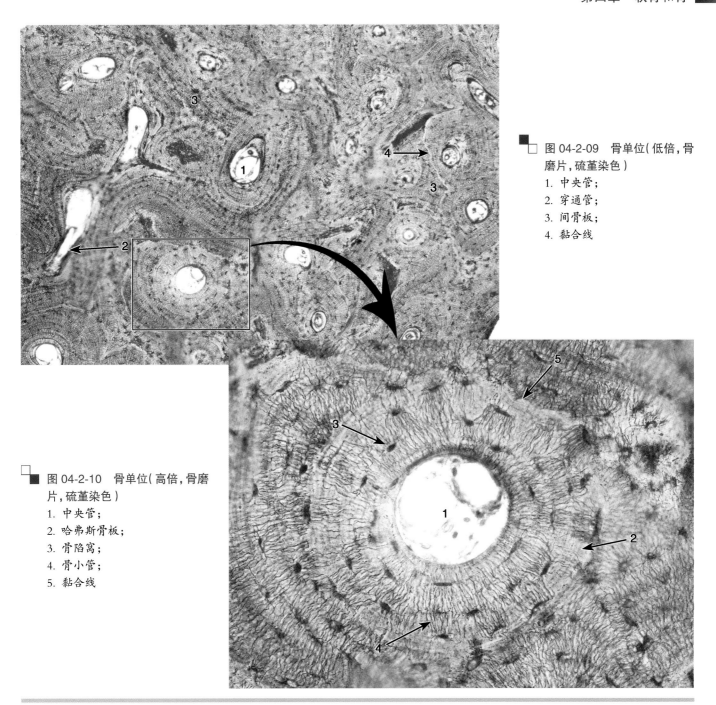

图 04-2-09　骨单位(低倍,骨磨片,硫堇染色)
1. 中央管;
2. 穿通管;
3. 间骨板;
4. 黏合线

图 04-2-10　骨单位(高倍,骨磨片,硫堇染色)
1. 中央管;
2. 哈弗斯骨板;
3. 骨陷窝;
4. 骨小管;
5. 黏合线

　　骨单位:分布于内、外环骨板之间并与骨干平行排列的长圆柱状结构,又称哈弗斯系统(图 04-1-06),数量较多,在长骨中主要起支架作用,由位于中心的中央管(图 04-2-07、图 04-2-09、图 04-2-10)和围绕中央管呈同心圆排列的哈弗斯骨板构成。骨板中的胶原纤维绕中央管呈螺旋状排列,相邻骨板间的纤维方向相互垂直。这些骨板间或骨板内有骨陷窝和骨小管,其中容有骨细胞的胞体和突起。骨单位的长度为 3~5mm,骨单位中的哈弗斯骨板为 4~20 层,故骨单位粗细不等。骨单位的中央管与穿通管相连,穿通管内的血管、神经和结缔组织可进入中央管。最内层骨板内的骨小管与中央管相通,故每个骨单位内的骨细胞均能通过互相连通的骨小管获得营养、排出代谢产物。

　　间骨板:分布于骨单位之间或骨单位与环骨板之间,由一些数量不等、形状不规则的骨板组成(图 04-2-09),是骨生长和改建过程中骨单位或环骨板未被完全吸收留下的残留部分。

　　在以上三种结构之间以及所有骨单位表面存在一层黏合质,它是一层含骨盐较多而胶原纤维很少的骨质,在骨磨片横断面上呈现折光较强的轮廓线,称黏合线(图 04-2-10)。从骨单位表面伸出的骨小管,在黏合线处折返,并不与相邻骨单位表面的骨小管相通。各种不同类型骨板中的骨小管均互不相通。因此,中央管为同一骨单位的所有骨细胞提供营养。

（2）**骨骺**：主要由松质骨组成，其表面附有薄层密质骨，并与骨干表面的密质骨相连。骨骺的关节面被覆关节软骨，为透明软骨。成年之前，骨干与骨骺之间存在骺软骨，骺软骨不断生长，软骨组织由骨组织替代，长骨逐渐增长。成年后，骺板停止生长，由骨组织替代，形成骺线。松质骨内的小腔隙与骨干中央的腔隙相通，共同形成骨髓腔。

（3）**骨膜**：除关节面外，骨的内、外表面都被覆有结缔组织，分别称为骨内膜与骨外膜（图04-2-07），但通常所说的骨膜指骨外膜。骨外膜由内、外两层组成，外层较厚，为致密结缔组织，内有粗大且密集的纤维，并交织成网，其中有部分纤维束深入骨质，即穿通纤维，能固定骨膜和韧带。内层为薄层疏松结缔组织，内有血管、神经和骨祖细胞。骨内膜较薄，可伸入到穿通管及中央管。骨膜的主要功能是为骨组织提供营养，其中骨祖细胞在骨的生长和修复过程中发挥重要作用。骨膜中的骨祖细胞能分化为成骨细胞和成软骨细胞，临床上通过骨膜移植，在骨折、骨和软骨的缺损等疾病治疗上取得成功。

骨折愈合：是人体组织修复中一种独特类型。骨折后如果及时采取正确措施，一般均可完全愈合，且不形成纤维性瘢痕。这种完全性骨再生在其他组织和器官中很少见到。根据显微镜下观察骨折的愈合过程，组织学表现为血肿、炎症、骨膜反应、软骨形成、软骨内成骨及骨重建。

骨折时除骨本身受损伤外，断骨的移位也会造成周围软组织损伤。横跨骨折线的血管破裂，血液流入骨折区，并很快形成血凝块，即血肿。由于血管损伤，位于骨折线两侧的骨组织因失去营养而死亡，死亡的骨细胞溶解后，留下的空陷窝是辨别死骨的标志。

由于损伤和坏死组织的刺激，骨折部位出现急性炎症反应。巨噬细胞吞噬坏死组织，同时释放白细胞介素-1，后者吸引淋巴细胞向创伤部位迁移，增加前列腺素 E_2 的释放，促进骨吸收。淋巴细胞可释放破骨细胞激活因子，诱导血中具有破骨细胞表型的单核细胞融合为破骨细胞。骨折经历1~2天，急性炎症开始消散。随后，由于肥大细胞、血小板和其他血细胞的活动，使毛细血管通透性增大，血浆蛋白和大量细胞从血管逸出，在凝血因子的作用下，血浆中可溶性纤维蛋白原形成不可溶性纤维素。并网络一些细胞形成血肿。随后，由于血管侵入、毛细血管增生和血肿内细胞的活动，血肿很快被吸收，成纤维细胞在纤维素网架上产生胶原及基质，在骨折部位形成肉芽组织。

骨内膜中骨祖细胞迁移到肉芽组织，分化为成骨细胞，逐步形成小梁网。同时，骨外膜增厚，其内层的骨祖细胞增殖分化成为成骨细胞，然后骨内、外膜均经膜内成骨的方式形成骨膜骨痂。内、外骨痂紧贴在骨折断端密质骨的内、外两面，逐渐向骨折断端处分别汇合，形成环状梭形短管，将两断端的密质骨及其间的肉芽组织像夹板一样夹在中间。在骨折修复中，内、外骨痂的主要作用是固定两断端的位置。

在骨折断端处，由于骨膜被剥离，其周围组织中间充质细胞迁入，增殖分化为软骨细胞，形成软骨性骨痂。其基本结构与生长中的骨骺板相似。骨折第9~11天，骨膜骨痂内的血管穿入钙化的软骨性骨痂，启动软骨内成骨。大约在骨折后10周，两骨断端之间及其周围均被编织骨、软骨和纤维组织填充，从而构成骨片桥。两骨折断端密质骨之间的骨痂称环状骨痂，骨髓腔内形成的骨痂称腔内骨痂，两者均以软骨内成骨的方式形成骨组织。刚形成的骨组织为编织骨，之后逐渐被新生的板层骨替代，由板层骨组成的第二代骨单位替代原有骨单位。在骨单位形成同时，骨髓腔内的骨痂被清除，骨髓腔再通。

第三节 骨 发 生

骨由胚胎时期的间充质分化而来。骨的发生存在两种方式，即膜内成骨与软骨内成骨。虽然两种发生方式不同，但发生基本过程相似，均包含骨组织形成与骨组织吸收两个方面。

1. 骨组织发生的基本过程　首先形成类骨质，即骨祖细胞增殖并分化为成骨细胞，成骨细胞分泌类骨质。并将自身埋入其中后转变为骨细胞。然后类骨质钙化形成骨质，从而形成了骨组织。骨组织在形成的同时，原有骨组织的某些部位又可被吸收，即骨组织被溶解，在骨组织吸收过程中破骨细胞发挥主要作用。事实上，骨组织的形成与吸收同时并存，处于一种动态平衡。通过成骨细胞与破骨细胞之间相互协调，共同来调控骨组织的形成和吸收，保证了骨的生长发育与个体的生长发育相一致。

2. 骨发生的方式

（1）**膜内成骨**：是指在原始的结缔组织内直接成骨。额骨、顶骨、枕骨、颞骨、锁骨等扁骨和不规则骨均以膜内成骨的方式发生。在即将成骨的部位，间充质首先分化为原始结缔组织膜，然后，间充质细胞分化为骨祖细胞，骨祖细胞

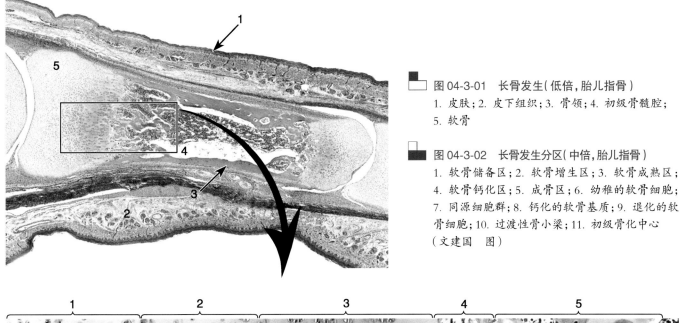

图 04-3-01　长骨发生(低倍,胎儿指骨)
1. 皮肤;　2. 皮下组织;　3. 骨领;　4. 初级骨髓腔;
5. 软骨

图 04-3-02　长骨发生分区(中倍,胎儿指骨)
1. 软骨储备区;　2. 软骨增生区;　3. 软骨成熟区;
4. 软骨钙化区;　5. 成骨区;　6. 幼稚的软骨细胞;
7. 同源细胞群;　8. 钙化的软骨基质;　9. 退化的软
骨细胞;　10. 过渡性骨小梁;　11. 初级骨化中心
(文建国　图)

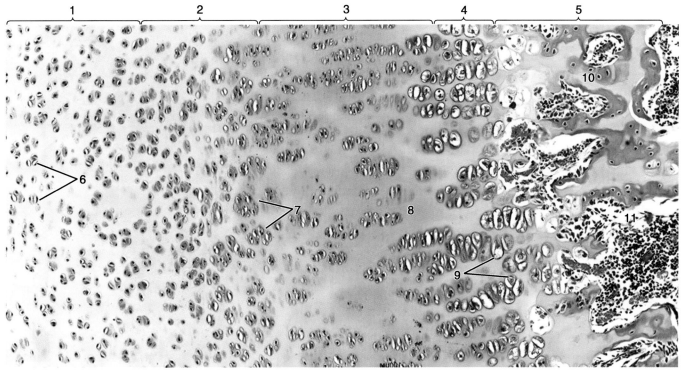

再分化为成骨细胞,成骨细胞再合成纤维和基质形成骨组织。最早形成骨组织的部位称为骨化中心,随着骨化的不断
进展,形成骨小梁。成骨细胞附在骨小梁表面不断分泌新的类骨质,使骨小梁不断增长和加粗。骨祖细胞不断分化为
成骨细胞,从而使骨小梁不断增大形成松质骨,在松质骨外侧的部位逐步改建为密质骨,成骨区周边的结缔组织形成
骨膜。

　　(2) **软骨内成骨**:意指由间充质形成软骨雏形,软骨再逐步被骨替换。人体大多数骨,如四肢骨、躯干骨和部分
颅底骨等,均以软骨内成骨的方式发生。这种成骨方式比膜内成骨复杂。现以长骨发生为例,简述如下:

　　软骨雏形形成:在将要成骨的部位,间充质细胞聚集并分化为骨祖细胞,骨祖细胞再依次分化为成软骨细胞和软
骨细胞。软骨细胞合成细胞外软骨基质,基质将软骨细胞包埋,从而形成一块透明软骨,其形状与将要形成的长骨相
似,故称软骨雏形。周围的间充质分化为软骨膜。

　　骨领形成:位于软骨雏形中段周边软骨膜内的骨祖细胞增殖分化为成骨细胞,后者在软骨膜下分泌骨基质,形成
薄层原始骨组织。这层骨组织呈领圈状环绕软骨雏形中段,故名骨领。骨领形成后,其表面软骨膜改称骨膜。

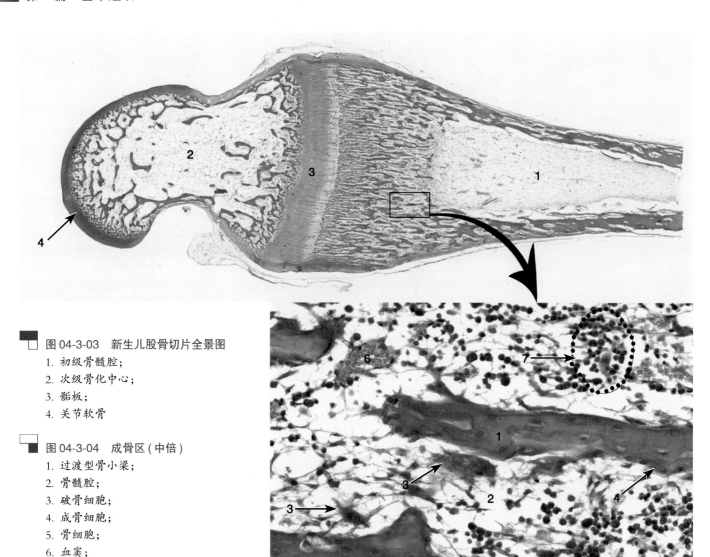

图 04-3-03 新生儿股骨切片全景图
1. 初级骨髓腔;
2. 次级骨化中心;
3. 骺板;
4. 关节软骨

图 04-3-04 成骨区(中倍)
1. 过渡型骨小梁;
2. 骨髓腔;
3. 破骨细胞;
4. 成骨细胞;
5. 骨细胞;
6. 血窦;
7. 巨噬细胞和发育中的血细胞
(周莉 图)

初级骨化中心与骨髓腔形成:软骨雏形中央的软骨细胞停止分裂,体积逐渐变大,同时分泌碱性磷酸酶,其周围软骨基质钙化,软骨细胞死亡。骨膜中血管和结缔组织穿过骨领,到达退化的软骨区。破骨细胞、成骨细胞、骨祖细胞和间充质细胞随之进入。破骨细胞消化分解退化的软骨,形成许多与雏形长轴平行的隧道。成骨细胞贴附于残存的软骨基质表面形成骨组织。此种由中轴为钙化软骨基质和表面为新生骨组织组成的结构称过渡型骨小梁。开始出现过渡性骨小梁的部位称为初级骨化中心。过渡型骨小梁之间的腔隙为初级骨髓腔(图 04-3-01、图 04-3-02),间充质细胞在此分化为网状细胞,并形成网状组织,当造血干细胞进入并增殖、分化,即成为造血细胞。初级骨化中心形成后,骨化将向软骨雏形两端扩展,最后破骨细胞将过渡型骨小梁吸收。因此,许多初级骨髓腔融合成一个较大腔隙,称骨髓腔(图 04-3-04)。在此过程,软骨雏形两端的软骨不断增生,靠近骨髓腔处不断骨化,从而使骨不断加长。

次级骨化中心与骨骺形成:次级骨化中心出现在骨干两端的软骨中央,此处将形成骨骺。出现时间因不同骨种类而异,大多在出生后数月或数年。成骨过程与初级骨化中心相似,但骨化过程是从软骨中央向周围呈放射状进行。最终由骨取代软骨,形成骨骺。骨骺端表面始终被覆着薄层软骨,即关节软骨。骨骺与骨干之间存在的薄层软骨,称骺板(图 04-3-03)。

3. 骨的进一步生长 骨在发生的过程中和发生后,仍然不断地生长,其生长主要表现两方面,即加长和增粗。

（1）**骨的加长**：是通过骺板中软骨不断生长，并被骨组织替换来完成。这种替换过程与初级骨化中心的形成过程相似，但存在明显的变化顺序。从骨骺端到骨干的骨髓腔（图04-3-04）。骺板依次分以下五个区（图04-3-02）：

软骨储备区：软骨细胞体积较小，呈圆形或椭圆形，散在分布。软骨基质弱嗜碱性。

软骨增生区：软骨细胞处于活跃的增殖状态，细胞呈扁平状，同源细胞群单行平行排列，形成一串串与长骨平行排列的软骨细胞柱。

软骨成熟区：软骨细胞明显增大成熟，同源细胞群之间的软骨基质宽度变窄，嗜碱性增强。

软骨钙化区：软骨细胞成熟，胞体变大变圆，并逐渐退化死亡。软骨基质钙化，呈强嗜碱性。

成骨区：新生骨组织附在钙化的软骨基质表面，形成条索状的过渡型骨小梁。由于增生区与钙化区中的软骨细胞纵向平行排列，软骨细胞退化死亡后留下纵向排列的管状隧道。因此形成的过渡性骨小梁均呈现条索状结构，在长骨的纵切面上，像钟乳石样结构悬挂在钙化区的底部。破骨细胞可分布于钙化的软骨基质与过渡型骨小梁表面（图04-3-04），这些结构最终均会被破骨细胞吸收，因此，骨髓腔不断向长骨两端延伸。

上述各区的变化过程均依次进行，并且软骨的增生、退化以及成骨过程在速度上保持相对平衡。这就能保证在骨干长度增加的同时，骺板具有一定的厚度。到17~20岁时，骺板增生速度减慢并最终停止，由骨组织完全替代骺软骨，在长骨的干、骺之间存在一条线性痕迹，称骺线（图04-6-04）。此后，骨停止纵向生长。

（2）**骨的增粗**：骨外膜中的骨祖细胞不断分化为成骨细胞，在骨干表面形成骨组织，使骨干增粗。而在骨干的内表面，破骨细胞吸收靠近骨髓腔的骨小梁，使骨髓腔逐渐横向扩大。骨干外表面合成新骨的速度比骨干内吸收骨的速度略快，因此，骨干中的密质骨适当增厚。到30岁左右，长骨不再增粗。

在生长过程中，骨还进行不断改建，外形和内部结构均会改变，保持骨与整个机体的发育和生理功能相适应。

第四节　骨组织的年龄性变化

骨的代谢活动十分活跃，人体一生中都在不断进行骨的改建。骨组织具有比较明显的年龄改变，主要表现在两方面，一是骨组织中化学成分的改变；二是骨组织结构的改变。50岁以前，骨组织中无机成分随着年龄的增加而增多；50岁以后，骨组织中无机成分开始减少，钙含量也降低，但钠和钾增多，水也增多。有机成分中的蛋白多糖随着年龄增加而减少，非胶原蛋白开始减少，胶原蛋白增多，胶原纤维增粗并且排列不规则。

骨组织结构在40~50岁时，密质骨萎缩变薄，松质骨骨小梁减少并且变细，造成骨密度下降，即骨量下降。骨量随年龄增加而不断下降，女性这种骨量变化比男性大概早10年。通过显微放射自显影技术观察长骨密质骨结构年龄性变化，未成年人的密质骨中出现大量新形成的骨单位和较多的吸收腔，这表明骨形成和吸收率均很高，即骨更新很快。从成年至中年，骨的形成和吸收开始减慢，骨结构处于稳定时期，其中骨单位大部分为成熟骨单位，正在形成的骨单位和吸收腔均较少，骨组织呈现典型的密质骨结构；中年以后，骨改建处于负平衡状态，骨吸收增多，成熟骨单位减少，开始出现钙化程度高的骨单位，此种骨单位中央管被钙化的结缔组织阻塞，骨小管也被钙化物质阻塞；60岁以后，成骨细胞数量开始明显减少，活性降低，骨内膜面骨吸收腔数量增多，成熟骨单位减少，钙化程度高的骨单位数量增多。

到老年时，男性骨重量减少约12%，女性骨重量减少约25%，然而，骨的大小和形态并未发生明显改变。密质骨发生骨萎缩的主要原因是由蛋白质和钙减少所致。骨萎缩出现的时间与性别和骨的种类相关。男性密质骨丢失是一个缓慢的过程，50~60岁以后密质骨丢失比较明显。女性密质骨丢失出现在更年期，绝经后密质骨丢失速度更快，75岁以后密质骨丢失速度下降到绝经前的水平。妇女绝经以后，由于雌性激素水平降低，骨小梁丢失速度加快，骨小梁变细变薄，甚至出现穿孔和部分断裂现象。因此，老年人骨组织呈现多孔和疏松状态，密质骨变薄，导致老年骨质疏松症。由于弹性降低，脆性增加，抗压力降低，老年人易发生骨折或压缩性变形。早期骨密度检测可诊断骨量减少症和骨质疏松症。

第五节　骨的血管、淋巴管和神经

1. 骨的血管　骨的形态不同,血管分布也不同。长骨的血管由滋养动脉、骨外膜动脉、干骺端动脉以及骺动脉供应。扁骨中头颅的血液供应主要来自骨外膜动脉,肩胛骨以及肋骨的血液供应来自滋养动脉和骨外膜动脉。扁骨板障内有迂曲的板障管穿行,是板障静脉通行的管道,沟通颅内、颅外血流。不规则骨的血管,如髋骨,其血液供应来自骨膜动脉和滋养动脉,骨膜动脉分布于骨的浅层,滋养动脉深入骨内,其分支之间存在许多吻合分支。椎骨的动脉主要来自椎动脉、肋间动脉和腰动脉的分支,从横突附近深入骨内,分布椎弓、横突、关节突和棘突,并且互相吻合成网。肋间动脉后支发出脊髓支,经椎间孔进入椎管后,再发出升支、降支,与邻近的椎动脉分支相吻合并发出 3~4 支滋养动脉从椎骨背面进入骨内。椎骨有两条静脉,均从椎体后面出骨。

骨折愈合过程中,骨痂的形成和发育需要充分的血液供应。骨折之后,骨髓内的血管和骨外膜血管均逐渐增加,若骨折没有移位,供应骨痂形成所需营养主要依靠骨髓内的血管。但在经过复位和固定的移位骨折,血液供应主要是依靠骨外膜增生的血管。至骨折后期,血液供应主要来源于骨髓内血液循环,与骨外膜血管相连的骨骼肌血管也是血供的来源。倘若手术过程骨外膜剥离过多,或因上钢钉破坏了内部骨髓,均将影响骨的修复。

2. 骨的淋巴管　研究表明,骨膜内有淋巴管分布,但骨组织内未发现淋巴管,将墨汁注入骨膜,可在血管附近观察到细小的淋巴管状结构。通过静脉内银浸法,也可观察到血管周围的淋巴腔隙。结扎股静脉,造成淤血,可使骨外膜的淋巴管扩张,而骨组织内只见毛细血管扩张,同时血管周围出现组织水肿,均未能证实骨组织内存在淋巴管。

3. 骨的神经　骨膜、骨组织和骨髓内的神经包括有髓神经纤维和无髓神经纤维,均分布于血管附近。股骨与胫骨的神经分布于动脉中膜和毛细血管周围,骨髓内可见神经末梢分布。在骨髓细胞周围和骨内膜的骨祖细胞周围均有纤细环状的神经末梢分布。按骨内神经纤维性质和功能不同,骨的神经分三种,第一种是无髓的交感神经纤维,分布于血管周围,引起血管收缩,控制血流;第二种是有髓的感觉神经纤维,位于血管周围和骨髓内;第三种是分布于骨髓内的无髓神经纤维,参与造血的调节。

第六节　关　　节

关节为骨与骨之间通过纤维组织、软骨或骨组织以一定方式相互连接形成的结构,分两类,即可动关节和不可动关节。可动关节是指具有明显活动的关节,包括滑膜关节和联合关节,滑膜关节活动性很大,为通常所述的关节,而联合关节如耻骨联合和椎间连接等,这些关节活动性小,又称微动关节。不动关节是指没有活动性或者极小活动性的关节,包括纤维性连接、软骨性连接和骨性连接。纤维性连接是通过结缔组织将骨连接起来,如胫腓远侧骨间就是通过这种方式连接,颅骨之间的骨缝也是通过结缔组织连接,随着年龄增加,骨缝可骨化为骨性连接。软骨性连接是通过软骨将相邻两骨连接起来,如肋软骨与胸骨则是通过这种方式连接。骨性连接是通过骨组织将骨连接起来,它可由纤维连接和软骨连接转化而来。

由于滑膜关节结构复杂,对人体运动发挥着重要作用,故详细介绍。滑膜关节为通常所称的关节,是一种高度特化的关节形式,在人体中分布范围非常广泛,活动性大,是人体运动最重要的关节类型,关节的基本结构包括关节面、关节囊及滑液。关节面上附着薄层软骨,为关节软骨。两骨之间通过关节囊连接,关节囊内层光滑,为滑膜,可产生滑液,以润滑关节并为关节内的结构提供营养。滑膜关节除了基本结构之外,还有一些辅助结构,如关节盘或半月板、关节唇、滑膜壁、滑膜囊和关节内韧带等,它们能加强关节的活动性或稳定性(图 04-6-01~图 04-6-04)。

1. 关节软骨　除颞下颌关节软骨为纤维软骨外,被覆于关节面的软骨,多为透明软骨,关节软骨表面光滑,厚度约为 2~7mm,其厚度因分布和年龄而异,具有弹性,能承受负荷并吸收震荡。关节软骨与其下方的骨组织(又称软骨下骨)紧密相连,有部分纤维从软骨下骨穿入关节软骨,以加强关节软骨的稳定性。

关节软骨结构具有明显层次性,成人尤为显著。在关节垂直切面上,从关节软骨表面到靠近软骨下骨的关节软骨

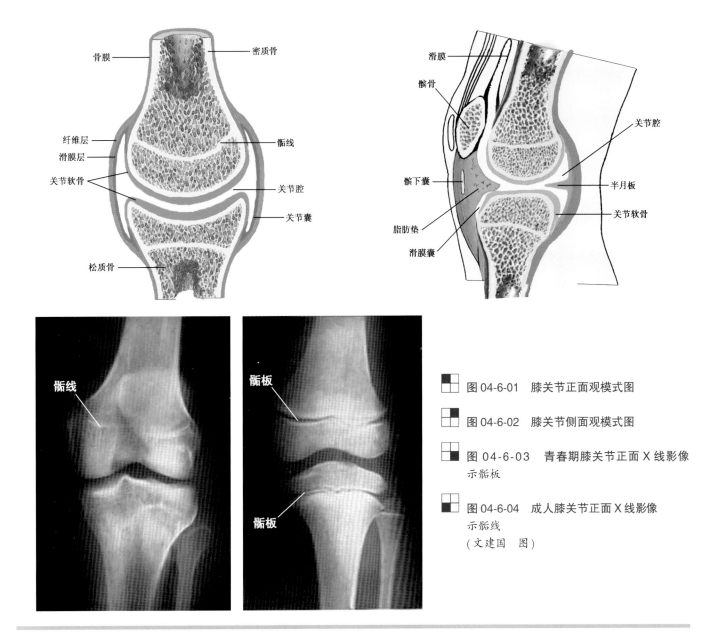

图 04-6-01　膝关节正面观模式图

图 04-6-02　膝关节侧面观模式图

图 04-6-03　青春期膝关节正面 X 线影像示骺板

图 04-6-04　成人膝关节正面 X 线影像示骺线

（文建国　图）

底面,可分 4 个区(图 04-6-05,图 04-6-06),Ⅰ~Ⅲ区为非钙化区,Ⅳ区为钙化区。Ⅰ区为表面切线区,其中主要成分为与关节面平行的胶原原纤维,软骨细胞较少,散在分布,细胞体积小,为梭形,细胞长轴与关节面平行。电镜下可见细胞表面有胞质突起,核为椭圆形,染色质密集,核周胞质可见较多质膜小泡,胞质中线粒体、粗面内质网和糖原颗粒均较少。Ⅱ区为移行区或中间区,软骨细胞体积较大,为圆形或椭圆形,细胞表面有胞质突起,细胞散在分布,排列无序。细胞核中染色质疏松,核仁明显,核周胞质细丝较少,核周可见体积较大数量较少的脂滴。电镜下,线粒体和粗面内质网较多,高尔基复合体发达。Ⅲ区为辐射区,软骨细胞呈柱状排列,排列方向与关节面垂直。细胞呈现退行性变,深层细胞特别明显,退变表现为细胞核染色质致密,形态不规则,内质网扩张,线粒体扩大呈球状或空泡状。Ⅳ区为钙化区,软骨细胞体积较大,进一步呈现退行性改变,此区最主要的特征为软骨基质钙化,表现为钙沉积。由于钙化导致软骨基质嗜碱性增强,因此在钙化区与非钙化区存在一条明显界线,形似海边的潮水浸渍,称为潮标。在关节软骨生长、创伤修复以及关节年龄性改变中,潮标为一个重要标志。关节软骨基质成分主要由水、胶原蛋白、蛋白多糖、无机盐和其他成分组成。其中水、胶原蛋白、蛋白多糖为主要成分。其中含水量较多,基质中水分占 66%~78%,大部分为游离型,与滑液中的水可自由交换,只有少部分水与基质有机成分结合。软骨中的胶原蛋白大部分为Ⅱ型,占基质成分的 13.5%~18%。蛋白多糖占 7%~10%,其他类型胶原蛋白占 1.5%。关节软骨中纤维成分为胶原原纤维,由Ⅱ型胶原蛋白构成,关节软骨中还存在少量其他类型的胶原蛋白,如Ⅰ、Ⅵ、Ⅸ、Ⅹ和Ⅺ型胶原蛋白等。

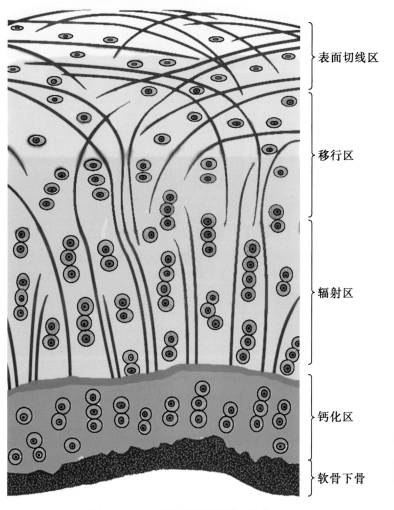

图 04-6-05　关节软骨结构分层模式图

表面切线区

移行区

辐射区

钙化区

软骨下骨

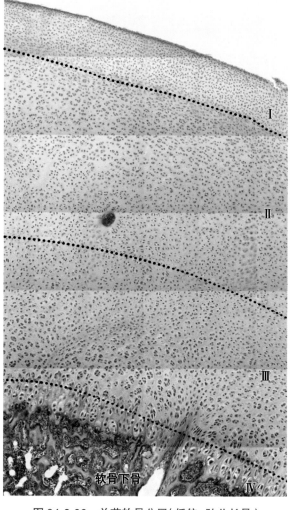

图 04-6-06　关节软骨分层（低倍，胎儿长骨）

软骨下骨

　　关节软骨内无血管、淋巴管和神经,其营养物质主要是通过周围组织供应,大部分来自滑液。深层细胞可以从软骨下骨的血管获取营养。由于Ⅳ区为钙化区,对营养物质运输存在一定障碍。软骨周边的细胞可以从滑膜血管中获得营养。软骨细胞新陈代谢非常低,耗氧极少。关节运动或软骨受挤压时,软骨内的一些液体可以通过软骨基质内的微孔隙被挤压到软骨表面后汇入滑液。当运动停止或压力解除后,液体又可回到基质间隙中,这种液体的流动对软骨细胞营养物质运输和代谢产物排出发挥主要作用。

　　关节软骨损伤后自身修复能力很低,非全层关节软骨缺损(即关节软骨内缺损)不能自身修复。倘若将骨髓内未分化间质细胞移植于缺损部位可进行修复,但这类细胞分化为纤维软骨,纤维软骨与透明软骨在组织学结构和生物力学方面均不同。近年来,采用干细胞移植、骨髓移植、软骨细胞移植以及细胞因子治疗等多种方法,应用于动物实验和临床,达到较好的效果。

　　2. 关节囊　在关节处包裹骨两端的结缔组织囊状结构为关节囊。关节囊包裹的密闭腔隙为关节腔。关节囊分内、外两层,外层为纤维层,内层为滑膜层(图 04-6-01)。纤维层由致密结缔组织组成,与肌腱和韧带连接的部位增厚,富有韧性,可维持关节的稳定性。人体内某些关节纤维层由肌腱和/或韧带加强或替代。滑膜层由疏松结缔组织组成,又称滑膜,附着在纤维层内面,边缘与关节软骨的边缘相连。包裹着关节内除关节软骨、关节唇和关节盘以外的所有结构。滑膜内含较多的血管、淋巴管和神经,可产生滑液。滑膜内细胞成分较纤维成分多,散在分布。滑膜还附着于关节内肌腱、韧带和半月板表面。在关节软骨周边,滑膜细胞过渡为软骨细胞。正常情况下,滑膜内表面光滑,向关节腔内突起,形成滑膜皱襞或绒毛。有些突起暂时存在,有些永久存在。皱襞和绒毛中内含较多的血管、淋巴管、神经和脂肪组织。某些部位,滑膜在纤维膜薄弱或缺失部位形成带蒂的滑膜囊,填充于肌腱和骨面之间,以减少摩擦。滑膜可分内膜和内膜下层,内膜由1~4层滑膜细胞组成,这些细胞包埋在颗粒性无定形基质中,基质中有散在的纤维,内膜下层在关节不同部位其结构不同。

电镜下,滑膜细胞分 A、B、C 三型,A 型细胞为一种形态似巨噬细胞,称 M 细胞,成群分布在滑膜表面,又称表面巨噬细胞,细胞核染色质密集,无核仁,高尔基复合体发达,胞质内含大量小泡和囊泡,细胞表面有许多突起,粗面内质网和游离核糖体较少;B 型细胞为成纤维样细胞,又称 F 细胞,细胞核染色质稀疏,核仁明显,胞体表面有大而粗的突起,细胞质中粗面内质网、高尔基复合体、小泡和囊泡较少;C 型细胞为中间型细胞,形态介于前两种细胞之间。滑膜细胞的主要功能是产生滑液、排出滑液,吞噬滑液中的碎屑。在外伤性关节炎和风湿性关节炎时,A 型细胞胞质内可出现发达的粗面内质网,组织培养中 A、B 两种细胞可相互转化。滑膜细胞产生透明质酸和滑膜基质,两者共同形成滑膜基质屏障,此屏障对血液进入关节内的物质具有选择通透作用,滑膜细胞能吞噬滑液中的各种碎屑,在急性炎症时吞噬功能增强。

3. 滑液 为填充于关节囊内的弱碱性液体,又称**关节液**。滑液包含细胞成分和非细胞成分,以非细胞成分为主,包括水、蛋白质、电解质、糖和透明质酸等。滑液中的细胞包括单核细胞、淋巴细胞、中性粒细胞、巨噬细胞和脱落的滑膜细胞等。滑液中有时可见无定型异染性颗粒、稀薄碎片和纤维成分,这些物质可能由于关节表面慢性磨损和撕裂所产生。滑液具有黏滞性,黏滞性大小与关节运动的速度成反比。关节运动速度快,黏滞性就降低,运动慢黏滞性就增大。滑液起润滑作用,减少两骨关节面之间或关节面与关节盘、半月板之间的摩擦,并为关节软骨提供营养。

滑液中的水、蛋白质、电解质和糖均由滑膜血管中的血浆渗透而来,透明质酸为滑液中主要成分,主要由滑膜 A 型细胞和关节软骨合成,滑膜血管内皮细胞也可产生少量透明质酸,透明质酸主要以盐的形式存在,滑膜中大部分透明质酸盐以游离形式或与蛋白质疏松结合,少部分与蛋白质紧密结合形成透明质酸盐-蛋白质复合物。滑液中来自血液的蛋白质又称血源性蛋白,其浓度主要由蛋白质的相对分子量和滑膜血管的渗透性决定。与透明质酸疏松结合的蛋白质主要来自于血浆蛋白,而与透明质酸紧密结合的蛋白质主要由滑膜中 B 型细胞合成。

透明质酸盐对关节软骨具有多方面的作用,它可与软骨基质中的蛋白多糖通过非共价键结合形成聚合物,还参与调控软骨细胞发育和软骨基质的构建。透明质酸盐分子结构中有大量的酸性基团,对阳离子具有较大的亲和力,可调节阳离子在滑液中的流动。透明质酸盐可吸附大量的水,为软骨提供有效的通透性,对软骨具有营养和保护作用。滑液的黏滞性主要由透明质酸浓度决定。

(张　琳)

第五章　肌　组　织

图 05-3-06　胃壁平滑肌纤维舒张状态(中倍,纵断面)
图 05-3-07　胃壁平滑肌纤维收缩状态(中倍,纵断面)
图 05-3-08　子宫平滑肌(中倍)
图 05-3-09　中动脉平滑肌(中倍)

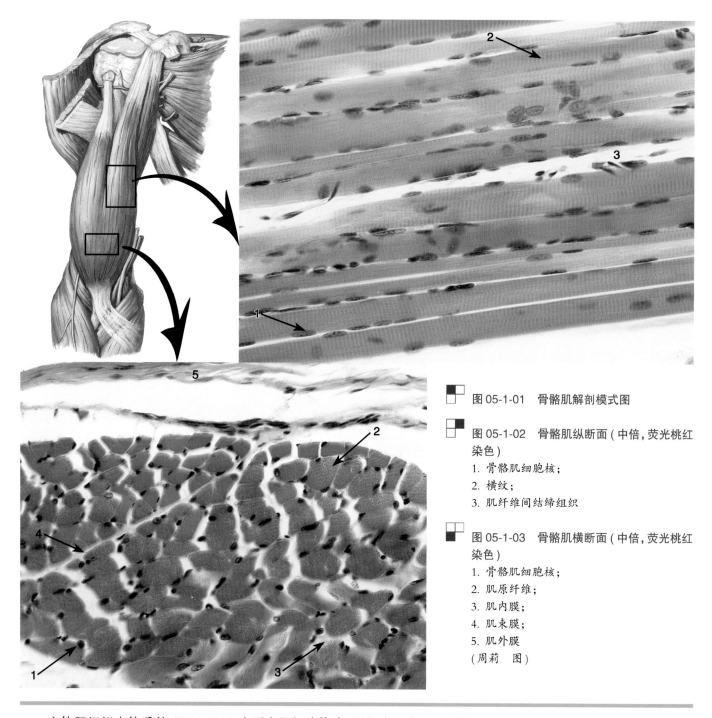

图 05-1-01　骨骼肌解剖模式图

图 05-1-02　骨骼肌纵断面（中倍，荧光桃红染色）
1. 骨骼肌细胞核；
2. 横纹；
3. 肌纤维间结缔组织

图 05-1-03　骨骼肌横断面（中倍，荧光桃红染色）
1. 骨骼肌细胞核；
2. 肌原纤维；
3. 肌内膜；
4. 肌束膜；
5. 肌外膜
（周莉　图）

人体肌组织占体重的 40%~50%，主要由肌细胞构成，肌细胞间有少量结缔组织、血管、淋巴管及神经等。肌细胞又称肌纤维，细胞膜称肌膜，细胞质称肌质（浆），其中的滑面内质网称肌质（浆）网。肌组织分骨骼肌、心肌和平滑肌三种。骨骼肌、心肌是横纹肌；骨骼肌受躯体神经支配，又称随意肌；心肌和平滑肌受自主神经支配，为不随意肌。三种肌纤维分裂能力不同，骨骼肌纤维分化后一般不能分裂；心肌纤维在出生前能分裂；平滑肌纤维的分裂能力可维持终生。

第一节　骨　骼　肌

大多数骨骼肌借肌腱附着在骨骼上。包在整块肌肉外面的结缔组织为肌外膜，解剖学上称深筋膜。肌外膜厚，主要含有 I 型胶原蛋白，其中可见由结缔组织、血管和神经形成的血管神经鞘。鞘内结构分支伴随结缔组织伸入肌内，分隔和包围大小不等的肌束，形成肌束膜。肌束膜主要为 I、III 型胶原蛋白，肌束中可见肌梭。包绕在每条肌纤维周围的结缔组织为肌内膜(图 05-1-01～图 05-1-03),主要为Ⅲ、Ⅳ和Ⅴ型胶原蛋白,毛细血管与神经细小分支穿行其中。肌肉与其附近的结构如肌腱、腱膜和筋膜连接处,肌外膜、肌束膜和肌内膜合并,以增强连接强度。

1. 骨骼肌纤维光镜结构 骨骼肌纤维呈长圆柱形(图 05-1-05),直径 10～100μm,长度数毫米至数十厘米。一条肌纤维内含有多个细胞核,呈扁椭圆形,位于肌膜下方,1 个或多个核仁。肌浆中含有丰富的肌原纤维,呈细丝状,沿肌纤维长轴平行排列。每条肌原纤维在纵断面上均有明暗相间的带,即明(I)带和暗(A)带,暗带中央有一条浅色窄带称 H 带,H 带中央有一条深色的 M 线,明带中央有一条深色 Z 线。相邻两条 Z 线之间的一段肌原纤维称肌节。肌节是肌原纤维结构和功能的基本单位。静息状态下,肌节长度约 2μm。各肌原纤维的明、暗带排列在同一平面上,故呈现明暗相间的周期性横纹(图 05-1-02,图 05-1-04)。肌纤维横断面通常为多边形,肌原纤维呈点状分散在肌浆中,紧密排列,肌纤维周围有肌内膜包绕(图 05-1-03)。

因消耗性疾病所造成的消瘦或肌萎缩等情况下,肌纤维变细,横纹不清,横切面呈圆形,排列松散。

2. 骨骼肌纤维超微结构 电镜下,骨骼肌纤维肌浆中可见大量的肌原纤维、分散存在的横小管和肌浆网,肌原纤维之间较多的线粒体和糖原及少量脂滴。

(1) **肌原纤维**:骨骼肌纤维肌浆中丰富的肌原纤维是骨骼肌收缩的结构基础。肌原纤维圆柱状,直径 1～2μm,由粗、细两种肌丝组成,两种肌丝沿肌纤维的长轴规则相互穿插平行排列,因而明、暗带依序呈现。粗肌丝位于肌节中部,贯穿于 A 带全长,中央有 M 线起固定作用,两端游离;细肌丝的一端附着在 Z 线上,另一端伸到粗肌丝之间,达 H 带之外缘。在其横断面上,可见一根粗肌丝的周围排列有 6 根细肌丝,而一条细肌丝周围有 3 条粗肌丝(图 05-1-06,图 05-1-07)。

1) **粗肌丝**:直径 1.5μm,由 274 个肌球蛋白分子集合而成。肌球蛋白分子形似豆芽状,有头和杆两部分。头部如同两个豆瓣,杆部如同豆茎,头和杆之间可以屈动。肌球蛋白分子的杆均朝向 M 线,而头朝向粗肌丝的两端并露于表面,称为横桥。肌球蛋白分子头部具有 ATP 酶活性,能与肌动蛋白结合。当与肌动蛋白接触时,ATP 酶被激活分解 ATP 释放出能量,使横桥发生屈伸运动。

2) **细肌丝**:直径 0.5μm,由三种蛋白分子组成,即肌动蛋白、原肌球蛋白和肌钙蛋白。若干球形肌动蛋白单体相连形成肌动蛋白链,两条链呈螺旋状绞合形成纤维型肌动蛋白。每个球形肌动蛋白单体上有一个可以与肌球蛋白头部相结合的活性位点。原肌球蛋白分子呈细长丝状,是由两条多肽链相互缠绕而形成双股螺旋状分子,嵌于肌动蛋白的双股螺旋链的浅沟内。肌钙蛋白由肌钙蛋白 C(TnC)、肌钙蛋白 T(TnT)、肌钙蛋白 I(TnI)三个球形亚单位组成。TnC 能与钙离子结合,TnT 能与原肌球蛋白结合,TnI 能抑制肌动蛋白与肌球蛋白的结合。

3) **中间丝**:是由肌联蛋白构成。从细肌丝 Z 线发起,向粗肌丝延伸并与 M 线接触,将粗肌丝连接在一起,一方面维持粗细肌丝相对位置,另一方面维持肌纤维的弹性回缩。肌联蛋白跨越 Z 线部分具有弹性,适度螺旋状。当肌纤维生理性被牵拉时,螺旋部分展开;牵拉结束时,螺旋状恢复。当过度牵拉时,螺旋部分伸展并变硬,以对抗牵拉力,防止肌节断裂致使肌肉拉伤。

(2) **肌膜**:肌膜外围有基膜,基膜含有更多的网状纤维等。肌膜以垂直于肌纤维长轴的方向陷入细胞内并延伸,形成横小管(T 小管)。在哺乳动物横小管位于明带与暗带交界处,同一水平的横小管在细胞内分支吻合环绕在每条肌原纤维周围(图 05-1-06,图 05-1-07)。横小管与细胞外间隙相连通,腔内含有细胞外液,管壁膜上有 L 型钙通道。当肌膜兴奋时,动作电位迅速沿横小管膜传到肌纤维内部。

(3) **肌浆网**:肌浆网是滑面内质网特化而成,在肌纤维内彼此吻合成膜性管道,肌浆网沿肌纤维长轴纵行排列并包绕每条肌原纤维,又称纵小管(L 小管)。横小管两侧的肌浆网扩大呈扁囊状,称终池,每条横小管与其两侧的终池组成三联体。横小管与终池之间相隔 15nm。终池膜上有钙释放通道[又称雷诺丁受体(RyR)],与横小管 L 型钙通道相对接。另外终池膜上还有钙泵蛋白,可将肌浆内 Ca^{2+} 逆浓度差转运入终池,Ca^{2+} 与收钙素结合,储存在终池。在肌肉安静状态下,终池内 Ca^{2+} 浓度比肌浆内高数千至上万倍。肌浆网可调节肌浆中钙离子浓度。

(4) **其他结构**:肌浆内还可见核糖体、高尔基复合体、线粒体、脂滴、糖原。其中线粒体数量多,细长杆状,嵴密集排列,多位于核周围的肌原纤维与肌膜之间。在运动和维持姿势不同状态下,线粒体的数量和大小有差别。肌纤维内球形脂滴和糖原颗粒散布在肌原纤维之间,以提供丰富的能源。

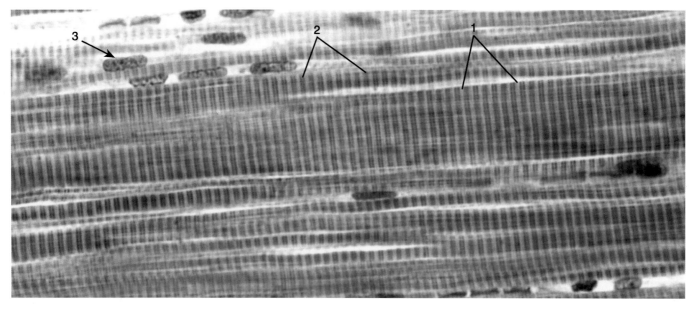

图 05-1-04 骨骼肌纤维(油镜,铁苏木素染色)
1. 明带；2. 暗带；3. 细胞核

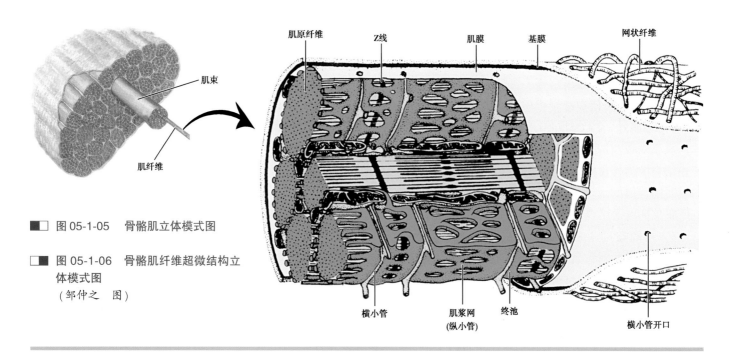

■□ 图 05-1-05 骨骼肌立体模式图

□■ 图 05-1-06 骨骼肌纤维超微结构立
体模式图
(邹仲之 图)

3. 骨骼肌收缩机制 目前公认的骨骼肌收缩机制是肌丝滑动学说。骨骼肌收缩时,粗、细肌丝长度不变,固定在 Z 线上的细肌丝沿粗肌丝向 A 带内滑入,I 带和 H 带变窄或消失,A 带长度不变,故肌节缩短。舒张时,反向运动,肌节恢复长度。收缩过程概括为：①当神经冲动在运动终板传至肌膜时,引发肌膜动作电位沿横小管传入肌纤维内；②在三联体处,横小管的 L 型钙通道构型改变,导致与之对接的终池膜上的钙释放通道开放,使肌浆网内大量 Ca^{2+} 释放到肌浆内；③Ca^{2+} 与细肌丝的 TnC 结合,致使肌动蛋白与横桥结合位点暴露,肌动蛋白与肌球蛋白横桥接触,并激活横桥 ATP 酶,释放 ATP,使肌球蛋白分子头向 M 线方向扭动 45°,拖动细肌丝向 M 线滑动,肌节缩短,肌纤维收缩；④收缩完毕后,肌浆内高浓度 Ca^{2+} 激活肌浆网膜上钙泵,肌浆内 Ca^{2+} 被收入肌浆网内,肌浆内 Ca^{2+} 浓度降低,肌钙蛋白、原肌球蛋白分子恢复原来的立体构型,肌动蛋白位点又被遮蔽,肌球蛋白头与肌动蛋白脱离接触,肌纤维恢复松弛状态。若 ATP 缺乏,如死亡之后,横桥与细肌丝以 45°角附着不分离,致使肌肉僵直僵硬,即为尸僵。

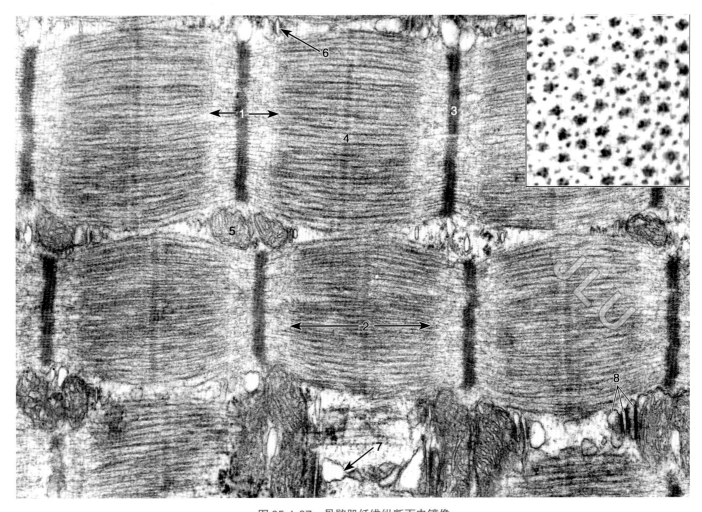

图 05-1-07　骨骼肌纤维纵断面电镜像

1. 明带；2. 暗带；3. Z 线；4. M 线；5. 线粒体；6. 横小管；7. 肌浆网；8. 三联体；右上框为肌丝横断面

肌肉收缩力与多种因素相关，其中有：①肌力的大小直接与附着于细肌丝上的横桥数相对应，也就是取决于粗、细肌丝相互重叠的范围。当肌节伸长超过 3.5μm 时，肌丝重叠少，横桥与细肌丝上位点不能结合，故肌张力小；当肌节长 2.25μm 时，粗、细肌丝相互重叠最多，肌张力最大。若肌节过短，肌张力反而下降，因为细肌丝从两端越过 M 线干扰了另一半肌节内横桥与细肌丝的接触。这种双重重叠结构光镜下可以辨认，称为收缩带。②肌浆内 Ca^{2+} 浓度的提高能使更多横桥与肌动蛋白结合，增加肌肉收缩的张力。③横桥周期长短也影响肌肉缩短或张力产生速度。横桥周期是指横桥与肌动蛋白结合、扭动、解离、复位、再结合的过程。周期越短、横桥扭动的速度越快，肌肉收缩或张力产生速度也越快，当然能量消耗也越大。提高 ATP 酶活性可以使横桥周期变短，而增加肌肉收缩时负荷，则周期延长。

4. 与骨骼肌相关的结构　有肌腱、腱膜和腱鞘。

（1）**肌腱**：条索状或带状（图 05-1-08），主要由沿骨骼肌长轴平行排列 I 型胶原纤维束构成。腱细胞（特殊形态的成纤维细胞）和少量疏松结缔组织位于纤维束之间（图 05-1-10），可见小血管和神经穿行。骨骼肌纤维末端分为若干指样突起，使胶原纤维插入其突起之间，此处为肌-肌腱接头（图 05-1-09）。在肌-肌腱接头处，无桥粒连接，肌节的肌动蛋白丝插入 Z 线，并在该点处与肌膜下的致密胞质连接，使肌动蛋白丝附着在肌膜上，这种结构类似于细胞间的黏合带。肌原纤维上每一个 Z 线均被黏着在肌膜上，形成从肌原纤维向侧面肌膜并跨越肌膜向细胞外基质传导力的系统。肌腱与穿入骨皮质的穿通纤维共同牢固地附着在骨上。肌腱主要有感觉神经纤维分布，血液供应少，损伤后有疼痛感，修复时间长。

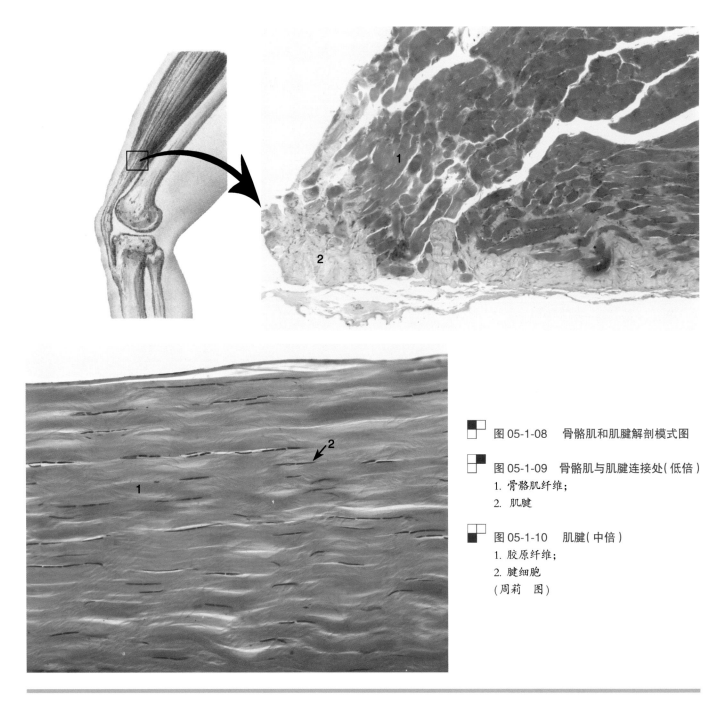

图 05-1-08　骨骼肌和肌腱解剖模式图

图 05-1-09　骨骼肌与肌腱连接处(低倍)
1. 骨骼肌纤维;
2. 肌腱

图 05-1-10　肌腱(中倍)
1. 胶原纤维;
2. 腱细胞
(周莉　图)

（2）**腱膜**:是指从肌腱两侧伸展出的片状致密结缔组织,可以直接或间接地从骨骼肌向筋膜、软骨或骨传导张力,另外,为肌纤维提供宽大的附着面。

（3）**腱鞘**:肌腱表面结缔组织构成腱鞘。外表为致密结缔组织称纤维鞘,含有弹性纤维和排列不规则的胶原纤维。靠近肌腱的为滑膜鞘,内衬上皮细胞,覆薄层液体,可最大限度减少肌腱相对运动的摩擦。

5. **骨骼肌纤维分型**　人骨骼肌纤维可分为红肌纤维、白肌纤维和中间型肌纤维。

（1）**红肌纤维**:又称氧化纤维、慢缩肌纤维。暗红色,肌纤维细,细胞核多,含大量线粒体、脂滴和肌红蛋白,Z 线宽。周围毛细血管网丰富。红肌纤维通过脂肪和脂肪酸有氧代谢获取能量。收缩力弱、速度慢,持续时间长,行使维持姿势的功能。

（2）**白肌纤维**:又称糖酵解纤维、快缩肌纤维。色浅,肌纤维粗,少量线粒体和肌红蛋白,横小管和肌浆网发达。周围毛细血管网稀疏。白肌纤维通过无氧糖酵解获取能量。收缩速度快、持续时间短,适合于完成剧烈突发性活动,如眼肌、手指肌等。

（3）**中间型肌纤维**：又称氧化糖酵解纤维，结构和功能介于红、白肌纤维之间。

根据 ATP 酶活性，基于肌球蛋白重链之间的分子不同，骨骼肌纤维又分为 Ⅰ 型和 Ⅱ$_A$、Ⅱ$_B$ 型纤维。一般来讲，Ⅰ 型和 Ⅱ$_A$ 型纤维主要是有氧代谢，其中 Ⅰ 型相当于红肌纤维，慢速收缩，耐疲劳；Ⅱ$_A$ 型纤维虽然收缩快速，但不易疲劳；Ⅱ$_B$ 型纤维更多依赖于无氧糖酵解，相当于白肌纤维，可以快速收缩，易疲劳。

以上这些类型纤维分散在骨骼肌内，而且肌纤维类型在某些因素影响下可相互转变。不同年龄、不同活动强度的个体之间或同一个体完成不同功能的肌群之间，其肌纤维类型比例均不同。常规组织切片不易鉴别。经过组织化学和免疫细胞化学方法方可区别。

6. 骨骼肌再生 正常骨骼肌纤维不能进行有丝分裂，无 DNA 合成能力。肌卫星细胞作为干细胞存在于肌组织内。细胞扁平有突起，镶嵌在骨骼肌纤维表面略显凹陷处，肌细胞的基膜包在肌卫星细胞外面；细胞核内异染色质大多附着于核膜上，光镜下不易与骨骼肌纤维细胞核区分；细胞质少。电镜下，细胞质中除含核糖体外，其他细胞器不发达。一般情况下，处于静息状态，只有当肌纤维受损伤后，肌卫星细胞才增殖分化，参与肌纤维修复。

当肌纤维受损伤而肌膜未破坏的情况下，约 3~12 小时，肌卫星细胞表达 MyOD/Myf5 骨骼肌调节因子，此时，肌卫星细胞被激活，增殖分化，一部分与肌纤维融合，再形成肌纤维，使其修复；另一部分作为干细胞，保持分裂能力。当肌纤维完全断开，则需通过纤维瘢痕连接缺损部位。劳动和体力锻炼可诱发肌肉增大，正是由于肌卫星细胞分裂增殖所致。雄激素促进蛋白质合成，故男性肌肉比女性更发达；甲状腺素和生长激素对骨骼肌生长也有影响。肾上腺皮质激素可使肌肉体积缩小，诱导肌卫星细胞增殖分化，还可能治疗肌营养不良症等疾病。骨骼肌纤维肌节数目是可变的。当肌肉工作环境所需，可增加或减少肌节，达到肌纤维最适长度，这种肌节调整贯穿于终身。如肢体被石膏绷带固定，如果肌肉被固定在缩短位置，肌节会丢失，若固定在伸长位置，肌节会增加，绷带解除后，可能发生与正常功能相反的作用。肌肉废用 1~4 月便导致肌纤维萎缩，如疾病、损伤或年龄限制体力活动等，但通过适当锻炼，激活肌卫星细胞，仍可有一定程度的恢复。

7. 骨骼肌血液供应 多数情况下，肌外膜（深筋膜）伴随着动脉、静脉和神经形成血管神经鞘（束）进入肌肉。动脉伴随结缔组织走行，并发出分支，于肌束膜内形成微动脉分支并连接成网，由此发出毛细血管穿行于肌内膜中，通常 1~3 条毛细血管彼此吻合围绕肌纤维，但在维持姿势的肌肉含有更密集的毛细血管网。肌肉也可从不同部位接受一根以上的动脉血管供应，其附属分支不经血管神经鞘穿入肌肉，形成毛细血管网，并与邻近的毛细血管网贯通。静脉以相似的方式分布在肌纤维间。静脉之间可见吻合静脉，吻合静脉有瓣膜，将血流引向对侧静脉。肌肉收缩时，静脉瓣促进血液向心脏回流。肌肉内还存在动、静脉吻合。

由于一组肌肉中存在相对性运动，各肌肉内的血管彼此不交叉，而是从某部位穿入并穿过两肌肉间，放射状进入各肌肉。皮下的肌肉，其血管连于皮肤和肌肉之间，这些血管主要直接供应皮肤，在行程中发出分支进入肌肉；也有的是肌肉内血管的终末支补充皮肤血管。

肌肉的淋巴引流开始于肌束膜与肌外膜的毛细淋巴管。肌内膜无淋巴管。

8. 骨骼肌的神经支配 一个运动神经元及其所支配的肌纤维称作一个运动单位。一块骨骼肌有数量不等的运动单位，它们的神经元在中枢神经系统集中在一起，称为一个运动神经元群。神经系统可以通过改变运动神经元群中兴奋的神经元数量，而改变一块肌肉中参与收缩的肌纤维数量，调节肌肉收缩的强度。上、下肢、颜面和颈部肌肉通常是单一神经支配，腹壁肌肉由于来自于胚胎时期的不同节段，接受一条以上的神经支配。血管神经鞘（束）随着肌外膜结缔组织进入每块肌肉，并穿行于深层。

支配肌肉的神经含有运动神经纤维和感觉神经纤维。每一运动神经纤维末端分支可以支配几根或数百根肌纤维，其中粗的有髓神经纤维支配肌纤维运动；细的有髓神经纤维支配肌梭的梭内肌纤维；细的无髓神经纤维支配血管平滑肌；感觉神经纤维可以分布在肌腱的胶原纤维内，以感受肌腱的牵拉，分布在肌梭，以感受肌纤维的张力。

神经肌肉接头是一种特化的突触结构，由运动神经纤维末端分支与它接触的骨骼肌纤维肌膜构成，需完成"电信号-化学信号-电信号定向转换"过程。躯体运动神经纤维的轴突末端分支，抵达骨骼肌细胞时失去髓鞘，其轴突反复分支，每一分支形成葡萄状终末，并与骨骼肌细胞建立突触联系，此连接区域呈椭圆形斑状隆起，称运动终板

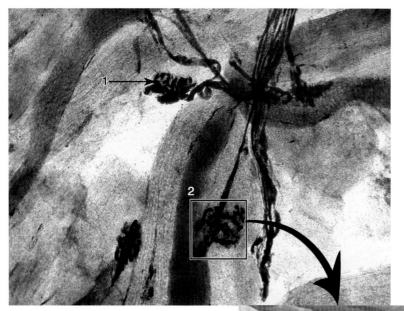

□ 图 05-1-11　神经肌肉接头（运动终板，骨骼肌铺片，氯化金染色）
1. 运动神经元轴突终末；
2. 骨骼肌纤维

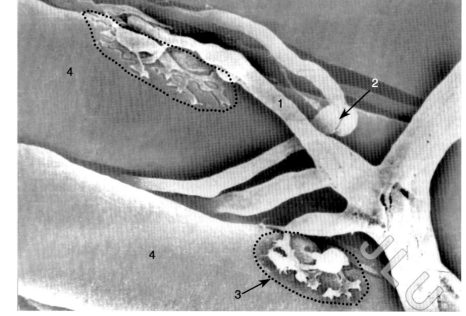

□ 图 05-1-12　神经肌肉接头扫描电镜像
1. 运动神经纤维；
2. 毛细血管及周细胞；
3. 轴突终末（运动终板）；
4. 骨骼肌纤维

（图 05-1-11，图 05-1-12）。电镜下，运动终板处的骨骼肌表面凹陷成浅槽，槽底肌膜即突触后膜，形成许多皱褶，使突触后膜面积增大，轴突终末（即突触小体），嵌入浅槽，其细胞膜增厚，为突触前膜，它与肌膜（突触后膜）之间有一狭窄间隙，称突触间隙。突触小体内有许多线粒体和富含乙酰胆碱的圆形突触小泡（图 05-1-13，图 05-1-14）。当神经冲动抵达运动终板时，突触前膜释放乙酰胆碱，与突触后膜中的相应受体结合，从而改变肌膜（突触后膜）两侧的离子分布而产生动作电位，引发肌细胞收缩。单个神经冲动释放的乙酰胆碱足以激发一次肌纤维的动作电位，引起肌纤维收缩。而突触间隙和突触后膜附着的乙酰胆碱酯酶，可迅速降解乙酰胆碱，使兴奋传递快速结束，避免肌纤维持续兴奋和收缩。肉毒杆菌毒素可以特异性抑制神经肌肉接头突触前膜释放乙酰胆碱，导致肌无力；重症肌无力患者体内出现自身抗体，该抗体特异性损伤突触后膜乙酰胆碱受体，使乙酰胆碱作用失活；而箭毒、蛇毒、黑蜘蛛毒素等可与乙酰胆碱受体结合，导致神经肌肉接头的麻痹；毒扁豆碱、有机磷可以抑制乙酰胆碱酯酶活性，使乙酰胆碱过度蓄积，导致肌纤维自发性兴奋和颤动，肌肉出现强制性痉挛。高浓度乳酸也可以部分阻断神经肌肉接头的信息传递，出现肌肉疲劳。

　　肌梭是由结缔组织包裹、分布在骨骼肌内的梭形结构。内含 6~14 条较细的骨骼肌纤维，称梭内肌纤维。它的结构特点为细胞核成串排列，集中于肌纤维中段，致使该处膨大，肌原纤维较少。感觉神经纤维进入肌梭前失去髓鞘，突

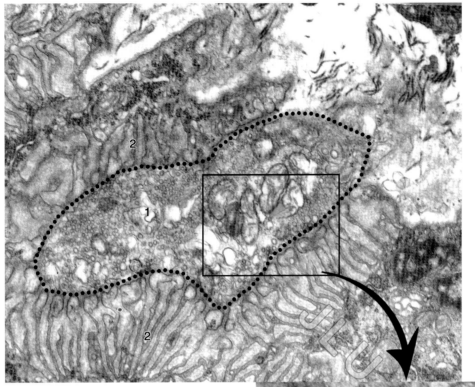

图 05-1-13　神经肌肉接头电镜像
1. 轴突终末（突触小体）；
2. 肌膜（突触后膜）

图 05-1-14　神经肌肉接头局部电镜像
1. 突触前膜；
2. 突触后膜；
3. 突触间隙；
4. 肌膜皱褶；
5. 线粒体；
6. 突触小泡

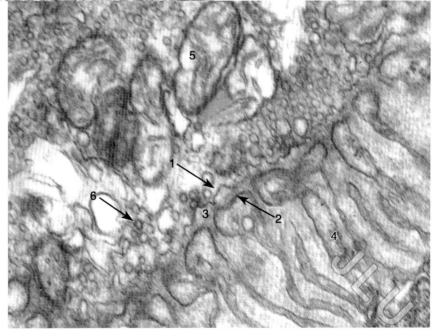

起分成多支，分别呈环状包绕梭内肌纤维中段含核部分，或呈花枝样附着在接近中段处（图 05-1-15，图 05-1-16）。此外，肌梭内还有运动神经末梢，分布于肌纤维两端。梭内肌纤维和肌梭周围的肌纤维同步收缩或舒张，其张力变化可刺激感觉神经末梢，冲动传入中枢后，产生对骨骼肌伸缩状态，即身体各部位屈伸状态的感知。所以，肌梭属于本体感受器，能向中枢神经系统不断提供骨骼肌现存状态的信息，以控制骨骼肌的精准活动。

9. 骨骼肌纤维的发生　骨骼肌纤维来源于胚胎中胚层体节中的生肌节、体壁中胚层和鳃弓间充质细胞。间充质细胞分化为成肌细胞，其形态为梭形或有突起的细胞，细胞核大，呈椭圆形，核仁明显，细胞质因含多量的核糖体，而呈嗜碱性。成肌细胞能快速分裂。分裂后的细胞，有些失去分裂能力，排列成束，并互相融合成长柱状多核细胞，称肌管。肌管细胞内开始出现肌原纤维，核糖体也随之减少，细胞质由嗜碱性变为嗜酸性，细胞形态逐渐变长。细胞核增多，排列在肌管的中央。肌管周围的成肌细胞继续融合在肌管上。这种融合依赖于分子量为 38kDa 的膜糖蛋白，其作

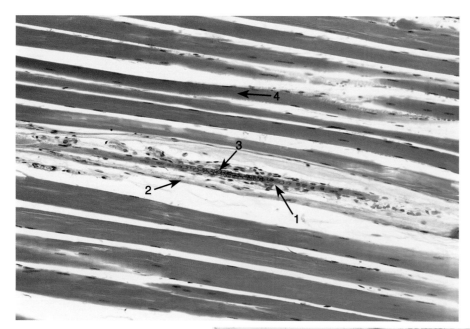

图 05-1-15　骨骼肌中肌梭（低倍）
1. 梭内肌；
2. 结缔组织被囊；
3. 梭内肌细胞核；
4. 梭外肌纤维
（暨南大学夏潮涌　图）

图 05-1-16　骨骼肌中肌梭
（高倍，改良氯化金浸染）
1. 梭外肌纤维；
2. 梭内肌纤维；
3. 感觉神经末梢；
4. 梭内肌细胞核；
5. 神经纤维束；
6. 结缔组织被囊
（聂毓秀　图）

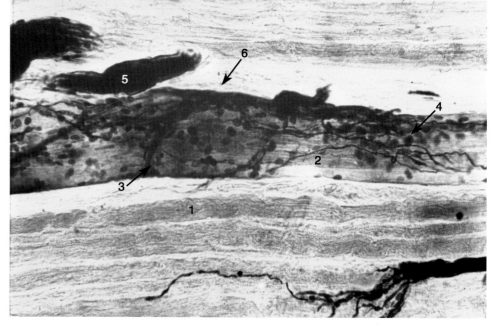

用是使成肌细胞之间能相互识别。在卫星细胞和幼稚肌管中均可检出 38kDa 的膜糖蛋白。随着肌原纤维的增多，位于肌管中央的细胞核向周围移动，肌管逐渐发育成为骨骼肌细胞。附着在肌管表面的单个核细胞分化为肌卫星细胞。肌卫星细胞出现的时间较晚，不参与胚胎时期肌细胞的生长发育。观察体外培养肌细胞发生时，见到早期成肌细胞内含少量与细胞长轴相平行的微管，当成肌细胞融合成肌管时，微管增多。当肌管变为骨骼肌细胞时，随着细胞内肌丝增多，微管又逐渐减少。若在培养液中加入秋水仙素破坏微管，长圆柱状肌细胞不能形成，而是形成球形肌细胞，细胞核位于细胞中央，肌丝呈同心圆分布于细胞核的周围。所以，微管在骨骼肌纤维发育成为长圆柱状形态中起关键作用。

　　一般认为，一块肌肉中所含肌细胞数目至人出生前已不再增多，但肌细胞的直径和长度可继续增加，直至成年早期。在骨骼肌发育早期，肌纤维中肌质较丰富，肌质内核糖体可合成新的肌丝附加到原有的肌原纤维上。当肌原纤维的直径增加到一定程度时，经纵向分离，产生新的肌原纤维，从而增加了肌原纤维的数量和肌纤维的直径，此外，出生后，肌卫星细胞可起到胚胎时成肌细胞的作用，它们经分裂增殖产生的细胞能与原有肌纤维融合，不但增加了肌纤维的直径，而且增加了细胞核的数量。肌纤维长度的增加有赖于肌节变长和在肌原纤维末端增加肌节的数量。

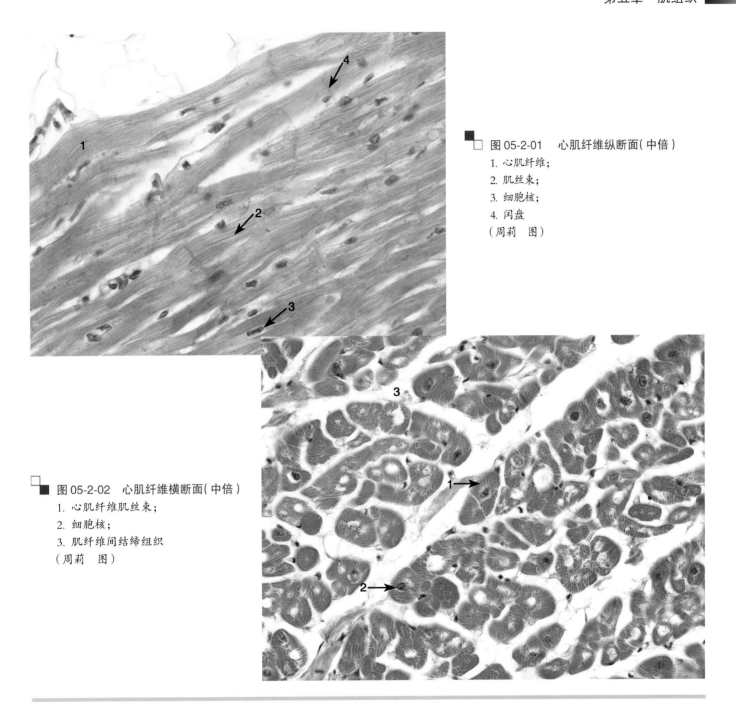

图 05-2-01　心肌纤维纵断面（中倍）
1. 心肌纤维；
2. 肌丝束；
3. 细胞核；
4. 闰盘
（周莉　图）

图 05-2-02　心肌纤维横断面（中倍）
1. 心肌纤维肌丝束；
2. 细胞核；
3. 肌纤维间结缔组织
（周莉　图）

第二节　心　肌

　　心肌纤维根据功能分为两类：位于心房和心室的普通心肌纤维和构成心脏传导系统的特化心肌纤维（窦房结、房室结、房室束及其各级分支）。心肌纤维具有自动节律性收缩，其速度和强度受激素和自主神经调控。心肌纤维还可分泌多种激素等生物活性物质。

　　1. 心肌纤维光镜结构　心肌纤维呈短圆柱状，直径 $10\sim20\mu m$，长 $80\sim150\mu m$，有分支并互相连接成网。细胞核呈卵圆形，位居中央，多为单个核，有的细胞含双核。细胞核周围淡染，可见脂褐素颗粒，并随年龄增长而增多。心肌纤维纵切面上的横纹不如骨骼肌纤维明显。相邻心肌纤维连接处称闰盘，HE 染色呈阶梯状粗线。心肌纤维间有结缔组织、丰富的毛细血管和神经纤维（图 05-2-01，图 05-2-02，图 05-2-03）。

　　组成心脏传导系统的各部分特化的心肌纤维形态不同（详见第八章）。最多见的浦肯野细胞（又称浦肯野纤维）位于心室心内膜下层和心肌膜。浦肯野纤维较普通心肌纤维短而粗，由于细胞内肌原纤维少，肌浆较多，故染色浅；有

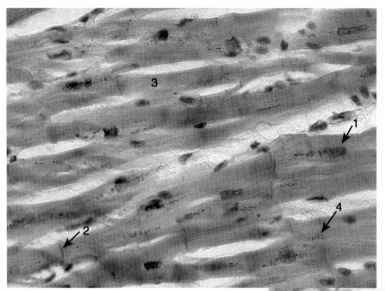

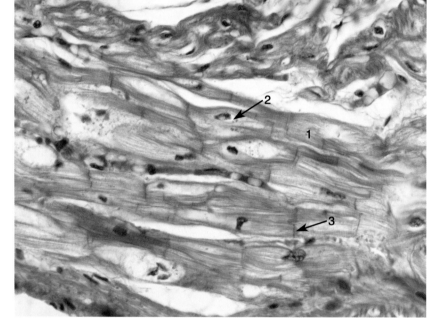

图 05-2-04　浦肯野纤维（高倍）
1. 浦肯野纤维；
2. 细胞核；
3. 闰盘
（周莉　图）

1~2 个细胞核,细胞间闰盘明显(图 05-2-04)。浦肯野纤维与普通心肌纤维相连,通过缝隙连接将冲动快速传递到心室各处,引起所有心室肌纤维同步收缩。

心肌纤维之间的细胞外基质成分构成心肌基质网络,该网络主要由 I 型胶原蛋白形成的粗纤维和Ⅲ型胶原蛋白形成的细纤维组成,两种纤维交互成网,包绕每条心肌纤维,并连接相邻的肌纤维和毛细血管。心肌基质网络使心肌固定而有序排列、保持肌纤维协调一致性活动。有些心肌疾病,心肌基质网络变形或改建,影响心肌舒缩功能和血液循环。

2. 心肌纤维超微结构　心肌纤维的超微结构与骨骼肌纤维有许多共同之处,如均有粗肌丝和细肌丝组成的肌节、横小管和肌浆网等结构,但也有其特殊性,主要有以下 5 方面:①肌丝位于肌纤维周边,核周围肌浆丰富,故光镜下核周淡染,肌原纤维被大量纵行排列的线粒体、肌浆网和横小管分隔成粗、细不等的肌丝束,致使肌原纤维不明显;②心肌的横小管口径较粗,位于 Z 线水平;③肌浆网稀疏,不甚发达,贮钙能力低,一侧末端的终池与横小管常形成二联体(图 05-2-05~图 05-2-08),横小管 L 型钙通道不与终池膜伸出的钙释放通道对接,其开放允许少量来自细胞外的 Ca^{2+} 内流;④闰盘是心肌的独特结构,多位于 Z 线水平,是相邻肌纤维的肌膜形成细胞连接,在纵向接触面上有缝隙连接,在横向连接面上有黏合带和桥粒(图 05-2-07,图 05-2-09),闰盘不仅将心肌纤维连接成网,而且能传递信息,使心肌纤维同步收缩;⑤线粒体、糖原和脂滴丰富,前者提供心肌纤维活跃的有氧代谢所需能量,后两者为心肌纤维内的能源储备(图 05-2-06~图 05-2-08)。

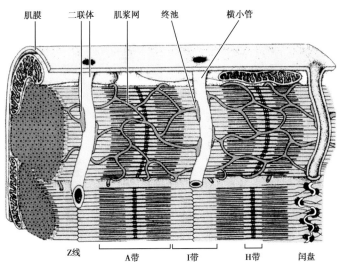

肌膜　二联体　肌浆网　终池　横小管

Z线　A带　I带　H带　闰盘

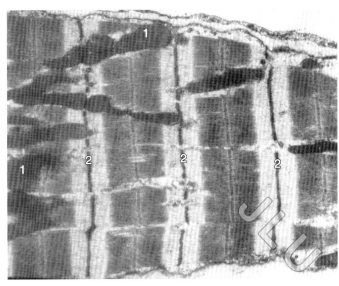

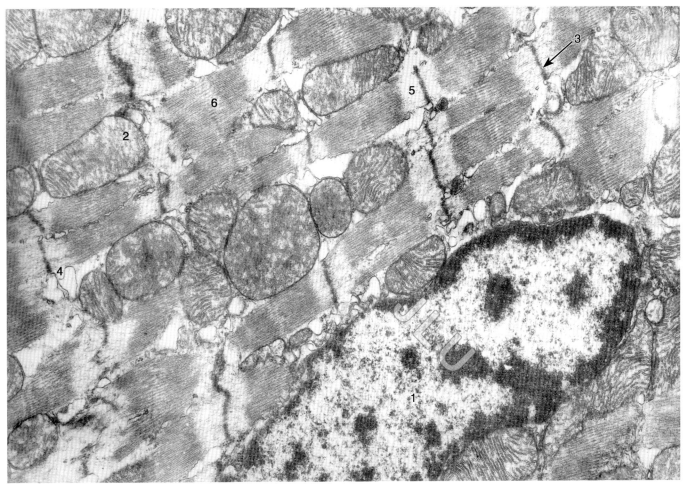

图 05-2-05　心肌纤维超微结构立体模式图
（邹仲之　图）

图 05-2-06　心肌肌节电镜像
1. 线粒体；
2. Z线

图 05-2-07　心肌纤维纵断面电镜像
1. 细胞核；
2. 线粒体；
3. Z线；
4. 二联体；
5. 细肌丝；
6. 粗肌丝

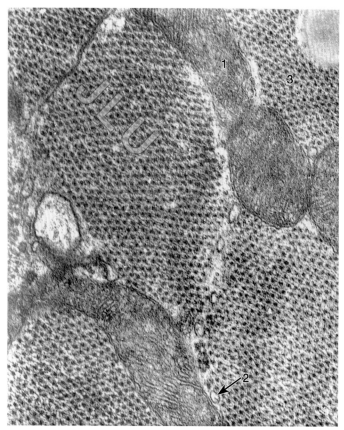

图 05-2-08　心肌纤维横断面电镜像
1. 线粒体；2. 肌浆网；3. A 带粗细肌丝

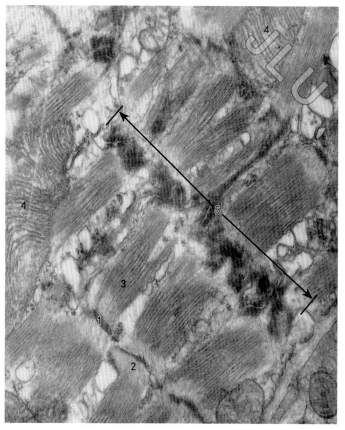

图 05-2-09　心肌纤维闰盘电镜像
1. Z 线；2. I 带；3. A 带；4. 线粒体；5. 闰盘的细胞连接

3. 心肌纤维的收缩机制及收缩调节点　心肌纤维收缩机制与骨骼肌不同，是通过"钙致钙释放"使肌浆内的 Ca^{2+} 增加而启动肌丝滑动。动作电位使肌膜去极化，横小管膜 L 型钙通道开放，少量 Ca^{2+} 被允许从细胞外间隙进入，流入的 Ca^{2+} 继而诱导肌浆网膜上 Ca^{2+} 释放通道开放，使大量 Ca^{2+} 从肌浆网进入肌浆，最终使肌浆内的 Ca^{2+} 浓度增加。肌浆内高浓度 Ca^{2+} 激发 ATP 水解产生能量，粗、细肌丝相互滑动，肌纤维收缩。当 Ca^{2+} 被肌浆网膜上钙泵重回收肌浆网内，肌纤维舒张。

心肌纤维收缩的调节方式也不同于骨骼肌，主要通过释放到肌浆内 Ca^{2+} 量影响收缩。心肌纤维肌浆网膜上的钙泵可被称为受磷酸蛋白的调节蛋白所抑制。去甲肾上腺素可以激活受磷酸蛋白磷酸化酶，使受磷酸蛋白磷酸化而解除对钙泵的抑制作用，促进 Ca^{2+} 回收，而缩短心肌纤维的舒张过程加快心率。β 肾上腺素使肌浆网吸收 Ca^{2+} 增加，使得肌浆网内储存的 Ca^{2+} 增多，收缩时肌浆网释放 Ca^{2+} 也多，导致肌收缩力增强。在心衰情况下，使用肾上腺素和去甲肾上腺素的机理正是如此。

心肌的收缩速率和收缩力也受神经调节。两种自主神经系统均向心脏发出无髓神经节后纤维。心肌纤维间可见神经丛。神经纤维末端靠近肌纤维和血管，但未见特殊连接，神经递质通过间隙扩散到附近细胞。有些神经末梢为疼痛、机械或化学感受器。

4. 心肌纤维的发生　人胚第 5 周，心管周围中胚层的间充质细胞分化为成肌细胞，细胞呈圆形，细胞核大而圆，位于细胞中央，胞质透亮。人胚第 6~7 周，成肌细胞变长，互相连接成网，有些细胞的胞质内出现肌原纤维。胚胎发育 3 至 4 个月时，在心肌细胞连接处形成桥粒、黏合带和缝隙连接，即闰盘。并在心肌细胞内可见明暗带，胞质内出现明暗相间的横纹。第 5 个月，胎儿的心肌细胞出现横小管。第 6 个月，心肌细胞内肌丝增多，排列规则，出现明显的肌节，横小管位于 Z 线平面，肌质网不很发达，线粒体很发达，位于肌丝之间，将肌丝分隔成粗细不等、长短不一的肌丝束。

应用心房钠尿肽(ANP)免疫组织化学法研究心肌细胞内分泌颗粒的发生，发现人胚自第 7 周始，左右心房肌细胞均出现 ANF 阳性颗粒。也有研究证明，人胚第 6 周始，心房肌的 ANP 含量逐渐上升，心室肌的 ANP 则下降，足月胎儿心室肌内几乎无 ANP。胚胎时期的成肌细胞和早期的心肌细胞均有分裂增殖能力，出生后，心肌细胞分裂象很难见到。心肌细胞体积可随年龄的增长而有一定程度的增大。一般认为，人出生后心肌细胞不再分裂。心肌梗死时，心肌细胞被破坏，由周围的结缔组织修复，形成永久性瘢痕。

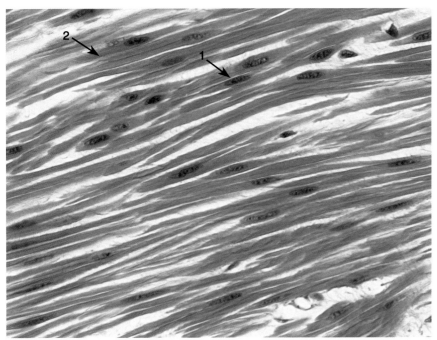

图 05-3-01　平滑肌纤维纵断面（中倍）
1. 细胞核；
2. 平滑肌纤维
（周莉　图）

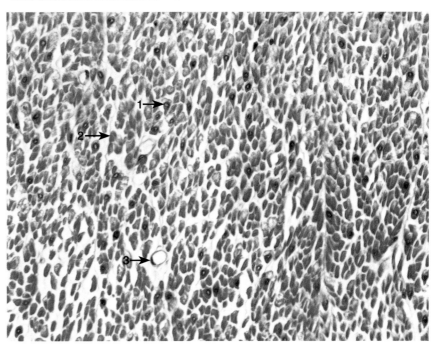

图 05-3-02　平滑肌纤维横断面（中倍）
1. 细胞核；
2. 平滑肌纤维；
3. 毛细血管
（周莉　图）

第三节　平 滑 肌

　　人体的平滑肌通常分布在内脏，包括胃肠道、呼吸道、泌尿生殖道、血管壁等。有些部位平滑肌和骨骼肌混合存在，如食管中段、肛门和膀胱括约肌等。在身体不同部位的平滑肌形态和作用也不尽完全相同。

　　1. 平滑肌纤维光镜结构　　平滑肌与横纹肌相比，细胞细小，呈长梭形，长度随不同器官而异，一般约 200μm，中央最大横径 2~5μm。单个核，呈长椭圆形或杆状，位于中央，着色较深（图 05-3-01，图 05-3-02）。当平滑肌纤维收缩时，细胞核扭曲呈螺旋形（图 05-3-07）。平滑肌纤维成束或成层分布于内脏器官中，交错排列，彼此平行，也可单独存在。

　　平滑肌束内的肌纤维间隔颇小，每条肌纤维被完整的基膜包裹。基膜中的网状纤维等横跨相邻细胞间隙，提供肌纤维间的机械连接。平滑肌束周边的结缔组织纤维与相邻肌纤维的网状纤维相连，肌纤维收缩通过这些组织传递到邻近组织。在动脉壁和子宫壁等部位的平滑肌纤维还能合成胶原纤维、弹性纤维和基质。

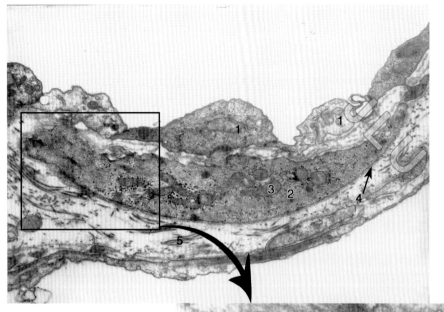

图 05-3-03　平滑肌纤维纵断面电镜像
1. 血管内皮细胞；
2. 平滑肌纤维；
3. 线粒体；
4. 基膜；
5. 结缔组织纤维

图 05-3-04　平滑肌纤维
纵断面局部电镜像
1. 血管内皮细胞；
2. 小凹；
3. 密斑；
4. 密体；
5. 线粒体；
6. 肌浆网；
7. 糖原颗粒；
8. 基膜

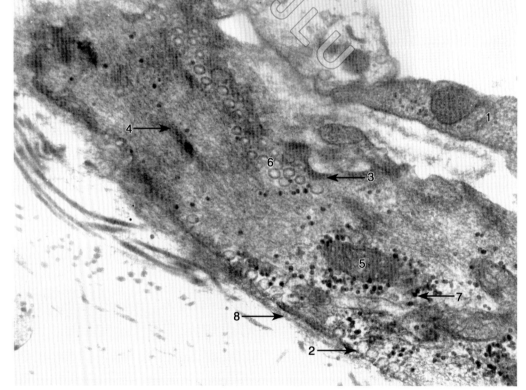

　　2. 平滑肌纤维超微结构　　电镜下,平滑肌纤维的胞质内充满肌丝和中间丝,它们分别构成平滑肌纤维的收缩系统和细胞骨架系统。细胞质内还含有线粒体、少量管状粗面内质网、游离核糖体和小型高尔基复合体,也含有糖原颗粒。肌浆网发育较横纹肌差,呈泡状或管状,位于肌膜下或分布于肌丝之间。肌浆网膜上钙泵含量很少,汲取钙能力较弱。平滑肌纤维无横小管,肌膜向肌浆内陷形成大量小凹,并沿细胞的长轴排列成带状,但是,它的功能并不能像骨骼肌横小管那样将细胞膜的兴奋传到细胞深部,而是与细胞信号传导有关的受体、激酶和联结蛋白,如蛋白激酶 C、G 蛋白等在小凹区域内高度富集,当受体与配体结合后,小凹顶端质膜融合,配体和受体复合物被吞入胞质内行使其功能。平滑肌细胞膜内面有许多电子密度高的斑块,称密斑或密区,相当于骨骼肌纤维的 Z 线,其上有肌丝附着。在胞质内还有电子密度高的不规则小体,称密体(图 05-3-03~图 05-3-05)。平滑肌纤维内的粗肌丝和细肌丝不形成肌原纤维。粗肌丝由肌球蛋白组成,其表面有成行排列的横桥,相邻的两行横桥屈动方向相反;细肌丝主要由肌动蛋白组成,与肌纤维长轴呈平行排列,一端连在密斑上,另一端游离,呈花瓣状环绕在粗肌丝周围,与粗肌丝数量之比为 12：1~30：1。

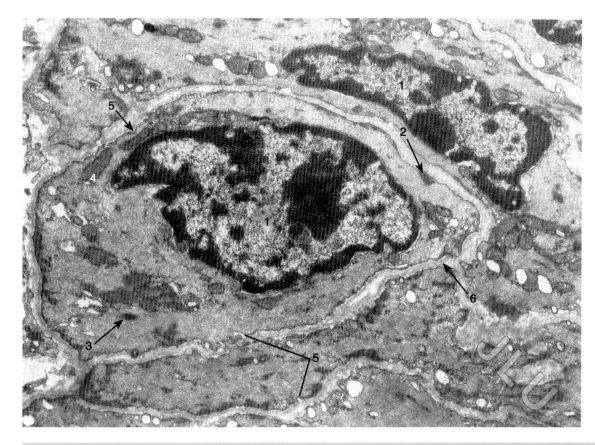

图 05-3-05　平滑肌纤维横断面电镜像
1. 细胞核；
2. 密斑；
3. 密体；
4. 线粒体；
5. 小凹；
6. 基膜

平滑肌纤维无肌节，若干粗肌丝和细肌丝聚集形成肌丝单位，又称收缩单位。此外，肌浆内的中间丝，两端连于密斑或密体上，在平滑肌纤维内形成一定几何图形的细胞骨架。由于平滑肌纤维间交错排列，彼此平行，肌膜间隔 2~4nm，彼此形成缝隙连接，以加强肌纤维收缩的协调性。

平滑肌纤维的收缩是以粗肌丝和细肌丝之间的滑动而实现。由于肌丝单位在肌膜上的附着点呈螺旋状分布，其中相邻两行横桥滑动方向相反。所以，当肌纤维收缩时，不但细肌丝沿着粗肌丝的全长滑动，而且相邻的细肌丝滑动方向相反，致使中间丝构成的细胞骨架和肌纤维呈螺旋状扭曲，肌纤维长轴缩短。

3. 平滑肌纤维收缩机制和调控　平滑肌纤维收缩的调控是通过两条信号传导途径进行：一是肌球蛋白轻链激酶途径，二是蛋白激酶 C 途径。前者通过肌浆内 Ca^{2+} 浓度升高，激活钙调蛋白依赖性肌球蛋白轻链激酶，催化肌球蛋白轻链 19 位丝氨酸磷酸化，使肌球蛋白 ATP 酶活性增大，肌丝滑行，肌纤维收缩。后者主要是通过影响细肌丝调节蛋白-调宁蛋白和钙桥蛋白的功能来调节平滑肌纤维收缩与舒张。

肌浆内 Ca^{2+} 主要来自细胞外 Ca^{2+} 内流。当动作电位传导到肌膜凹陷时，激活肌膜钙通道，大量细胞外 Ca^{2+} 内流，也可以是激动剂（如去甲肾上腺素）与相应受体结合后，通过 G 蛋白激活磷酸酯酶 C，后者水解磷脂酰肌醇二磷酸生成三磷酸肌醇和二酰甘油。一方面三磷酸肌醇激活肌浆网上的三磷酸肌醇受体，使肌浆网内 Ca^{2+} 释放入肌浆中；另一方面激动剂通过激活细胞膜上的钙通道，增加 Ca^{2+} 内流。

磷脂酰肌醇二磷酸分解生成的二酰甘油可激活细肌丝调节蛋白-钙桥蛋白和调宁蛋白磷酸化，增加 ATP 酶活性，平滑肌收缩。当肌浆内 Ca^{2+} 浓度下降时，肌球蛋白轻链、钙桥蛋白和调宁蛋白去磷酸化，ATP 酶活下降，平滑肌松弛。

4. 不同部位平滑肌特点　内脏平滑肌、血管平滑肌以及身体各不同部位的平滑肌均随着器官的生理状况不同而有差异。

（1）**内脏平滑肌**：包括消化道、输尿管、子宫及小血管等壁上的平滑肌。肌纤维间存在大量的缝隙连接，肌组织中所有的肌纤维可作为一个单位对刺激发生反应。另外，内脏平滑肌少数肌纤维具有自律性，在无外来神经活动作用时，自发性收缩，引起整个肌肉小波幅自主运动。

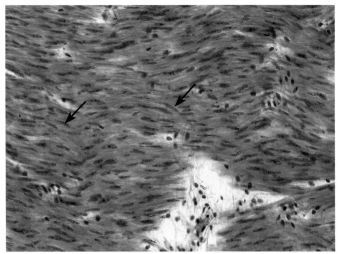

图 05-3-06　胃壁平滑肌纤维舒张状态（中倍，纵断面）
箭头示平滑肌细胞核

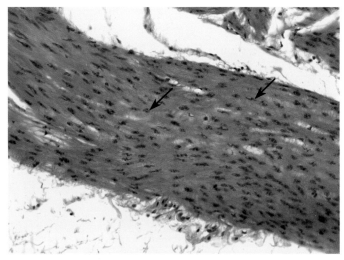

图 05-3-07　胃壁平滑肌纤维收缩状态（中倍，纵断面）
箭头示扭曲的平滑肌细胞核

自主神经传出纤维的终末呈串珠样分布在肌纤维间，与骨骼肌不同，神经纤维末端与对应的肌膜之间距离大，可达 100μm，肌膜上的受体分散在肌膜表面，结构上与邻近区肌膜无明显差异。此处平滑肌活动主要接受体液因子的调节，通过肌膜钙通道或肌浆网膜上的钙释放通道发挥作用。

消化管壁平滑肌通常内环外纵排列，环形肌厚于纵形肌（图 05-3-06，图 05-3-07）。肌纤维比血管壁上的粗大，在肌层间可见肌间神经丛。血管穿行于肌纤维间的结缔组织中，但不如横纹肌丰富。

子宫平滑肌排列致密，坚硬。肌层形成平滑肌束（图 05-3-08），束间有疏松结缔组织、血管、淋巴管和神经。妊娠时可长达 200~500μm，最大直径可达 20μm，缝隙连接明显增多，使肌纤维收缩协调性增强。肌纤维合成纤维和基质，使结缔组织也增加。

（2）**血管平滑肌**：其厚度因血管腔大小而异。中动脉血管平滑肌纤维细，有分支，多层环形排列（图 05-3-09），这种排列既保持管腔大小相对恒定，同时肌纤维与细胞外纤维排列空间具有一定的可变性，与调节血管壁的扩张性和顺应性相适应。肌纤维可以合成多种物质，如细胞外基质的弹性蛋白、胶原蛋白、黏多糖。内皮损伤后，肌纤维迁移到内膜并增殖，由此认为，此处平滑肌纤维为成纤维细胞亚型。病理情况下，还可脂肪变性，参与动脉粥样斑块的形成。在大动脉，肌纤维比内脏肌纤维短，约长 60~200μm，体积小，细胞内收缩单位与细胞外纤维连接更密切。微动脉和微静脉与内脏肌纤维更接近。相邻肌纤维依靠黏合带形成机械性结合。

（3）**其他部位平滑肌**：如皮肤立毛肌、虹膜肌和睫状肌、大血管平滑肌、膀胱壁平滑肌等，这些部位平滑肌的肌纤维间少有缝隙连接，没有自律性，自主神经传出纤维的终末呈串珠样广泛分布在肌纤维上，与对应的肌膜之间距离仅 20~30μm，类似骨骼肌神经肌接头。自主神经完全控制肌纤维收缩活动。

5. 平滑肌细胞的发生与再生　平滑肌细胞由胚胎时期中胚层的间充质细胞分化而来。在消化道、呼吸道等管壁的平滑肌细胞来源于原始消化管内胚层周围的间充质细胞。平滑肌与骨骼肌和心肌不同，在出生后某些条件下可以再生。如在创伤愈合过程中，可见平滑肌细胞数目增多，但其来源尚不清楚。一般认为，增多的肌细胞来源于结缔组织中未分化的间充质细胞。由于在形态上不易辨认未分化的间充质细胞与成纤维细胞，而且成纤维细胞与平滑肌细胞又是近缘细胞，因而平滑肌细胞是否可由成纤维细胞演变而来，尚不清楚。

出生后的平滑肌细胞可能出现适应性肥大。如老年人，当前列腺增生导致膀胱尿液潴留、肠管肿瘤占位性梗阻等，使管壁平滑肌过度持续伸展，平滑肌细胞出现肥大。其产生原因是原有的细胞有丝分裂，并伴随单个细胞体积增加 2~4 倍。平滑肌再生情况，因不同部位而异。慢性高血压，动脉管壁逐渐增厚。肠管或大血管断开经手术吻合后，主要通过纤维瘢痕连接而有限修复。妊娠子宫，肌纤维增生是胎儿生长引起肌纤维机械性伸展刺激和激素共同作用结果。妊娠时，孕激素能使子宫平滑肌纤维体积增大，并能抑制平滑肌收缩。雌激素能使其数量增加。

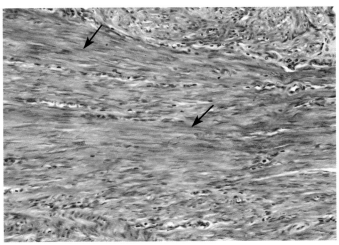

图 05-3-08　子宫平滑肌（中倍）
箭头所示子宫平滑肌细胞核
（周莉　图）

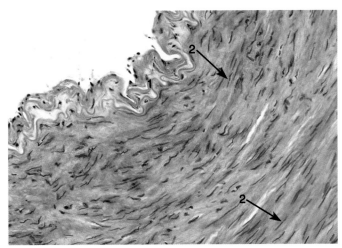

图 05-3-09　中动脉平滑肌（中倍）
1. 中动脉内膜；2. 中膜平滑肌细胞核
（周莉　图）

（梁　玉）

第六章 神经组织

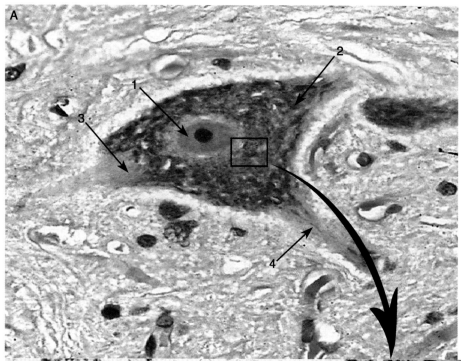

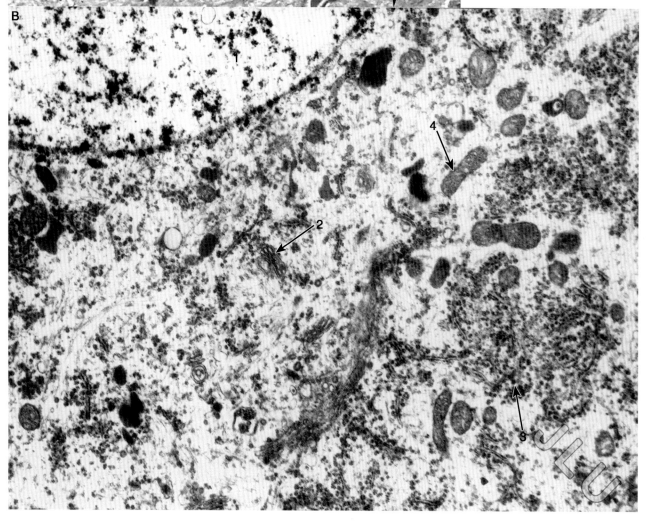

图 06-1-01 神经元胞体光、电镜像
A. 神经元胞体光镜像（高倍，甲苯胺蓝染色）
　1. 细胞核；
　2. 尼氏体；
　3. 轴丘；
　4. 树突
B. 神经元胞体电镜像
　1. 细胞核；
　2. 高尔基复合体；
　3. 粗面内质网和多核糖体；
　4. 线粒体

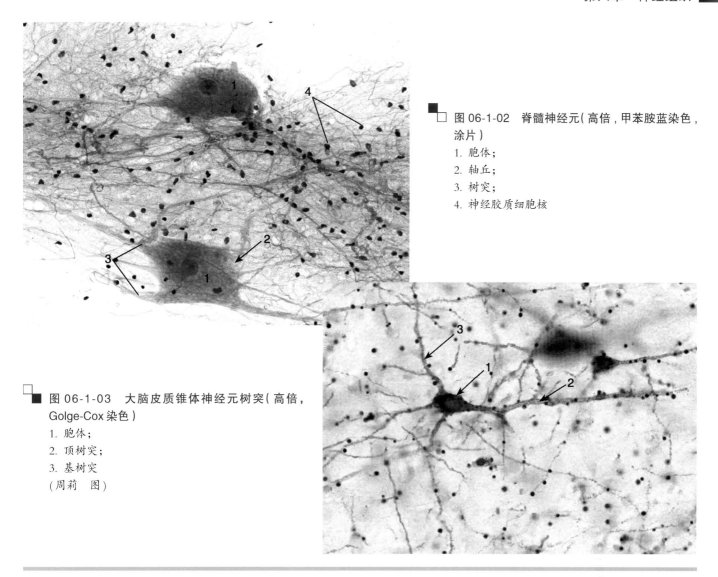

图 06-1-02　脊髓神经元（高倍，甲苯胺蓝染色，涂片）
1. 胞体；
2. 轴丘；
3. 树突；
4. 神经胶质细胞核

图 06-1-03　大脑皮质锥体神经元树突（高倍，Golge-Cox 染色）
1. 胞体；
2. 顶树突；
3. 基树突
（周莉 图）

神经组织由神经细胞和神经胶质细胞组成。神经细胞常称神经元,可接受刺激、传导信息。通过神经元之间的联系,把信息加以分析或储存,并传递给各种效应细胞,以调节机体的各种生理活动。神经胶质细胞的数量为神经元的10~50倍,对神经元起支持、保护、营养和绝缘等作用,两者为密切相关的统一体。

第一节 神 经 元

神经元的结构　神经元是一种高度分化的细胞,不同类型神经元形态和大小各不相同。但是,所有神经元均由胞体和突起两部分组成,而突起又分为树突和轴突。

（1）**胞体**:是神经元功能活动中心,也是营养与代谢中心。神经元胞体形态多样化,有星形、锥形、梭形或球形等。不同神经元胞体大小相差悬殊,直径小的仅有数微米,如脊髓后角的中间神经元和小脑颗粒细胞,大的可达100μm 以上,如脊髓前角运动神经元和小脑浦肯野细胞。

神经元的细胞膜为可兴奋膜,具有接受刺激、处理信息、产生和传导神经冲动的功能。细胞核大而圆,常位于胞体中央,着色浅,核仁大而明显(图 06-1-01A)。神经元的细胞质一般称为核周质,核周质内除有一般细胞都有的各类细胞器和细胞骨架外,还有神经递质和神经调质。神经元胞质中有两种独特结构,即尼氏体(Nissl's body)和神经原纤维,前者于光镜下呈嗜碱性团块或不规则形颗粒,电镜下尼氏体由大量粗面内质网和游离核糖体聚集而成(图 06-1-01B,图 06-1-04),其主要功能是合成蛋白质,包括更新细胞器所需要的结构蛋白,合成神经递质所需的酶类以及肽类神经调质。尼氏体存在于胞体和树突中,轴突内无尼氏体。因此,可从胞体发出轴突的起始部(轴丘)有无尼氏体辨别树突或轴突。不同类别神经元尼氏体数量、大小和形态均不相同,但是,每一类神经元尼氏体的形态和多少相对稳定,与神经元合成蛋白质功能呈正相关。当神经元损伤或代谢异常时,尼氏体出现形态变化,甚至溶解。倘若神经损伤得以修复,尼氏体形态仍可恢复正常。

神经原纤维是神经元胞质内交织成网的细丝状结构。在镀银染色切片中,可见存在于核周质和突起内,呈棕黑色

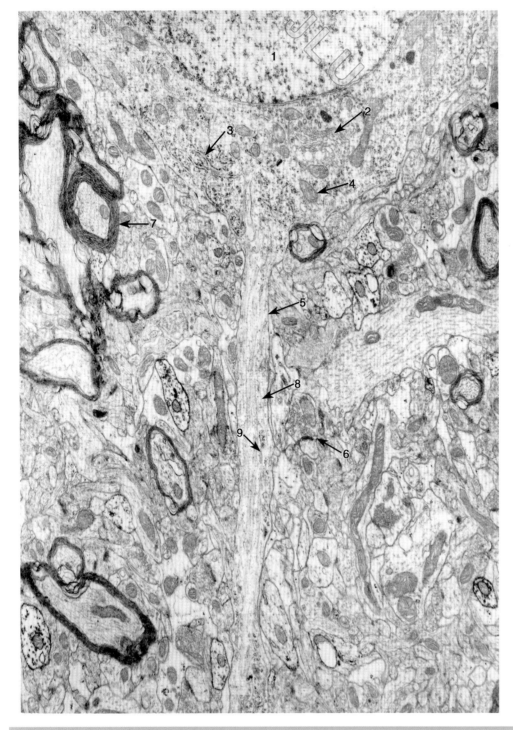

图 06-1-04　神经元树突电镜像
1. 细胞核；
2. 高尔基复合体；
3. 粗面内质网和游离核糖体；
4. 线粒体；
5. 树突；
6. 突触；
7. 有髓神经纤维；
8. 微丝；
9. 微管

细丝（图 06-1-05）。电镜下,神经原纤维由排列成束的神经丝、微管和微丝组成。神经丝是神经元特有的中间丝,直径约 10nm,由 3 种多肽亚单位 NF-L（68kD）、NF-M（160kD）、NF-H（200kD）装配而成的蛋白多聚体,能高度磷酸化,尤其是在成熟轴突中,一般认为神经丝赋予轴突以张力。微管直径约 25nm,主要成分是由 α 和 β 两种微管蛋白形成异二聚体,另有约 10%～15% 参与微管结构装配的微管相关蛋白（microtubule associate proteins,MAPs）。神经丝、微管,以及由肌动蛋白构成的微丝共同成为神经元的细胞骨架（图 06-1-04）,除具有支持作用外,还成为细胞运输的重要结构。

神经元树突和轴突内均有不同类型的 MAPs,大多数 MAPs 均有增强微管稳定性或刺激微管装配的作用。树突中有多种亚型的 MAPs,使微管形成比较松散的微管束;轴突中有一种特异的 MAP 称为 Tau,它可使微管密集成束,故 MAPs 对神经元突起形成具有重要作用,它的磷酸化作用对多种疾病也有重要影响。例如阿尔茨海默病患者的脑皮质和海马区神经元胞质内出现神经原纤维缠结,为大量异常磷酸化 Tau 导致,此种情况,Tau 不能促使微管正常联结,出现螺旋丝状,并与其他蛋白质簇集在一起,形成神经原纤维缠结,进而对神经元造成严重损伤,这也被认为是阿尔茨海默病的重要发病机制之一。

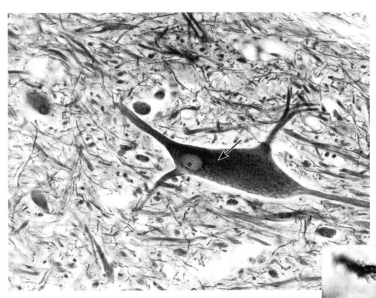

图 06-1-05 脊髓前角运动神经元（高倍，镀银染色）
箭头示神经原纤维
（周莉 图）

图 06-1-06 大脑皮质锥体神经元（高倍，Golge-Cox染色）
1. 神经元胞体；
2. 轴突；
3. 树突；
4. 树突棘

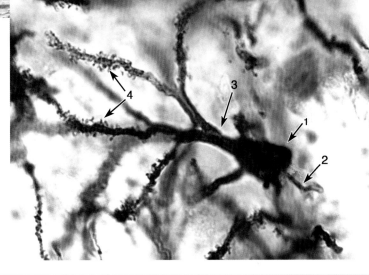

神经元核周质内常见棕黄色脂褐素，它是一种残余体，由于细胞内自噬性溶酶体酶活性耗竭，其内完全由残留物占据，光镜下呈不规则、大小不一的褐色颗粒；电镜下呈由电子密度不同的物质和脂滴共同构成。人从 6 岁开始，神经元内即可见脂褐素，随年龄增长逐渐增多，当脂褐素含量在胞质内达到一定程度，RNA 含量便逐渐减少，细胞功能随之下降。

（2）**树突**：一般呈树枝状分支，可接受刺激并把神经冲动传向胞体。每个神经元有一至多条树突（图 06-1-02，图 06-1-03）。其内部结构与胞体基本相似，含尼氏体、神经丝、微丝和微管等。树突主干逐级发出的分支上常见许多棘状短小突起，称树突棘（图 06-1-06）。树突棘使神经元接受刺激的表面积更为扩大。电镜下，常见树突棘内有细微丝状物和棘器。棘器为 2~3 层滑面内质网形成的板层（图 06-2-03），其间有少量致密物。棘器还可见树突干和轴突起始段。树突棘并非固定不变的结构，加强学习记忆或功能训练可增加对应功能区神经元树突和树突棘的数量，而神经退行性疾病及老龄化时树突棘可减少甚至消失。

（3）**轴突**：每个神经元只有一条轴突（图 06-1-06），可将神经冲动由胞体传向终末。绝大部分神经元的轴突由胞体发出，长短不一，短者仅数微米，长者可达 1 米以上，沿途有少量侧支呈直角分出，轴突末端分支形成轴突终末。光镜下，胞体发出轴突的起始部位常呈圆锥形淡染，称轴丘（图 06-1-01），无尼氏体，可借此特点与树突鉴别。当神经元胞体出现兴奋性电位变化时，该起始段出现外向电流，故此处是第一个动作电位的发起部位。轴突的细胞膜称为轴膜，细胞质为轴质，轴质内有许多微丝、神经丝、微管、线粒体和小泡等。神经丝、微管和微丝之间有横桥连接，构成轴质中网架（微小梁网架）。轴突内的物质流动，称为轴质流。轴突内结构以一种双向性形式运输，称轴突运输，其中微管是轴质流的结构基础。胞体内新生成的微小梁网架以慢速运输形式自胞体移向终末；胞体内合成的蛋白质（轴膜更新所需的蛋白、合成神经递质的酶）、含神经递质或神经调质的小泡和膜性细胞器等以快速顺向运输的形式自胞体移向终末；而轴突终末的代谢产物和其摄取的物质（邻近细胞产生的营养因子、蛋白质和小分子物质等）快速逆向运输至胞体。某些病毒和毒素也可经逆向轴突运输侵犯神经元胞体。如狂犬病毒、脊髓灰质炎病毒和破伤风毒素等。

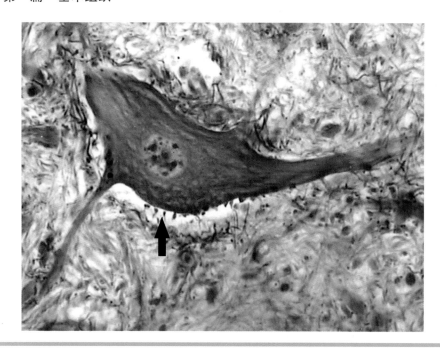

图06-2-01 突触扣结（高倍，镀银染色）
箭头所示突触扣结
（曾园山 图）

第二节 突 触

　　突触是神经元与神经元之间或神经元与效应细胞（肌细胞或腺细胞）之间传递信息的一种细胞连接。神经元之间借助突触彼此相互联系，构成机体复杂的神经网络。光镜下，神经元轴突终末呈球形膨大，0.5μm 至数微米；在镀银染色切片上呈棕黑色圆形颗粒，称突触扣结（图 06-2-01）。电镜下，突触由突触前成分、突触间隙和突触后成分构成。突触前成分（即光镜下的突触扣结）内含滑面内质网、线粒体、许多突触小泡、微丝和微管等。突触小泡内含不同神经递质和神经调质，其形态随神经递质不同而异。圆形清亮小泡内含乙酰胆碱，有致密核心的小颗粒型小泡内含单胺类，扁平清亮小泡内含氨基酸类，含神经肽类的往往是有致密核心的大颗粒型小泡。神经肽常作为神经调质调节神经递质的释放和影响突触后电位的大小。调节途径与神经递质不同，一般是通过第二信号系统而传递信息，其作用缓慢而持久。在一个轴突终末内通常具有一种经典神经递质与 1~3 种神经肽共存。突触小泡表面附有突触素 I，可将小泡集合并附着于细胞骨架上。突触前膜明显增厚，其胞质面附着致密物和排列规则的致密突起。致密突起之间的空隙可容纳突触小泡。突触间隙位于突触前、后膜之间，宽 15~30nm。其内有黏合质以及分解神经递质和神经调质的水解酶。突触后成分一般位于神经元的树突、树突棘或胞体，它们与突触前成分分别构成轴-树突触、轴-棘突触和轴-体突触（图 06-2-02 和图 06-2-03）。突触后膜胞质面也附着致密物，其上有特异性神经递质和神经调质受体及离子通道。

　　当神经冲动沿轴膜传到轴突终末时，引起突触前膜的钙离子通道开放，钙离子由细胞外进入突触扣结，在 ATP 的参与下使突触素 I 发生磷酸化，进而突触素 I 与突触小泡的亲和力降低，以至于与小泡分离，并脱离细胞骨架，移至突触前膜与之融合，通过出胞作用释放小泡内容物至突触间隙。突触后膜特异性受体与相应神经递质结合后，膜内离子通道开放，改变突触后膜两侧的离子分布，使效应细胞出现兴奋性或抑制性突触后电位。突触的兴奋或抑制取决于神经递质及其受体的种类。

　　在神经系统发育、成熟及学习记忆众多生理活动中，突触数量、形态和功能均会发生变化，这种变化称为突触可塑性。两个相互靠近的神经元在未形成突触之前，膜上没有任何变化。在突触逐渐形成时，突触后膜先出现受体蛋白，从而对神经递质的敏感性增高。轴突与所接触的神经元形成突触是有严格选择的。在神经-肌肉接头再生研究中，Agrin 蛋白有诱导突触后膜分化的作用。运动神经元轴突终末释放 Agrin，并与肌细胞表面相应受体结合，可使原本分散的乙酰胆碱受体移动、聚集在相对轴突终末部位的肌膜上，进而诱导突触形成。

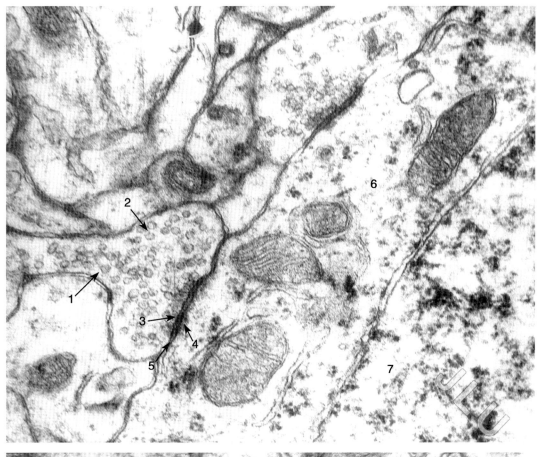

图 06-2-02 轴 - 体
突触电镜像
1. 突触前成分；
2. 突触小泡；
3. 突触前膜；
4. 突触后膜；
5. 突触间隙；
6. 神经元胞体；
7. 神经细胞核

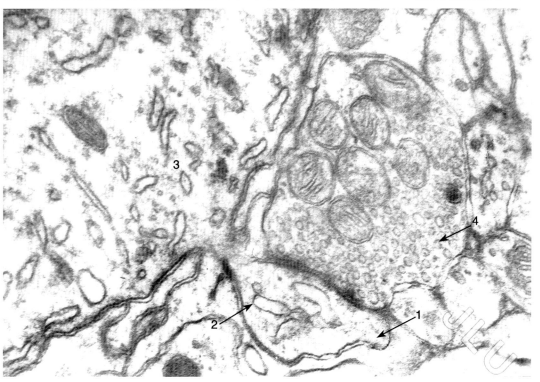

图 06-2-03 轴 - 棘
突触电镜像
1. 树突棘；
2. 棘器；
3. 树突干；
4. 突触小泡

第三节 神经胶质细胞

神经胶质细胞(简称胶质细胞)是神经组织内另一大类细胞,分布于神经元之间,与神经元的结构和功能关系密不可分,两者形成一个共同完成神经系统功能的统一体。胶质细胞体积一般比神经细胞小,有突起,在常规染色标本上仅见其细胞核,于镀银或免疫组织化学染色标本中方可见到细胞完整形态。胶质细胞分两大类:一类为中枢神经系统胶质细胞;另一类为周围神经系统胶质细胞。

1. 中枢神经系统胶质细胞 有星形胶质细胞、少突胶质细胞、小胶质细胞、室管膜细胞和脉络丛上皮细胞等(图06-3-01)。

(1) **星形胶质细胞**:是体积最大、数量最多的胶质细胞,分布于神经元的胞体和突起之间。胞体呈星形,常规染色细胞核呈圆形或卵圆形,较大,染色浅。从胞体伸出许多长而有分支的突起(图06-3-02)。胞质内含由胶质细胞原纤维酸性蛋白(glial fibrillary acidic protein,GFAP)构成的胶质丝(属中间丝),参与组成细胞骨架。GFAP 被广泛认为是星形胶质细胞的标志性蛋白(图06-3-03),可利用其特异性抗体识别星形胶质细胞或星形胶质细胞来源的肿瘤。此细胞可分为两种类型:一是纤维性星形胶质细胞,分布于脑和脊髓白质,突起长而直,分支少,其内胶质丝丰富;二是原浆性星形胶质细胞,分布于脑和脊髓灰质,突起短粗,分枝多,胶质丝较少。两种类型细胞突起末端常扩展形成脚板,靠近脑和脊髓表面的细胞脚板贴附于软膜内表面,彼此连接构成软膜下胶质界膜(图06-3-01),其更多脚板贴附在毛细血管壁上参与血-脑屏障的形成(图06-3-02,图06-3-04)。电镜下,星形胶质细胞核常染色质较多,故电子密度较低,细胞质内有大量胶质丝、糖原颗粒丰富(图06-3-05)。原浆性星形胶质细胞突起呈薄片状,常包裹神经元及其突触(突触间隙除外),使突触能够处于相对稳定的环境中。在中枢神经系统中常见成群的轴突终末终止于神经元的某一局部(如树突干),这些轴突终末被星形胶质细胞突起包裹,形成突触小球,使之与其他神经元及其突起分隔,以避免影响邻近神经元。

星形胶质细胞突起末端扩大,形成脚板,或称终足,贴附于脑内毛细血管壁上,构成血-脑屏障的胶质界膜,限制血管内多种物质进入神经组织。血-脑屏障由连续性毛细血管内皮细胞及紧密连接、基膜、周细胞和胶质界膜构成(图06-3-06,详见第七章神经系统)。在中枢神经系统中,星形胶质细胞还有许多重要功能。它能摄取神经元释放的神经递质和神经调质,并参与神经递质代谢。如星形胶质细胞可通过相应的高亲和载体摄取谷氨酸和 γ-氨基丁酸(GABA),细胞内的谷氨酰胺合成酶把摄入的谷氨酸和 γ-氨基丁酸转变为谷氨酰胺,后者再被转运到神经元,作为再利用的神经递质前体原料。倘若星形胶质细胞功能异常,过多地摄取了 γ-氨基丁酸,使抑制性神经递质水平下降,可导致癫痫发生。另一方面,星形胶质细胞将摄入的谷氨酸转变为谷氨酰胺时,需消耗氨,如此可避免游离氨在脑内积聚,对脑组织起解毒和保护作用。倘若星形胶质细胞受损,氨在脑组织中聚集,可引起神经功能紊乱。此外,肝性脑病的原因是肝功受损后,许多毒素进入脑,直接损害星形胶质细胞,更加剧氨在脑中积聚。当神经元发生兴奋时,细胞内钾离子流入细胞外间隙,由于星形胶质细胞膜表面有多种类型的钾离子通道,对钾离子有较高的通透性,过多的钾离子很快被星形胶质细胞吸收,从而使细胞外钾离子不会明显升高,以保持钾离子的平衡。然而,星形胶质细胞也因吸收过多的钾离子而发生去极化,其膜电位比神经元高,进入细胞内的钾离子又可通过细胞间的缝隙连接很快扩散。星形胶质细胞膜上还有电压门控的钙离子、钠离子和阴离子通道,由此能维持神经元周围环境的离子稳定性。星形胶质细胞也具有许多神经递质受体,如肾上腺素、γ-氨基丁酸、谷氨酸、5-羟色胺、乙酰胆碱和一些神经肽、嘌呤和激素等受体。神经递质通过上述受体可引起星形胶质细胞产生复杂的反应,影响其代谢。如谷氨酸和 γ-氨基丁酸可引起星形胶质细胞膜去极化;普遍存在的 β-肾上腺素受体与特异性神经递质结合后,可激活腺苷酸环化酶,产生大量 cAMP,促使星形胶质细胞内的糖原分解为葡萄糖,以供神经元利用;此外,cAMP 还能刺激星形胶质细胞释放牛磺酸(抑制性神经递质),局部调节神经元的活动,增强细胞合成神经营养因子,如神经生长因子等。星形胶质细胞还有 α-肾上腺素受体(α_1 和 α_2),刺激受体可引起磷酸肌醇分解,产生第二信使肌醇三磷酸和二酰甘油。前者调节细胞内钙离子转运,后者激活蛋白激酶 C。许多治疗精神疾病药物,如抗焦虑和抗抑郁药物是通过星形胶质细胞相应受体互相作用后,影响神经元代谢过程而起作用的。

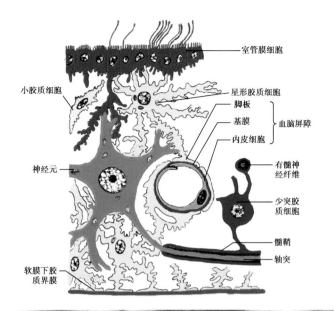

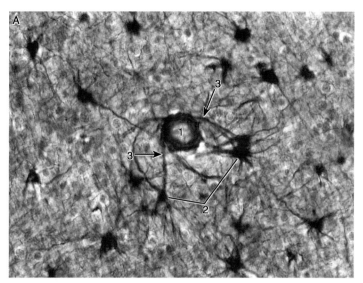

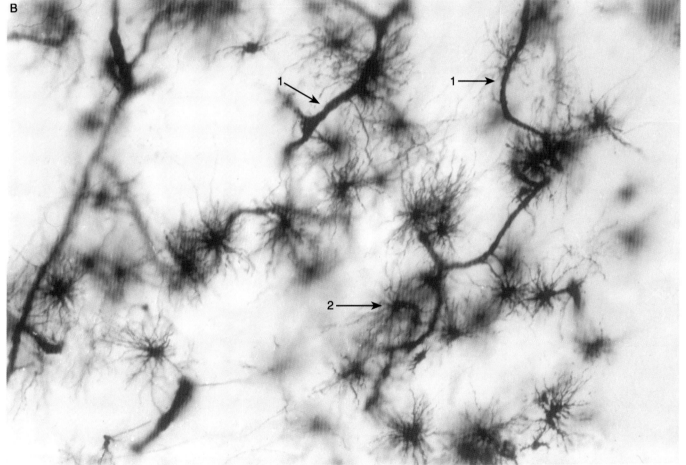

室管膜细胞

小胶质细胞

星形胶质细胞

脚板
基膜　　　血脑屏障
内皮细胞

神经元

有髓神经纤维

少突胶质细胞

髓鞘
轴突

软膜下胶质界膜

◨ 图 06-3-01　中枢性神经胶质细胞模式图

◧ 图 06-3-02　星形胶质细胞与血管的关系(高倍)
A. 金升汞染色法
1. 小血管横断面；2. 星形胶质细胞体；3. 星形胶质细胞突起
（周莉　图）
B. 镀银染色法
1. 血管纵断面；2. 星形胶质细胞
（复旦大学上海医学院　图）

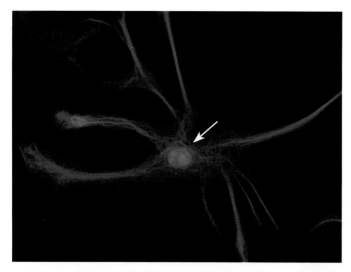

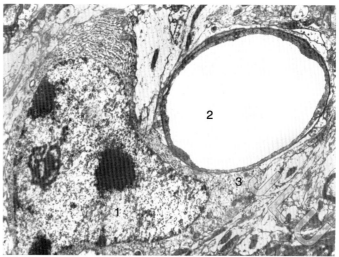

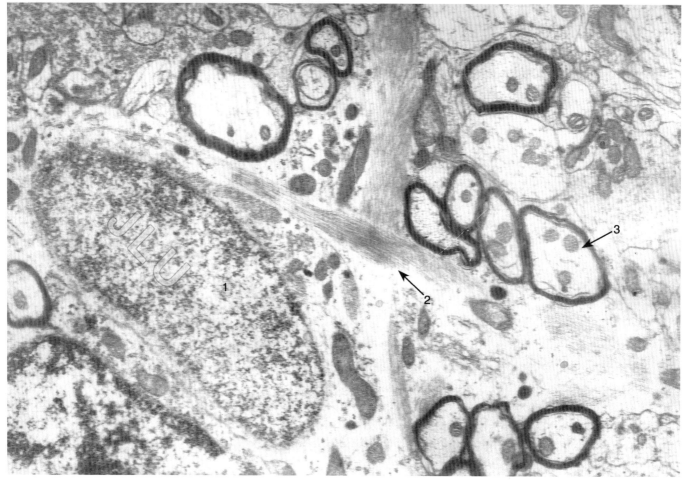

图 06-3-03 培养的星形胶质细胞(高倍,GFAP 免疫荧光染色)
胶质细胞原纤维酸性蛋白呈红色荧光

图 06-3-04 星形胶质细胞与血管的关系电镜像
1. 星形胶质细胞核;2. 连续毛细血管腔;3. 脚板

图 06-3-05 星形胶质细胞电镜像
1. 星形胶质细胞核;2. 胶质丝束;3. 邻近的轴突

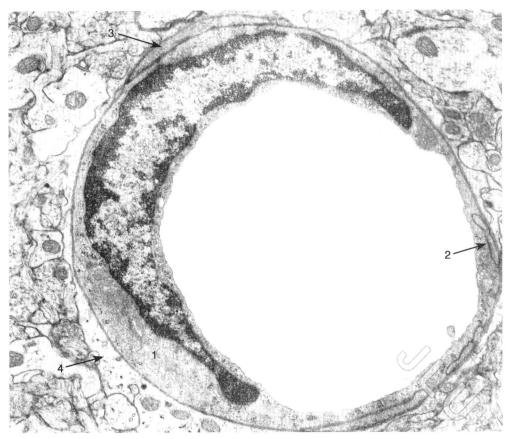

图 06-3-06 血 - 脑屏障电镜像
1. 连续性毛细血管内皮；
2. 内皮的紧密连接；
3. 周细胞部分胞质；
4. 星形胶质细胞脚板

图 06-3-07 损伤脊髓中的胶质瘢痕（低、高倍，GFAP 免疫荧光染色）
A. 低倍，
1. 损伤腔；
2. 胶质瘢痕
B. 高倍，
1. 损伤腔；
2. 胶质瘢痕；
3. 星形胶质细胞

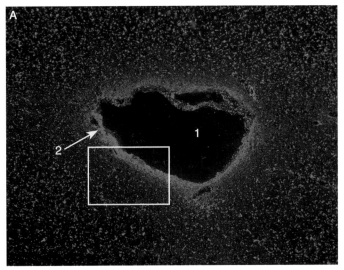

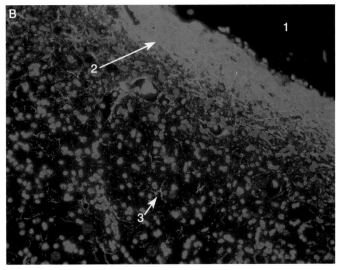

　　星形胶质细胞还可以分泌大量神经营养因子和多种生长因子，对神经元发育过程的存活、增殖、迁移和分化起重要作用。成年时期神经元功能的维持，以及神经损伤后神经元可塑性变化和再生等也需依靠这些细胞因子的调节。在中枢神经损伤时，损伤局部的星形胶质细胞出现反应性增生，新生细胞不仅数量增多、体积增大、突起增多，还参与吞噬神经损伤处的细胞碎片，进而释放神经营养因子和细胞因子，有利于神经元及突起的生长与再生。但是，大量增生的星形胶质细胞聚集于损伤区周围，形成异常密集的胶质瘢痕，阻碍髓鞘的形成和再生轴突的延伸（图 06-3-07）。倘若上述情况发生于脑，反应性星形胶质细胞调节神经元代谢和稳定离子环境的功能紊乱，神经元兴奋后细胞外高浓度钾离子不能及时被星形胶质细胞吸收，可使神经元兴奋性增高，从而导致神经元癫痫样放电。星形胶质细胞是脑内的抗原呈递细胞，细胞膜上具有 MHC-Ⅱ类蛋白分子，后者能结合经处理的外来抗原，将之呈递给 T 淋巴细胞，进而引发免疫应答反应。星形胶质细胞的 MHC-Ⅱ类蛋白分子可能与多发性硬化症和其他涉及免疫系统的疾病有关。

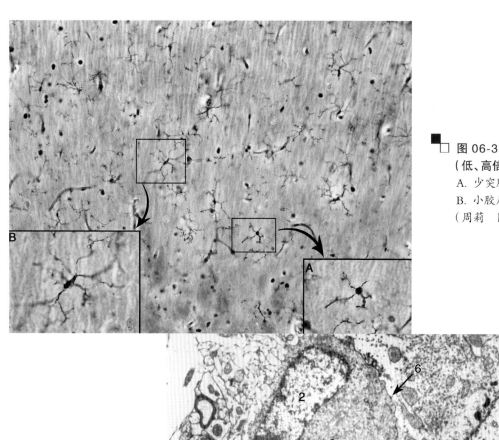

□ 图 06-3-08　少突胶质细胞和小胶质细胞
（低、高倍，Rio-Honesa 镀银染色法）
　A. 少突胶质细胞；
　B. 小胶质细胞
（周莉　图）

□ 图 06-3-09　少突胶
质细胞电镜像
　1. 神经细胞核；
　2. 少突胶质细胞核；
　3. 少突胶质细胞质；
　4. 髓鞘；
　5. 轴突；
　6. 细胞连接

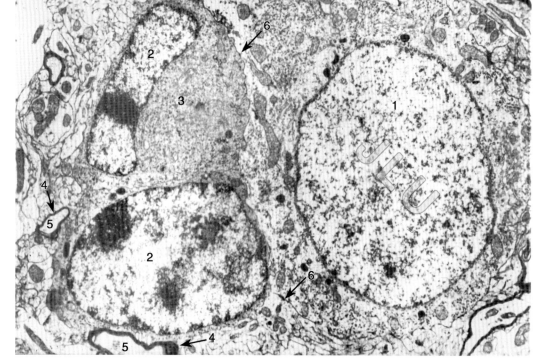

（2）**少突胶质细胞**：胞体较星形胶质细胞小，光镜下常规染色细胞核卵圆形，染色质致密。在镀银染色标本中（图 06-3-08），突起较少，故得名。免疫组织化学方法显示少突胶质细胞突起及分支并不少，只因突起末端扩展成扁平薄膜，反复包卷轴突而未能显现。此细胞在脑和脊髓灰质，常位于神经元附近，轴突周围，与神经元胞体有密切连接（图 06-3-09）。但是，少突胶质细胞与神经元之间也常有星形胶质细胞突起形成的薄片分隔。位于脑和脊髓白质的少突胶质细胞排列成行，分布于神经纤维束之间。

电镜下，少突胶质细胞核异染色质居多，大多密集核膜处，细胞质较少，但细胞器较多，如游离核糖体和粗面内质网、高尔基复合体和线粒体等。核周和突起内有大量微管是电镜下与星形胶质细胞区别的主要依据。少突胶质细胞发出的突起有许多分支，其末端扩展成扁平薄膜，包卷神经元的轴突形成髓鞘，成为中枢神经系统髓鞘形成细胞（图 06-3-09）。每个少突胶质细胞可形成数十个有髓神经纤维的结间体。少突胶质细胞可合成连接蛋白 32 和 45 等，形成缝隙连接。此连接还存在于包裹形成髓鞘的细胞膜上，其作用是与包裹的轴突直接进行信息交流。另外，少突胶质细胞形成髓鞘的扁平薄膜之间以及与轴突之间形成大量的紧密连接，防止离子从薄膜之间通过以强化髓鞘的绝缘作用。

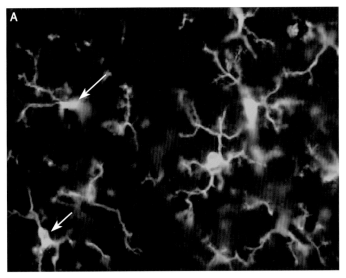 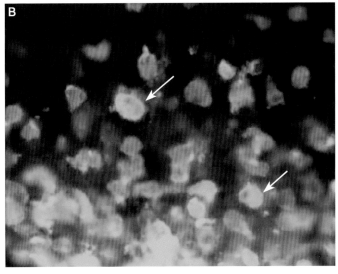

图 06-3-10　正常脊髓和损伤脊髓小胶质细胞（高倍，IBA1 免疫荧光）
A. 箭头所示正常脊髓中小胶质细胞；B. 箭头所示脊髓损伤区小胶质细胞

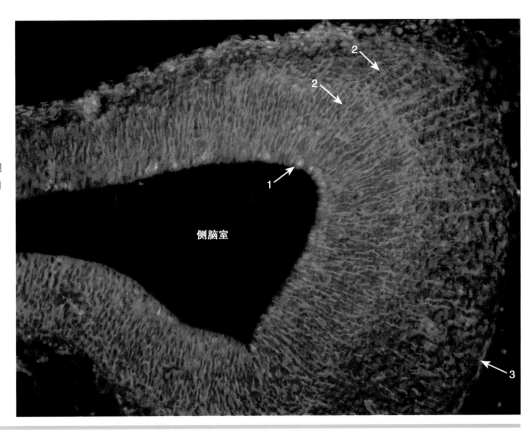

图 06-3-11　放射状胶质细胞
（低倍，E$_{12}$ 大鼠端脑，波形蛋白
免疫荧光染色）

1. 放射状胶质细胞胞体；
2. 放射状胶质细胞长突起；
3. 软脑膜

（周莉　图）

少突胶质细胞除形成髓鞘外，还有类似星形胶质细胞的功能，如摄取神经递质 GABA，在神经系统损伤时参与吞噬活动等。少突胶质细胞以及它形成的髓鞘含有一些抑制因子，如轴突生长抑制蛋白 Nogo-A 以及髓磷脂相关糖蛋白（MAG）等，它们能阻止神经元轴突随意生长，在中枢神经损伤后，随着髓鞘崩解，这些物质释放出来将成为抑制神经再生的主要因素，倘若去除这些抑制性蛋白质，可促进受损伤的轴突再生。

（3）小胶质细胞：是中枢神经系统中数量最少、体积最小的胶质细胞。常规染色小胶质细胞胞体细长或椭圆形，细胞核小，呈扁平或三角形，染色深。在银染标本中，可见从胞体发出细长、有分支的突起，表面有许多棘突（图 06-3-08，图 06-3-10A）。一般认为，小胶质细胞来源于血液中的单核细胞，属单核吞噬细胞系统。IBA1（Ionized calcium binding adapter molecule 1）是小胶质细胞的标志性蛋白。中枢神经系统受到损伤或发生各种疾患时，小胶质细胞被激活转化为反应性小胶质细胞，此时突起逐渐回缩、胞体变大（图 06-3-10B），具有吞噬能力，可吞噬细胞碎屑和溃变的

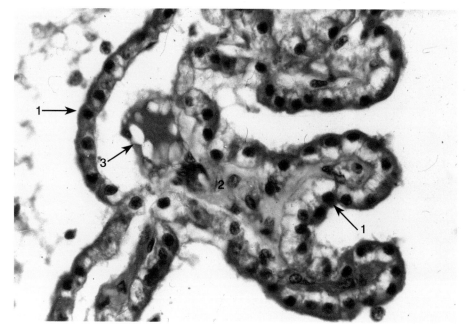

图 06-3-12　脉络丛(高倍)
1. 脉络丛上皮细胞;
2. 结缔组织;
3. 血管
(复旦大学上海医学院　图)

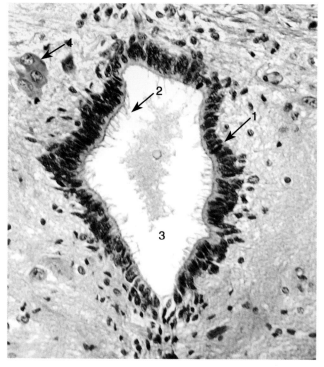

图 06-3-13　脊髓中央管室管膜细胞(高倍)
1. 室管膜细胞;
2. 细胞表面纤毛;
3. 中央管;
4. 神经元
(周莉　图)

髓鞘。除此而外,小胶质细胞还有免疫功能,是中枢神经系统的抗原呈递细胞和免疫效应细胞。功能相对静止的小胶质细胞低表达 MHC 抗原,当神经系统受损时,星形胶质细胞和小胶质细胞被诱导表达 MHC 抗原,引发免疫应答反应。反应性小胶质细胞能合成和分泌许多与巨噬细胞相同的炎性细胞因子,甚至神经毒性因子,若产生过量,可破坏神经元。

（4）**放射状胶质细胞**:存在于胚胎神经发育时期,归于星形胶质细胞系。在神经发育起始阶段,神经上皮分化来的放射状胶质细胞胞体位于脑室区,伸出的长突起从脑室一直抵达软脑膜表面(图 06-3-11)。经研究证实,放射状胶质细胞可发生对称和不对称分裂,不对称分裂产生两个命运不同的子细胞,即一个为干细胞,留在原位;另一个为成神经细胞,后者沿着产生它的放射状胶质细胞突起向软脑膜方向放射状迁移,成神经细胞排列成柱状,并分化为皮质各层神经元。放射状胶质细胞停止产生神经元后,突起回缩,分化为增殖缓慢的 B 型星形胶质细胞,分布于成体室管膜下区,这些细胞也表达星形胶质细胞的标志性蛋白 GFAP。所以,大脑皮质神经元发生在先,神经胶质细胞发生在后。其中胚胎放射状胶质细胞和成体室管膜下区的星胶质细胞虽然有自我复制及继续分化的潜能,但是,它们的分化方向

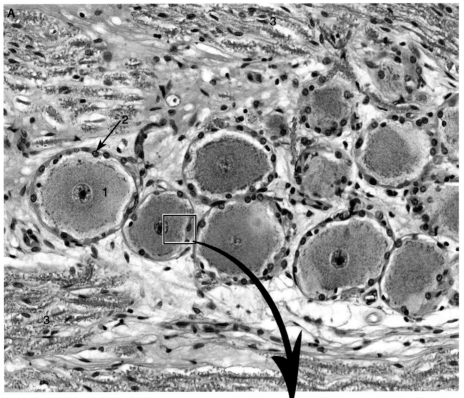

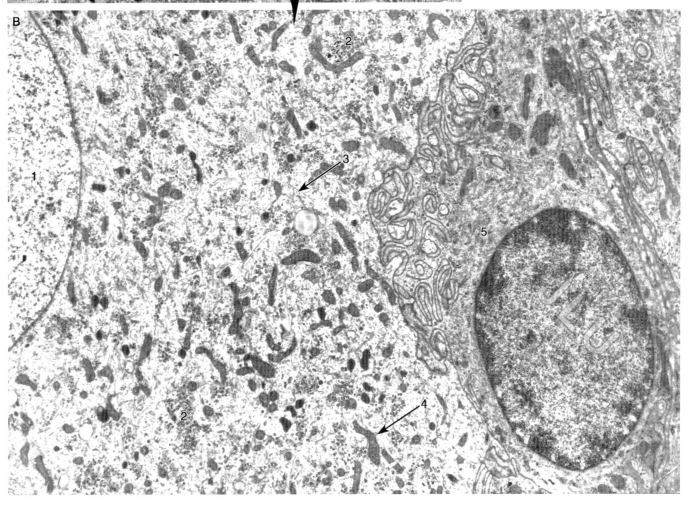

图 06-3-14 脊神经节细胞光、电镜像

A 1. 神经节细胞；
   2. 卫星细胞；
   3. 有髓神经纤维

B 1. 神经节细胞核；
   2. 粗面内质网和游离核糖体；
   3. 微丝；
   4. 线粒体；
   5. 卫星细胞

由于位置不同已经受到限制。放射状胶质细胞突起作为成神经细胞迁移的脚手架,细胞质中富含糖原颗粒,突起和毛细血管紧密接触,相邻细胞间存在连接复合体,表达幼稚胶质细胞标志性蛋白,即波形蛋白和 RC_2。

(5) **脉络丛上皮细胞**:为一层立方形或矮柱形细胞,其表面有许多微绒毛,但无纤毛,细胞核大而圆,胞质内线粒体较多,细胞侧面之间靠近游离处有连接复合体,上皮基底面有基膜,与深部结缔组织相连(图 06-3-12)。脉络丛上皮细胞的主要功能是分泌脑脊液,并构成血-脑脊液屏障。

(6) **室管膜细胞**:衬附于脑室和脊髓中央管腔面,呈单层立方或单层柱状上皮样结构,称室管膜。它表面有许多微绒毛,有些细胞表面还有纤毛(图 06-3-13),纤毛的摆动有助于脑脊液流动。部分细胞基底面变细形成细长突起伸向深部神经毡,称伸长细胞(tanycyte)。室管膜细胞与深部的神经毡之间无基膜分隔,但有室管膜下层与神经毡相隔,室管膜下层内含 B 型星形胶质细胞和一些小细胞,后者细胞多为圆形,细胞核深染,胞质内游离核糖体丰富,被认为是分裂活跃的未成熟细胞,在此区常见细胞分裂相。近年来认为,神经干细胞主要存在于脑某些部位的室管膜下层。此区也是脑肿瘤的好发部位。

2. 周围神经系统的神经胶质细胞　包括形成周围神经系统髓鞘的施万细胞和包裹神经节内神经元的卫星细胞。

(1) **施万细胞**:又称神经膜细胞,起源于胚胎神经嵴。是周围神经系统形成髓鞘的细胞。除嗅神经外,周围神经中有髓神经纤维的髓鞘均由施万细胞形成。成熟的施万细胞长度可达数百微米甚至 1 毫米以上,它们首尾相连,一个接一个地包裹着周围神经纤维的轴突或长树突,即有髓神经纤维。一个施万细胞仅包裹一条轴突并形成一段致密髓鞘,相邻两个施万细胞形成的髓鞘之间有一小段裸露的轴突,称郎飞结。两个郎飞结之间的一段神经纤维称为结间体。施万细胞的胞核呈扁卵圆形,一般位于细胞中部,居髓鞘外面(图 06-5-04)。S100 蛋白是施万细胞的标志性蛋白。髓鞘不仅能绝缘和保护轴突,更重要的是,极大地加快神经传导速度(详见本章第五节)。在无髓神经纤维中,施万细胞也是首尾相连,每个细胞同时包裹多条细小轴突。施万细胞能分泌大量神经营养因子和多种细胞外基质,对神经元发育、功能维持和轴突再生具有重要作用。目前,大量研究显示,移植施万细胞能有效促进损伤后中枢神经系统和周围神经系统的轴突再生和再髓鞘化。

周围神经损伤时,损伤神经纤维远端的轴突将完全溃变,周围的髓鞘也逐渐崩解,但施万细胞一般不会死亡,反而会大量增殖并分化。由于成熟施万细胞外表面有一层明显基膜,在神经纤维外围形成基膜管。轴突和髓鞘崩解过程基膜管仍完整保留,增殖的施万细胞逐渐在基膜管内形成纵行排列的细胞索,称为宾格尔带(Büngner zone)。宾格尔带可引导和促进轴突再生。增殖的施万细胞还能与巨噬细胞一起吞噬轴突与髓鞘崩解形成的碎片。再生后期施万细胞可重新对再生轴突进行包绕并形成髓鞘,此过程称为再髓鞘化。

(2) **卫星细胞**:又称被囊细胞,它包裹着神经节内神经元胞体。光镜下,呈单层扁平或立方形,细胞核圆形,胞质少;电镜下,可见卫星细胞深面凹凸不平,与神经元的不规则表面相互嵌合(图 06-3-14),相邻卫星细胞又以胞质突起呈不同程度重叠,外表面有基膜。在脊神经节中,卫星细胞完全包绕神经元胞体,此处无突触,还包绕神经元轴突起始段(轴突呈 T 形分支前的盘曲段),并形成一节或若干节髓鞘,直至 T 形分支处才被施万细胞所替代。在自主神经节中,卫星细胞较少,不能完全包裹神经元胞体,故节前纤维的轴突终末可与自主神经节细胞胞体形成突触。卫星细胞具有营养、绝缘和保护神经节细胞的功能。

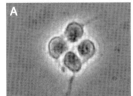
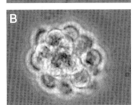
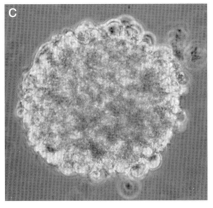

图 06-4-01　悬浮培养的神经干细胞（倒置相差显微镜）
A、B、C 示培养不同时期的神经干细胞球

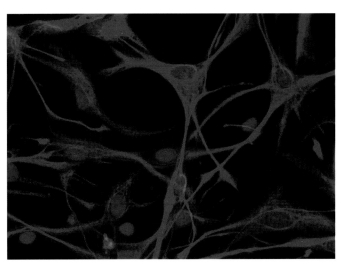

图 06-4-02　贴壁培养的神经干细胞（巢蛋白免疫荧光染色，DAPI 复染细胞核，共聚焦扫描荧光显微镜）
红色荧光示巢蛋白表达，蓝色荧光示细胞核

第四节　神经干细胞

　　长期以来，多数神经生物学家认为，神经细胞高度分化后失去分裂、增殖能力，成年中枢神经系统内缺乏能分化为神经元的干细胞。随着发育神经生物学的研究进展，越来越多的实验证明，神经干细胞不仅存在于胚胎时期而且还存在于成年人及动物的中枢神经系统内（图 06-4-01、图 06-4-02）。在正常发育的胚胎中，神经管是中枢神经系统发生的原基，神经管上皮分化来的放射状胶质细胞不但是新生神经细胞迁移的脚手架，自身还能产生成神经细胞（详见本章第三节"放射状胶质细胞"）。放射状胶质细胞产生神经元停止后，突起回缩，分化为 B 型星形胶质细胞，并分布于成体室管膜下区。2001 年 Arturo Alvarez-Buylla 提出神经干细胞家族假说，此假说把胚胎神经上皮细胞-放射状胶质细胞-成体室管膜下区的星形胶质细胞均称之为神经干细胞家族。在成体内，神经干细胞主要存在于脑的某些特殊区域，如侧脑室室管膜下区和海马齿状回的颗粒层下区。侧脑室的室管膜下区神经干细胞分为三种类型，即 A 型细胞、B 型细胞和 C 型细胞，其中 A 型细胞最多，它们不断增殖，沿着一条特定的迁移路线—头侧迁移流（rostal migrate stream, RMS）迁移至嗅球，实施细胞的生理性置换。迁移流主要是 A 型细胞组成，缓慢增殖的 B 型星形胶质细胞构成管套样结构包绕着 A 型细胞，C 型细胞沿着 A 型细胞的迁移链分散排列。A 型细胞表达神经特异性 β-微管蛋白（β-Tubulin）和多唾液酸神经细胞黏附分子（PSA-NCAM）；三种类型的细胞均表达神经上皮干细胞蛋白，即巢蛋白（nestin）。有实验表明，B 型细胞在一定条件下首先分裂形成 C 型细胞，然后 C 型细胞形成神经前体细胞，即 A 型细胞，最终成为中间神经元。海马齿状回颗粒层下区的神经干细胞迁移并分化为不同类型的神经元和神经胶质细胞，维持大脑结构的可塑性，参与大脑认知、学习和记忆等过程。

第五节　神经纤维

　　神经纤维是由神经元的长突起及包绕它的神经胶质细胞构成。在中枢神经系统包绕神经纤维的神经胶质细胞是少突胶质细胞，在周围神经系统包绕神经纤维的是施万细胞。根据神经胶质细胞是否形成髓鞘，将其分为有髓神经纤维和无髓神经纤维两类。

　　1. 有髓神经纤维　中枢神经系统及周围神经系统的绝大部分神经纤维均为有髓神经纤维，前者由少突胶质细胞形成髓鞘，后者由施万细胞形成髓鞘。

　　（1）周围神经系统有髓神经纤维：由施万细胞一个接一个地套在轴突外面，呈长卷筒状，最长可达 1 500μm。相邻的施万细胞之间不完全连接，有一小段裸露的轴突，此狭窄部称郎飞结，相邻两个郎飞结之间的一段神经纤维称结

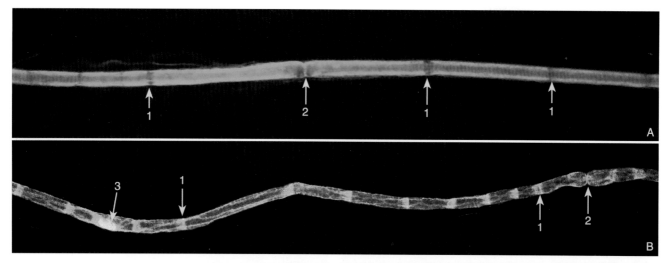

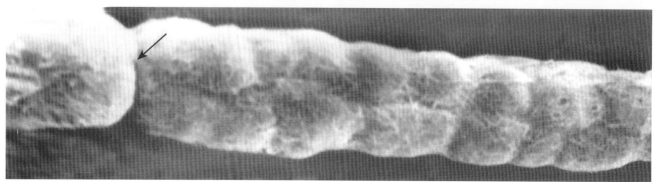

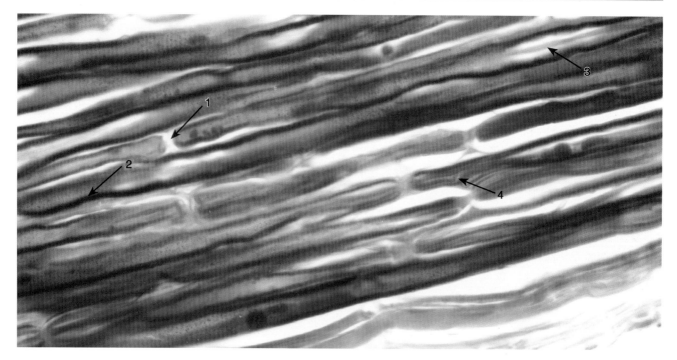

图 06-5-01　有髓神经纤维（高倍，免疫荧光染色）

A. 髓鞘碱性蛋白免疫荧光染色
B. S100 免疫荧光染色
　1. 施-兰切迹；
　2. 郎飞结；
　3. 施万细胞核

图 06-5-02　有髓神经纤维扫描电镜像
　箭头所示郎飞结

图 06-5-03　有髓神经纤维（高倍，锇酸染色）

　1. 郎飞结；
　2. 髓鞘；
　3. 轴索（轴突）；
　4. 施-兰切迹
（海南医学院　图）

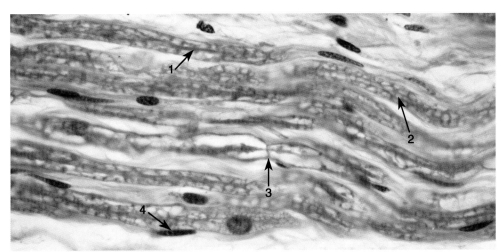

图 06-5-04　有髓神经纤维
（高倍，纵断面）
1. 轴索（轴突）；
2. 髓鞘；
3. 郎飞结；
4. 施万细胞核

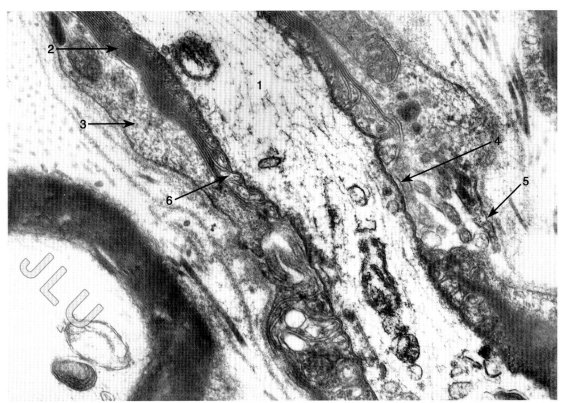

图 06-5-05　郎飞结与结旁区电镜像（纵断面）
1. 轴突；2. 髓鞘；3. 施万细胞外侧胞质；4. 郎飞结；5. 施万细胞指样突起；6. 舌状胞质囊

间体（图 06-5-01~图 06-5-04）。有髓神经纤维的形成是伴随着轴突生长进行的。此过程是施万细胞表面凹陷，形成纵沟，轴突陷入纵沟，其两侧细胞膜贴合形成轴突系膜，该系膜不断伸长并卷绕轴突，其结果在轴突周围形成许多同心圆环绕的膜结构，即髓鞘。施万细胞胞质被挤到髓鞘内侧和外侧以及靠近郎飞结两端。在有髓神经纤维横断面上，施万细胞可分三层，中层为多层细胞胞膜形成的髓鞘，以髓鞘为界，胞质分为内侧胞质和外侧胞质。内侧胞质极薄，光镜下难以分辨；外侧胞质略厚，细胞核位于其中。电镜下，可见髓鞘呈明暗相间的同心圆板层状（图 06-5-05）。髓鞘的化学成分主要是类脂，称髓磷脂，约占 80%，其余为蛋白质，中枢神经系统髓鞘主要有蛋白类脂蛋白和髓鞘碱性蛋白，周围神经髓鞘中半数以上的蛋白是分子量为 28~30kDa 的跨膜糖蛋白 PO，其他为 P1 和 P2 蛋白。它们对髓鞘形成和稳定具有重要作用。常规染色时，轴突周围因类脂被有机溶剂溶解而留下空隙，仅见残留蛋白质，故髓鞘呈网状结构（图 06-5-04，图 06-5-07）。采用神经丝蛋白和髓鞘碱性蛋白的特异性抗体进行免疫组织化学染色则能反映出髓鞘包绕轴突的情况（图 06-5-08）。倘若采用免疫组织化学染色或能固定髓磷脂的锇酸染色，在有髓神经纤维纵断面上，

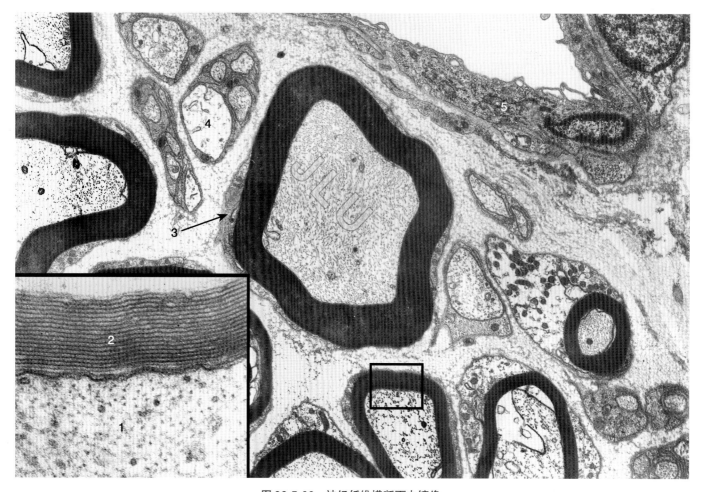

图 06-5-06　神经纤维横断面电镜像
1. 有髓神经纤维轴突；2. 髓鞘；3. 施万细胞外侧胞质；4. 无髓神经纤维轴突；5. 毛细血管内皮细胞

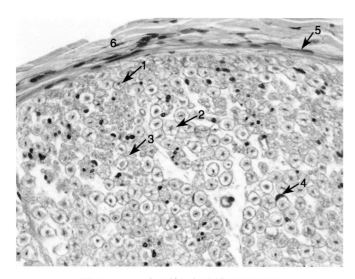

图 06-5-07　有髓神经纤维横断面（中倍）
1. 轴突；2. 髓鞘；3. 神经内膜；4. 施万细胞核；5. 神经束膜上皮细胞；6. 神经束膜

（周莉　图）

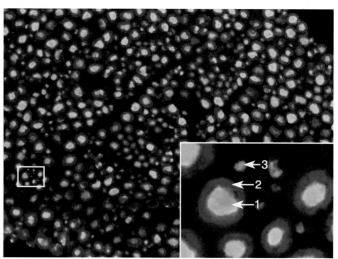

图 06-5-08　有髓神经纤维（横断面，低、高倍，神经丝蛋白和髓鞘碱性蛋白联合免疫荧光染色）
1. 轴突；2. 髓鞘；3. 无髓神经纤维

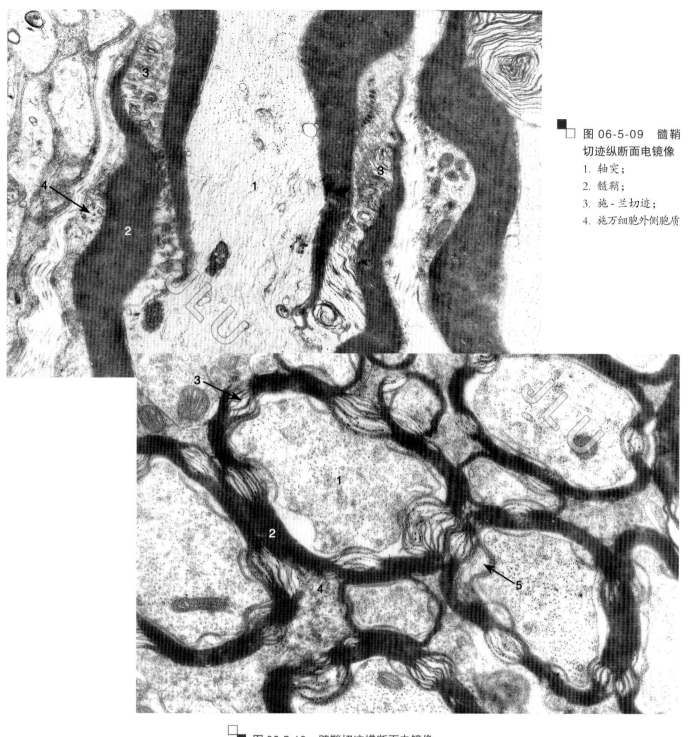

图 06-5-09　髓鞘切迹纵断面电镜像
1. 轴突；
2. 髓鞘；
3. 施-兰切迹；
4. 施万细胞外侧胞质

图 06-5-10　髓鞘切迹横断面电镜像
1. 轴突；2. 髓鞘；3. 施-兰切迹；4. 施万细胞外侧胞质；5. 施万细胞内侧胞质

还可见到一些漏斗形斜裂,称施-兰切迹或髓鞘切迹(图 06-5-01,图 06-5-03),电镜下可见此处是施万细胞内、外侧胞质间穿越髓鞘的狭窄通道(图 06-5-09,图 06-5-10)。

　　髓鞘的近郎飞结处,称结旁区。此区保留较多的施万细胞胞质,郎飞结两侧胞质向中心伸出指状突起。结旁区质膜不参与形成轴突系膜,细胞膜之间因有胞质而分离形成舌状胞质囊,它们均贴附在轴膜上,其压迹使轴膜呈波浪形。舌状胞质囊内有微管和小泡等结构(图 06-5-05)。郎飞结和结旁区轴膜的离子通道蛋白极为丰富,当轴膜去极化时这些通道开放,有利于有髓神经纤维的跳跃式传导。

　　(2) **中枢神经系统有髓神经纤维**:其基本结构与周围神经系统的有髓神经纤维相同。主要区别如下:①形成髓鞘

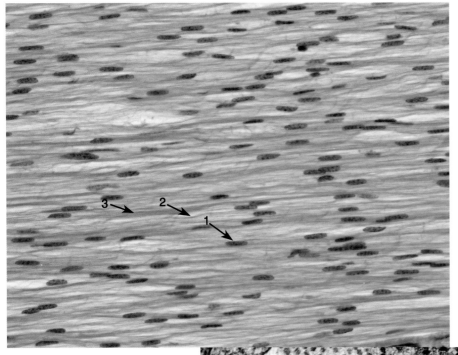

图 06-5-11 无髓神经纤维(中倍,纵断面)
1. 施万细胞核;
2. 轴突;
3. 施万细胞质
(周莉 图)

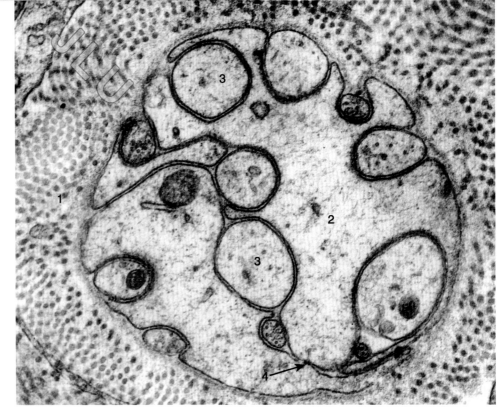

图 06-5-12 无髓神经纤维电镜像(横断面)
1. 结缔组织;
2. 施万细胞;
3. 轴突;
4. 轴突系膜

的细胞是少突胶质细胞;②少突胶质细胞多个突起末端形成的扁平薄膜分别包卷多条轴突,其胞体位于神经纤维之间;③无髓鞘切迹,而且髓鞘板层数较少,纤维较细(图 06-3-09);④形成的髓鞘外表面无基膜。

  2. 无髓神经纤维

  (1) **周围神经系统无髓神经纤维**:周围神经中细小轴突(直径<1μm)一般均无髓鞘包绕,但这些轴突周围仍有施万细胞包绕和绝缘。电镜下,施万细胞排列成串,胞体凹陷成许多纵沟,细小的轴突单独或成束陷在这些纵沟内,即每个施万细胞可以包裹多条轴突,但不形成髓鞘,无郎飞结和髓鞘切迹等结构。施万细胞外表面有基膜(图 06-5-11,图 06-5-12)。

  (2) **中枢神经系统无髓神经纤维**:轴突外面没有任何细胞包裹,裸露穿行于有髓神经纤维及胶质细胞之间。无髓

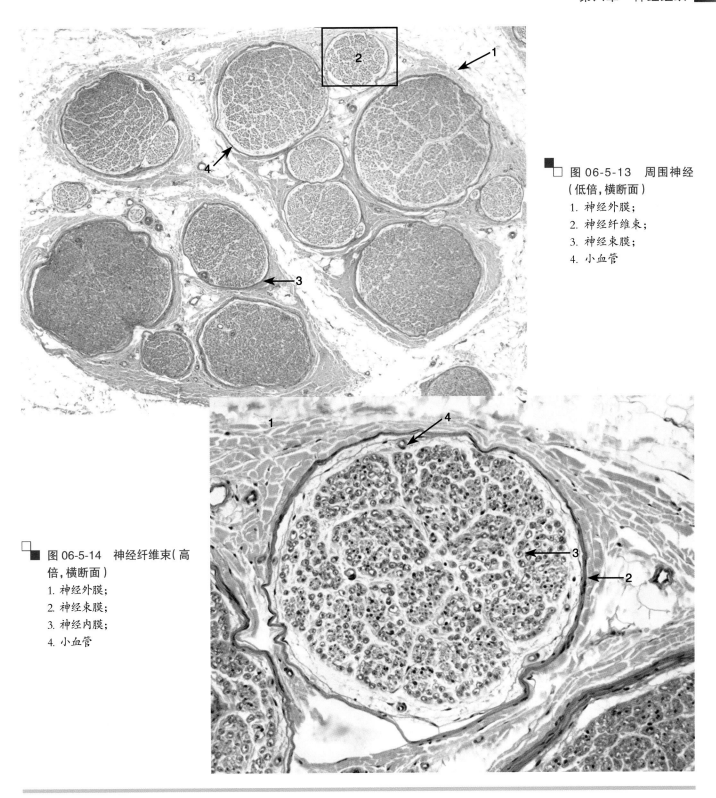

图 06-5-13　周围神经（低倍，横断面）
1. 神经外膜；
2. 神经纤维束；
3. 神经束膜；
4. 小血管

图 06-5-14　神经纤维束（高倍，横断面）
1. 神经外膜；
2. 神经束膜；
3. 神经内膜；
4. 小血管

神经纤维因无髓鞘和郎飞结，神经冲动只能沿轴突的轴膜传导，故传导速度较慢。

3. **神经**　周围神经系统中功能相关的神经纤维集结在一起，外包致密结缔组织，构成肉眼可见的白色神经。大多数神经内同时含感觉、运动和自主神经纤维，即混合神经。在组织学结构上，多数神经既有有髓神经纤维又有无髓神经纤维（图 06-5-08）。包裹神经外表面的一层致密结缔组织称神经外膜；数量不等的神经纤维被结缔组织分隔成束，包裹神经纤维束的结缔组织称神经束膜；神经束膜内层有多层扁平上皮样细胞，称神经束膜上皮（图 06-5-07），其细胞之间有紧密连接，每层上皮细胞均有基膜相隔，此种结构具有屏障作用，可限制进出神经的物质。神经纤维束内的每条神经纤维也有结缔组织包裹，称神经内膜。神经外膜内的纵行血管发出分支进入神经束膜，进而在神经内膜形成毛细血管网（图 06-5-13，图 06-5-14），神经内膜还富含淋巴管。

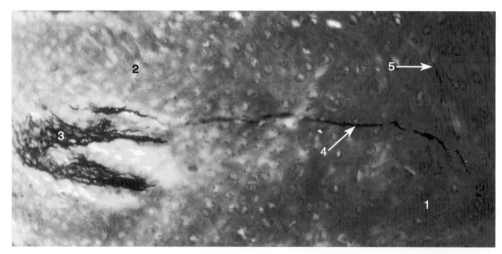

图 06-6-01　游离神经末梢
（高倍，镀银染色，皮肤）
1. 表皮；
2. 真皮；
3. 神经纤维网；
4. 轴突末梢；
5. 游离神经末梢
（复旦大学上海医学院　图）

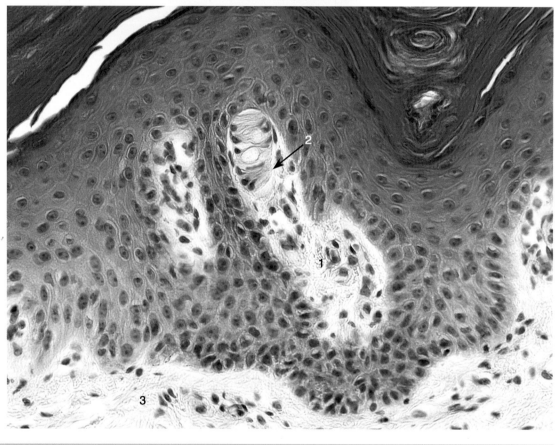

图 06-6-02　触觉
小体（高倍，皮肤）
1. 真皮乳头；
2. 触觉小体；
3. 真皮网织层
（周莉　图）

第六节　神 经 末 梢

　　1. **感觉神经末梢**　又称感受器，能接收来自皮肤和肌肉等处的躯体感觉和来自胃肠、血管等处的内脏感觉以及眼、耳、鼻和舌等处的特殊感觉。此处仅介绍几种主要的躯体感觉神经末梢。

　　（1）**游离神经末梢**：由较细的有髓神经纤维或无髓神经纤维的终末反复分支而成，其中有髓神经纤维的髓鞘在接近末梢处消失，广泛分布于表皮（图 06-6-01）、角膜和毛囊的上皮细胞之间，也分布于真皮、骨膜、脑膜、血管外膜、关节囊、肌腱、韧带、筋膜和牙髓等处的结缔组织内。此类神经末梢感受冷、热、轻触和痛的刺激。

　　（2）**触觉小体**：分布在皮肤真皮乳头处，呈卵圆形，长轴与皮肤表面垂直。内有许多扁平细胞横行排列，外包有结缔组织被囊。有髓神经纤维进入小体前失去髓鞘，然后盘绕在扁平细胞之间（图 06-6-02，图 06-6-03）。

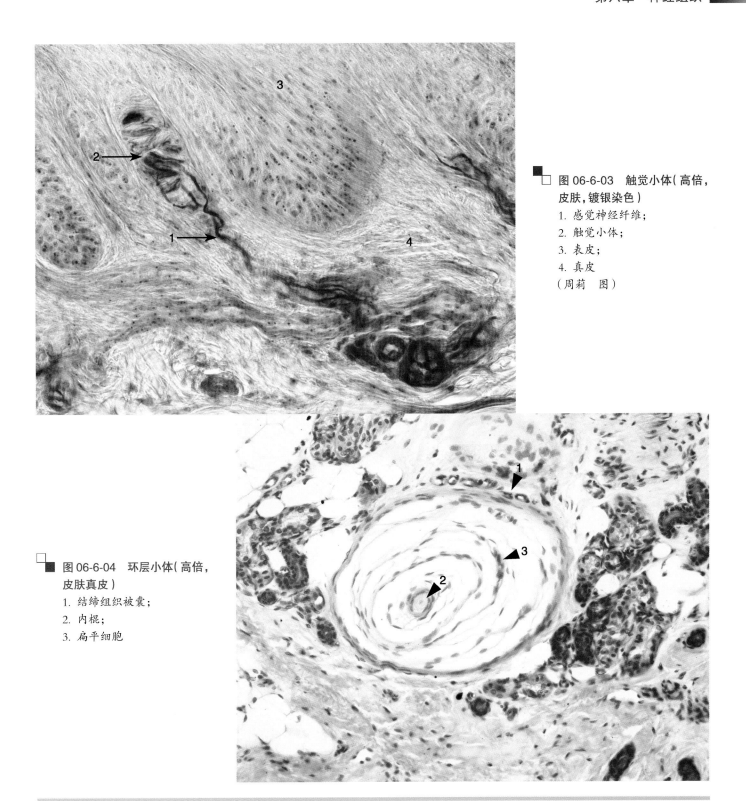

图 06-6-03　触觉小体（高倍，皮肤，镀银染色）
1. 感觉神经纤维；
2. 触觉小体；
3. 表皮；
4. 真皮
（周莉　图）

图 06-6-04　环层小体（高倍，皮肤真皮）
1. 结缔组织被囊；
2. 内棍；
3. 扁平细胞

（3）**环层小体**：较大，呈卵圆形或圆形，有数十层扁平的结缔组织细胞和纤维呈同心圆排列，中央是一条均质状圆柱体，称内棍，失去髓鞘的神经末梢分布于其中。环层小体可分布于皮下组织、腹膜、肠系膜、外生殖器、乳头、骨膜、韧带和关节囊等处，感受压觉和振动觉（图 06-6-04）。

（4）**肌梭**：分布在骨骼肌内的梭形结构。表面有结缔组织被囊，内含若干条细小梭形骨骼肌纤维，称梭内肌。梭内肌纤维的细胞核成串排列或集中在肌纤维的中段而使该处膨大。失去髓鞘后的感觉神经纤维末梢进入肌梭呈环状包绕梭内肌纤维中段含核部分，还有一种细的神经纤维呈花枝样附在邻近中段的两端（图 06-6-05，图 06-6-06）。此外，肌梭内也有运动神经末梢，分布在梭内肌纤维两端。肌梭属于本体感受器，主要感受肌梭周围的肌纤维收缩与舒张。

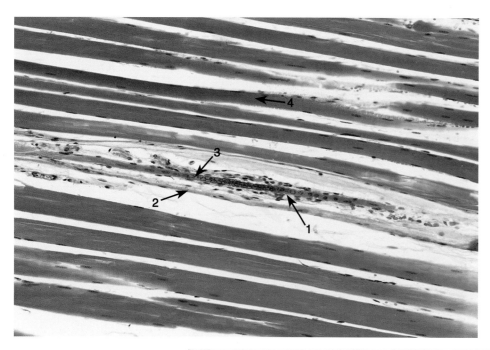

图 06-6-05　肌梭(低倍)
1. 梭内肌;
2. 结缔组织被囊;
3. 梭内肌细胞核;
4. 梭外肌
(暨南大学夏潮涌　图)

图 06-6-06　肌梭(高倍,
改良氯化金浸染)
1. 梭外肌;
2. 梭内肌;
3. 神经末梢;
4. 梭内肌细胞核;
5. 神经纤维束;
6. 结缔组织被囊

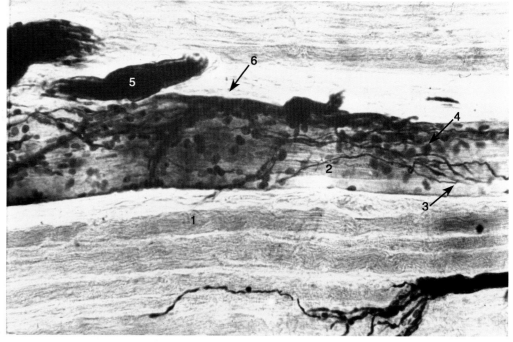

　　2. **运动神经末梢**　是运动神经元轴突在组织和腺体中的终末结构。支配肌纤维收缩和腺体分泌,故也称效应器,属于突触的一种特殊类型。可分为躯体和内脏运动神经末梢两类。

　　(1) **躯体运动神经末梢**:又称运动终板或神经肌连接。位于脊髓前角和脑干的运动神经元胞体发出长轴突,抵达骨骼肌细胞时脱去髓鞘,轴突终末反复分支,每个分支形成葡萄状终末,并与对应的骨骼肌细胞形成椭圆形板状隆起的突触连接(图 06-6-07,图 06-6-08)。一个运动神经元支配的骨骼肌细胞数目少则 1~2 条,多则上千条;但一条骨骼肌纤维通常只接受一个轴突分支的支配。一个运动神经元及其支配的全部骨骼肌细胞合称一个运动单位。运动单位越少,产生的运动越精细,如手指和面部。电镜下,运动终板处的骨骼肌细胞表面凹陷形成浅槽,槽底肌膜即突触后膜,形成许多皱褶,使突触后膜面积增大。轴突终末(即突触小体)呈爪状嵌入浅槽,小体内有许多含乙酰胆碱的圆形突触小泡和线粒体(图 06-6-09,图 06-6-10)。当神经冲动到达运动终板时,释放神经递质乙酰胆碱,继而与突触后膜中的相应受体结合,改变肌膜两侧的离子分布,从而产生兴奋,引发肌细胞收缩。

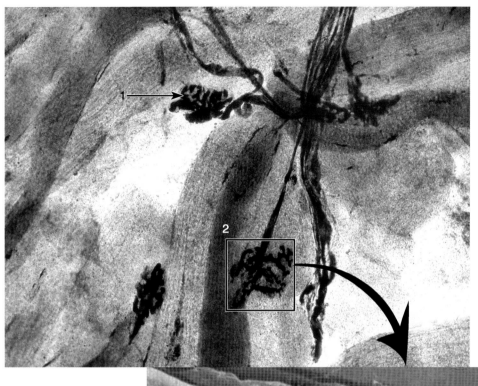

图 06-6-07 运动终板（高倍，氯化金 - 甲酸浸染）
1. 轴突终末；
2. 骨骼肌细胞
（周莉 图）

图 06-6-08 运动终板扫描电镜像
1. 神经纤维；
2. 毛细血管和周细胞；
3. 轴突终末；
（运动终板）
4. 骨骼肌细胞

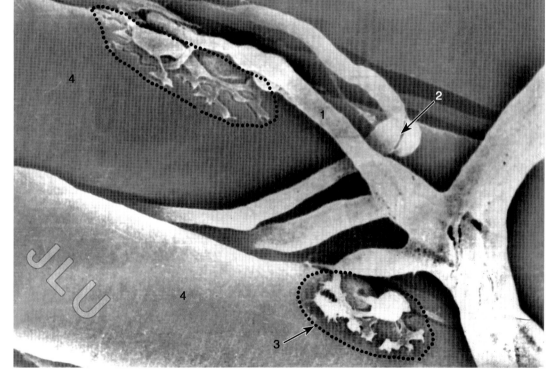

（2）**内脏运动神经末梢**：由植物性神经节后纤维形成，一般为直径小于 1μm 的无髓神经纤维。从中枢到效应器通常由两个神经元组成。第一个神经元称节前神经元，胞体位于脊髓灰质侧角或脑干，其轴突称节前纤维；第二个神经元称节后神经元，胞体位于自主神经节或神经丛，轴突组成节后纤维，两级神经元以突触连接。节后纤维的末梢分支呈串珠样膨大，称膨体，穿行于内脏平滑肌、心肌和腺上皮细胞之间，并与效应细胞建立突触联系（图 06-6-11，图 06-6-12），成为内脏运动神经末梢。膨体内有许多圆形或颗粒形突触小泡，内含乙酰胆碱、去甲肾上腺素或肽类神经递质，当神经冲动传至末梢时，神经递质释放，作用于效应细胞膜上的相应受体，引起肌细胞收缩和腺体分泌。

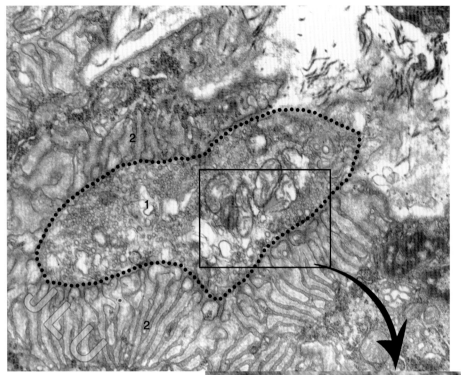

图 06-6-09　运动终板电镜像
1. 突触小体；
2. 肌膜皱褶

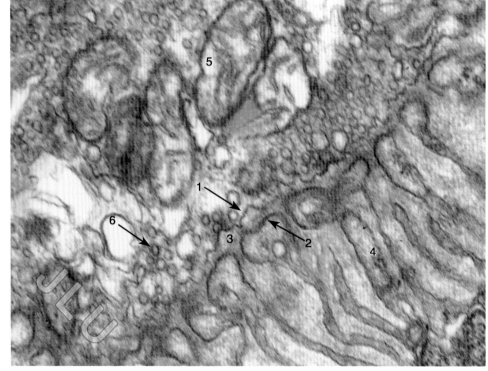

图 06-6-10　运动终板局部电
镜像
1. 突触前膜；
2. 突触后膜；
3. 突触间隙；
4. 肌膜皱褶；
5. 线粒体；
6. 突触小泡

神经纤维溃变与再生：无论是周围神经还是中枢神经的轴突损伤后,其远端的轴突和髓鞘均会发生一系列复杂的溃变过程。前者的变化是:近侧断端(靠近胞体)对侧的轴膜很快发生融合以避免轴突进一步损伤,而远侧(远离胞体)轴突先发生肿胀,而后断裂和崩解。损伤后数小时内,远侧段的髓鞘逐渐溃变,一般是郎飞结两端的髓鞘收缩使郎飞结间隙变宽,结间体的髓鞘致密板层出现松解,然后髓鞘断裂形成髓鞘碎片。周围神经的髓鞘碎片能很快被巨噬细胞和去分化的施万细胞吞噬清除。周围神经系统再生的关键在于受损的神经元胞体是否存活。在切断神经纤维3周后,其神经元胞体内尼氏体重新出现,胞体肿胀消失,细胞核复位,恢复的胞体不断合成新的蛋白质及其他产物输向轴突,使残留的近侧端轴突末端生长出许多新生轴突支芽。在髓鞘和轴突发生溃变时,包裹神经纤维的基膜仍呈管状保留,施万细胞大量增殖,吞噬碎裂的髓鞘和轴突,并在基膜管内排列成细胞索。在靠近端口处的施万细胞形成细胞

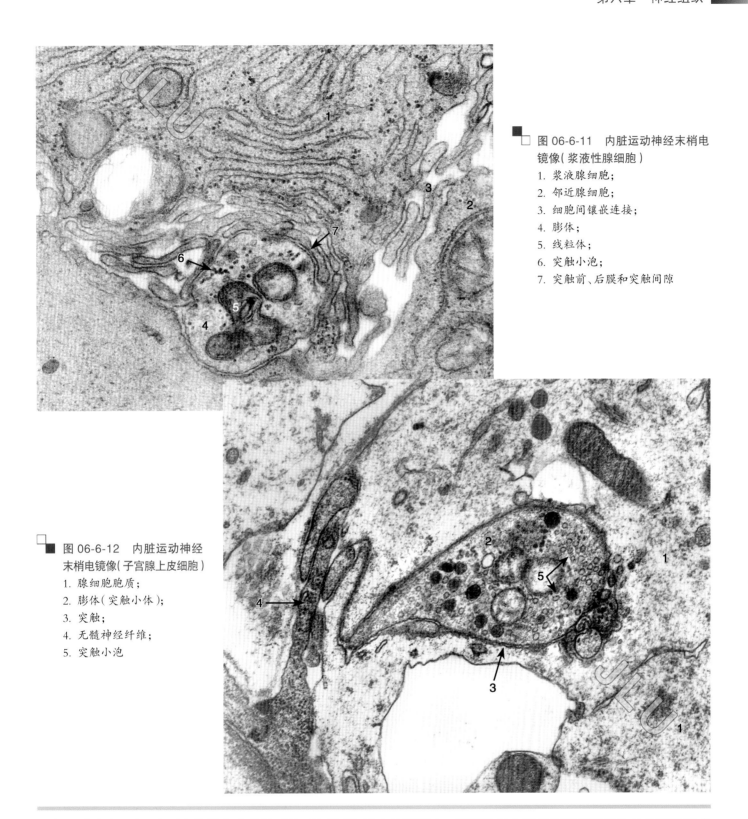

图 06-6-11　内脏运动神经末梢电镜像(浆液性腺细胞)
1. 浆液腺细胞;
2. 邻近腺细胞;
3. 细胞间镶嵌连接;
4. 膨体;
5. 线粒体;
6. 突触小泡;
7. 突触前、后膜和突触间隙

图 06-6-12　内脏运动神经末梢电镜像(子宫腺上皮细胞)
1. 腺细胞胞质;
2. 膨体(突触小体);
3. 突触;
4. 无髓神经纤维;
5. 突触小泡

桥把两端连在一起,让再生的轴突支芽越过施万细胞桥,进入基膜管内。当再生轴突沿着施万细胞索生长并到达原来支配的靶点时,表明再生成功。因此,施万细胞和基膜对轴突再生起重要诱导作用。

中枢神经纤维也具有微弱的再生能力,但比起周围神经纤维,再生过程要困难得多。因为中枢神经纤维无施万细胞,也无基膜包裹,而且中枢神经髓鞘崩解过程会释放许多抑制轴突再生的抑制分子,如 Nogo-A 和硫酸软骨素蛋白聚糖等。此外,损伤处星形胶质细胞增生肥大,形成致密的胶质瘢痕,阻碍再生轴突支芽越过损伤区,即使能越过,也无施万细胞和基膜管引导轴突到达目的地。

(郭家松　周莉)

第二篇

器官系统

第七章 神经系统

目录

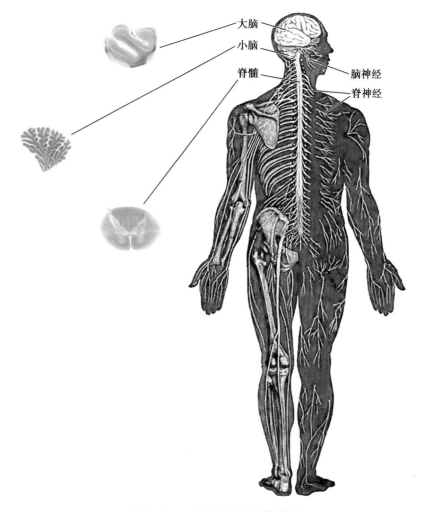

大脑

小脑　　　　　脑神经

脊髓　　　　　脊神经

图 07-1-01　神经系统解剖模式图

　　神经系统主要由神经组织组成,分中枢神经系统和周围神经系统两部分。中枢神经系统通常仅指脑和脊髓。周围神经系统是由神经、神经节和神经末梢共同组成。根据周围神经的发出部位可以将其分为脑神经和脊神经(图07-1-01),其中脑神经 12 对,脊神经 31 对。所有脊神经的后根和部分脑神经上有神经节连接。大部分脑神经和所有脊神经内含不同种类神经纤维。根据神经纤维抵达和分布的部位可分为躯体神经(分布到体表、骨、关节和骨骼肌)和内脏神经(分布到内脏、心血管、平滑肌和腺体)。根据神经纤维的信号传输方向可分为传出神经(即运动神经)和传入神经(感觉神经)。综合而言,神经纤维分四大类,即躯体运动神经、躯体感觉神经、内脏运动神经和内脏感觉神经。由于内脏运动神经的支配不受人主观意识控制,如心肌、平滑肌和腺体活动,故又称自主神经或植物性神经。内脏运动神经尚可进一步分为交感神经和副交感神经,两者相互拮抗、又相互协调统一调节内脏的功能活动。

　　神经系统的生理功能主要通过神经元所建立的复杂神经网络来实现。它们能对体内、外各种刺激做出反应,以协调和控制全身所有器官、组织的功能活动,维持机体内环境稳态以及对外部环境的适应。

第一节　大脑皮质

　　脑和脊髓均可分为灰质和白质。灰质是神经元胞体聚集部位,其内血管丰富。机体除少数神经元胞体位于神经节外,其余神经元胞体均位于脑和脊髓的灰质中。灰质内还有由神经元突起和神经胶质细胞突起密集交织形成的神经毡(或称为神经纤维网,neuropil)。灰质是神经系统活动的主要场所,不同部位灰质内部神经元种类、形态和分布均不同,神经毡的结构,特别是突触密度和种类也各不相同。白质主要由神经纤维束和少量神经胶质细胞构成,其中神经纤维绝大部分为有髓神经纤维。有髓神经纤维髓鞘富含磷脂,使得白质色泽亮白,因而得名。白质神经纤维的轴突是由灰质中神经元胞体所发出,髓鞘是由少突胶质细胞发出突起的延展并包裹轴突所成。除了神经纤维外,白质内还有少量星形胶质细胞、少突胶质细胞前体细胞等。由于大脑和小脑的灰质位于浅表,故又称大脑皮质和小脑皮质。它们深层的白质则称为髓质。

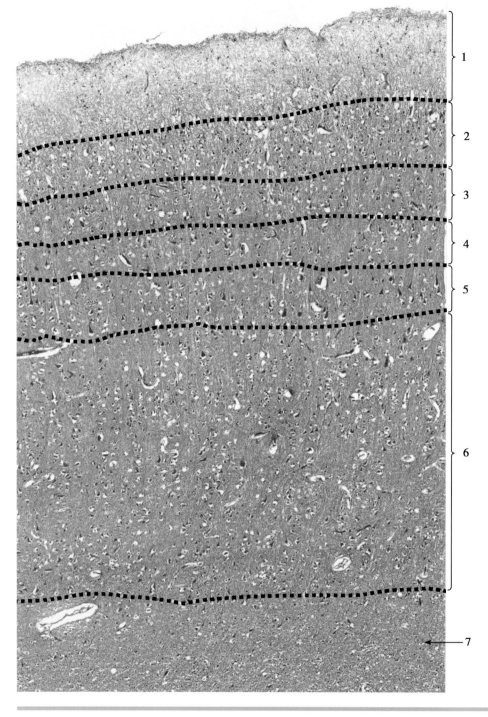

图 07-1-02 大脑皮质分层(低倍,尼氏染色)

1. 分子层;
2. 外颗粒层;
3. 外锥体细胞层;
4. 内颗粒层;
5. 内锥体细胞层;
6. 多形细胞层;
7. 大脑髓质

1. **大脑皮质的结构** 大脑皮质内神经元数量巨大,均为多极神经元,包括长轴突的高尔基Ⅰ型神经元,如锥体细胞和梭形细胞;短轴突的高尔基Ⅱ型神经元,如水平细胞、星形细胞、篮状细胞和上行轴突细胞等。前者发出的长轴突组成投射纤维(发向脑干或脊髓)、联络纤维(联系同侧大脑皮质)或连合纤维(联系对侧大脑皮质)。大脑皮质的神经元按形态可分为锥体细胞、颗粒细胞和梭形细胞三大类,它们分层分布,各层之间无明显分界,绝大部分区域大脑皮质由浅至深分为6层,即分子层、外颗粒层、外锥体细胞层、内颗粒层、内锥体细胞层和多形细胞层(图 07-1-02)。各层厚度和细胞分布因不同脑区功能而异。一般来说,运动皮质第5层较发达,第4层不明显;感觉皮质第4层发达,第5层细胞较薄。

(1) **分子层**:位于软脑膜下的大脑皮质表层,该层布满大量与皮质表面平行的神经纤维、来自深层锥体细胞及梭形细胞发出的顶树突、上行轴突细胞的垂直轴突,以及由同侧大脑半球其他区域、对侧大脑半球和丘脑等处发出的传入神经纤维的终末分支。在纤维中夹杂少量体积颇小的神经元胞体,其中主要为水平细胞,部分为其他颗粒细胞(图 07-1-02,图 07-1-03),水平细胞呈梭形,长轴平行于大脑表面。由胞体发出 1~2 支树突及若干斜行分布的树突(图 07-1-05)。轴突由树突主干处发出,分为两支,沿皮质表面水平方向伸展,与锥体细胞顶树突的分支形成突触。

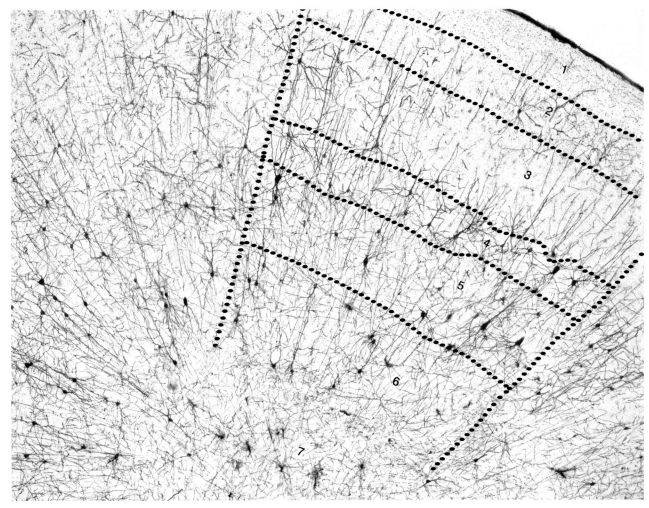

图 07-1-03　大脑皮质分层（低倍，Golge-Cox 染色）
1. 分子层；2. 外颗粒层；3. 外锥体细胞层；4. 内颗粒层；5. 内锥体细胞层；6. 多形细胞层；7. 大脑髓质
（周莉　图）

（2）**外颗粒层**：神经元胞体密度大，其中大部分是体积较小的颗粒细胞，另有部分小锥体细胞（图 07-1-04）。大脑皮质中除了锥体细胞和梭形细胞（高尔基 I 型神经元）外，其余体积较小的细胞通常称为颗粒细胞，包括星形细胞、水平细胞、篮状细胞和上行轴突细胞等。星形细胞胞体呈多边形或三角形，大部分轴突较短，与邻近锥体细胞和梭形细胞形成突触，有些星形细胞轴突较长（图 07-1-06），可上行至皮质表层与锥体细胞顶树突或水平细胞发生突触联系。颗粒细胞数量最多，是构成大脑皮质复杂神经环路重要的神经元，可分泌多种类型神经递质，大致可分为兴奋性和抑制性两大类。它们能接收外部传入的信息，经处理后再传给其他神经元。

（3）**外锥体细胞层**：神经元胞体密度较小，以中型锥体细胞为主，胞体高度为 $45\sim50\mu m$，另有少量小型锥体细胞（胞体高度为 $10\sim12\mu m$）和星形细胞（图 07-1-04）。锥体细胞是大脑皮质中最主要的高尔基 I 型传出神经元。一般分为大、中、小三型，形态类似。锥体细胞胞体呈锥形或三角形，核大而圆，核仁明显，胞质内尼氏体丰富。顶部发出一条粗大的树突（顶树突），伸向皮质表层，沿途发出许多小分支；胞体基底部向四周也发出许多略短小的树突（基树突），主要与邻近神经元形成突触，锥体细胞树突棘极为发达（图 06-1-06，图 07-1-07）。其轴突一般由胞体基底部发出，长短不一，大部分轴突较长，进入白质，组成投射纤维或连合纤维。少数轴突较短，不离开所在皮质。

（4）**内颗粒层**：在运动皮质不甚发达，感觉皮质非常发达。多数皮质此层细胞分布密集，主要含有大篮状细胞、棘星形细胞、上行轴突细胞和神经胶质样细胞等颗粒细胞，也有少量小锥体细胞（图 07-1-05 ~ 图 07-1-08）。篮状细胞胞体较大，直径可达 $20\mu m$，轴突向水平方向伸展，其分支可达皮质 III ~ V 层，轴突终末包绕锥体细胞及其顶树突首段，形成突触。棘星形细胞胞体发出同等长度的放射状树突，外形似星状，树突与来自丘脑的特异性传入纤维终末形成兴奋性突触。轴突大多较短，与附近的锥体细胞形成突触。神经胶质样细胞树突短，致密的分支呈丛状。轴

131

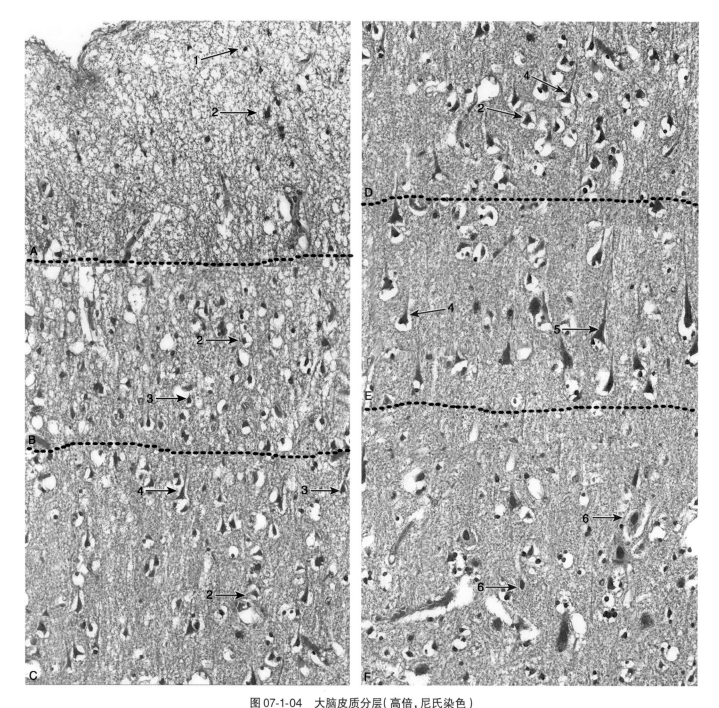

图 07-1-04　大脑皮质分层(高倍,尼氏染色)

A:分子层;B:外颗粒层;C:外锥体细胞层;D:内颗粒层;E:内锥体细胞层;F:多形细胞层;

1. 水平细胞;2. 颗粒细胞;3. 小锥体细胞;4. 中锥体细胞;5. 大锥体细胞;6. 梭形细胞

突也短,似树突,形成轴突丛,树突丛与轴突丛相互交织。许多颗粒细胞均为 γ-氨基丁酸(GABA)能神经元,为抑制性神经元。神经调质胆囊收缩素(CCK)和生长抑素(SOM)可与 GABA 共存,协同调节其抑制功能。这些神经元的轴突分支与邻近各层、其他皮质区或皮质下区来的神经纤维形成非常复杂的神经环路,起重要的抑制性调节作用。

(5) **内锥体细胞层**:主要由大、中型锥体细胞组成(图 07-1-04,图 07-1-07),另有少量上行轴突细胞和篮状细胞等颗粒细胞。大锥体细胞胞体高达 $120\mu m$,宽约 $80\mu m$,称为贝兹细胞(Betz cell)。中央前回运动皮质贝兹细胞形态最典型。大锥体细胞的长轴突离开皮质,进入髓质,组成投射纤维和连合纤维。投射纤维下行至脑或脊髓各平面,最长可达 1m,至脊髓骶节段,皮质脊髓束主要由贝兹细胞发出的轴突组成。谷氨酸和天冬氨酸是大脑皮质多数投射神经元(主要为锥体细胞)的主要神经递质,两者常共存于兴奋性突触的突触前成分内,并同时释放。此外,还有胆囊收缩素(CCK)和生长抑素(SOM)等神经调质与谷氨酸共存于锥体细胞中,共同对大脑皮质的活动起协调和调节作用。

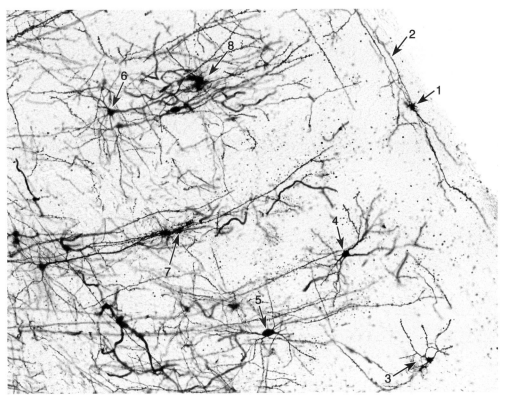

图 07-1-05 大脑皮质神经元-1（中倍，Golge-Cox 染色）

1. 分子层水平细胞；
2. 分子层平行神经纤维；
3. 小篮状细胞；
4. 柱形篮状细胞；
5. 大篮状细胞；
6. 锥体细胞；
7. 梭形细胞；
8. 神经胶质样细胞

（周莉 图）

图 07-1-06 大脑皮质神经元-2（中、高倍，Golge-Cox 染色）

1. 星形细胞；
2. 锥体细胞；
3. 棘星形细胞

（周莉 图）

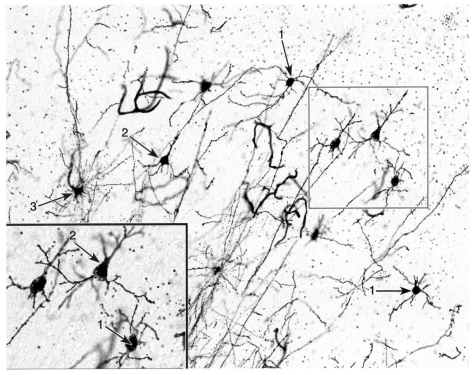

（6）**多形细胞层**：以梭形细胞为主，还有部分锥体细胞和上行轴突细胞。梭形细胞属于高尔基 I 型神经元，胞体较大，呈梭形，纵轴垂直于大脑表面，树突从胞体的上下两端发出，分别上行至分子层或下行抵达皮质深层。轴突起自下端树突的主干，其终末分支与锥体细胞形成突触，主干进入髓质，组成投射纤维和连合纤维。上行轴突细胞，或称马丁诺蒂（Martinitti）细胞，是一种小型多极神经元，树突短，有分支，轴突垂直行于皮质表面（图 07-1-05，图 07-1-08），伸至 I 层内，沿途发出分支向水平方向伸展，终末分支可达各层。

综上所述，大脑皮质的投射纤维和连合纤维是大锥体细胞和大梭形细胞等高尔基 I 型神经元的轴突形成。篮状细胞、棘星形细胞、神经胶质样细胞和上行轴突细胞等均属高尔基 II 型神经元，是皮质内部的联络神经元，即中间神经

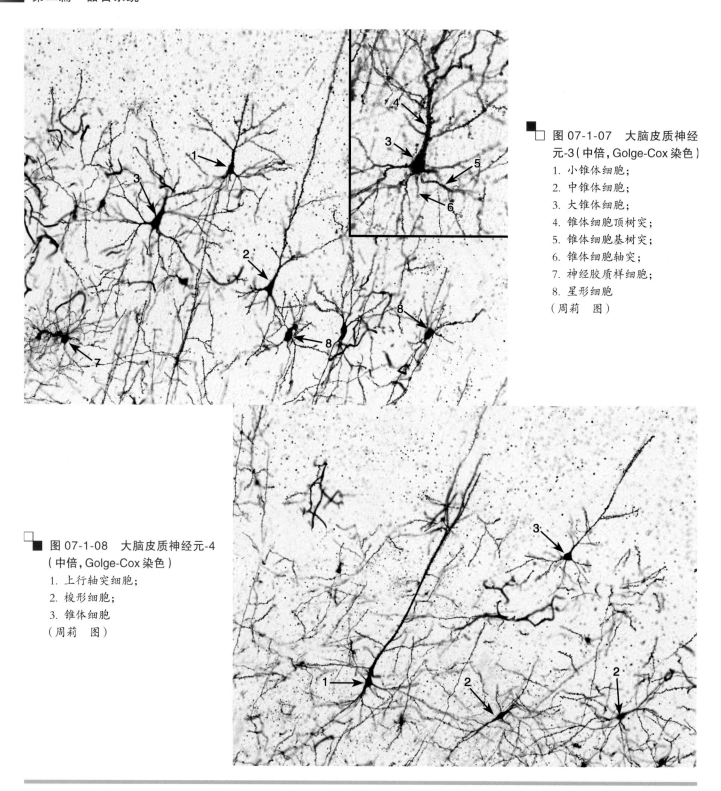

■ 图 07-1-07　大脑皮质神经元-3（中倍，Golge-Cox 染色）
　1. 小锥体细胞；
　2. 中锥体细胞；
　3. 大锥体细胞；
　4. 锥体细胞顶树突；
　5. 锥体细胞基树突；
　6. 锥体细胞轴突；
　7. 神经胶质样细胞；
　8. 星形细胞
（周莉　图）

■ 图 07-1-08　大脑皮质神经元-4（中倍，Golge-Cox 染色）
　1. 上行轴突细胞；
　2. 梭形细胞；
　3. 锥体细胞
（周莉　图）

元。进入大脑皮质的各种信息主要传入大脑皮质 I～IV 层，其中突起较短的颗粒细胞轴突与各层神经元形成突触，构成局部神经环路，对各种信息进行分析、整合和贮存。通过此过程，产生高级神经活动，最后借助于高尔基 I 型神经元发出的长轴突将信息向外传出，最终支配机体对各种刺激产生相应反应。

　　2. **大脑皮质的可塑性和老年性变化**　大脑皮质的结构，包括各层的厚度、神经元的数量、比例、分布、树突和树突棘的多少、突触联系的数量和范围等，在机体内、外环境发生变化、复杂的功能训练或随年龄的增长等多种因素影响下，出现一定程度的改变。这些现象称为皮质可塑性。发育时期的大脑皮质可塑性较大，成年后皮质可塑性较小。近年来，大量研究显示，皮质可塑性实质上是神经元的可塑性。通过特定的功能训练，对应皮质区神经元树突分支数量及长度、树突棘以及突触的数量均可显著增加，甚至可以出现新生神经元。大脑皮质的可塑性还有多方面的表现，如长期给个体兴奋性或抑制性刺激可导致大脑皮质中兴奋性和抑制性神经元的比例发生变化。若某一特定皮质区的传入或传出神经信号消失，通过长时间康复训练，邻近或对侧皮质则有代偿或代替上述皮质功能的作用。大脑皮质的可塑性也受生物活性物质的影响，如神经营养因子对神经元的发育、存活和生长均有促进作用。近年来，随着皮质可塑性研究的深入，为退行性或创伤性脑损伤的治疗提供了新策略。

大脑皮质的老年性变化是指随着年龄的增长，大脑重量逐渐下降，大脑皮质出现不同程度萎缩，尤其是额叶和颞叶皮质。一般认为，60 岁以上，大脑皮质神经元的数量逐渐减少，大脑的总重量也逐渐减轻。据报道，90 岁时，大脑的额上回和颞上回神经元丢失约 45%。皮质各层神经元均减少，以颗粒细胞减少为主。在额叶和颞叶中回，发出联合纤维的神经元约减少 20%。进入老年期后，神经元胞质内的类脂质、脂褐素等逐渐增加，一些神经元的树突棘出现不同程度的减少甚至消失，轴突终末的分支数也会减少。有观点认为，老年人大脑皮质的神经元分为两类，即衰退神经元和长寿神经元。后者数量占优势，不发生老年性变化，甚至在衰退神经元丢失后，这些长寿神经元可发生代偿性反应，如树突终末分支增长。虽然这种现象的机制尚不清楚，但老年人仍可利用神经元有可塑性潜能这一特点，主动开展各种适当锻炼，促进长寿神经元的功能活动，提高老年人的生活质量，并有利于健康长寿。

长期以来中枢神经系统一直被认为是免疫豁免部位。但是，疾病发生时，淋巴细胞和巨噬细胞均可进入脑组织发挥免疫功能，如病毒感染或是多发性硬化症发生时，激活的淋巴细胞能通过小静脉内皮迁入脑实质。脑梗死、自身免疫病及化脓性感染早期，单核细胞也可进入脑组织，此时，单核细胞很难与原有的小胶质细胞区别，因这两种细胞形态相似。在脑膜炎的炎症期，淋巴细胞和其他白细胞可从蛛网膜下腔静脉内穿出，进入脑脊液。

脑的发生：脑起源于胚胎神经管的头端。人胚第 3 周初，在脊索的诱导下，外胚层中轴部位的细胞增殖变厚，称神经板，神经板向内凹陷为神经沟，神经沟在枕部体节平面开始愈合，并分别向头端和尾端推进，在头、尾末端各留有一开口，分别称前神经孔和后神经孔。第 25 天左右，前神经孔闭合，第 27 天左右，后神经孔闭合，形成完整的神经管。人胚第 4 周末，神经管头端形成 3 个膨大，由前向后分别为前脑泡、中脑泡和菱脑泡。至第 5 周时，前脑泡的头端向两侧膨大，形成左、右两个端脑，而前脑泡的尾端形成间脑，中脑泡演变为中脑，菱脑泡演变为头侧的后脑和尾侧的末脑；后脑演变为脑桥和小脑；末脑演变为延髓。随着各脑泡的形成和演变，神经管中的腔也演变为相对应的脑室。前脑泡的腔演变为左、右两个侧脑室和间脑中的第三脑室，中脑泡的腔形成狭窄的中脑水管，菱脑泡的腔演变为宽大的第四脑室。

端脑是大脑发育的原基，在端脑发育过程中，分为背侧和腹侧两部分。端脑背侧将发育为大脑皮质，大脑皮质又可细分为四部分，即中间脑皮质、背侧脑皮质、侧脑皮质和腹侧脑皮质。其中，中间脑皮质将分化产生海马（古皮质），背侧脑皮质将分化产生新皮质，侧脑皮质将分化产生嗅脑，腹侧脑皮质将分化为带状核。端脑腹侧主要由两个增殖细胞群组成，即正中神经节隆起和侧神经节隆起，两者分别发育为苍白球和纹状体。

大脑皮质的组织发生：大脑皮质的神经元发生在先，神经胶质细胞发生在后。大脑半球不同区域的组织发生方式相同，但分化的成神经细胞类型不同。现以端脑新皮质为例阐述大脑皮质神经元的发生。神经管头端的复层柱状上皮称神经上皮，在神经元发生时期，神经上皮先分化为放射状胶质细胞，端脑脑室区的放射状胶质细胞占 98%，其胞体位于脑室区，伸出的长突起到达软脑膜表面（图 06-3-11）。一个放射状胶质细胞进行不对称分裂，产生一个与母细胞相同的子细胞和一个神经元前体细胞，前体细胞再进行对称有丝分裂，产生两个成神经细胞，并以放射状胶质细胞的长突起为脚手架，向软脑膜方向呈放射状迁移。它产生的成神经细胞排列成柱状，称为放射克隆，这是形成成体新皮质功能柱单位的基础。放射状胶质细胞可以产生大脑皮质的投射神经元，但不产生源于端脑腹侧的中间神经元。当分裂后的第一群成神经细胞离开端脑背侧脑室区时，细胞迁移至端脑表层，首先形成前板（preplate，PP），前板被后迁移来的皮层板（cortical plate，CP）神经元分隔为表面的边缘区（marginal zone，MZ）和皮层下板（subplate，SP）。大脑皮层的 Ⅱ-Ⅵ 层是由迁移到皮层板的神经元以由内向外的顺序形成的，因此，边缘区和皮层下板中包含大脑皮质最早产生的神经元。由于脑室区放射状胶质细胞增殖后的细胞迁移，在皮层下板和脑室区之间出现中间区（intermediate zone，IZ），它将分化为白质。当皮层板出现时，在脑室区和中间区之间形成一层细胞，称脑室下区（subventricular，SVZ），它将一直保留到成体。放射状胶质细胞产生神经元停止后，突起回缩，自身分化为增殖缓慢的 B 型星形胶质细胞，停留于脑室下区。

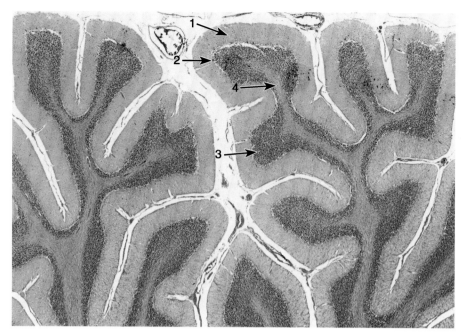

图 07-2-01　小脑（低倍）
1. 皮质分子层；
2. 浦肯野细胞层；
3. 皮质颗粒层；
4. 小脑髓质

图 07-2-02　小脑（低倍，Golge-Cox
染色）
1. 皮质分子层；
2. 浦肯野细胞层；
3. 皮质颗粒层；
4. 小脑髓质
（周莉　图）

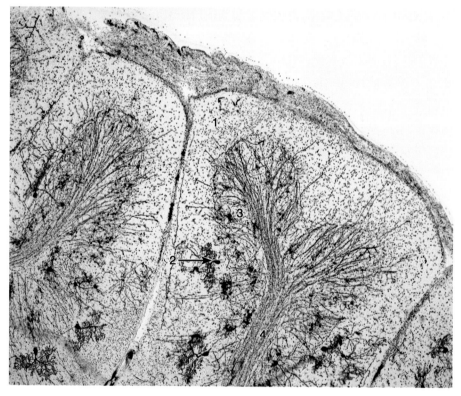

第二节　小脑皮质

　　小脑表面有许多平行的横沟,将小脑分成许多小叶片。每个叶片的浅层为灰质,即小脑皮质。其深层为髓质,各小叶片的髓质连成一整体。在小脑髓质的深部有小脑中央核,又称小脑核,包括齿状核、栓状核、球状核和顶核。小脑的主要功能是调节肌张力,调整肌群的协调动作和维持身体的平衡。此外,小脑还与运动的学习、记忆和可塑性有关。

　　1. 小脑皮质的结构　小脑皮质由外向内可分为 3 层,各层界限明显,即分子层、浦肯野细胞层和颗粒层（图 07-2-01,图 07-2-02）。其内主要有 5 种神经元:浦肯野细胞、颗粒细胞、星形细胞、篮状细胞和高尔基细胞。浦肯野细胞是小脑皮质中体积最大的神经元,也是唯一的传出神经元,有非常发达的树突和长轴突（图 07-2-03,图 07-2-04）,属于高

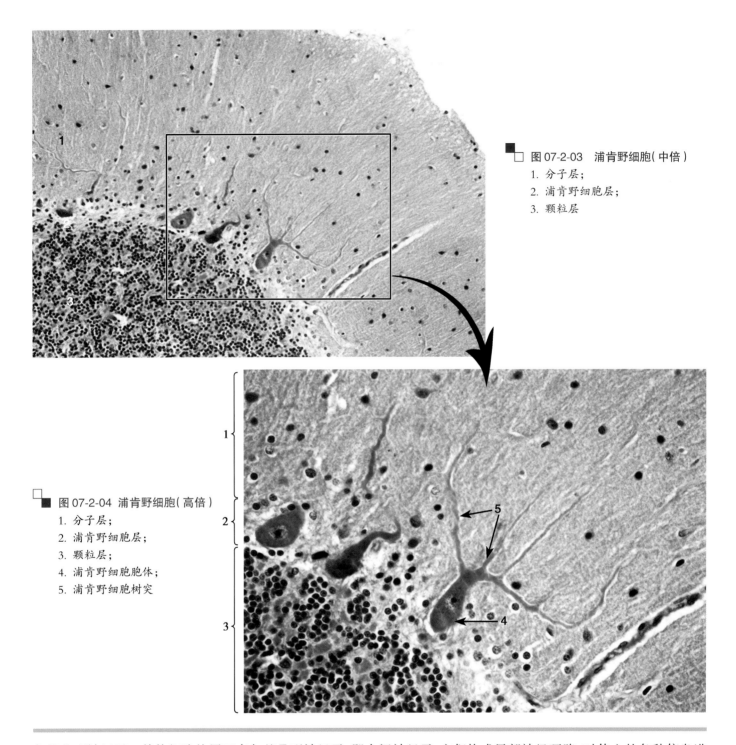

图 07-2-03　浦肯野细胞（中倍）
1. 分子层；
2. 浦肯野细胞层；
3. 颗粒层

图 07-2-04　浦肯野细胞（高倍）
1. 分子层；
2. 浦肯野细胞层；
3. 颗粒层；
4. 浦肯野细胞胞体；
5. 浦肯野细胞树突

尔基Ⅰ型神经元。其他细胞均属于高尔基Ⅱ型神经元，即中间神经元，它们构成局部神经环路，对传入的各种信息进行分析、处理和整合。小脑皮质的传入纤维有 3 种：攀缘纤维、苔藓纤维和单胺能纤维，前两者为兴奋性纤维，后者为抑制性纤维。

（1）**分子层**：是小脑皮质中最厚的一层，主要成分是大量与皮质表面平行的神经纤维，细胞较稀疏，有两种联络神经元（中间神经元）：星形细胞和篮状细胞。星形细胞数量较篮状细胞多，分布于浅层，其胞体小，树突分布在浅层平行纤维中，接受来自平行纤维的冲动。轴突较短，与浦肯野细胞的树突形成突触。篮状细胞分布于分子层的深部，胞体较大，树突与星形细胞一样伸向平行纤维（图 07-2-05，图 07-2-06），接受来自平行纤维的冲动，轴突较长，向下层延伸，其分支末端呈篮状包裹浦肯野细胞胞体，并与之形成突触（图 07-2-12）。每个篮状细胞可与 10~20 个浦肯野细胞胞体形成突触。星形细胞和篮状细胞均为 GABA 能神经元。但是，前者仅含 GABA，后者除含 GABA 外，还含甘氨酸。这两种细胞均能抑制浦肯野细胞。

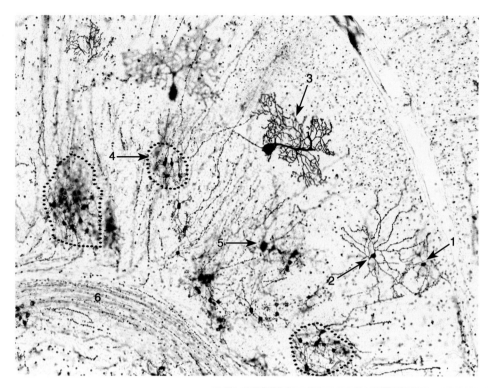

图 07-2-05　小脑皮质神经元-1
（中倍，Golge-Cox 染色）
1. 星形细胞；
2. 篮状细胞；
3. 浦肯野细胞；
4. 小脑小球；
5. 高尔基细胞；
6. 小脑髓质
（周莉　图）

图 07-2-06　小脑皮质神经元-2
（高倍，Golge-Cox 染色）
1. 星形细胞；
2. 篮状细胞；
3. 高尔基细胞；
4. 小脑小球；
5. 小脑髓质
（周莉　图）

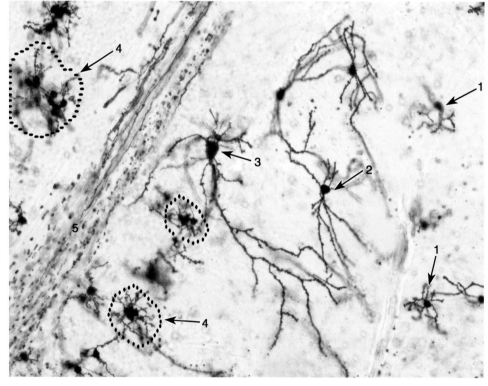

　　（2）**浦肯野细胞层**：位于分子层和颗粒层之间，由排列规则、形态相似的浦肯野细胞胞体构成。浦肯野细胞是小脑皮质中最重要的神经元，胞体大，直径约 30μm，呈梨形，细胞核圆形，核仁明显。顶端发出 2~3 条粗大主树突伸向分子层，主树突分支茂密，如扇形展开（图 07-2-04~图 07-2-07），树突棘极为丰富，与平行纤维连接形成突触，可接受传入小脑的全部信息。浦肯野细胞的轴突（图 07-2-07）自胞体底部发出，穿过颗粒层进入小脑白质，形成有髓神经纤维，大多终止于小脑深部核群（齿状核和顶核），构成小脑皮质唯一传出纤维，它的轴突侧支还与高尔基细胞和篮状细胞形成突触。浦肯野细胞是 GABA 能神经元，可抑制小脑深部核群的活动。浦肯野细胞中还含有一些神经调质，如生长抑素、脑啡肽、胃肠动素和牛磺酸等。

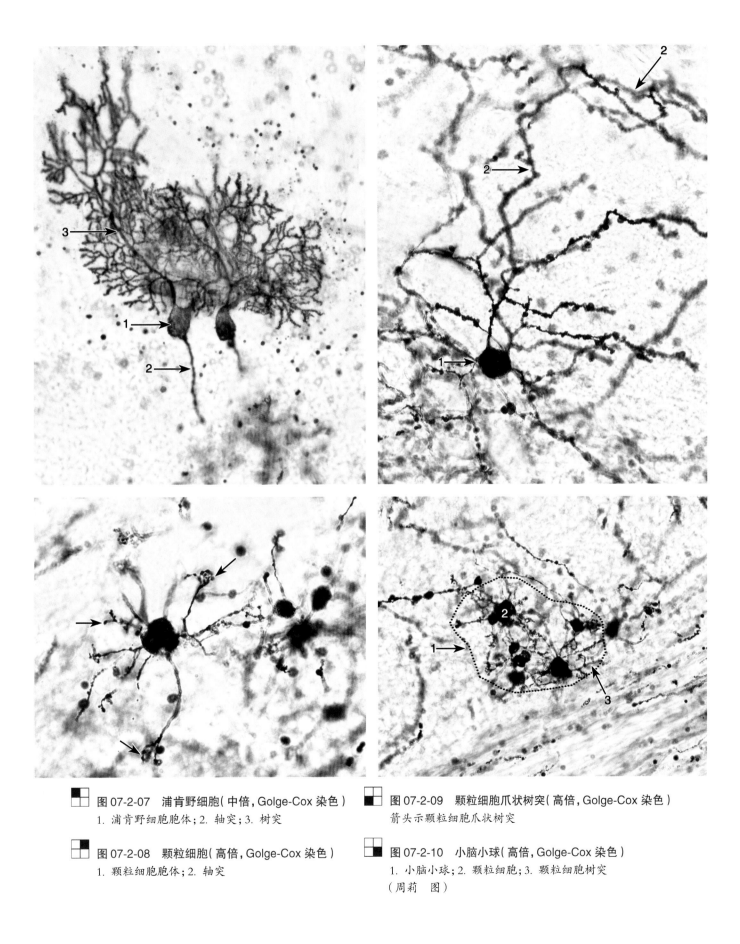

图 07-2-07 浦肯野细胞（中倍，Golge-Cox 染色）
1. 浦肯野细胞胞体；2. 轴突；3. 树突

图 07-2-08 颗粒细胞（高倍，Golge-Cox 染色）
1. 颗粒细胞胞体；2. 轴突

图 07-2-09 颗粒细胞爪状树突（高倍，Golge-Cox 染色）
箭头示颗粒细胞爪状树突

图 07-2-10 小脑小球（高倍，Golge-Cox 染色）
1. 小脑小球；2. 颗粒细胞；3. 颗粒细胞树突
（周莉 图）

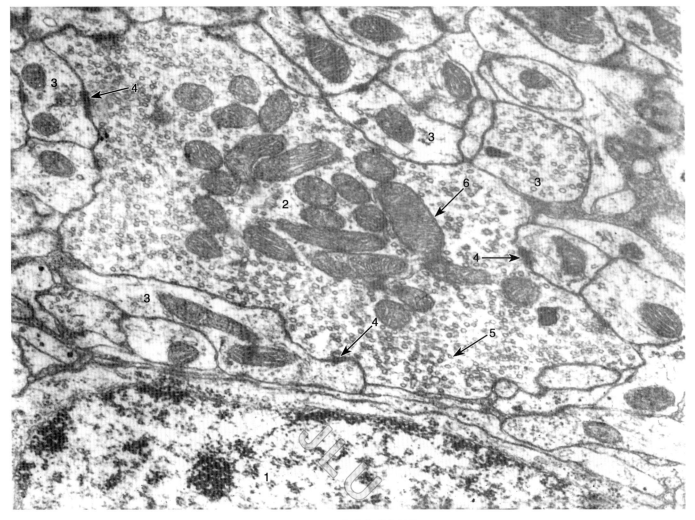

图 07-2-11　小脑小球电镜像
1. 颗粒细胞核；2. 苔藓纤维轴突终末；3. 颗粒细胞树突终末；4. 突触；5. 突触小泡；6. 线粒体

（3）**颗粒层**：神经元胞体密度非常大，由胞体较小的颗粒细胞和一些高尔基细胞构成。颗粒细胞的数量庞大，故此层较厚。颗粒细胞胞体呈圆形或椭圆形，体积小，直径 5~8μm，细胞核质比大，常规染色后形似淋巴细胞。在密集的颗粒细胞之间可见一些粉红色的不规则结构，此结构在电镜下观察称小脑小球。每个颗粒细胞向四周发出 4~5 个短树突，末端分支如爪状。轴突上行进入分子层后呈 T 形分支（图 07-2-08 和图 07-2-09），与小脑叶片长轴平行，故称平行纤维。大量平行纤维垂直穿行于浦肯野细胞树突间，并与其形成突触联系。颗粒细胞分泌的神经递质为谷氨酸，是小脑唯一的兴奋性神经元。高尔基细胞主要分布在颗粒层浅部，数量少，形状略似浦肯野细胞，胞体直径约 9~11μm。树突分支较多，大部分伸入分子层，其树突棘可与颗粒细胞发出的平行纤维形成突触，少部分树突下行到颗粒层深部，参与小脑小球的形成。高尔基细胞轴突较短，仅分布在颗粒层内，呈短而密集的分支（图 07-2-06，图 07-2-12），在小脑小球内与颗粒细胞的树突分支形成抑制性突触。高尔基细胞也是 GABA 能神经元，能抑制颗粒细胞的活动。

小脑小球在颗粒层中数量繁多（图 07-2-05，图 07-2-10），超微结构由以下成分组成：以膨大的苔藓纤维为中心，纤维内有神经丝、微管和线粒体，轴膜下有突触小泡；颗粒细胞树突终末；高尔基细胞轴突终末；高尔基细胞近端树突。一个苔藓纤维的膨大可与 20 多个颗粒细胞的爪状树突（图 07-2-09，图 07-2-11）终末形成突触，高尔基细胞的轴突又与颗粒细胞的树突形成突触，整个小脑小球被一层胶质膜包裹。

小脑皮质的传入纤维有三种：攀缘纤维、苔藓纤维和单胺能纤维。前两者为兴奋性纤维，后者为抑制性纤维。攀缘纤维起源于延髓的下橄榄核，进入小脑皮质后攀附在浦肯野细胞树突上直接引起浦肯野细胞兴奋。攀缘纤维的神经递质可能是天冬氨酸或谷氨酸。苔藓纤维起源于脊髓和脑干的神经核，进入小脑皮质后，末端呈苔藓状分支，分支终末膨大，与许多颗粒细胞树突、高尔基细胞轴突或高尔基细胞近端树突形成突触群，即小脑小球（图 07-2-11）。来自前庭核和脑桥背侧核的苔藓纤维含神经递质乙酰胆碱。单胺能纤维起源于蓝斑核和中缝核，前者含去甲肾上腺素，后

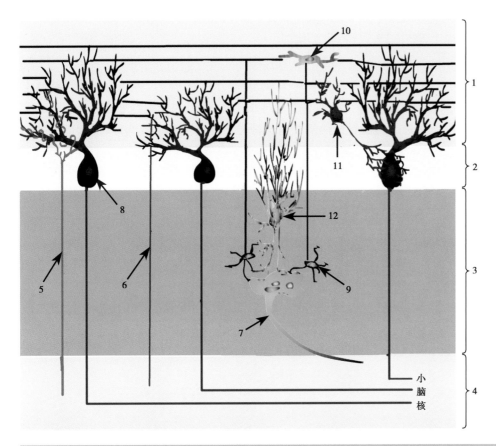

图 07-2-12 小脑皮质神经元及其与传入纤维关系示意图

1. 分子层；
2. 浦肯野细胞层；
3. 颗粒层；
4. 小脑髓质；
5. 攀缘纤维；
6. 去甲肾上腺素能纤维；
7. 苔藓纤维；
8. 浦肯野细胞；
9. 颗粒细胞；
10. 星形细胞；
11. 篮状细胞；
12. 高尔基细胞

者含 5-羟色胺。纤维自髓质进入皮质，散布于皮质各层，与浦肯野细胞胞体和树突形成突触，对浦肯野细胞起抑制作用。

2. **小脑皮质神经元之间的联系和功能** 攀缘纤维与苔藓纤维把来自外感受器、本体感受、脑干网状结构和大脑皮质的冲动传入小脑皮质，最后均作用于浦肯野细胞（图 07-2-12）。最终对浦肯野细胞起兴奋或抑制作用，取决于小脑皮质 5 种神经元组成的神经环路相互作用的结果。浦肯野细胞把兴奋或抑制信息通过轴突（传出纤维）传入小脑白质内的神经核。浦肯野细胞可接受来自 5 方面传来的冲动，即攀缘纤维、平行纤维、星形细胞的树突、篮状细胞的轴突及来自蓝斑核和中缝核单胺能纤维。前两种纤维对其有兴奋作用，后三种纤维有抑制作用。位于小脑小球中的一条苔藓纤维终末可兴奋许多颗粒细胞，通过颗粒细胞的平行纤维又可兴奋更多的浦肯野细胞。然而，浦肯野细胞兴奋的同时又可兴奋抑制性中间神经元（高尔基细胞、篮状细胞和星形细胞）。后者反过来抑制浦肯野细胞的活动。苔藓纤维通过高尔基细胞轴突在小脑小球中内的连接，抑制颗粒细胞进一步兴奋。攀缘纤维进入皮质后，通过突触释放神经递质兴奋浦肯野细胞，同时攀缘纤维的侧支又可兴奋星形细胞和篮状细胞，但是，后两者对浦肯野细胞的抑制较弱。由颗粒细胞平行纤维兴奋的浦肯野细胞处于兴奋状态，而其周围的浦肯野细胞处于抑制状态。因此，通过小脑皮质 5 种神经元组成的复杂神经环路，使许多不同来源的神经冲动进入小脑皮质后，引起许多兴奋和抑制的区域，这对小脑精细调节不同部位肌肉的紧张度或协调随意运动均有重要意义。

小脑皮质的组织发生：小脑起源于后脑翼板背侧部的菱唇。左、右两菱唇在中线融合，形成小脑板，即小脑原基。人胚胎第 8 周，小脑板的两外侧部膨大，形成小脑半球。板的中部变细，形成小脑蚓。随后，小脑蚓中部开始出现横沟，把其分为头叶和尾叶。随后，又出现更多的横沟，把大叶又分成若干小叶片。

人胚胎第 8 周时，小脑板由神经上皮组成的脑室层、套层和边缘层构成，至第 12 周，神经上皮分化为放射状胶质细胞，并增殖分化产生成神经细胞，沿着放射状胶质细胞的长突起向表层迁移，迁出边缘层至小脑板的外表面，形成外颗粒层，又称外生发层，这层细胞仍然保持分裂增殖能力。至人胚胎第 6 个月，外颗粒层细胞开始分化出不同类型细胞，部分细胞向内迁移，位居浦肯野细胞层深面，分化为颗粒细胞，构成内颗粒层。套层外侧的成神经细胞分化为浦肯野细胞和高尔基细胞，构成浦肯野细胞层。套层内侧的成神经细胞则聚集成团，分化为小脑白质中的神经核团，如齿状核等。外颗粒层因大量细胞迁出，细胞数量变少，这些细胞分化为篮状细胞和星形细胞，形成小脑皮质的分子层，原来的内颗粒层则改称颗粒层。

第三节　脊　髓

脊髓的发生：末脑以后的神经管分化为脊髓,其管腔演化为脊髓中央管,管壁分化为三层。内层为假复层柱状上皮(即神经上皮)组成的室管膜层,围绕着中央管;套层由神经上皮增生并向外迁移,分化为成神经细胞和成胶质细胞共同构成,将分化为脊髓的灰质;边缘层分化为白质。神经管的两侧壁由于神经上皮增生而迅速增厚,侧壁的腹侧部增厚形成左、右两个基板,背侧部增厚形成左、右两个翼板。神经管的顶壁和底壁都薄而窄,分别形成顶板和底板。由于基板和翼板增厚,在神经管内表面出现左、右两条纵沟,称界沟。由于成神经细胞增多,左、右两基板向腹侧突出,致使在两者之间形成一条纵行裂隙,位居脊髓的腹侧正中,称前正中裂或腹侧裂。同样,左、右两翼板也增大,但主要是向内侧推移,并在中线愈合形成一隔膜,称后正中隔。基板形成脊髓灰质的前角(或前柱),其中的成神经细胞分化为躯体运动神经元。翼板形成脊髓灰质后角(或后柱),其中由神经上皮分化来的成神经细胞分化为中间神经元。若干成神经细胞聚集于基板和翼板之间,形成脊髓侧角或中间角,其内的成神经细胞分化为内脏传出神经元。神经管外周的间充质分化成脊膜。

人胚胎第3个月之前,脊髓与脊柱等长,其下端可达脊柱尾骨平面。第3个月后,由于脊柱增长比脊髓快,脊柱向尾端延伸,而脊髓的位置相对上移。至出生前,脊髓下端与第3腰椎平齐,仅以终丝与尾骨相连。由于胚胎早期脊神经呈节段性分布均已形成,并从相应节段的椎间孔穿出,当脊髓位置相对上移后,脊髓颈段以下的神经根则越来越斜向尾侧,使致腰、骶和尾段的脊神经根在椎管内下行,与终丝共同组成马尾。

脊髓呈扁圆柱体,中央为含大量神经元的灰质柱,上、下行纤维束在周边组成白质(图07-3-09)。脊髓头端连于脑,通过上、下行神经纤维束受控于脑,并通过两侧背根与腹根组成脊神经反射活动,支配躯干和肢体。

1. 脊神经根　脊神经根是脊神经的起始部(图07-1-01,图07-1-02),由背、腹根组成,它们与脊髓交界处有一短段中枢-周围移行区,此段由中枢神经纤维转变为周围型神经纤维,神经纤维的髓鞘形成细胞由少突胶质细胞转变为施万细胞。中枢-周围移行区为脊髓与背、腹根丝交接处。此处来自中枢的神经纤维组织呈圆锥状延伸入周围神经纤维组织中心,故移行区的中心部由中枢神经纤维组成,外周由周围神经纤维组成,两者之间由相当于脊髓表面外界膜的星形胶质层相隔,即胶质层也从脊髓表面向根丝内突入,其外表才是中枢与周围的分界。穿行于此分界处的有髓神经纤维多为郎飞结区。当一根有髓神经纤维行进于中枢部时,由少突胶质细胞突起末端形成的髓鞘包绕,当它穿过胶质膜进入周围部后,即由施万细胞形成的两层鞘膜包绕,外有基膜与神经内膜包裹。在中枢部,无髓神经纤维裸露于其中,在周围部,由施万细胞包裹。

背根是由背根节细胞的中枢支组成的传入神经。它传导皮肤、深层结构与内脏来的感觉信息,包括有髓和无髓神经纤维。有髓神经纤维有粗、细两种,粗者称Aα传入纤维,传导速度最快,传导皮肤、骨骼肌与肌腱的感觉信息;细者称Aδ传入纤维,传导速度较慢,分布于皮肤、骨骼肌与内脏结缔组织。无髓神经纤维又称C传入纤维,最细,传导速度最慢,分布于各处结缔组织与内脏。腹根主要由传出神经纤维组成。一些哺乳类(包括人)腹根内也存在不少无髓神经纤维,它们系背根的中枢支,取道腹根进入脊髓后角浅份,故腹根除含传出神经纤维外,还含少量C传入纤维。腹根的传出纤维均为有髓神经纤维,粗的A纤维分布于骨骼肌,细的B纤维至自主神经节。此外,前角运动神经元的轴突侧支经腹根至背根节,与背根节神经元形成轴-体或轴-树突触。

2. 脊髓灰质　纵贯脊髓全长的灰质位于脊髓中央,横切面呈蝴蝶形,腹侧膨大形成前角,背侧较小为后角,前、后角之间为中间带,左、右两侧中间带由中央灰质相连,中央管位于其中。人脊髓从胸1至腰3节段的中间带灰质向侧方突起,形成小的侧角。白质因与灰质的对应关系而分别划分为后索、侧索与前索(图07-3-02,图07-3-10)。灰质内血管丰富,主要是神经元胞体和神经胶质细胞集中的部位。除此以外,还有紧密交织的神经元突起和神经胶质细胞突起组成的**神经毡**(又称神经纤维网)。神经毡在光镜下呈丝网状;电镜下,则为不同断面与大小的树突、无髓与有髓神经纤维、结构各异的突触和胶质细胞突起。它们彼此紧密嵌合,相邻结构间仅有约20nm的细胞外间隙。灰质是脊髓功能活动的重要场所,不同部位的灰质除可根据神经元的形态、大小、结构等加以区分外,神经毡的结构,尤其是突触结构也有差异。

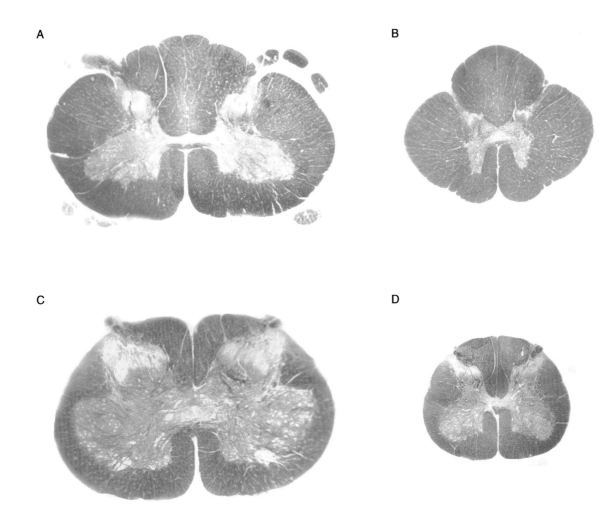

图 07-3-01　人脊髓横断面(低倍, Luxol 快蓝 ARN 髓鞘染色法)
A. 颈髓；B. 胸髓；C. 腰髓；D. 骶髓
(聂毓秀　图)

图 07-3-02　脊髓灰质(低倍, 甲苯胺蓝染色)

1. 灰质后角；
2. 灰质中间带；
3. 灰质前角；
4. 中央灰质；
5. 中央管；
6. 白质；
7. 硬脊膜；
8. 软脊膜；
9. 脊神经前根；
10. 脊神经后根
(暨南大学夏潮涌　图)

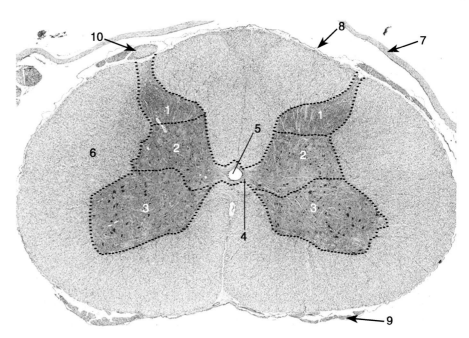

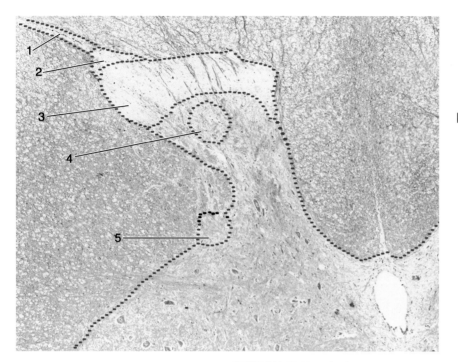

图 07-3-03　脊髓灰质核团-1（中倍，快蓝-焦油紫染色）
1. 背根神经连接处；
2. 后缘核；
3. 胶状质；
4. 后角固有核；
5. 网状核
（周莉　图）

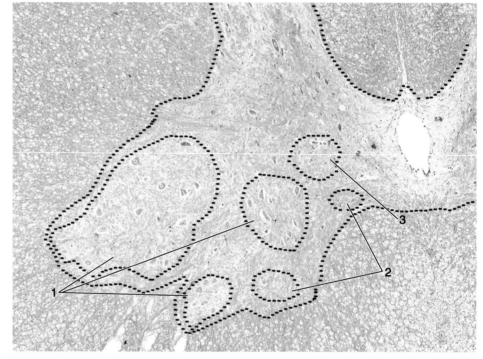

图 07-3-04　脊髓灰质核团-2（中倍，快蓝-焦油紫染色）
1. 外侧运动核；
2. 内侧运动核；
3. 中间带内侧核
（周莉　图）

（1）**脊髓灰质细胞群**：脊髓灰质通常被划分为许多细胞群或神经核。一般来说，后角细胞群为躯体感觉核，前角细胞群为躯体运动核，中间带主要为与内脏有关的核团。从背侧至腹侧主要由下列神经核组成。

1）**后缘核**：为覆盖于后角尖部表面的一薄层灰质（图 07-3-03）。其中大部分神经元体积小，也有少量体积稍大的神经元，其树突多数在表面平行排列。功能是向大脑传递周围组织的疼痛、温度信息。

2）**胶状质**：位于后缘核的腹侧，较厚，在颈、腰膨大处尤为发达（图 07-3-03），内含密集较小的神经元与极少量有髓神经纤维，对外周进入脊髓的冲动有调节作用。

3）**后角固有核**：是位于胶状质腹侧的一个大神经核，组成后角的主要部分（图 07-3-03），神经元一般较大。发出纤维组成脊髓丘脑束，与痛、温、触觉和本体感觉有关。后角若受损，病灶侧相应皮节出现同侧痛、温觉缺失、触觉保留、分离性感觉障碍，常见于脊髓空洞症、早期髓内胶质瘤等疾病。

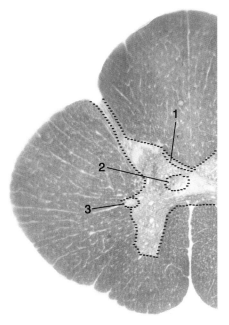

图 07-3-05　胸髓灰质核团(低倍,Luxol 快蓝 ARN 髓鞘染色法)

1. 背侧联合核; 2. 背核; 3. 中间带外侧核

（周莉　图）

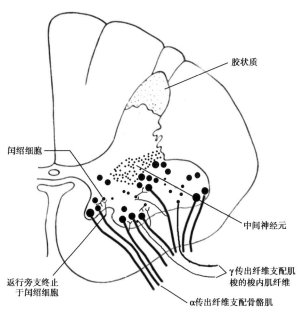

图 07-3-06　脊髓横断示意图

示 α 运动神经元返行旁支与闰绍细胞的联系

4）**网状核**:是位于后角腹外侧的小块灰质(图 07-3-03),由小、中等体积神经元组成,因有神经纤维穿插其间,故呈网状。

5）**背核**:在人类位于颈 8 至腰 1、2 节段后角基部内侧的椭圆形灰质柱(图 07-3-05),主要由较大神经元组成。与无意识的本体感觉和感官信息有关。

6）**背侧连合核**:是从尾髓延伸到胸 7 的一个核团(图 07-3-05)。该核团在骶髓尾段与尾髓内为一个位居中央管背侧灰质内的大核团,向头侧核团逐渐变小,并分开为左右两个核团,位居后角内侧基部。此核为感觉核,主要接受背根来的内脏 C 传入纤维的信息,也有部分 Aα 躯体传入纤维投射到此核。

7）**中间带内侧核**:较小,位于中间带内侧与中央灰质之间(图 07-3-04),主要由中、小型神经元组成与内脏活动有关。是交感神经节前神经元胞体所在的位置。若受损会出现血管舒缩功能障碍、泌汗障碍和营养障碍等。

8）**中间带外侧核**:为中间带外侧的小核团(图 07-3-05),主要由中等大的神经元组成。在颈 8 至腰 1 节段,此核位于侧角内,主要属于交感系统的节前神经元;在没有侧角的骶 2~4 节段,细胞稍稀疏,主要属副交感节前神经元。它们主要为胆碱能神经元,其轴突为有髓纤维(B 类纤维),主要随腹根分布到周围神经系统相应的自主神经节。此核内还含二级内脏感觉神经元。

9）**前角运动核群**:位于前角内,又可分为若干亚群(外侧运动核、内侧运动核)(图 07-3-04)。各亚群神经元轴突支配不同的骨骼肌组,但在不同脊髓节段各亚群出现与否及其大小均有不同,如颈、腰膨大的亚群多而发达。一般来讲,将大脑的运动信息传至周围运动器官。从前角内侧至外侧的亚群依次支配脊柱、躯干、肢体近侧部、肢体远侧部的肌组。这些亚群内由大、中、小三种神经元组成。大者为 α 运动神经元,中者为 γ 运动神经元,最小的神经元称闰绍细胞(Renshaw cell)(图 07-3-07)。α 运动神经元轴突较粗,分布于骨骼肌;γ 运动神经元轴突较细,支配肌梭内肌纤维。这两种运动神经元释放的神经递质均为乙酰胆碱。闰绍细胞为中间神经元,其短轴突与 α 运动神经元胞体形成突触,又接受 α 神经元返回侧支的冲动(图 07-3-06,图 07-3-08),通过释放甘氨酸抑制 α 神经元活动。前角内三种神经元以局部神经环路方式调控肌张力强度和控制骨骼肌收缩。故前角若受到损害将导致节段性下运动神经元性瘫痪,表现为病变前角支配的肌肉萎缩,腱反射消失。

（2）**灰质的板层构筑**:目前,普遍采用 Rexed 分层法,依据神经元胞体的形状、大小与分布特点将脊髓灰质自后角向前角依次分成 10 个板层。后角划分为 Ⅰ~Ⅵ 板层,前角划分为 Ⅷ、Ⅸ 板层,中间带为 Ⅶ 板层,中央灰质为 Ⅹ 板层(图 07-3-10)。这种结构划分最初是在猫脊髓厚切片上进行,此后在人类也得到证实。脊髓灰质板层构筑可精确定位神经细胞层次和准确判断后根感觉纤维和大脑、脑干终止的层次部位,还提供了脊髓功能活动更精确的结构分界。

1）**Ⅰ 板层**:为后角最浅的一薄层灰质,呈弧形并弯至后角外侧表面(图 07-3-10)。后缘核位于此层。其中散在一些交错排列的有髓神经纤维束,使结构呈海绵状。神经细胞排列稀疏,大多数是小细胞,为中间神经元,也散在一些稍大神经元,被称为瓦尔代尔边缘细胞(marginal cell of Waldeyer)。此细胞胞体多呈梭形,树突从胞体两极发出,与表面平行伸出,分支少,树突棘稀疏。有的细胞可能是投射神经元(束细胞),其轴突长,属高尔基Ⅰ型细胞,它们参与组成脊-丘束、脊-网束、脊-颈束以及后索上行神经纤维。

2) Ⅱ板层:又称胶状质板层,较Ⅰ板层厚,光镜下染色浅(图07-3-10)。内含密集的小神经元与较少的胶质细胞。内侧有少量背、腹走行的有髓神经纤维束。神经元特点是细胞核大、胞质颇少,几乎无尼氏体,胞体上突触较少,树突分支多,树突棘细长而密集。研究认为,此层的神经元主要为短轴突的中间神经元(高尔基Ⅱ型细胞)。其轴突可与初级传入终末的突触前成分形成轴-轴突触,通过突触前抑制调节传入的感觉信息。大多数神经元可分为小岛细胞与柄细胞两类。小岛细胞(islet cell)树突多,从胞体背腹侧发出,向头尾方向伸延并有丛密的分支,树突有丰富的树突棘。电镜下,树突分支终末内局部有少数小泡,作为突触后或突触前成分,有的形成树-树交互突触。还可作为初级传入终末的突触前成分。此为Ⅱ板层的重要特征。一般认为,小岛细胞为抑制性神经元。柄细胞(stalked cell)位于近Ⅰ板层处,因树突上有许多柄状分支而得名。树突可从小岛细胞轴突和背根传入终末获得信息,由轴突将信息传至Ⅰ板层的边缘细胞。此层神经元轴突除在Ⅱ、Ⅰ、Ⅲ板层分支终末外,大多进入附近白质固有束上、下行数个节段后,再返回后角浅部,有的也终止至对侧Ⅱ板层。

3) Ⅲ板层:略厚于Ⅱ板层,呈带状横跨后角,相当于后角固有核的背份(图07-3-10)。神经元略大于胶状质、密度小于胶状质,且有较多有髓纤维纵束分散其中,其树突分支主要向头尾方向,有些为抑制性GABA能神经元,有些为长轴突的束细胞。其轴突参与组成脊-丘束、脊-网束、脊-颈束与后索神经纤维。

4) Ⅳ板层:是后角最厚的板层,位于后角中心。它与Ⅲ板层一起组成后角固有核,两者分界不清(图07-3-10)。内含许多交织的有髓神经纤维束,神经元排列稀疏,大小、形态各异。小神经元胞体近圆形,为高尔基Ⅱ型神经元,轴突可进入固有束,连接头尾脊髓节段。较大神经元胞体呈星形,树突多向背侧辐射,有的可达Ⅲ板层,有的为高尔基Ⅰ型束细胞,轴突参与组成脊-丘束、脊-网束与后索神经纤维。

5) Ⅴ板层:较厚,位于后角最窄的颈部(图07-3-10)。内侧2/3为小神经元,且稀疏,尼氏体细小,着色浅。外侧1/3神经元较大,稍密集,尼氏体粗大,着色深。有髓神经纤维交织呈网状,相当于网状核,在脊髓颈段最明显。此层大多数神经元树突分支主要在水平面上向背、腹与内、外侧分支,使细胞的树突范围呈垂直于脊髓长轴的扁盘状。此层还有较大的多角形束细胞,轴突长,参与组成脊-丘束、脊-网束与后索的神经纤维。

6) Ⅵ板层:在颈、腰膨大发育较好,在大部分胸髓处缺如,位于后角基部(图07-3-10)。此层神经元略小于Ⅴ板层。内侧1/3含密集的中、小神经元,染色深;外侧2/3神经元稀疏,体积稍大,染色浅。与Ⅴ板层相同,大多数神经元树突主要在水平面上分支,呈明显节段性倾向。一些束细胞的长轴突参与组成脊-丘束、脊-颈束与后索的神经纤维。

7) Ⅶ板层:在颈、腰膨大处可伸入前角内,相当于中间带。此层包括背核、中间带内、外侧核和背侧连合核等(图07-3-05,图07-3-10)。除背核参与调节姿势外,其余大部分中间带区域与内脏活动有关,故广泛的中间带区(背核除外)为内脏活动的低级中枢结构(特别是背侧连合核与中间带外侧核),又称中间带,为位居前、后角之间的"内脏面"。背核(又称克拉克核,Clarke nucleus)位于后角基部Ⅶ板层内侧份,中央管背外侧,人类位居T1~L1.2脊髓节段。核团由有髓神经纤维包绕,周界明显,横切面呈椭圆形。神经核内散在较多的有髓神经纤维,其间有大、中、小神经元。前两者又称克拉克细胞(Clarke cell,束细胞),胞体呈椭圆形,尼氏体分布于周边,树突多头尾走行,轴突参与组成脊小脑背束(SCD),故称此细胞为SCD细胞。大量小细胞属中间神经元,一部分位于周边的小细胞称周边细胞(border cell),属抑制性神经元,可抑制性调控初级传入信息。

8) Ⅷ板层:在胸髓横跨前角基部,在颈、腰膨大则局限在前角内侧(图07-3-10)。主要由中、小神经元组成,偶见少数较大神经元。其胞体多呈星形,胞质较丰富,尼氏体较多,多属中间神经元,参与调节躯体运动神经元的活动。有的长轴突神经元(束细胞)参与组成脊-丘束和脊-网束。

9) Ⅸ板层:位于前角,神经核团分为几个亚群。在支配躯干肌的胸髓处不发达,细胞群局限于前角腹侧区域;在颈、腰膨大处,支配肢体肌群,细胞亚群随之增多,致使前角向外侧与背外侧扩展(图07-3-05,图07-3-10)。细胞群内体运动神经元大,胞体呈多角形,胞质丰富,尼氏体粗大呈虎斑状,表面有大量突触扣结。其中主要是轴-体与轴-树突触。39%的突触前成分含扁平小泡,其中有的含抑制性递质甘氨酸。运动神经元树突粗大,从胞体各方发出并反复分支。树突所涉及的范围常与相邻细胞群树突重叠,甚至延伸至Ⅷ、Ⅶ板层与白质内。一个大运动神经元(α细胞)树突还可与纵轴上相邻数百个神经元树突相互重叠。这种胞体比较集中,树突又彼此重叠的现象,其意义可能在于神经元可从数个脊髓节段的初级传入终末及中间神经元获得信息,而它们在横平面上则可从不同肌群获得信息。

10) Ⅹ板层:相当于中央灰质,位于中央管周围(图07-3-10)。此层主要含小神经元,为中间神经元,其轴突进入后固有束,进行节间联系。

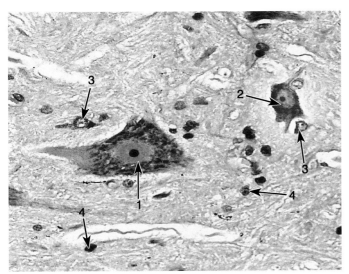

图 07-3-07　脊髓前角神经元（高倍，甲苯胺蓝染色）

1. α 运动神经元；2. γ 运动神经元；3. 闰绍细胞；4. 神经胶质细胞核

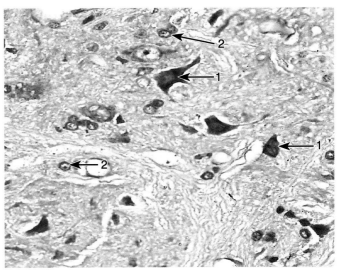

图 07-3-08　脊髓后角神经元（高倍，甲苯胺蓝染色）

1. 中间神经元；2. 神经胶质细胞核

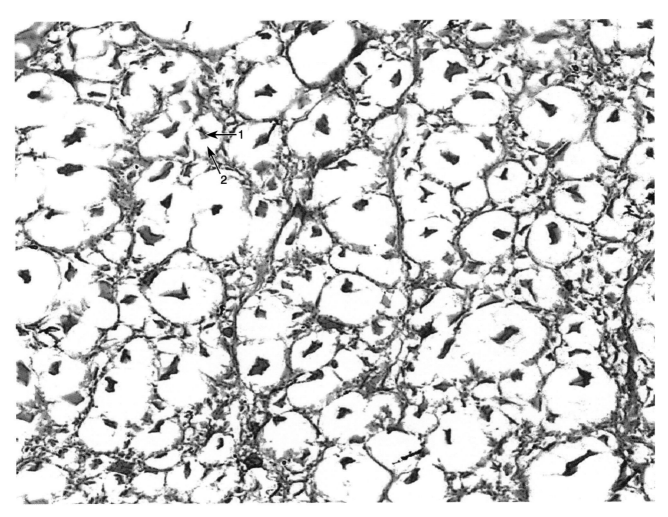

图 07-3-09　脊髓白质（高倍，甲苯胺蓝染色）

1. 轴突；2. 髓鞘

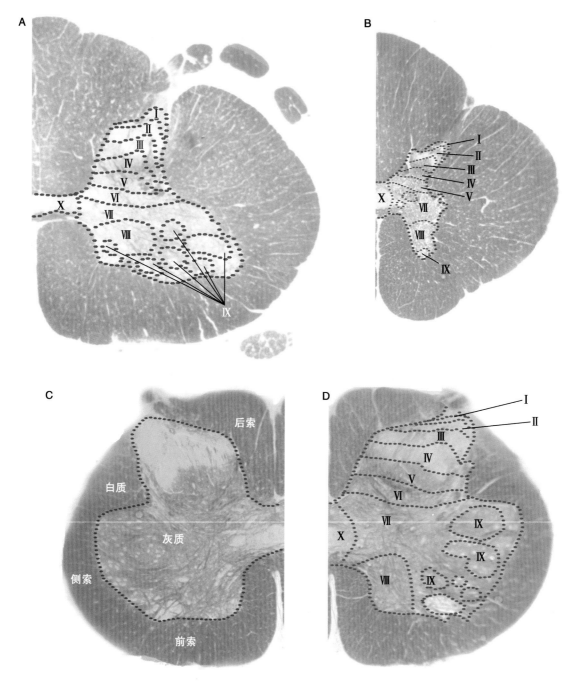

图 07-3-10　脊髓灰质板层构筑（Luxol 快蓝 ARN 髓鞘染色法，横断面）
A. 颈髓灰质板层；B. 胸髓灰质板层；C. 腰髓灰质和白质；D. 腰髓灰质板层
（周莉　图）

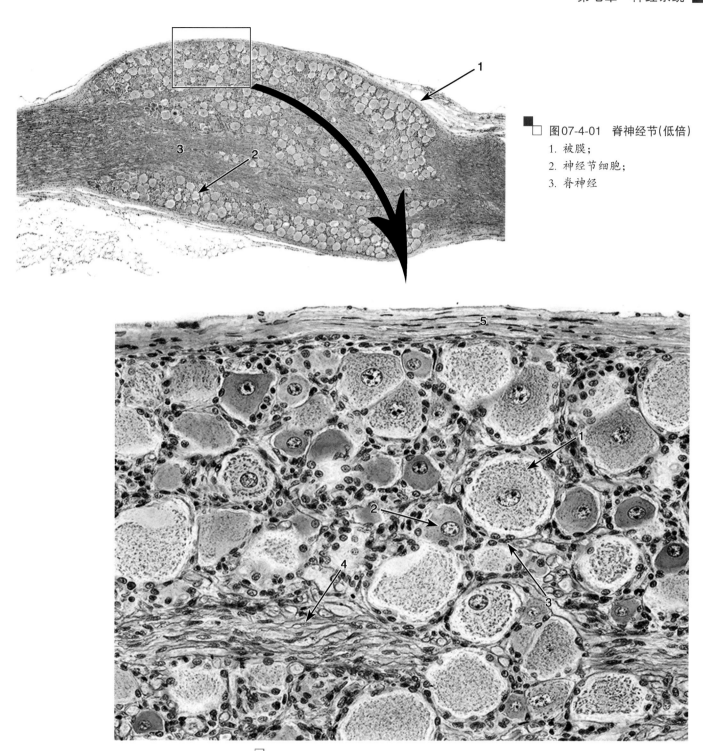

图07-4-01　脊神经节(低倍)
1. 被膜;
2. 神经节细胞;
3. 脊神经

图 07-4-02　脊神经节(高倍)
1. 脊神经节大型神经元; 2. 脊神经节小型神经元; 3. 卫星细胞; 4. 神经纤维; 5. 脊神经节被膜

第四节　神　经　节

　　人体绝大部分神经元胞体均位于中枢神经系统内,只有少量神经元胞体位于周围神经系统,它们聚集成团,称为神经节。神经节形态和大小各异,存在于脊神经背根和感觉神经根,以及周围自主神经系统中。与脊神经和脑神经相连接的感觉神经节分别称为脊神经节和脑神经节。内脏运动神经的节后神经元聚集形成自主神经节,自主神经节也与脑神经或脊神经相连接。每个神经节均被结缔组织囊包裹,含有神经元胞体和突起,但肠神经节例外,无结缔组织囊包裹。

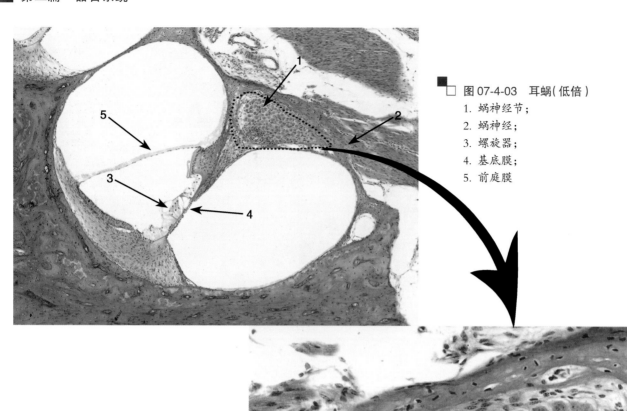

图 07-4-03 耳蜗(低倍)
1. 蜗神经节;
2. 蜗神经;
3. 螺旋器;
4. 基底膜;
5. 前庭膜

图 07-4-04 蜗神经节(高倍)
1. 双极神经元;
2. 卫星细胞

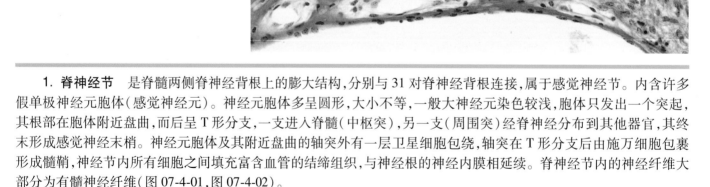

1. 脊神经节　是脊髓两侧脊神经背根上的膨大结构,分别与 31 对脊神经背根连接,属于感觉神经节。内含许多假单极神经元胞体(感觉神经元)。神经元胞体多呈圆形,大小不等,一般大神经元染色较浅,胞体只发出一个突起,其根部在胞体附近盘曲,而后呈 T 形分支,一支进入脊髓(中枢突),另一支(周围突)经脊神经分布到其他器官,其终末形成感觉神经末梢。神经元胞体及其附近盘曲的轴突外有一层卫星细胞包绕,轴突在 T 形分支后由施万细胞包裹形成髓鞘,神经节内所有细胞之间填充富含血管的结缔组织,与神经根的神经内膜相延续。脊神经节内的神经纤维大部分为有髓神经纤维(图 07-4-01,图 07-4-02)。

水痘-带状疱疹病毒可从支配感染区域的神经通过逆向轴突运输抵达脊神经节或脑神经节,病毒长期潜伏于神经元和/或卫星细胞内。当机体抵抗力下降时,潜伏的病毒被激活,沿感觉神经顺向轴突运输下行至该神经所支配的皮肤区,增殖后引起带状疱疹。此情况通常局限于三叉神经的一条分支或一条脊神经所支配的皮区。

2. 脑神经节　在某些感觉性脑神经(三叉神经、面神经、前庭蜗神经、舌咽神经)的主干上也有神经节与之相连,称为脑神经节。除了与前庭蜗神经相连的前庭神经节和蜗神经节内是双极神经元外(图 07-4-03,图 07-4-04),其他脑神经节内的神经元均为假单极神经元,结构与脊神经节类似。

脑、脊神经节的发生: 神经节起源于神经嵴。神经嵴细胞向两侧迁移,分布于神经管的背外侧并聚集成细胞团。分化为脑神经节和脊神经节。这些神经节均属于感觉神经节,神经嵴细胞首先分化为成神经细胞和卫星细胞,再由成

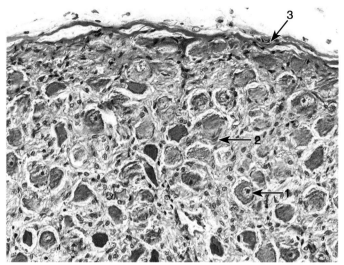

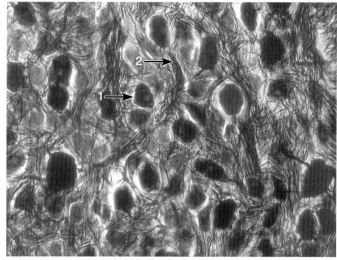

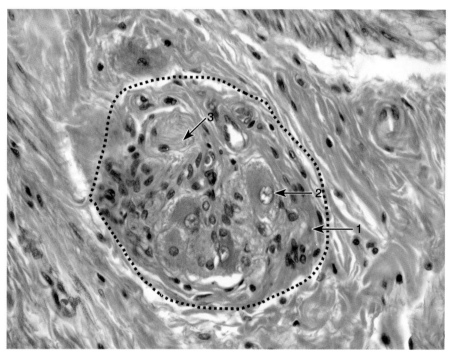

图 07-4-05　交感神经节（高倍）
1. 神经节细胞；
2. 卫星细胞；
3. 被膜

图 07-4-06　交感神经节（高倍，
镀银染色）
1. 神经节细胞；
2. 神经纤维
（海南医学院　图）

图 07-4-07　副交感神经节（高
倍，回肠肌层）
1. 副交感神经节；
2. 神经节细胞；
3. 神经纤维束

神经细胞分化为感觉神经元。成神经细胞最先长出两个突起，称为双极神经元，由于细胞体各面不均等生长，使两个突起的起始部逐渐靠拢，最后合二为一，演变成假单极神经元。卫星细胞是一种神经胶质细胞，包绕在神经元胞体周围，神经节周围的间充质分化为结缔组织被膜，包绕整个神经节。

　　3. 自主神经节　自主神经节也称植物性神经节，内有植物性神经的节后神经元，属多极运动神经元，与内脏运动有关。它可分为交感和副交感神经节。前者位于脊柱两旁及前方，体积相对较大，有被膜包绕；后者位于器官附近或器官内，一般较小，仅由少数神经元聚集形成，无明显被膜。神经节细胞细胞核常偏于细胞一侧，部分细胞为双核，胞质内尼氏体呈颗粒状，均匀分布。卫星细胞数量少，包绕神经节细胞胞体及突起（图 07-4-05 ~ 图 07-4-08）。节内的神经纤维有节前和节后纤维，神经节细胞的轴突为无髓神经纤维（节后纤维）。节后纤维离开神经节，其末梢则为内脏运动神经末梢，支配平滑肌，心肌和腺体活动。交感神经节内大部分为去甲肾上腺素能神经元，少数为胆碱能神经元；副交感神经节的神经元一般属胆碱能神经元。

　　交感、副交感神经节的发生：位于胸段的神经嵴，部分细胞迁至背主动脉的背外侧，形成两列节段性排列的神经节，即交感神经节。这些神经节通过纵行的神经纤维彼此相连，形成两条纵行交感链。神经节内的部分细胞迁至主动脉腹侧，形成主动脉前交感神经节。神经节内的神经嵴细胞首先分化为交感成神经细胞，再由此分化为多极交感神经节细胞。神经节内的另一部分神经嵴细胞分化为卫星细胞。交感神经节的外周也有间充质分化来的结缔组织被膜。副交感神经节的起源问题尚有争议。有人认为副交感神经节中的神经元来自中枢神经系统原基，即神经管，也有人认为来源于脑神经节中的成神经细胞。

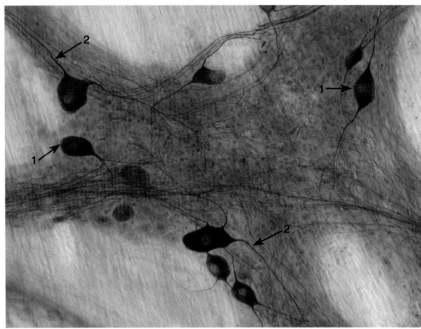

图 07-4-08　小肠肌间神经丛（高倍，镀银染色，铺片）
1. 副交感神经节细胞；
2. 节细胞突起
（周莉　图）

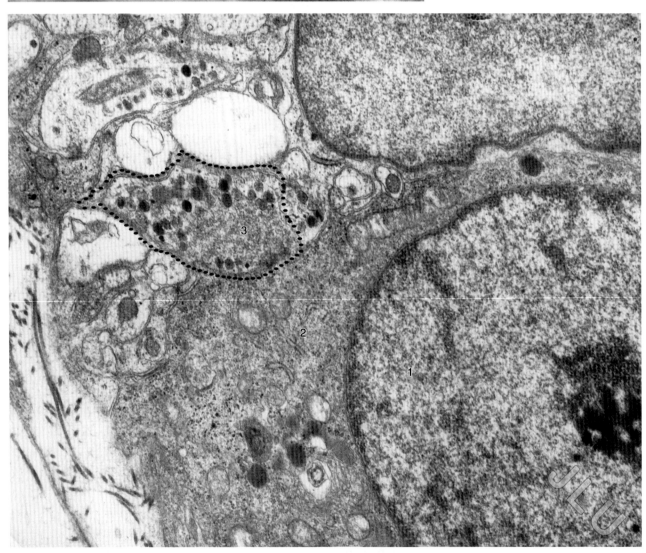

图 07-4-09　副交感神经节细胞电镜像（小肠）
1. 副交感神经节细胞核；2. 副交感神经节细胞质；3. 神经末梢

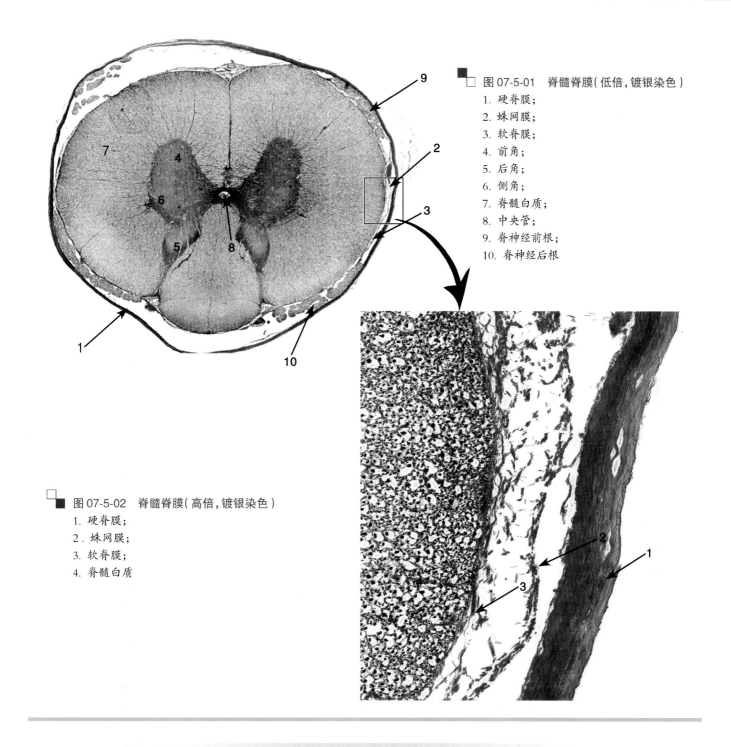

图 07-5-01 脊髓脊膜(低倍,镀银染色)
1. 硬脊膜;
2. 蛛网膜;
3. 软脊膜;
4. 前角;
5. 后角;
6. 侧角;
7. 脊髓白质;
8. 中央管;
9. 脊神经前根;
10. 脊神经后根

图 07-5-02 脊髓脊膜(高倍,镀银染色)
1. 硬脊膜;
2. 蛛网膜;
3. 软脊膜;
4. 脊髓白质

第五节 脑 脊 膜

脊髓和脑位于骨性椎管和颅腔内,两者与骨之间均有结缔组织,即脑脊膜。脑脊膜由外向内分别称硬膜、蛛网膜和软膜(图 07-5-01,图 07-5-02),对脑和脊髓具有保护和支持的作用。

1. 硬膜 硬脊膜厚而坚韧,由以胶原纤维为主的致密结缔组织组成,含少量弹性纤维。硬脑膜与硬脊膜在枕骨大孔处相互延续。不同部位硬膜厚度及其与周围组织的关系有所不同。硬脑膜有两层,即骨膜层在外和脑膜层在内。两层组织结构区别不大,脑膜层较厚,两层之间常有血管和神经分布。但是,绝大部分区域两层融合。在主要血管(如颈内动脉)穿过硬脑膜入颅时,胶原性硬膜与血管紧密结合。在颅腔顶部,硬脑膜与颅盖骨之间连接相对疏松,易于分离。当颅脑创伤时,硬脑膜与颅骨之间可能形成硬膜外血肿。

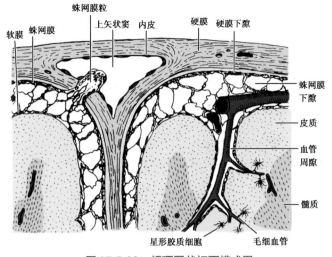

图 07-5-03 颅顶冠状切面模式图

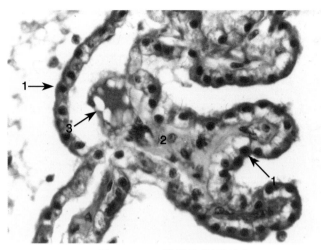

图 07-5-04 脑脉络丛（高倍）

1. 脉络丛上皮细胞 2. 疏松结缔组织 3. 血管

（复旦大学上海医学院 图）

硬脑膜在颅腔底部与颅骨结合紧密,若颅底骨折,易将硬脑膜连同脑蛛网膜撕裂,使脑脊液外漏。在两侧大脑、小脑半球之间、大脑与小脑之间等,硬脑膜内层折叠形成若干板状结构,如大脑镰、小脑幕、小脑镰、鞍膈等。在上述折叠处边缘及部分其他区域,硬脑膜的内、外层分离,内衬内皮细胞,形成硬脑膜窦,即静脉窦。由于窦壁无平滑肌,不能收缩,故撕裂或损伤后难以止血,易形成颅内血肿。在颅顶局部位置,硬脑膜窦与颅外静脉之间可能存在导静脉,所以头皮受感染可能会蔓延至颅内。位于颅底蝶鞍区左右两侧的硬脑膜窦形似海绵,内、外两层之间为不规则腔隙,故称海绵窦。海绵窦内有颈内动脉和展神经通过,外侧壁有动眼神经、滑车神经、眼神经和上颌神经通过。与周围的静脉也有广泛联系和交通,可直接或间接与眼静脉、大脑中静脉、颈内静脉、面静脉相通。所以,面部感染有可能蔓延至海绵窦,引起海绵窦炎症,甚至形成血栓,进而累及上述血管或神经,出现相应的临床症状。另外,海绵窦还与大脑基底静脉丛相通,后者连通椎内静脉丛,椎内静脉丛又与腔静脉系连通,故腹部感染有可能借助此通路蔓延到颅内。

硬脑膜的神经来源大多来自三叉神经,还有迷走、舌下、面和舌咽神经的分支。所有神经均含有交感神经的节后纤维。血管性头痛发病机制可能与硬脑膜丰富的神经支配和脑膜内含有肥大细胞有关。

硬脊膜组织结构与硬脑膜略有不同,前者大致分三层:最外层较薄,厚度仅约 $2\mu m$,有排列较疏松的胶原纤维和少量弹性纤维;中层最厚且致密,内含血管,无神经,故硬膜穿刺一般无痛觉;内层厚约 $8\mu m$,主要由硬脊膜边缘细胞组成,边缘细胞的特点是胞质具有长突起,指状突起相互迂回交错,形成大小不等的细胞间隙,并填充不含胶原纤维的无定形物质。硬脊膜外层与椎骨骨膜之间存在较明显的腔隙,称为硬膜外隙。腔内有纤维性脂肪组织、静脉丛和神经根。临床上可将局麻药注入硬膜外腔,阻滞脊神经根,暂时使其支配区域产生麻痹,称为硬膜外阻滞。过去很长时间人们一直认为,硬脊膜与蛛网膜之间有潜在的"硬膜下腔",其中衬以间皮,内有液体。现研究结果对是否有硬膜下腔提出疑问,并认为蛛网膜紧贴于硬脊膜内面,硬膜下腔并不存在。

2. 蛛网膜 由蛛网膜细胞和胶原纤维组成。蛛网膜细胞是一种特化的成纤维细胞,呈扁平或立方形。细胞间以桥粒和缝隙连接相连,在蛛网膜外层的细胞间还有紧密连接。蛛网膜的最外层由 $5\sim6$ 层薄片状蛛网膜细胞组成,厚约 $2\sim5\mu m$。细胞之间有许多桥粒和紧密连接,可防止脑脊液渗漏。蛛网膜下方与软膜之间间隙较宽阔,称蛛网膜下隙。其内有许多结缔组织小梁相连,腔隙内充满脑脊液。不同部位的蛛网膜下隙宽窄不一,如在脑部扩大形成蛛网膜下池,在小脑与延髓之间为小脑延髓池、两侧大脑脚之间为脚间池、脑桥腹侧为桥池等。脑蛛网膜在上矢状窦处形成许多绒毛状突起,突破硬脑膜伸入上矢状窦,称为蛛网膜粒(图 07-5-03)。脑脊液可借助蛛网膜粒渗入硬脑膜窦,从而回流入血。

脊髓蛛网膜在枕骨大孔处与脑蛛网膜相延续,蛛网膜下腔、脑脊液与脑部也形成一个整体。自脊髓末端起直至第 2 骶椎平面,脊髓蛛网膜下腔扩大形成终池,内有马尾。所以,临床上通常在第 3、4 或第 4、5 腰椎之间进行穿刺,抽取脑脊液进行疾病诊断或由此向脑脊液中注入药物进行治疗或麻醉。

3. 软膜 为富含血管的薄层疏松结缔组织,外表面被覆有单层扁皮上皮。紧贴于脊髓和脑组织表面,并伸入脑和脊髓的沟裂中。软膜的血管供应脑和脊髓,血管进入脑内时,软膜和蛛网膜也随之进入脑内,但软膜不仅包绕血管,还与血管之间留有一空隙,称血管周隙,与蛛网膜下隙相通,内含脑脊液。当小血管进一步分支形成毛细血管时,周围的软膜组织和血管周隙均消失,仅由胶质膜包裹(图 07-5-03)。

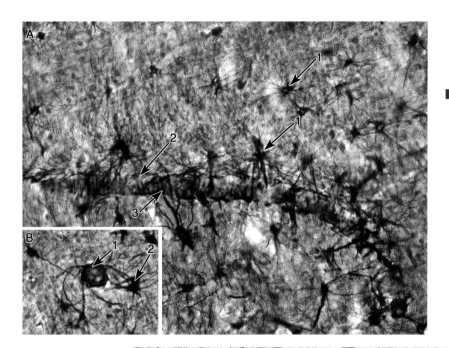

图 07-5-05　星形胶质细胞与脑毛细血管的关系（高倍，金升汞染色法）

A

1. 星形胶质细胞；
2. 毛细血管；
3. 星形胶质细胞脚板

B

1. 毛细血管横断面；
2. 星形胶质细胞

（周莉　图）

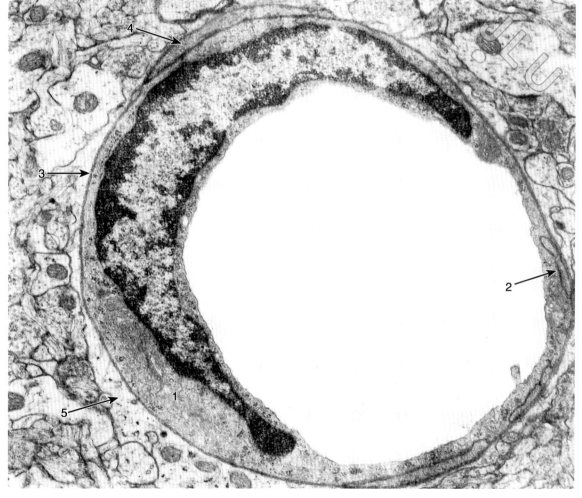

图 07-5-06　血-脑屏障电镜像

1. 连续性毛细血管内皮细胞；2. 内皮细胞间紧密连接；3. 基膜；4. 周细胞局部胞质；5. 星形胶质细胞脚板

在脊髓末端,软脊膜移行为终丝。终丝位于马尾正中,其末端附于椎管末端尾骨处。软脊膜在脊髓两侧的神经前、后根之间形成齿状韧带,其尖端附于两侧硬脊膜上。齿状韧带可作为椎管内手术的定位标志。

4. 脉络丛和脑脊液 脉络丛主要位于第三、四脑室顶和部分侧脑室壁,是由富含血管的软膜与室管膜直接相贴,并突入脑室而成皱襞状结构。脉络丛由上皮和富含血管的结缔组织组成。脉络丛上皮(室管膜上皮)为单层立方或矮柱形(图07-5-04),细胞表面有许多微绒毛,细胞核大而圆,细胞侧面近游离面有连接复合体。上皮下方为基膜,深部的结缔组织富含血管和巨噬细胞。脑脊液是充填脑室、脊髓中央管、蛛网膜下隙和血管周隙的一种无色透明液体。含蛋白质少,Na^+、K^+和Cl^-浓度高,还含较多的激素、神经递质和神经调质等多种生物活性物质,并有少量脱落细胞和淋巴细胞。80%~85%脑脊液由脉络丛上皮分泌,其余由脑细胞外液经室管膜上皮渗出。成年男性脑脊液约100ml,脉络丛上皮每天约分泌60%~70%,经过蛛网膜粒吸收入血液,形成脑脊液循环。脑脊液有营养和保护脑和脊髓的作用,并在神经内分泌系统的调节中发挥作用。

5. 脑屏障 中枢神经系统内环境的稳定依赖于血液、脑脊液和脑组织间物质交换的调节。正常生理情况下,部分物质可以进入血液或组织液,但不能进入脑和脊髓组织中,此种限制是因为在中枢神经系统中存在着血-脑脊液屏障、脑脊液-脑屏障及血-脑屏障。这些屏障的分布和微细结构均不同,但功能相互关联。

(1) **血-脑脊液屏障**:是介于血液与脑脊液之间的屏障结构,主要由脉络丛上皮和脉络丛毛细血管内皮细胞共同构成。脉络丛上皮细胞间有连接复合体(其中主要为紧密连接),此屏障能选择性阻止血液中某些物质进入脑脊液而保持脑脊液成分的相对稳定。

(2) **脑脊液-脑屏障**:主要由脑表面的软膜、胶质膜和脑室的室管膜构成,是脑脊液和脑之间选择性地阻止某些物质由脑脊液进入脑组织的屏障。在此屏障结构中,室管膜上皮细胞的特殊作用有重要意义,即室管膜上皮细胞之间一般无紧密连接(除脉络丛外),大分子物质可以通过。将一些不易通过血-脑屏障的药物注入脑脊液,它们可通过软膜-胶质膜,故脑脊液-脑屏障并不完整,脑脊液与脑细胞外液之间可不断地进行物质交换。但是,室管膜上皮的通透性、分泌功能和物质转运活动有一定选择性。

(3) **血-脑屏障**:是介于血液和脑组织间的屏障结构,主要由脑毛细血管内皮细胞及细胞间紧密连接、基膜、周细胞和神经胶质膜(星形胶质细胞突起形成的脚板)构成(图07-5-05,图07-5-06)。这些结构除机械性阻挡作用外,具有极性分布的电荷、特殊的酶系统以及免疫反应构成复杂的屏障系统。毛细血管内皮细胞是构成血-脑屏障的主要结构,其细胞内质膜小泡在高血压、缺氧等情况下数量明显增多,大部分小泡与细胞膜相连,小泡膜彼此相连时可融合成与细胞膜相通的管道,选择性地使营养物质和代谢产物顺利通过。血浆中的某些物质与血浆蛋白结合后,无论是脂溶性或水溶性,均不能通过血-脑屏障。例如新生儿高胆红素血症,间接胆红素可通过尚未发育成熟的血-脑屏障,进入脑组织后沉积于神经细胞而发生胆红素脑病(核黄疸)。但正常人红细胞破坏产生的胆红素与血浆蛋白结合后则不能通过血-脑屏障,故不出现神经症状。由于血-脑屏障毛细血管内皮细胞膜的脂性构架,脂溶性物质易通过血-脑屏障。如氯霉素为脂溶性,易通过血-脑屏障,而青霉素钠为水溶性而不易通过。自由扩散的离子如Na^+、Cl^-、H^+、HCO_3^-也相对不易通过,而水和CO_2却易通过。血-脑屏障的内皮细胞中含有一系列酶系统调节物质运输,以保证中枢神经系统、神经递质浓度的相对稳定性。介导K^+转运的Na^+-K^+-ATP酶主要分布在内皮细胞基底面,故从脑至血液转运K^+较迅速,反之则严格受限。脑毛细血管内皮中的L-多巴脱羧酶、单胺氧化酶、γ-谷氨酰胺转肽酶、乳酸脱氢酶和胆碱酯酶等多种分解酶能对特定药物起屏障作用,使药物在到达脑细胞外液之前失效。

在多发性硬化症患者脑内毛细血管内皮细胞表达主要组织相容性复合体II类分子(MHC-II),后者可呈递抗原,诱导细胞免疫应答。此时,释放的淋巴因子破坏了血-脑屏障,导致血液中的细胞侵入脑实质。

脑毛细血管基膜位于内皮细胞和星形胶质细胞脚板之间(图07-5-06),厚20~60nm。在病理情况下(如脑肿瘤附近),毛细血管基膜物质溶解,血管外间隙增大,周细胞可进入组织内,变为巨噬细胞,故有人提出周细胞有变为小胶质细胞的可能性。星形胶质细胞脚板贴附于毛细血管外周形成胶质膜,但脚板之间有裂隙。研究发现,在功能上,毛细血管内皮、周细胞和星形胶质细胞三者关系密切,在血-脑屏障发生、再生和分化中相互依赖。此外,星形胶质细胞上也同样有MHC II类分子,与内皮细胞有同样的免疫反应。

(郭家松 周莉)

第八章 循 环 系 统

目 录

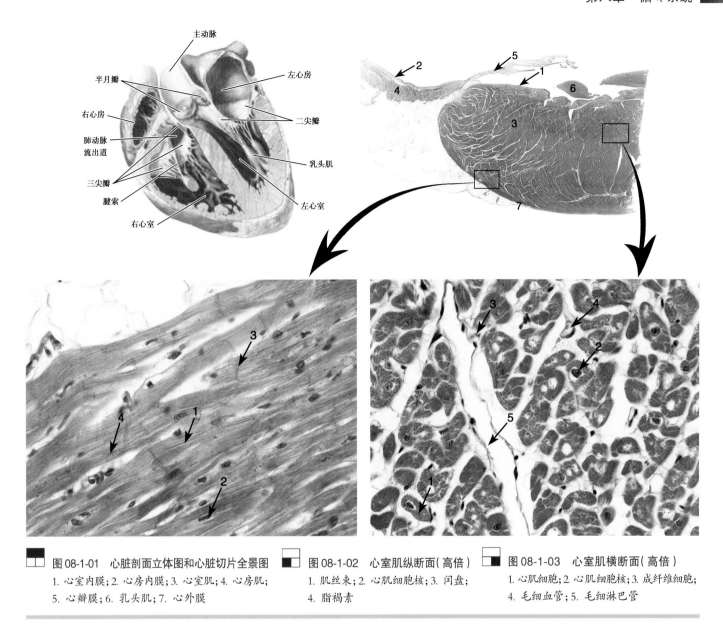

图 08-1-01　心脏剖面立体图和心脏切片全景图
1. 心室内膜；2. 心房内膜；3. 心室肌；4. 心房肌；
5. 心瓣膜；6. 乳头肌；7. 心外膜

图 08-1-02　心室肌纵断面（高倍）
1. 肌丝束；2. 心肌细胞核；3. 闰盘；
4. 脂褐素

图 08-1-03　心室肌横断面（高倍）
1. 心肌细胞；2. 心肌细胞核；3. 成纤维细胞；
4. 毛细血管；5. 毛细淋巴管

循环系统包括血液循环和淋巴循环两部分，前者由心脏和血管组成，后者由毛细淋巴管、淋巴管、淋巴导管组成。心血管系统的心脏是一个肌性的"双泵"，右侧接受全身的血液并把它输送到肺，左侧接受从肺来的血液，并将它输送到全身组织。进出肺的血管组成肺循环，其余血管组成体循环。

第一节　心　脏

心脏发生：人胚第 18~19 天，原条两侧一些中胚层间充质细胞形成心野（cardiogenic fields）向头端迁移，在口咽膜头侧的中胚层内形成生心区，随后演变成一对长条细胞索，称生心索。生心索内出现腔隙，形成左右两条并列的心管。第 22 天时，融合成一条心管。心管的头端与动脉相连，尾端与静脉相接，头尾两端相对固定。心管先后出现 4 个膨大，由头端向尾端依次为心球（又称动脉球）、心室、心房和静脉窦。心球的头端连于动脉干，动脉干又与弓动脉的起始端相连。静脉窦的末端分为左、右角，两角分别与同侧脐静脉、总主静脉和卵黄静脉相连。在心管发生过程中，心管弯曲成 U 形，进而成 S 形。此时，心房和静脉窦移至心球和动脉干的后方，并逐渐上移和扩大，膨出于心球和动脉干的两侧，心球的尾端膨大，融入心室，至此，心脏初具为成体的外形。与此同时，心管内皮形成心内膜的内皮层。心管周围间充质增厚，形成心肌外套层，以后分化为心肌膜和心外膜（心肌细胞发生详见第五章）。最初，在心管内皮和心肌外套层之间，有一层疏松的间充质，称为心胶质，将形成内皮下层及心内膜下层的结缔组织。

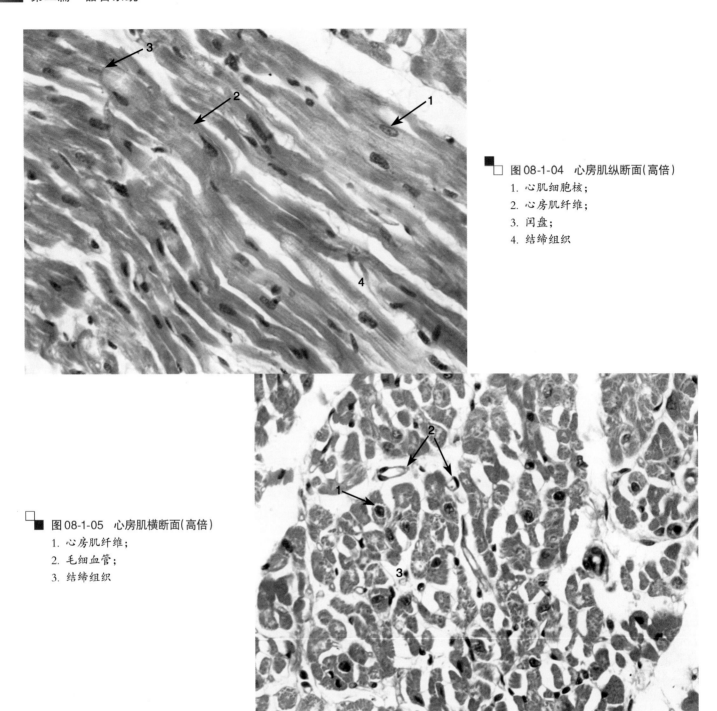

图 08-1-04 心房肌纵断面(高倍)
1. 心肌细胞核;
2. 心房肌纤维;
3. 闰盘;
4. 结缔组织

图 08-1-05 心房肌横断面(高倍)
1. 心房肌纤维;
2. 毛细血管;
3. 结缔组织

在心脏外形发生变化之际,心脏内部由一个管状分隔成由 4 个腔室构成的心脏。此过程经历了房室管的分隔、原始心房的分隔、原始心室的分隔和动脉干与心球的分隔。在心脏内部分隔的同时,左右房室管口心内膜组织向腔内增厚分别形成二尖瓣和三尖瓣,主动脉和肺动脉起始处的心内膜组织增厚形成半月瓣。

心脏壁由心内膜、心肌膜和心外膜组成,心肌膜最厚,是心脏壁的主体(图 08-1-01)。

1. **心肌膜** 心肌膜主要由心肌细胞(又称心肌纤维)组成。心肌纤维呈短圆柱状,有明、暗相间的横纹,心肌纤维纵切面呈宽带状,有分支并互相连接成网(图 08-1-02)。心室肌厚,并集合成束,呈螺旋状排列,大致为内纵行、中环行和外斜行(图 08-1-03),附着于纤维环的下方,心室向腔内突出或游离的肌束,称肉柱或乳头肌。心房肌薄,可出现局部肌纤维缺失,即心内膜、心外膜相贴,心房向腔内突出或游离的肌束细小,称界嵴或梳状肌。

心房肌纤维较心室肌细而短(图 08-1-04,图 08-1-05)。附着于纤维环的上方。心肌纤维纵切面可见大量粉染肌丝,与肌纤维长轴平行排列。细胞核 1~2 个,长椭圆形或卵圆形,位于中央,由于核周围肌丝少,肌浆较多,故染色淡,

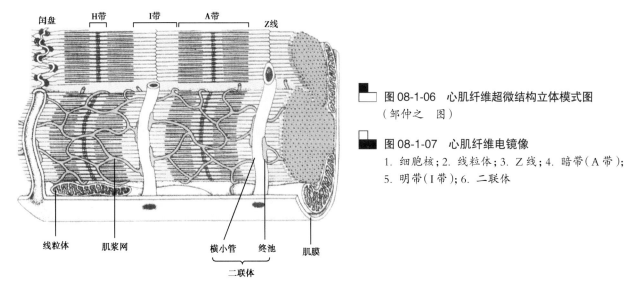

图 08-1-06　心肌纤维超微结构立体模式图
（邹仲之　图）

图 08-1-07　心肌纤维电镜像
1. 细胞核；2. 线粒体；3. Z 线；4. 暗带（A 带）；
5. 明带（I 带）；6. 二联体

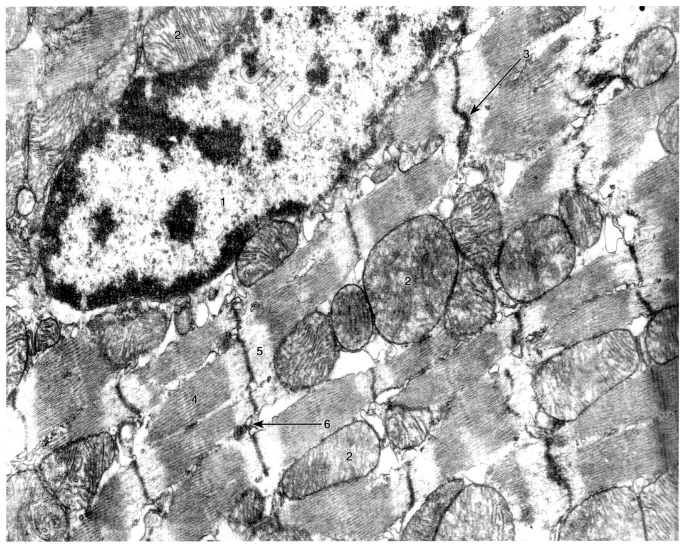

核仁清晰。相邻心肌纤维以闰盘相连，光镜下呈深染线条状（图 08-1-02，图 08-1-04）。结缔组织充填于肌纤维之间，并与心内膜和心外膜相连，其中有较多的成纤维细胞，少量胶原纤维、弹性纤维以及丰富的毛细血管（图 08-1-03，图 08-1-05）。成纤维细胞在心肌局部损伤修复中起重要作用。

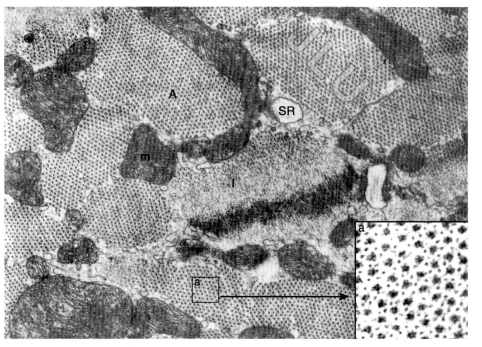

图 08-1-08　心肌纤维横断电镜像
SR. 肌浆网（a 框为粗肌丝和细肌
丝横断面）；
A. 暗带；
I. 明带；
Z. Z线

图 08-1-09　心肌纤维闰盘电镜像
1. 桥粒；
2. 缝隙连接；
3. 黏合带；
4. 线粒体；
5. 肌丝；
6. Z线

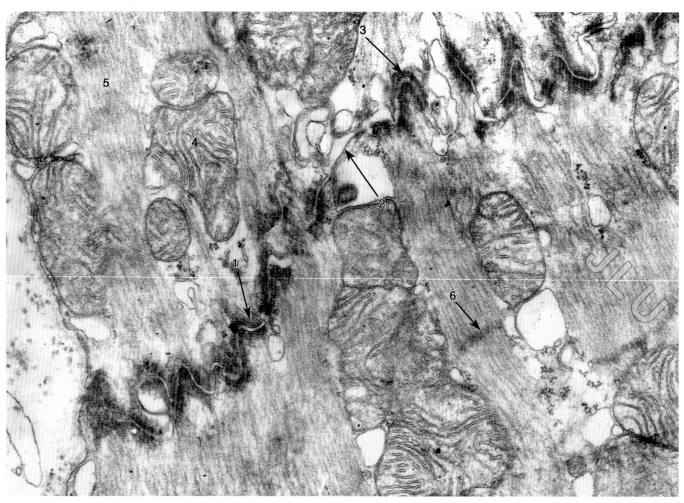

　　心肌纤维的超微结构是由粗肌丝和细肌丝有规律地排列组合构成肌节，肌节递次排列又组成肌原纤维。由于肌丝束粗细不等，故心肌的肌原纤维界限不分明，肌原纤维间有极丰富的线粒体、糖原和少量脂滴，以提供肌细胞收缩的能量。肌膜垂直于肌纤维长轴陷入细胞内形成横小管（图 08-1-06～图 08-1-07），且环绕每一条肌原纤维表面，传递来自

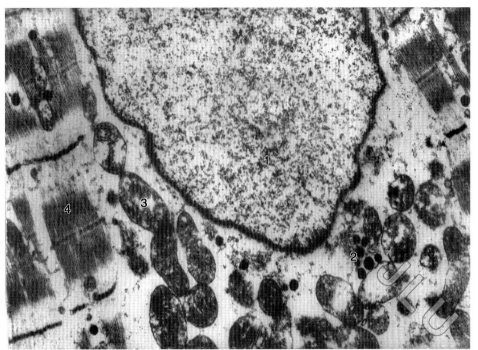

图08-1-10 心房肌纤维局部电镜像
1. 心肌细胞核;
2. 心房特殊颗粒;
3. 线粒体;
4. 肌丝束

图08-1-11 心室内膜(低倍)
1. 内皮;
2. 内皮下层;
3. 心内膜下层(含浦肯野纤维);
4. 心肌膜

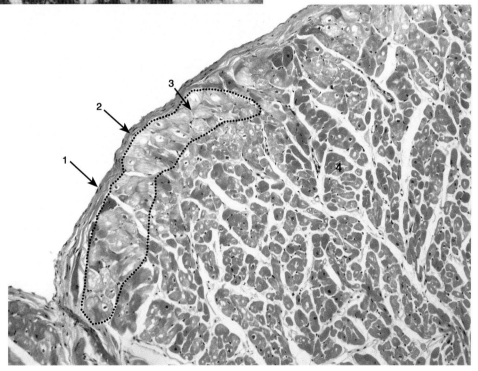

肌膜的兴奋,使之传导至每一条肌纤维内部。神经末梢的神经冲动通过横小管传入细胞内,引起肌节缩短,即肌纤维收缩。肌纤维内由滑面内质网形成肌质网,又称肌浆网,位于两个横小管之间,是与肌纤维平行的纵小管。纵小管末端扩张并互相连通,形成与横小管紧密相贴的盲管,称为终池。由于纵小管稀疏,终池少而小,故多见横小管与一侧的终池紧贴,形成二联体(图08-1-06,图08-1-07)。肌浆网可储存和释放钙离子,以调节肌浆内钙离子浓度。当肌膜的兴奋传导至肌浆网时,肌浆网膜上的钙通道开放,使储存的钙离子释放至肌浆,引起心肌收缩。但是,由于心肌的肌浆网较细,终池不发达,储存钙离子的能力有限,在收缩前还需从细胞外摄取钙离子。因此,血液中钙离子浓度对维持心肌正常收缩至关重要。

部分心房肌纤维内含电子致密的分泌颗粒,称心房特殊颗粒(图08-1-10),内含心房钠尿肽,心房充盈可引起释放。当血容量增加时,心房钠尿肽释放增加,产生利尿、利钠作用,从而使血容量恢复正常。

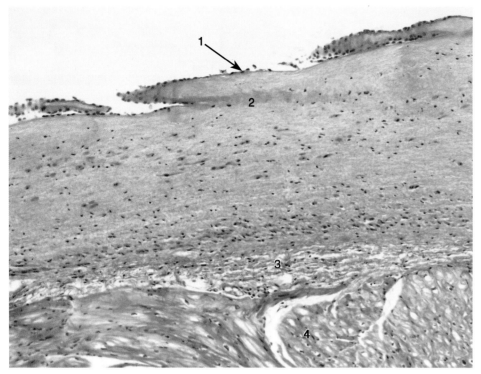

图08-1-12　右心房内膜(高倍)
1. 内皮细胞；
2. 内皮下层；
3. 心内膜下层；
4. 心肌膜

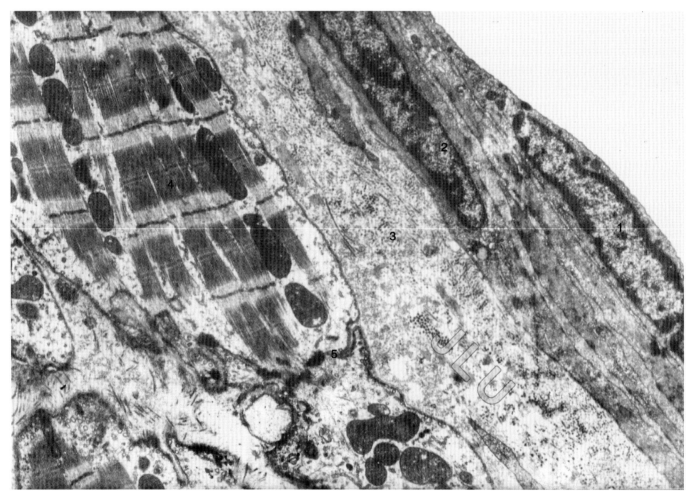

图08-1-13　心内膜电镜像
1. 内皮细胞；2. 内皮下层平滑肌细胞；3. 心内膜下层；4. 肌丝束；5. 闰盘

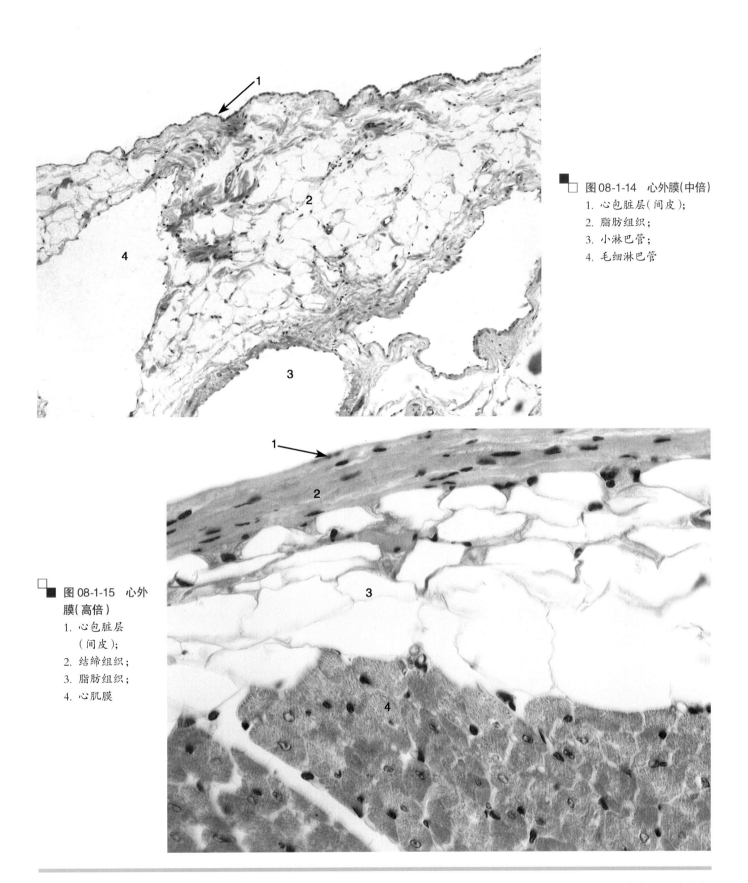

图 08-1-14　心外膜(中倍)
1. 心包脏层(间皮);
2. 脂肪组织;
3. 小淋巴管;
4. 毛细淋巴管

图 08-1-15　心外膜(高倍)
1. 心包脏层(间皮);
2. 结缔组织;
3. 脂肪组织;
4. 心肌膜

　　电镜下,心肌闰盘呈现阶梯状细胞连接,横向位于 Z 线水平,有黏合带和桥粒,可使心肌纤维间连接牢固;纵向部位有缝隙连接(图 08-1-06,图 08-1-09),可交流细胞间化学信息和传导电冲动。在心肌内不同区域闰盘的数量有所不同,心内膜下由于心肌细胞分支较多,可借闰盘与多个细胞连接。因此,心内膜下心肌细胞可沿分支向多个方向传导。

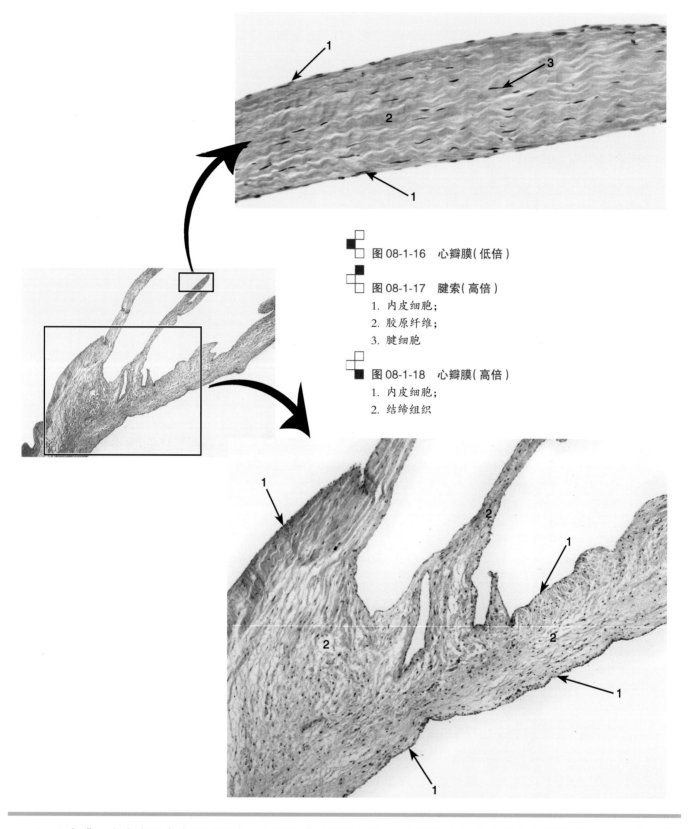

图 08-1-16　心瓣膜（低倍）

图 08-1-17　腱索（高倍）
1. 内皮细胞；
2. 胶原纤维；
3. 腱细胞

图 08-1-18　心瓣膜（高倍）
1. 内皮细胞；
2. 结缔组织

　　2. 心内膜　由内皮和内皮下层组成。内皮为单层扁平上皮，与心脏相连的大血管内皮相连续，表面十分光滑。内皮下层由结缔组织组成，可分为两层，内层结缔组织细密，含胶原纤维和丰富的弹性纤维，其中有少量平滑肌（图08-1-13），尤以室间隔处为多；外层靠近心肌膜，也称心内膜下层，为较疏松的结缔组织，含小血管和神经。心室的心内膜下层分布有心脏传导系统分支，即浦肯野纤维（图 08-1-11）。心房的内皮下层细密结缔组织较多，故心内膜较厚（图 08-1-12）。

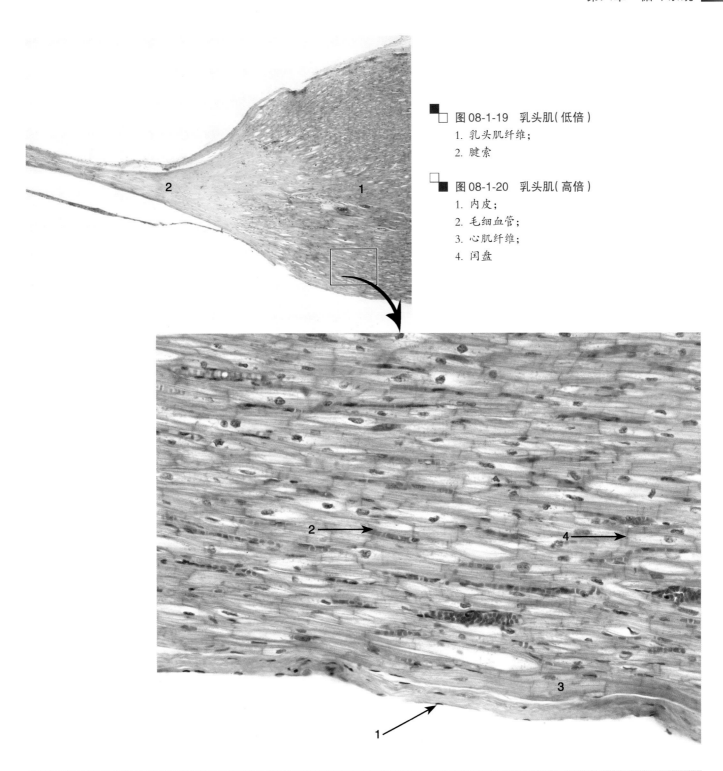

图 08-1-19 乳头肌（低倍）
1. 乳头肌纤维；
2. 腱索

图 08-1-20 乳头肌（高倍）
1. 内皮；
2. 毛细血管；
3. 心肌纤维；
4. 闰盘

3. **心外膜** 为浆膜，即心包脏层，外表面为间皮（单层扁平上皮），其下为疏松结缔组织，含血管（如冠状动脉及其分支）、神经纤维束、神经节和淋巴管，并有大量脂肪组织（图 08-1-14，图 08-1-15）。心包的脏、壁两层之间为心包腔，内有少量浆液，以减少摩擦。如发生炎症时，两层常粘连，使心脏收缩和舒张受阻。

4. **心瓣膜和心骨骼** 心瓣膜包括房室瓣和动脉瓣。前者位于左、右房室口，左房室口为二尖瓣，右房室口为三尖瓣。胚胎发生时由心内膜组织向腔内增厚而成。瓣膜表面覆盖单层扁平上皮，内有致密结缔组织（图 08-1-16～图 08-1-18）。基部与纤维环相连，以加固瓣膜。末端与腱索和乳头肌相连（图 08-1-01，图 08-1-19，图 08-1-20）。瓣膜、腱索和乳头肌任何一处发生病变，均将发生心腔的血流动力学改变。动脉瓣包括主动脉瓣和肺动脉瓣，组织结构同房室瓣，心瓣膜除基部外一般没有小血管和淋巴管。瓣膜的功能是防止心房和心室舒张时血液逆流。

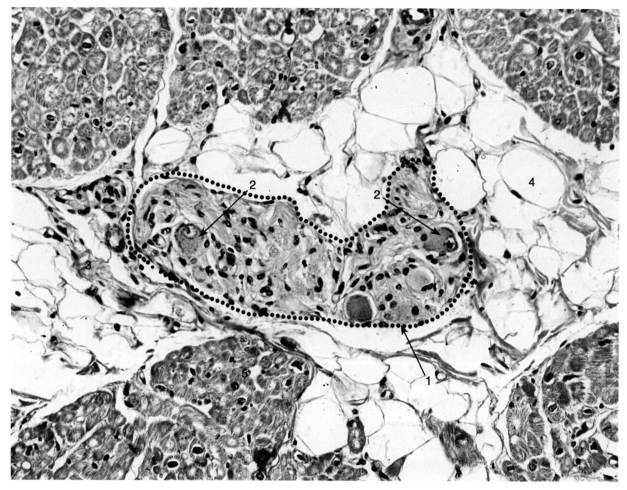

图 08-1-21　心内神经节 (高倍)
1. 心内神经节；2. 神经元胞体；3. 结缔组织；4. 脂肪细胞；5. 心肌纤维

心骨骼是心脏的支架结构,包括室间隔膜部、纤维三角和围绕房室口和动脉口的纤维环(图 08-1-23)。是心肌纤维的附着处,也是心瓣膜的固着处,主要由致密结缔组织构成。纤维三角又称中心纤维体,位于左、右房室口与主动脉口之间。由于房室束穿行其中,其异常可能会造成房室传导阻滞。中心纤维体有类似软骨样组织,老年时某些区域可钙化,甚至骨化。

5. 心内神经与神经节　心脏内的神经包括交感神经、副交感神经和感觉神经。前二者为心脏运动神经,又称心脏传出神经,后者又称心脏传入神经。交感神经节前纤维来源于脊髓的第 1~5 胸髓节段侧角,至交感神经节颈上、中、下和上胸节交换神经元。节后纤维分别形成颈上、中、下和胸心支,到主动脉弓后方和下方与来自迷走神经的副交感神经纤维共同构成心丛,由此再分布于心房肌、心室肌、窦房结、房室结和冠状动脉。交感神经节后纤维主要是肾上腺素能神经,其兴奋可加速窦房结冲动发放,加快房室传导,增强心肌收缩力和扩张冠状动脉。副交感神经来自延髓迷走神经背核及疑核,经迷走神经心支到达心脏,在心内神经节换神经元,节后纤维主要是胆碱能神经,分布到心房肌、心室肌、窦房结、房室结和冠状动脉,其作用与交感神经相反,但对心室肌和冠状动脉作用较小。

交感神经释放的去甲肾上腺素和来自肾上腺髓质的肾上腺素均作用于心脏 α、β 肾上腺素能受体,心脏 β 受体的密度高于 α 受体,β 受体支配心脏占优势,其中以 β_1 受体为主,心室肌尤其如此。迷走神经末梢释放乙酰胆碱,作用于心肌的 M 受体。各受体根据其分布和功能不同又可进一步分为若干亚类。

感觉神经包括两种,传导痛觉的传入纤维与交感神经同行,至脊髓胸 1~5 节段的后角。传导压力和牵张等感觉的传入纤维随迷走神经至延髓孤束核。感觉神经末梢分布于心壁各层,包括心内膜、心肌膜、心外膜、血管、腱索和心瓣膜等处。心肌中可能还有一种感受器对心肌缺氧敏感,缺氧信息传入中枢后可产生心绞痛。迷走神经中的感觉神经末梢主要分布于大静脉和心脏附近的化学感受器,如颈动脉体等,参与反射活动。

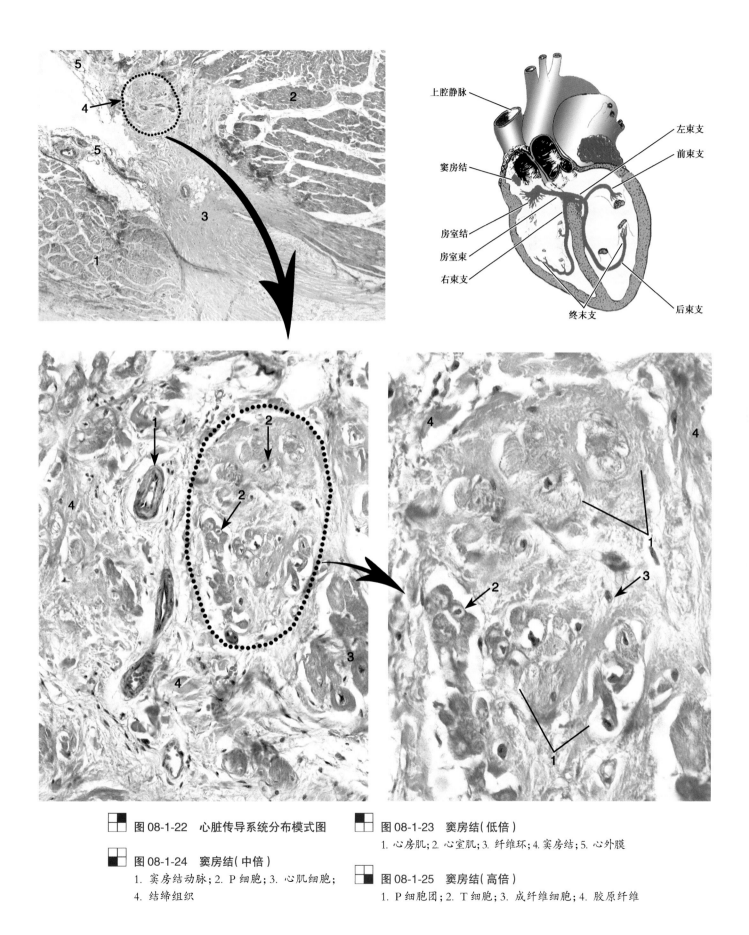

上腔静脉

窦房结

房室结

房室束

右束支

左束支

前束支

后束支

终末支

图 08-1-22　心脏传导系统分布模式图

图 08-1-24　窦房结（中倍）
1. 窦房结动脉；2. P 细胞；3. 心肌细胞；
4. 结缔组织

图 08-1-23　窦房结（低倍）
1. 心房肌；2. 心室肌；3. 纤维环；4. 窦房结；5. 心外膜

图 08-1-25　窦房结（高倍）
1. P 细胞团；2. T 细胞；3. 成纤维细胞；4. 胶原纤维

心内神经节广泛分布于心外膜下近心肌膜处,心房多于心室。在心房又以心房后壁、房间隔和冠状沟等处多见。其中较大的神经节分布在窦房结和房室结周围,较小的神经节存在于心房上部表面、房间隔和心耳心房交界处。在大血管根部和心室基底部即冠状沟附近也有分布。其大小差异颇大,小者几个细胞组成,大者可达上百个细胞,密集排列在心外膜下,无完整包膜。节细胞多呈圆形或椭圆形,细胞核常偏位,染色淡,核仁清晰,细胞质弱嗜碱性(图08-1-21)。心内神经节是副交感神经换神经元之处,节细胞的轴突分布到心脏各部。节内还有感觉神经元发出的中枢突至中枢核团,参与心脏功能的中枢调节和反射环路的构成。心内神经节细胞内含多种神经递质,主要为乙酰胆碱、少量儿茶酚胺递质。除此之外,近年研究表明,还有多种肽类神经调质,如神经肽酪氨酸、血管活性肠肽、生长抑素和一氧化氮等。它们对心血管系统起重要调节作用。

6. 心脏传导系统　心脏传导系统包括窦房结、房室结、房室束及其各级分支。窦房结位于上腔静脉与右心耳交界处心外膜下 1mm 的心房壁内(图08-1-22,图08-1-23),是心脏的起搏点。房室结、房室束及其主要分支位于心内膜下层,而房室束的进一步分支则伸入心肌膜。

（1）窦房结:形态大多呈两端尖、中间粗的梭形或半月形(图08-1-24),一般肉眼不易观察,光镜下方可见到。长为 10~15mm,最宽处 3~5mm,最厚处 1~2mm。窦房结表面常见神经纤维和神经末梢,中间有一条较粗的窦房结动脉(图08-1-24),围绕该动脉周围的特化肌细胞(P 细胞)构成窦房结的主体,P 细胞,又称结细胞或起搏细胞,聚集成簇,散在于致密结缔组织中,是心肌兴奋的起搏点,其形态一般呈椭圆形或多边形,常聚集成团或成行。由于细胞器与肌原纤维均较少,胞浆丰富,故染色浅,呈空泡状,细胞核大,居中,圆形或椭圆形,偶见双核(图08-1-25)。P 细胞的自律性起搏为 100 次/min,而实际正常人心率仅 60~80 次/min。由窦房结发出冲动所形成的心脏搏动,称窦性心律。窦房结内另一种细胞为移行细胞(T 细胞),多位于窦房结周边部,其形态介于 P 细胞和一般心肌细胞之间。此种细胞一般呈细长圆柱形或分支状,T 细胞是 P 细胞与一般心肌细胞的连接细胞,由窦房结周边至心房肌,细胞内肌原纤维和细胞器逐渐增多。窦房结的主要支架是细胞间的大量胶原纤维、少量网状纤维和弹性纤维(图08-1-25)。

窦房结动脉 60% 起源于右冠状动脉起始部,40% 起源于左冠状动脉旋支起始部。由于此动脉起源位置较高,管径粗大,故窦房结具备丰富的血液供应。一般情况下,遭受病变累及的机会较冠状动脉较少,在冠心病状态下,窦房结的功能是否受到影响,目前还有争议。

窦房结的自律性可因加温、冷冻或损伤而改变,其传导特点比心脏其他部位(房室结除外)均慢。窦房结的神经支配包括交感神经和副交感神经。后者在其周边有许多神经节,神经节发出的纤维穿入结内,可沿其长轴走行,并发出细支与肌细胞相交织。交感神经在结内也很丰富。电镜下,窦房结神经的轴突终末可见积聚胆碱能和肾上腺能小泡,胆碱能和肾上腺能神经轴突常在无髓神经纤维束内被观察到。

（2）房室结:位于冠状口前上方,三尖瓣隔瓣附着缘上方的心内膜下,为一扁椭圆形结构,在冠状切片上,为半卵圆形,并且向上、下延伸,有许多胶原纤维束将结内细胞分隔成大小不等的细胞团(图08-1-26)。房室结内有三种细胞,即 P 细胞、T 细胞和浦肯野纤维,其中多数为 T 细胞,P 细胞较少,位于结的深部,两类细胞形态同窦房结,浦肯野纤维主要位于房室结的周围和前下部,其形态较普通心肌纤维短而粗,染色浅,有 1~2 个细胞核,胞质中有丰富的线粒体和糖原,肌原纤维少,闰盘发达。

房室结的主要功能是将窦房结发出的冲动通过房室结传向心室。但是,也可将冲动从心室经房室结逆传入心房,即双向传导。此种特点是很多复杂心律失常的组织学基础(如折返激动等)。心房冲动在房室结内传导很慢,有时间延搁,其生理意义在于可保证在心房收缩期完毕后,心室开始收缩,避免发生房室收缩重叠现象。由于房室结也有 P 细胞,故具有起搏潜能,其自律性比窦房结低,约 50 次/min。

（3）房室束:又称 His 束,起于房室结的前端(图08-1-26),穿中心纤维体进入心室再行一段短距离,则向左分出左束支,先分出的纤维形成左后分支,再分出形成左前分支,其分叉部实为左、右束支的起始部。分叉前长约 10mm,直径 1~4mm(图08-1-23)。房室束在室间隔肌部可居中或偏向一侧,由于房室束紧邻主动脉瓣和三尖瓣,在瓣膜置换时易损伤,以至于引起房室传导阻滞或不同形式的束支传导阻滞。

房室束的细胞介于 P 细胞和浦肯野细胞之间,比一般心肌细胞短,肌原纤维少,核周部淡染,细胞纵向排列,由结缔组织分隔。房室束周围有明显的疏松结缔组织鞘,起缓冲作用;在穿中心纤维体的一段(穿通部)由致密结缔组织围绕。房室束的主要功能是将房室结的冲动经房室束传向左右束支,其传导速度快,从房室束到达心室只需 0.03 秒。

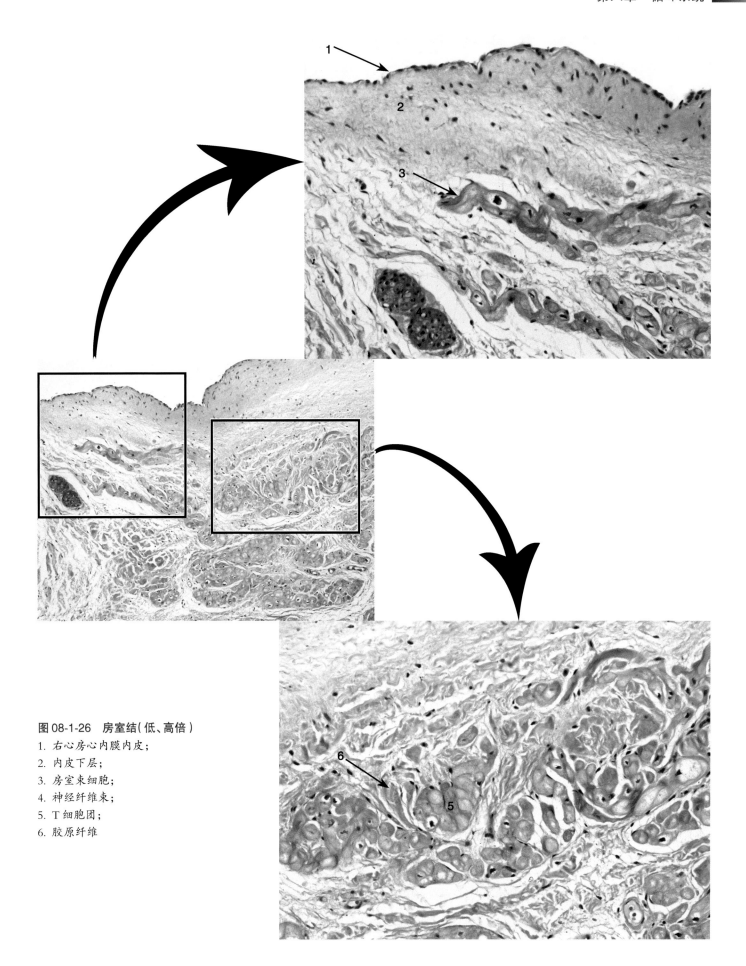

图 08-1-26　房室结（低、高倍）

1. 右心房心内膜内皮；
2. 内皮下层；
3. 房室束细胞；
4. 神经纤维束；
5. T 细胞团；
6. 胶原纤维

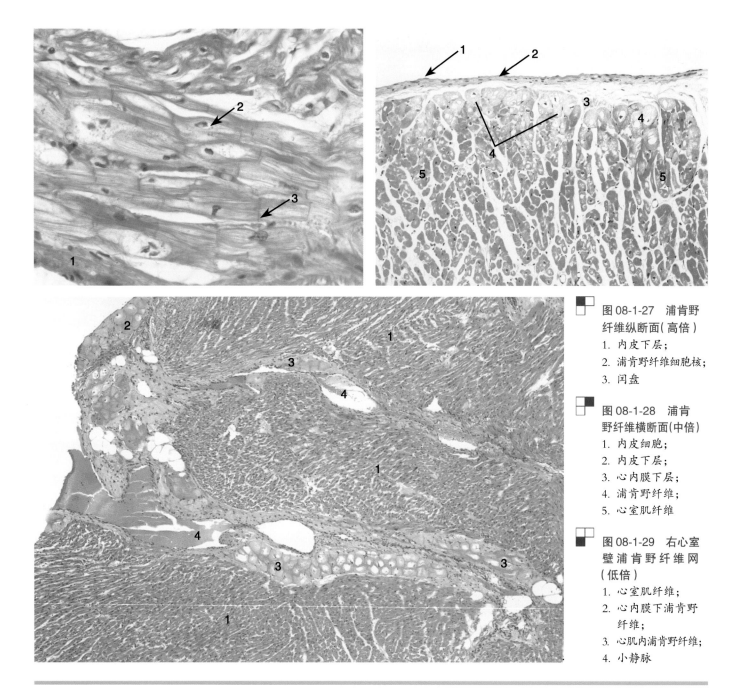

图 08-1-27　浦肯野
纤维纵断面（高倍）
1. 内皮下层；
2. 浦肯野纤维细胞核；
3. 闰盘

图 08-1-28　浦肯
野纤维横断面（中倍）
1. 内皮细胞；
2. 内皮下层；
3. 心内膜下层；
4. 浦肯野纤维；
5. 心室肌纤维

图 08-1-29　右心室
壁浦肯野纤维网
（低倍）
1. 心室肌纤维；
2. 心内膜下浦肯野
纤维；
3. 心肌内浦肯野纤维；
4. 小静脉

　　（4）左、右束支：呈扁带状，分出后位于主动脉右、后半月瓣交界处下方的心内膜下，主干沿室间隔左侧向下行约16mm，于室间隔中、下 1/3 处分叉散开。分三支，即前组分支至室间隔左侧前半部，左心室前侧壁，前乳头肌；后组分支至室间隔左侧后半部，左心室后下壁，后乳头肌；间隔组分至室间隔中、下部和左心室游离壁。右束支在室间隔膜部下方沿其右侧而弓向前下方，在室间隔上部锥状乳头肌的后下方进入节制索，在前乳头肌根部开始分支，主干绕至前外侧再分支。分三支，即前组分支至室间隔右侧面前下部和心室前壁；外侧组分支至右心室游离壁；后组分支至室间隔后部、右心室游离后壁和后乳头肌。

　　构成左、右束支的细胞类型有三种，即浦肯野细胞，移行细胞和一般心肌细胞。左、右束支接受房室束的冲动下传至心室的浦肯野纤维（图 08-1-27～图 08-1-29），左、右束支的传导速度为 2~4m/s，束支中的传导可有横向联系。临床上束支传导阻滞较多见，如心脏炎性病变、缺血、心室扩张、纤维组织细胞变性和钙化或心肌梗死等，均可导致束支传导阻滞。

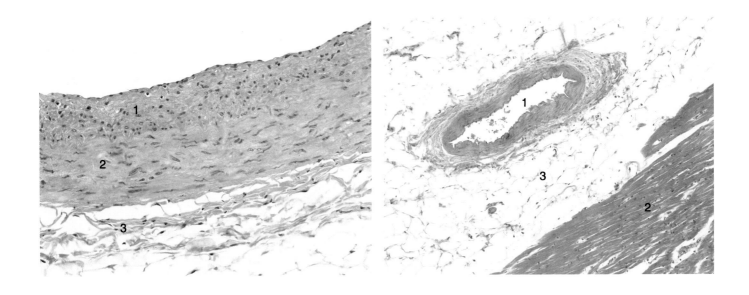

图 08-1-30 冠状动脉
（低倍）
1. 内膜；
2. 中膜；
3. 外膜

图 08-1-31 冠状动脉
分支（低倍）
1. 冠状动脉分支；
2. 心肌膜；
3. 心外膜

图 08-1-32 冠状动脉
（高倍）
1. 内皮；
2. 内膜平滑肌纤维横断面；
3. 内弹性膜；
4. 中膜平滑肌纤维

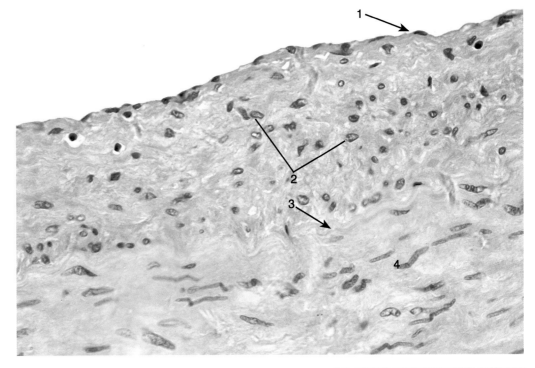

7. 冠状动脉及分支 冠状动脉（图 08-1-30,图 08-1-31）属于中动脉,即肌性动脉。内膜厚,其中含疏松结缔组织、胶原纤维和一些纵行平滑肌细胞,内弹性膜明显（图 08-1-32）,在冠状动脉分支处,内膜凸入管腔内形成内膜垫,其作用不明。中膜主要由平滑肌组成,其间有较多的弹性纤维。近内膜侧平滑肌环形排列,近外膜侧平滑肌纵行排列,此特点与一般肌性动脉不同。外膜较厚,外弹性膜较明显。其内侧较致密,含胶原纤维和弹性纤维,大多排列为螺旋形,此特点可以防止心脏舒缩过程中对血管过度牵拉；其外侧较疏松,含有脂肪细胞、散在成纤维细胞、少量纵行平滑肌以及营养血管、淋巴管和神经。

冠状动脉心肌桥是一种先天性冠状动脉发育异常。冠状动脉主干及其分支通常行走于心外膜疏松结缔组织中。然而,冠状动脉或其分支的某个节段可被浅层心肌覆盖,在心肌内走行,被心肌覆盖的冠状动脉段称壁冠状动脉,覆盖在冠状动脉上的心肌称为心肌桥。如果心肌桥薄而短,对冠脉血流影响较小,多数可无心肌缺血症状及相应的心电图改变。倘若是冠状动脉左前降支的心肌内段,在收缩期可受到挤压,多在中年以后出现心肌缺血症状。

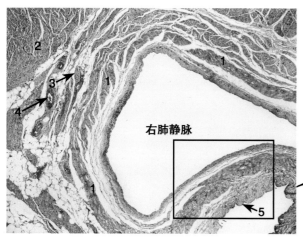

右肺静脉

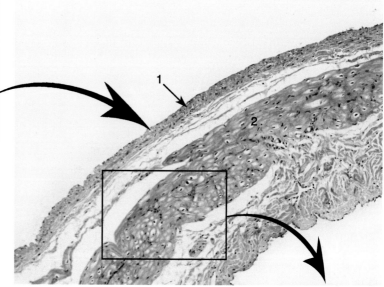

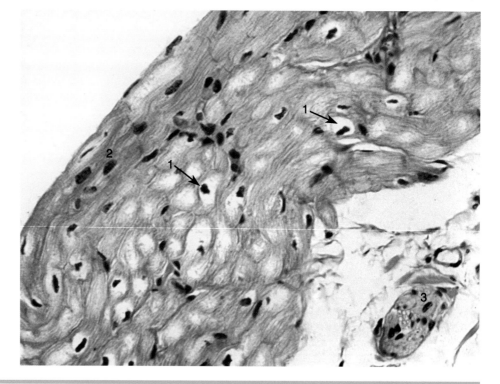

图 08-1-33　肺静脉肌袖（低倍）
1. 心肌袖；
2. 心房肌；
3. 神经纤维束；
4. 小动脉；
5. 浆膜

图 08-1-34　肺静脉肌袖（中倍）
1. 肺静脉壁；
2. 心肌袖

图 08-1-35　肺静脉肌袖（高倍）
1. P 样细胞；
2. 心肌纤维；
3. 神经纤维束

8. 心肌袖　指缠绕相连于心房的大静脉主干根部的心肌组织,包括肺静脉肌袖和上、下腔静脉肌袖。其中以肺静脉肌袖最为发达(图 08-1-33,图 08-1-34)。肺静脉肌袖的肌纤维呈套袖样向肺静脉延伸。肌袖中除含有普通心肌纤维外,作者观察还发现有 P 样细胞(图 08-1-35)。有研究报道,肺静脉肌袖有自发性电活动,去甲肾上腺素对其有增强作用。通常情况下,电冲动由左心房传至肺静脉肌袖组织,肌袖的自发不规则节律不扩散至心房。在交感神经兴奋、电刺激或异丙肾上腺素诱发等情况下,肺静脉肌袖的自发性不规则节律与心房的电生理失去平衡时,可出现阵发性心房颤动(房颤)。近年来发现,阵发性房颤也发生于上腔静脉与右心房相交处,可能与该处存在有类似肺静脉肌袖的结构有关。

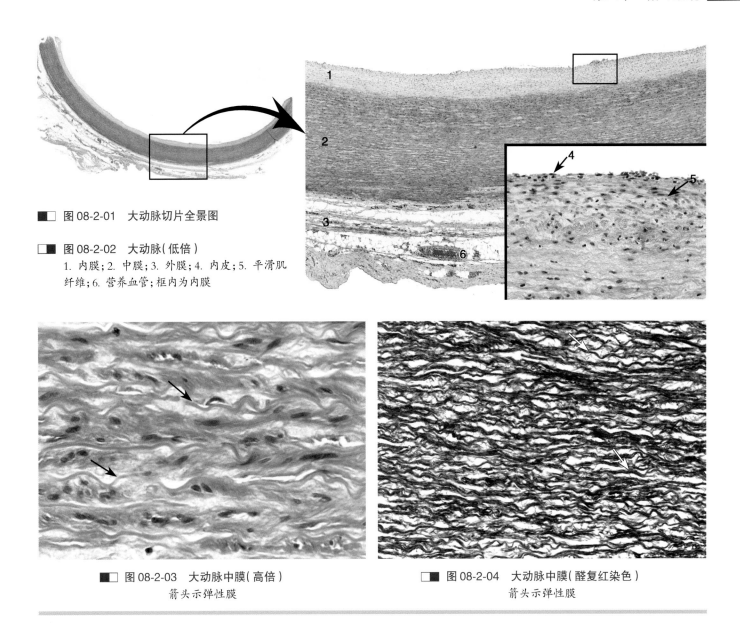

■□ 图 08-2-01　大动脉切片全景图

■□ 图 08-2-02　大动脉(低倍)
1. 内膜；2. 中膜；3. 外膜；4. 内皮；5. 平滑肌
纤维；6. 营养血管；框内为内膜

■□ 图 08-2-03　大动脉中膜(高倍)
箭头示弹性膜

■□ 图 08-2-04　大动脉中膜(醛复红染色)
箭头示弹性膜

第二节　血　管

　　血管的发生:原始血管系统是由中胚层分化而来。人胚第 3 周,卵黄囊、体蒂和绒毛膜等处的细胞团密集形成血岛,血岛中央的细胞分化为造血干细胞,周边的细胞分化为内皮细胞。相邻内皮细胞相互连接,形成胚外内皮管网。胚体内间充质也出现许多裂隙,裂隙周围的细胞分化为内皮细胞,形成胚内内皮管,相邻内皮管相互连通,形成胚体内原始内皮管网。第 3 周末,胚内和胚外内皮管网彼此相连,并经过改建逐渐形成胚体循环、卵黄囊循环和脐循环三套循环通路即原始心血管系统。第 4 周末,由于原始心脏开始节律性跳动,与之相连的血管各段所受的压力不同,因此逐渐分化出动脉和静脉,开始定向功能性血液循环。

　　胎儿具有独特的血液循环,当出生后,肺脏开始执行功能,肺循环随之建立,原始心血管系统经过一系列改建,形成了最终的心血管系统构架。

　　人成体的血管包括动脉、毛细血管和静脉。由于各类血管均为连续性管道,故有共同的组织结构,即内膜、中膜和外膜。随着管腔大小的变化与功能不同,管壁各层的厚度、结构和组织成分也发生变化。

　　1. 动脉　依据动脉管腔大小不同分为大、中、小动脉和微动脉,其基本结构均由内向外分为内膜、中膜和外膜。大动脉多属于弹性动脉,中、小动脉属于肌性动脉。

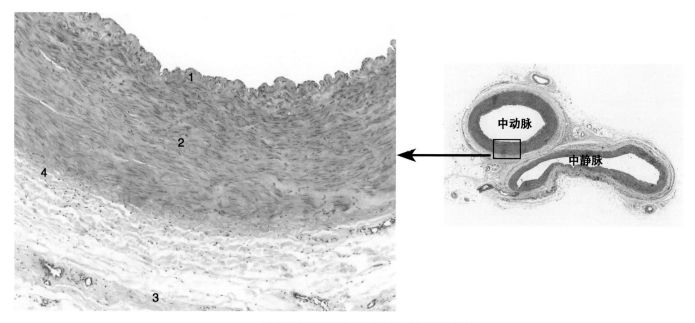

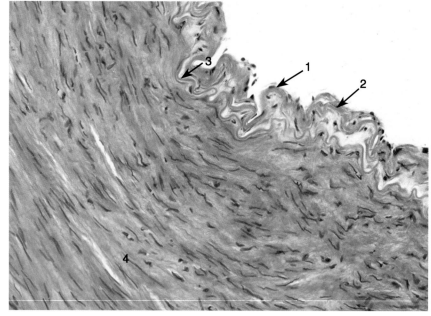

图 08-2-05　中动、静脉切片全景图

图 08-2-06　中动脉（低倍）
1. 内膜；
2. 中膜；
3. 外膜；
4. 外弹性膜

图 08-2-07　中动脉（中倍）
1. 内皮；
2. 内皮下层；
3. 内弹性膜；
4. 中膜平滑肌纤维

（1）**大动脉**：大动脉（图08-2-01）包括与心脏相连的动脉及分支。如主动脉及无名动脉、颈总动脉等。由于大动脉要承受来自心脏射血的压力，将血液送往中动脉，管壁结构以富有弹性膜和弹性纤维为特点，故又称为弹性动脉。

大动脉内膜较厚，由内皮和内皮下层组成。内皮（单层扁平上皮）除可使内壁光滑，减少血流阻力外，还有许多重要功能。内皮形态多为梭形，其长轴与血流方向一致（图08-2-02）。电镜下，内皮细胞腔面胞质形成大小不等的突起，突起有助于扩大吸收的表面积和物质转运，同时还对血流动力学产生影响，因为大血管的内皮距管壁内的营养血管较远，内皮突起使近腔面的血液形成涡流，减缓血流速度，便于物质交换和血中激素的代谢。胞质中有许多质膜小泡，可以相互连通，形成暂时性穿内皮小管，向血管内外运送物质。内皮细胞还有一种特有的细胞器，即怀布尔-帕拉德小体（Weibel-Palade body，简称 W-P 小体），又称细管小体。它外包单位膜，内有数条直径为 15nm 平行细管包埋于中等致密基质中（图08-2-24）。W-P 小体的数量因血管部位不同而异。一般而言，离心脏越近的血管，内皮细胞内此小体越多。它可以合成和储存与凝血有关的抗血友病因子（第Ⅷ因子相关抗原），它本身并不参与凝血反应，而当血管内皮有缺损时，第Ⅷ因子相关抗原能使血小板附着在内皮下的胶原纤维（特别是胶原 I 型、Ⅲ型、纤维粘连蛋白和层粘连蛋白）上，在血管内皮缺损处形成血小板栓，防止血液的外流。内皮细胞中微丝收缩可改变内皮之间的间隙，从而调节血管的通透性。内皮细胞还能合成和分泌许多生物活性物质，以维持正常的心血管功能。

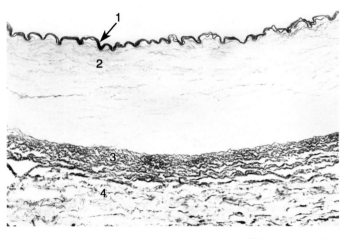
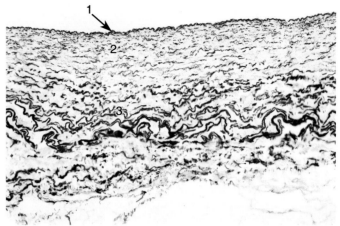
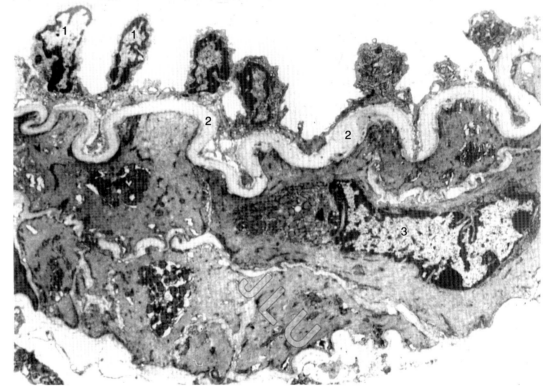

图 08-2-08　中动脉
（低倍，醛复红染色）
1. 内弹性膜；
2. 中膜；
3. 外弹性膜；
4. 外膜

图 08-2-09　中静脉
（低倍，醛复红染色）
1. 内膜；
2. 中膜；
3. 外膜

图 08-2-10　小动脉
电镜像
1. 内皮；
2. 内弹性膜；
3. 平滑肌纤维

　　大动脉中膜有 40~70 层弹性膜和大量弹性纤维。弹性膜由弹性蛋白组成，其上有许多窗孔，各层弹性膜由弹性纤维相连（图 08-2-03，图 08-2-04），其间还有环行平滑肌和胶原纤维。大动脉外膜较薄，由疏松结缔组织组成，内含小血管（营养血管）和神经（图 08-2-02）。

　　（2）**中动脉**：除大动脉外，凡在解剖学中有名称的动脉多为中动脉（图 08-2-05）。中动脉的管壁中膜含大量平滑肌，故称肌性动脉。平滑肌的收缩和舒张可控制分配到身体各部和器官的血流量。中动脉内膜如同大动脉，但内皮下层较薄，在与中膜交界处可见 1~2 层内弹性膜；中膜厚，由 10~40 层环行平滑肌组成，细胞间少量弹性纤维和胶原纤维（图 08-2-06，图 08-2-07）。动脉中的平滑肌纤维可分泌多种蛋白，形成细胞外基质，如弹性蛋白、胶原蛋白等。在病理情况下，平滑肌还可以迁入内膜，吞噬透入内膜的脂质，形成动脉纤维斑块等。中动脉外膜较厚，在与中膜的交界处有多层外弹性膜（图 08-2-08）。外膜的疏松结缔组织中除含营养血管外，还有许多神经纤维，深入中膜平滑肌，调节血管收缩与舒张。

　　脑和脑膜的动脉，因无外来压力和张力，管壁甚薄，尤其是外膜比一般动脉均薄。但内弹性膜甚发达。较小的脑动脉分支管壁中的胶原纤维比弹性纤维和平滑肌多。肾动脉中膜的弹性成分发达。肺动脉管壁较薄，中膜的肌组织和弹性膜较少，这可能是因为肺循环血压较低的缘故。子宫和卵巢动脉，于月经周期和妊娠时有明显结构变化。

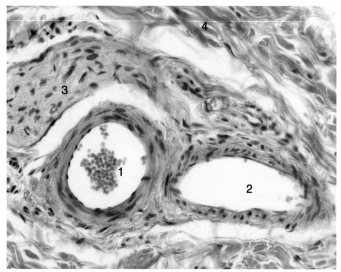
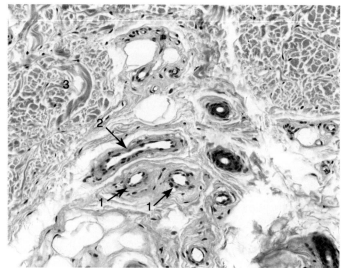
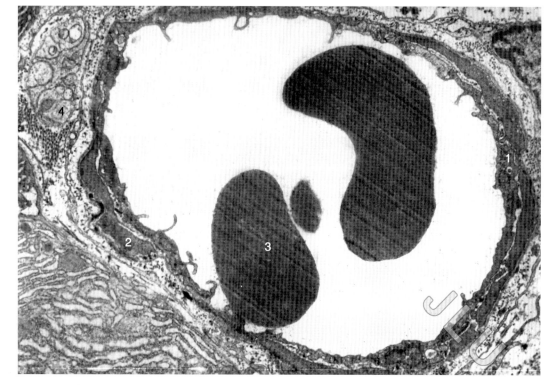

图08-2-11 小动脉和小静脉(中倍)
1. 小动脉；
2. 小静脉；
3. 神经纤维束；
4. 胶原纤维

图08-2-12 微动脉和微静脉(中倍)
1. 微动脉；
2. 微静脉；
3. 结缔组织

图08-2-13 微动脉电镜像
1. 内皮细胞；
2. 平滑肌纤维；
3. 红细胞；
4. 无髓神经纤维

（3）**小动脉和微动脉**：小动脉管径一般介于 0.3~1mm，管壁结构与中动脉相似，但各层组织成分减少，如中膜含 3~9 层环行平滑肌（图 08-2-10，图 08-2-11）。微动脉管径一般小于 0.3mm，各层均薄，无内、外弹性膜，中膜仅含 1~2 层平滑肌纤维（图 08-2-12，图 08-2-13）。小动脉和微动脉管壁中的平滑肌收缩和舒张能显著调节局部组织的血流量和血压，外周阻力的变化在于小动脉和微动脉的舒缩程度，它们均受神经和多种体液因子的调节。

2. 静脉 毛细血管中的血液经物质交换后汇入静脉系统。根据静脉管径大小和管壁结构特点可分为微静脉、小静脉、中静脉和大静脉。静脉形态和结构与相伴动脉相比，数量多，管径粗，管壁薄，管腔不规则，中膜薄，外膜厚，无明显内、外弹性膜。

（1）**微静脉与小静脉**：微静脉管径一般小于 200μm 或 200μm 以上，中膜可有散在平滑肌，外膜薄（图 08-2-12）。连接毛细血管的微静脉称毛细血管后微静脉，其管径一般小于 50μm，管壁结构与毛细血管相似；内皮细胞间隙较大，故通透性也较大，利于物质通透。小静脉管径一般小于 1mm，内皮外有 1 至几层完整平滑肌纤维，外膜逐渐变厚（图 08-2-11）。

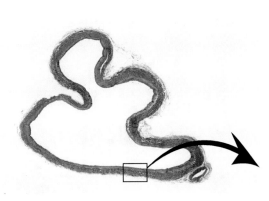

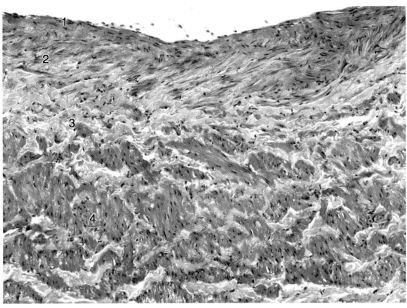

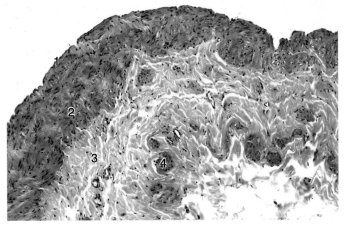

图 08-2-14 大静脉切片全景图

图 08-2-15 大静脉（低倍）

1. 内膜；2. 中膜；3. 外膜；4. 外膜纵行平滑肌束

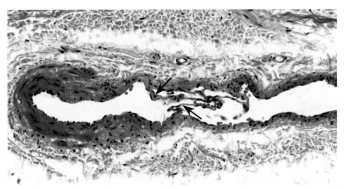

图 08-2-16 中静脉（中倍）

1. 内膜；2. 中膜；3. 外膜；4. 外膜纵行平滑肌束

图 08-2-17 静脉瓣（低倍）

箭头示静脉瓣

（2）**中静脉与大静脉**：除大静脉外，凡有解剖学名称的静脉均为中静脉。中静脉管径一般小于 9mm，内膜薄；中膜环行平滑肌纤维稀疏；外膜比中膜厚，由结缔组织组成（图 08-2-9），其中有纵行平滑肌纤维束（图 08-2-16），以克服人体站立时的重力作用，促使血液流入大静脉。

大静脉包括颈外静脉、无名静脉、奇静脉、肺静脉、髂外静脉、门静脉和腔静脉等。管壁内膜同中静脉，中膜为几层排列疏松的环行平滑肌纤维。外膜则很厚，结缔组织内仍有大量纵行平滑肌纤维束（图 08-2-14，图 08-2-15）。由于静脉血回流入心脏的动力主要靠静脉内压力差，而影响压力差的重要因素之一是重力和体位，故大、中静脉外膜除富有纵行平滑肌纤维束外，还有瓣膜防止血液逆流。静脉瓣是由内膜突入管腔折叠而成，表面覆以内皮，其内为富含弹性纤维的结缔组织，静脉瓣的游离缘朝向血流方向（图 08-2-17）。

3. **毛细血管** 微动脉的血液流入毛细血管，以完成与组织间的物质交换功能，管径一般为 7~9μm，它们分支吻合成网，几乎分布于所有组织中。毛细血管壁很薄（图 08-2-18，图 08-2-19），由一层内皮、基膜和周细胞构成，周细胞散在于内皮和基膜之间，扁长形，胞体两侧发出长突起，包绕着毛细血管，整个外形似"蛇形网架"，起机械性支持作用。周细胞胞质内微丝较多，散在于胞质各处或成束附着于质膜内面形成密体，具有收缩功能，可调节毛细血管血

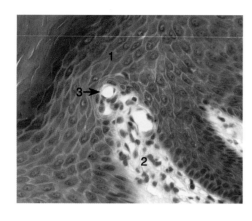

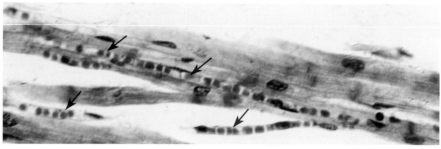

图 08-2-18　毛细血管横断面（高倍，皮肤真皮）
1. 皮肤表皮；2. 真皮乳头；3. 毛细血管横断面

图 08-2-19　毛细血管纵断面（高倍，铁苏木素染色，骨骼肌）
箭头示毛细血管纵断面

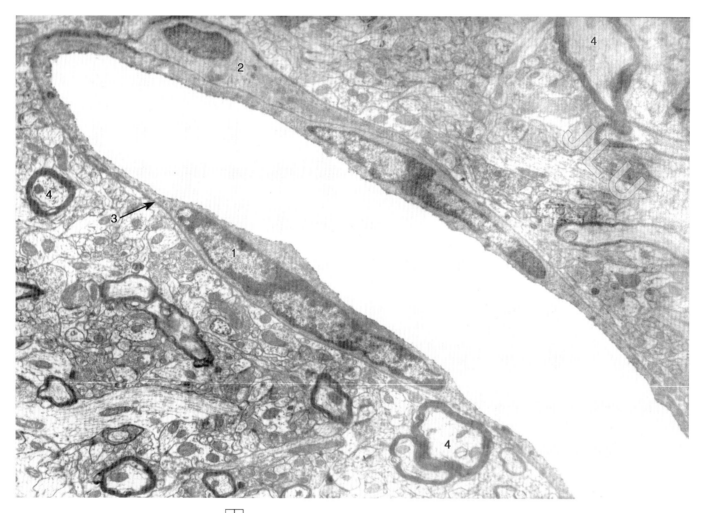

图 08-2-20　连续毛细血管纵断面电镜像
1. 内皮细胞；2. 周细胞；3. 基膜；4. 有髓神经纤维

流。胚胎时期,周细胞是由原始血管壁的间充质发生,在炎症、修复以及新血管形成中,周细胞可分裂增殖分化为内皮细胞和成纤维细胞(图 08-2-20,图 08-2-21)。毛细血管的差异在光镜下很难显现,只有在电镜下方能分辨。依据毛细血管内皮细胞的特征可将其分为三类:连续毛细血管、血窦(又称不连续毛细血管、窦状毛细血管)和有孔毛细血管。

　　连续毛细血管的特征是有一层连续的内皮细胞和连续的基膜,内皮细胞之间的紧密连接封闭细胞间隙,又有完整基膜,使得其通透性颇小,是机体许多屏障性结构的主要成分。如血-脑屏障、血-胸屏障、气-血屏障等。除此之外,还

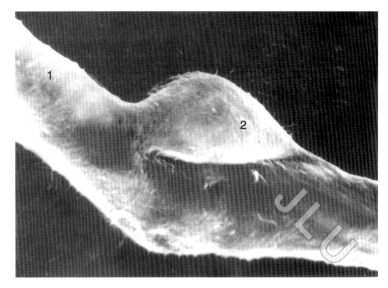

图 08-2-21　毛细血管扫描电镜像
1. 毛细血管壁；
2. 周细胞胞体

图 08-2-22　连续毛细血管横断面电镜像
（左图为内皮细胞质局部放大）
1. 内皮细胞核；
2. 紧密连接；
3. 神经末梢；
4. 肌纤维；
5. 质膜小泡；
6. 基膜

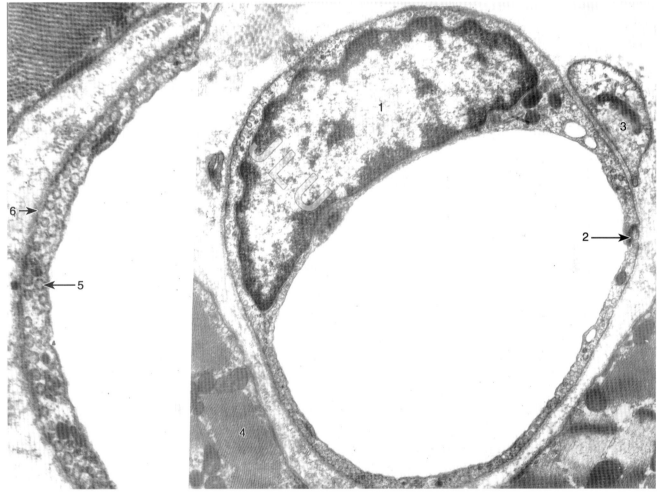

分布于肌组织等。连续毛细血管与组织间的物质交换是以胞质中质膜小泡运输的方式进行,故内皮细胞中有许多质膜小泡(图 08-2-22),多数呈孤立存在,有的融合形成穿内皮通道。

　　有孔毛细血管的结构与连续毛细血管基本相同,均有一层紧密相连的内皮细胞和连续基膜。其主要特征是内皮较薄,细胞器和质膜小泡数量少,在内皮细胞菲薄处有环形窗孔,窗孔是血管腔与内皮周隙间的细小通道,一般呈圆形或卵圆形,其直径差异颇大,常封以极薄的膜,或称隔膜,中等电子密度,厚 4~6nm。此种结构有利于血管内外中、小分子的物质交换(图 08-2-23,图 08-2-24)。血管内皮之间的连接多在内皮较厚的区域,与连续性毛细血管无明显区

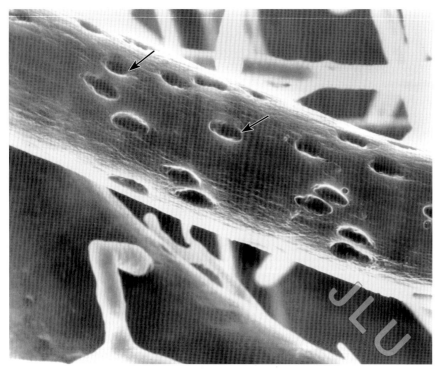

图 08-2-23　有孔毛细血管扫描电镜像

箭头示毛细血管窗孔

图 08-2-24　有孔毛细血管横断面电镜像
1. 内皮细胞核；
2. 紧密连接；
3. 内皮细胞孔；
4. 基膜；
5. 周细胞；
6. W-P 小体

图 08-2-25　有孔毛细血管内皮细胞局部电镜像（肾小体滤过膜）
1. 毛细血管内皮孔；
2. 基膜；
3. 足细胞次级突起

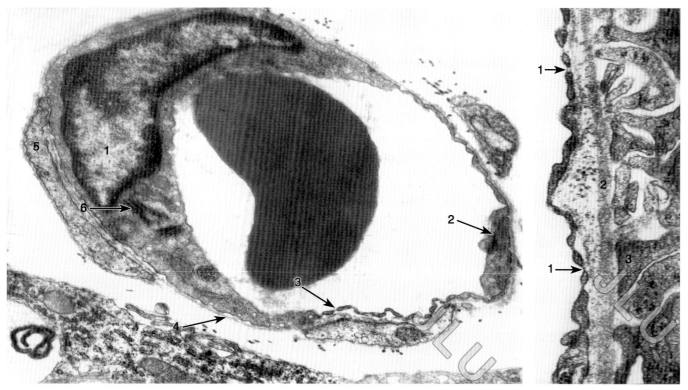

别。内皮不显碱性磷酸酶活性（连续性毛细血管内皮显碱性磷酸酶活性），周细胞也颇少。有孔毛细血管主要分布于肾血管球、胃肠黏膜和某些内分泌腺等处。肾血管球的毛细血管内皮孔无隔膜封闭，基膜比其他处毛细血管厚约 3 倍（图 08-2-25）。舌肌是唯一含有孔毛细血管的肌组织。

不连续毛细血管又称为窦状毛细血管，即血窦。此种毛细血管腔较大，形状不规则，直径可达 40μm，内皮细胞间隙较大，大分子物质和血细胞可穿出或穿入。主要分布于肝、脾、骨髓和某些内分泌腺（详见第九章、第十三章）。

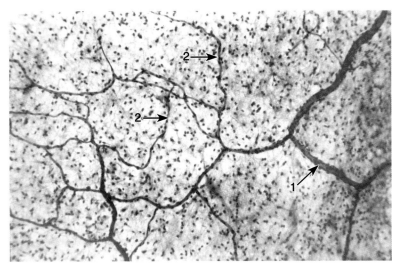

□ 图 08-2-26　微循环血管（肠系膜整装片）
1. 微动脉；
2. 毛细血管网
（复旦大学上海医学院　图）

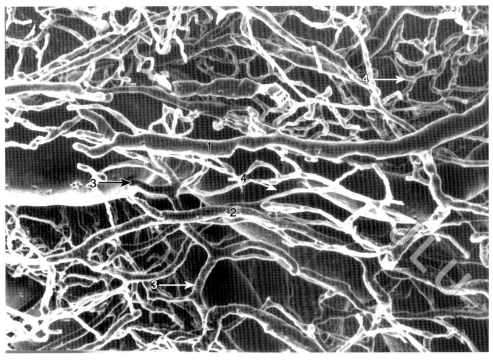

图 08-2-27　毛细血管网扫描电镜像

1. 微静脉；
2. 微动脉；
3. 中间微动脉（后微动脉）；
4. 真毛细血管

血管的神经分布：神经纤维主要分布于血管壁外膜和中膜交界处。血管平滑肌受自主神经支配，主要是交感（肾上腺素能）神经，能促使平滑肌细胞收缩，故常称血管运动神经（图 08-2-11，图 08-2-13）。一般而言，神经递质去甲肾上腺素引起血管收缩，乙酰胆碱使血管扩张。另外，肽能神经对血管的影响已得到普遍承认。应用组织化学法染色，均能清楚地显示网状神经丛包绕血管。

4. 微循环　微循环是指从微动脉到微静脉之间的血液循环，是血液循环的基本功能单位。不同组织中微循环血管的组成各有特点，但基本结构相同，均由微动脉、中间微动脉、真毛细血管、通血毛细血管和动静脉吻合组成（图 08-2-26，图 08-2-27）。

（1）**微动脉**：结构如前所述，其平滑肌的舒缩是控制微循环血量的总闸门。微动脉的分支为中间微动脉。

（2）**中间微动脉**：又称后微动脉，由内皮和一层不连续的平滑肌纤维构成，可调节进入毛细血管的血流量。

（3）**真毛细血管**：指中间微动脉分支形成相互吻合成网的毛细血管，即统称毛细血管。真毛细血管网的行程迂回曲折，血流缓慢，是进行物质交换的主要部位。生理状态下，约20%的真毛细血管处于轮流开放状态，在真毛细血管的起始端，通常有1~2个环行平滑肌纤维形成毛细血管前括约肌，是调节微循环血流量的分闸门。当组织处于功能活跃时，毛细血管前括约肌开放，大部分血液流经真毛细血管网进行物质交换。

（4）**通血毛细血管**：是中间微动脉直接延伸而与微静脉相通的毛细血管，也是距离最短的毛细血管。构成直捷通

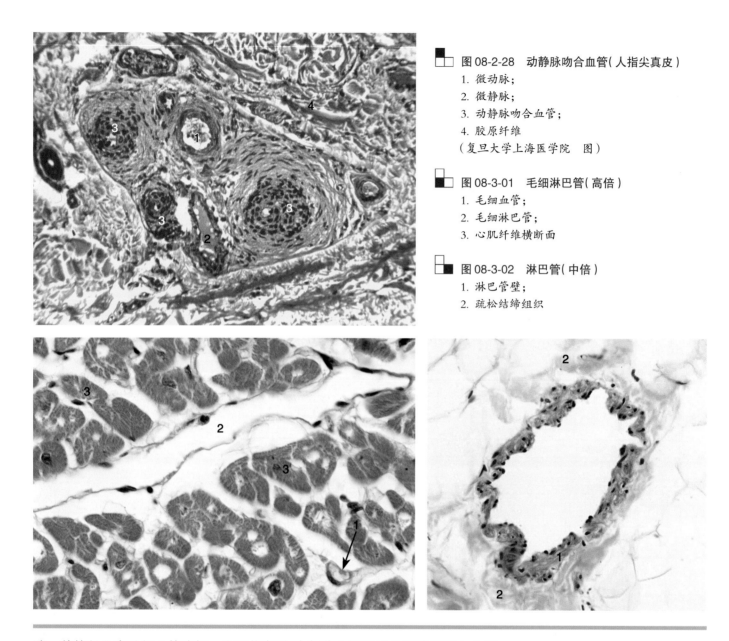

图 08-2-28　动静脉吻合血管（人指尖真皮）
1. 微动脉；
2. 微静脉；
3. 动静脉吻合血管；
4. 胶原纤维
（复旦大学上海医学院　图）

图 08-3-01　毛细淋巴管（高倍）
1. 毛细血管；
2. 毛细淋巴管；
3. 心肌纤维横断面

图 08-3-02　淋巴管（中倍）
1. 淋巴管壁；
2. 疏松结缔组织

路。其管径比真毛细血管略粗。生理状态下，大部分血流通过此通路回流入心脏。

（5）**动、静脉吻合**：是微动脉发出的侧支而直接与微静脉相通的血管，构成动、静脉短路。此段血管的管壁较厚，管腔较小，有纵行的平滑肌纤维和血管运动神经末梢。动、静脉吻合血管收缩时，血液从微动脉流入毛细血管，动、静脉吻合血管舒张时，微动脉血液经此直接流入微静脉，动、静脉吻合血管主要分布于指、趾、耳、唇和鼻等处的皮肤（图 08-2-28），是调节局部组织血流量的重要结构。

一般情况下，微循环的血液大部分由微动脉经中间微动脉（微动脉的终末分支）和直捷通路快速流入微静脉，只有小部分血液流经真毛细血管（指相互吻合的毛细血管网）。当组织处于功能活跃时，毛细血管前括约肌开放，血液流经真毛细血管网进行充分物质交换。动、静脉吻合舒张时，微动脉血液直接通过动、静脉吻合流入微静脉。

微动脉管壁平滑肌纤维收缩，可控制微循环血流量。毛细血管前括约肌可调节微循环血流量。在动、静脉吻合有丰富的纵行平滑肌纤维和血管运动神经末梢，受机体神经和体液的调节。

第三节　淋巴管系统

人体内除脑和脊髓、软骨组织、骨髓、角膜和晶状体、表皮及牙釉质等处无淋巴管分布外，其余组织或器官大多有淋巴管，其功能主要是将组织液中的水、电解质和大分子物质（如蛋白、脂滴等）等输送入血。

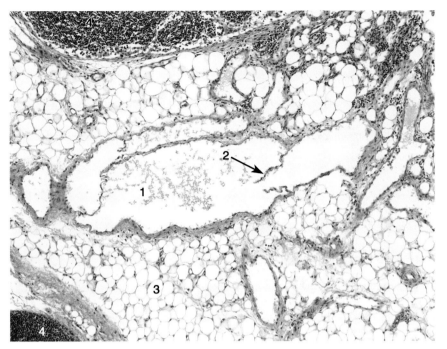

图 08-3-03　淋巴管内瓣膜（中倍，胸腺）
1. 淋巴管腔；
2. 瓣膜；
3. 脂肪组织；
4. 胸腺小叶

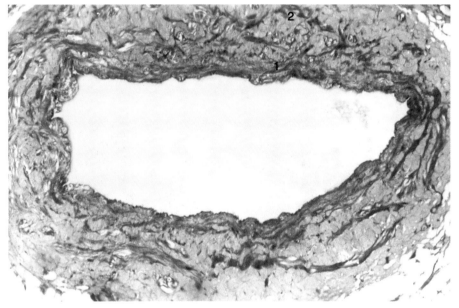

图 08-3-04　胸导管横断面（低倍）
1. 中膜平滑肌纤维；
2. 外膜
（复旦大学上海医学院　图）

　　毛细淋巴管以盲端起始于组织内，比毛细血管腔大而不规则，管壁更薄，仅由一层内皮及不完整的基膜构成，无周细胞；内皮细胞间隙大，故通透性大，大分子物质容易进出（图 08-3-01）。毛细淋巴管内的淋巴液汇入各级淋巴管，淋巴管的结构与中、小静脉相似，也具备三层膜结构，但管壁更薄，三层分界不清（图 08-3-02）。管壁内面有丰富的瓣膜（图 08-3-03），以防止淋巴液逆流。瓣膜之间的淋巴管扩张、膨大呈结节状。淋巴管在向心行程中穿过一系列淋巴结，淋巴液在淋巴结中被滤过后，最终汇入淋巴导管（包括胸导管和右淋巴导管），淋巴导管的结构与大静脉相似，中膜有较多的平滑肌纤维，外膜较薄，含纵行平滑肌束、胶原纤维、营养血管和神经（图 08-3-04）。

（周莉　秦丽娜）

第九章　免 疫 系 统

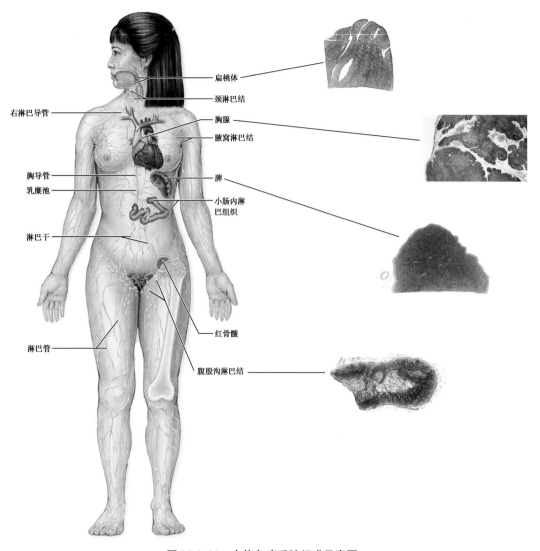

图 09-0-01　人体免疫系统组成示意图

　　免疫系统由免疫细胞、淋巴组织、淋巴器官和免疫活性分子构成。免疫细胞包括淋巴细胞、抗原呈递细胞、浆细胞、粒细胞和肥大细胞等,它们或聚集于淋巴组织中,或分散在血液、淋巴及其他组织或器官内;淋巴器官包括中枢淋巴器官(胸腺和骨髓)和外周淋巴器官(淋巴结、脾和扁桃体等);淋巴组织是构成胸腺、淋巴结、脾和扁桃体等淋巴器官的主要成分,也广泛分布于消化管和呼吸道等非淋巴器官内,组成黏膜相关淋巴组织;免疫活性分子包括免疫球蛋白、补体和多种细胞因子等,主要由免疫细胞产生。以上成分虽分散于全身各处,但可通过血液循环和淋巴循环相互联系,形成一个统一的整体(图 09-0-01)。

第一节　免疫细胞

1. 主要免疫细胞

　　(1) **淋巴细胞**:根据淋巴细胞的发生来源、形态特点和免疫功能不同,一般可分为 T 细胞、B 细胞和 NK 细胞三类,最新免疫学研究还发现了特殊的自然杀伤 T(NKT)细胞。

　　淋巴细胞再循环:外周淋巴器官和淋巴组织内的淋巴细胞可经淋巴管进入血流,循环于全身,它们又可通过弥散淋巴组织内的毛细血管后微静脉(见后述)再返回淋巴器官或淋巴组织,如此周而复始,使淋巴细胞从一个淋巴器官进入另一个淋巴器官,从一处淋巴组织进入另一处淋巴组织。这种现象称淋巴细胞再循环。淋巴细胞再循环有利于识别抗原,促进免疫细胞间的协作,使分散于全身的免疫细胞成为一个相互关联的统一体。

　　(2) **抗原呈递细胞**:是指能捕获和处理抗原,形成抗原肽-MHC 分子复合物,将抗原肽呈递给 T 细胞,并激发后者活化、增殖的一类免疫细胞。专职性抗原呈递细胞主要有树突状细胞、巨噬细胞和 B 细胞。

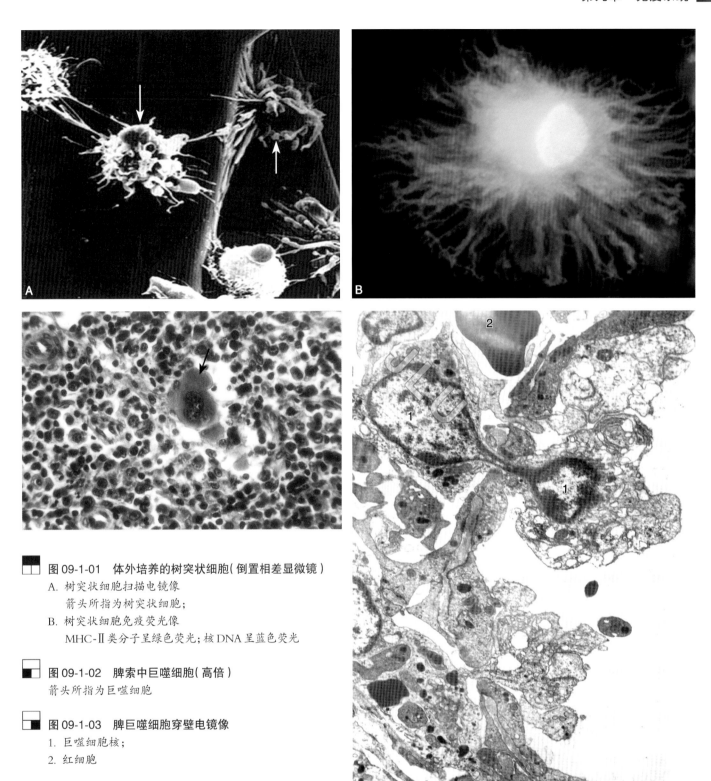

■□　图 09-1-01　体外培养的树突状细胞(倒置相差显微镜)
　　A. 树突状细胞扫描电镜像
　　　　箭头所指为树突状细胞;
　　B. 树突状细胞免疫荧光像
　　　　MHC-Ⅱ类分子呈绿色荧光;核DNA呈蓝色荧光

■　图 09-1-02　脾索中巨噬细胞(高倍)
　　箭头所指为巨噬细胞

■　图 09-1-03　脾巨噬细胞穿壁电镜像
　　1. 巨噬细胞核;
　　2. 红细胞

　　树突状细胞来源于骨髓造血干细胞,数量很少,但分布很广,包括血液树突状细胞,表皮内的朗格汉斯细胞,心、肝、肺、肾、消化管内的间质树突状细胞,淋巴内的面纱细胞,淋巴器官和淋巴组织中的交错突细胞等,它们是同一类细胞在不同阶段的表现形式。成熟树突状细胞具有大量树枝状突起(图 09-1-01),高表达 MHC Ⅱ类分子。树突状细胞以吞饮和吞噬方式捕获可溶性蛋白抗原和颗粒抗原,经处理后,形成抗原肽-MHC 分子复合物,向 T 细胞呈递抗原并激发辅助性 T 细胞活化。树突状细胞的抗原呈递能力远强于其他抗原呈递细胞。

　　2. 巨噬细胞及单核吞噬细胞系统　巨噬细胞起源于骨髓中的造血干细胞,血液中的单核细胞是巨噬细胞的前体。单核细胞于不同部位穿出血管壁进入组织和器官内,分化为巨噬细胞(图 09-1-02,图 09-1-03),广泛分布于机体

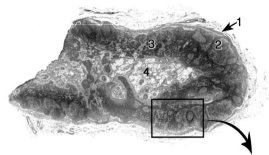

■ 图 09-2-01　淋巴结切片全景图
1. 被膜；
2. 皮质；
3. 髓质；
4. 淋巴结门部

■ 图 09-2-02　淋巴结(低倍)
1. 被膜；
2. 被膜下窦；
3. 小梁周窦；
4. 淋巴小结；
5. 小结间弥散淋巴
　组织；
6. 副皮质区；
7. 髓质
(周莉　图)

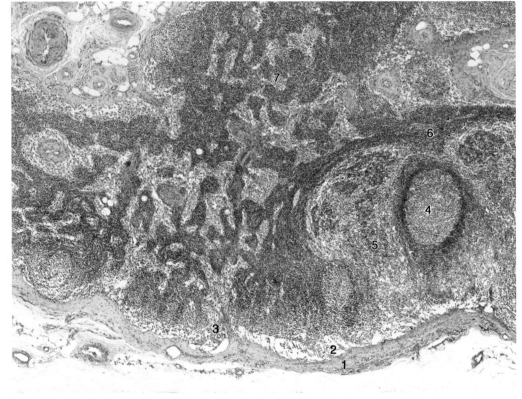

各处。以前把巨噬细胞、网状细胞和血窦内皮细胞统称为网状内皮系统,后来发现,网状细胞和血窦内皮细胞的吞噬能力很低,其来源也不同于巨噬细胞,显然这一归类不确切。因此,由 van Furth(1972)建议,把单核细胞和由其分化而来的具有吞噬功能的细胞称为单核吞噬细胞系统,该系统包括单核细胞、结缔组织和淋巴组织的巨噬细胞、骨组织的破骨细胞、神经组织的小胶质细胞、肝巨噬细胞和肺巨噬细胞等。

第二节　淋　巴　结

　　淋巴结形如蚕豆,表面为薄层致密结缔组织被膜,内含少量平滑肌细胞。淋巴结肿大时,因被膜纤维紧绷,触摸时较硬。数条有瓣膜的输入淋巴管穿越被膜与被膜下淋巴窦相连通,瓣膜可防止淋巴反流。输入淋巴管内的淋巴含少量淋巴细胞、偶见红细胞或其他细胞。淋巴结的一侧凹陷为门部,有较多的疏松结缔组织及脂肪细胞、血管、输出淋巴管和神经进出。被膜和门部的结缔组织伸入淋巴结实质形成相互连接的小梁,构成淋巴结的粗支架,血管行于其中。在小梁之间为淋巴组织和淋巴窦,淋巴组织是以网状细胞和网状纤维为网状支架(图 09-2-14,图 09-2-15),网眼中充满大量淋巴细胞和其他免疫细胞。实质分为皮质和髓质,两者无明显界限(图 09-2-01,图 09-2-02)。

　　1. **皮质**　位于被膜下方,由皮质淋巴窦、浅层皮质和副皮质区构成。

　　(1) 皮质淋巴窦:包括被膜下方和与其连通的小梁周围淋巴窦,分别称被膜下窦和小梁周窦。被膜下窦为一宽敞的扁囊包绕整个淋巴结实质。小梁周窦末端常为较短的盲管,位于深层皮质单位的少数小梁周窦才与髓质淋巴窦直接相通。窦壁由扁平内皮细胞围成,内皮外有薄层基质、少量网状纤维及一层扁平的网状细胞。窦腔内有星状内皮

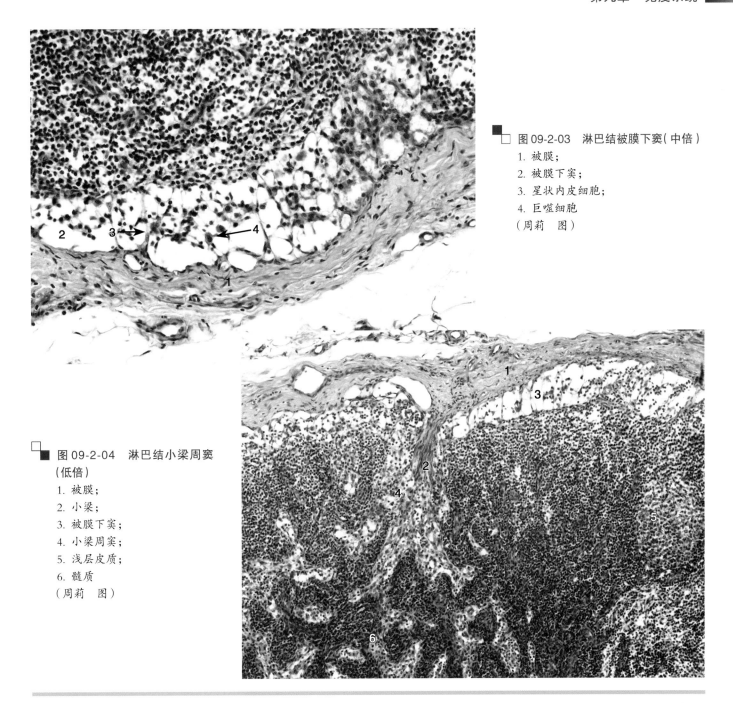

图 09-2-03　淋巴结被膜下窦（中倍）
1. 被膜；
2. 被膜下窦；
3. 星状内皮细胞；
4. 巨噬细胞
（周莉　图）

图 09-2-04　淋巴结小梁周窦
（低倍）
1. 被膜；
2. 小梁；
3. 被膜下窦；
4. 小梁周窦；
5. 浅层皮质；
6. 髓质
（周莉　图）

细胞支撑，并有较多的巨噬细胞、淋巴细胞（图 09-2-03，图 09-2-04）和一些少见的面纱细胞。面纱细胞是表皮内朗格汉斯细胞受抗原刺激后携带抗原，以变形运动离开表皮经淋巴管和输入淋巴管迁入淋巴窦的。淋巴窦的结构使淋巴液在窦内缓慢流动中滤过淋巴液和清除抗原-抗体复合物。

（2）**浅层皮质**：位于被膜下窦深部，含淋巴小结及小结之间的弥散淋巴组织，为 B 细胞区（图 09-2-04）。

淋巴小结又称淋巴滤泡，为直径 1~2mm 的球形小体，与周围组织有较明显的界限，含大量 B 细胞和一定量的辅助性 T 细胞、滤泡树突状细胞、巨噬细胞等。淋巴小结通常有两种形态：初级淋巴小结和次级淋巴小结。前者见于未受抗原刺激的淋巴小结，体积较小，是由分布均匀并密集的小淋巴细胞组成；后者与周围的界限更为清晰，小结中央部染色较浅，常见细胞分裂相，是产生淋巴细胞的部位，故称生发中心。生发中心多呈圆形或椭圆形，可分为深部的暗区和浅部的明区。暗区主要由幼稚的大淋巴细胞（B 细胞和辅助性 T 细胞）密集而成。由于细胞密集，胞质嗜碱性强，故着色较深；明区除含由暗区大淋巴细胞转化而来的中等大 B 细胞和辅助性 T 细胞外，还有较多的网状细胞、滤泡树突状细胞和巨噬细胞，细胞分布松散，故着色较浅。生发中心的顶部及周边有一层密集的小淋巴细胞，称为小结帽（图 09-2-05）。这些小淋巴细胞多为记忆 B 细胞和浆细胞的前身，着色较深，形似新月。小结帽多位于淋巴流入的方向，或朝向抗原进入的方向，为最先接触抗原的部位。

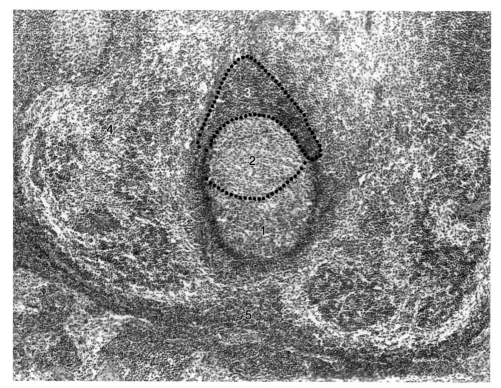

图 09-2-05　浅层皮质淋巴小
结（中倍）
1. 暗区；
2. 明区；
3. 小结帽；
4. 小结间弥散淋巴组织；
5. 副皮质区
（周莉　图）

图 09-2-06　淋巴结内中等淋
巴细胞电镜像
1. 细胞核；
2. 线粒体；
3. 高尔基复合体

图 09-2-07　淋巴结内小淋巴
细胞电镜像
1. 细胞核；
2. 线粒体

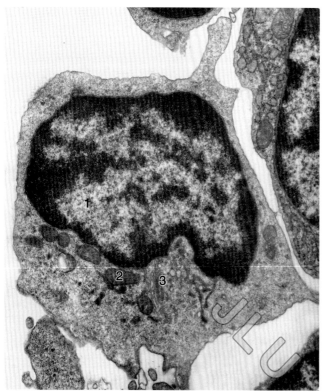

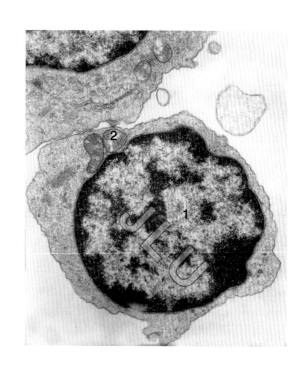

　　淋巴小结主要是 B 淋巴细胞分布和转化的部位。暗区的大淋巴细胞不断分裂和分化成为明区的中淋巴细胞，明区的中淋巴细胞进一步增殖分化成为小结帽的小淋巴细胞（图 09-2-06，图 09-2-07）。其中大部分化为记忆 B 细胞，可参加淋巴细胞再循环，当再次遇到相应抗原刺激，即再度分化为效应细胞，一部分分化为浆细胞的前身，它们由小结迁移到髓质，通过淋巴和血液循环进入其他淋巴器官、淋巴组织或慢性炎症灶附近的结缔组织，并转化为浆细胞分泌抗体。淋巴小结的形态和结构不是固定不变的，抗原刺激与否及抗原刺激程度均影响到淋巴小结出现的数量和形态结构，因此，淋巴小结是反映体液免疫应答的重要形态学标志。

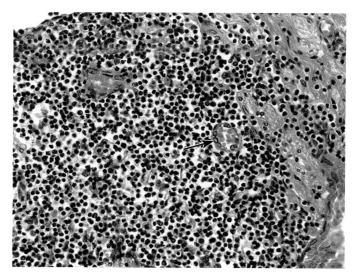 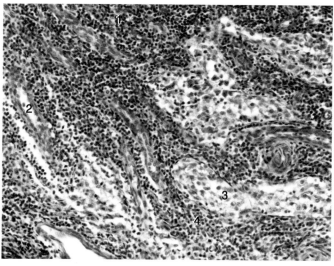

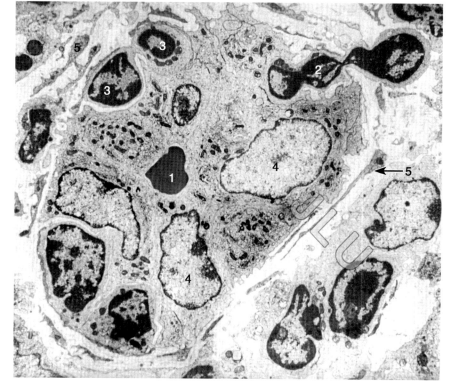

图 09-2-08　高内皮微静脉横断面（高倍）
箭头所示高内皮微静脉
（夏潮涌　图）

图 09-2-09　高内皮微静脉纵断面（中倍）
1. 副皮质区；
2. 髓索内高内皮微静脉；
3. 髓窦；
4. 髓索
（周莉　图）

图 09-2-10　淋巴细胞穿越高内皮微静脉电镜像
1. 高内皮微静脉腔；
2. 正在穿越的淋巴细胞；
3. 淋巴细胞位于内皮下间隙；
4. 高内皮细胞；
5. 网状细胞突起

　　淋巴小结的生发中心除有一般网状细胞外，还有许多滤泡树突状细胞，它突起细长而且分支，胞质嗜酸性，对 5-核苷酸酶呈阳性反应，核多呈椭圆形。其功能是细胞膜的表面能保留抗原和吸附抗原-抗体复合物，调节 B 淋巴细胞的免疫功能。

　　（3）**副皮质区**：为皮质深层的弥散淋巴组织，又称深层皮质单位。主要由 T 细胞组成。新生动物切除胸腺后，此区即不发育，故又称胸腺依赖区。副皮质区还有一些交错突细胞、巨噬细胞和少量 B 细胞等。在细胞免疫应答时，此区的细胞分裂相增多，区域范围迅速扩大。副皮质区有许多毛细血管后微静脉，直径约 45μm，管壁内皮细胞呈柱形或矮柱状，故又称高内皮微静脉（图 09-1-08，图 09-1-09），其胞质丰富，细胞核较大，异染色质少，染色淡，核仁明显。电镜下，胞质内有丰富的粗面内质网和核糖体，高尔基复合体发达，线粒体较多，还有较多的质膜小泡。内皮细胞中硫酸化唾液酸黏蛋白高表达，这种淋巴细胞归巢受体 L 选择素（L-selectin）的配体可以募集淋巴细胞迁移。血液流经此段时，约 10% 的淋巴细胞穿越内皮进入副皮质区（图 09-1-10），然后再迁移到淋巴结的其他部位。是淋巴细胞再循环中淋巴细胞从血液返回淋巴组织的重要通道。当炎症发生时，淋巴结内高内皮微静脉变粗变长，促进局部血流供应，同时募集更多的淋巴细胞集聚到炎症组织区参与免疫反应。

　　2. **髓质**　位于淋巴结深部，由髓索和髓质淋巴窦（髓窦）组成。**髓索**是由淋巴组织形成条索状并互相连接，细胞密集，染色较深，其中可见高内皮微静脉。主要含 B 细胞、巨噬细胞和大量浆细胞，其中浆细胞主要由皮质淋巴小结

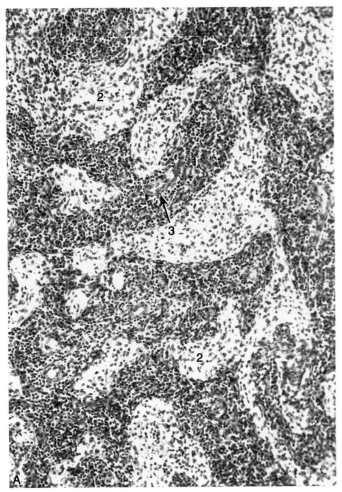
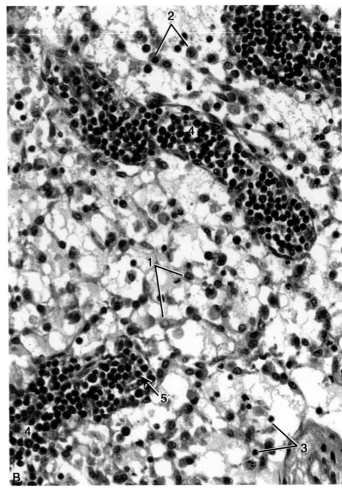

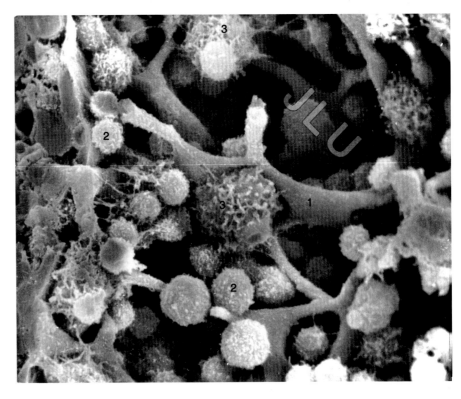

■□ 图 09-2-11　淋巴结髓质（低、高倍）

　A. 1. 髓索；

　　　2. 髓窦；

　　　3. 髓索中高内皮微静脉

　B. 1. 髓窦中星状内皮细胞；

　　　2. 髓窦中巨噬细胞；

　　　3. 淋巴细胞；

　　　4. 髓索；

　　　5. 窦壁扁平内皮细胞

（周莉　图）

■□ 图 09-2-12　淋巴结髓窦扫描电镜像
（冷冻割断法）

　1. 星状内皮细胞；

　2. 淋巴细胞；

　3. 巨噬细胞

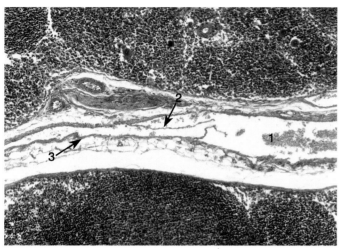

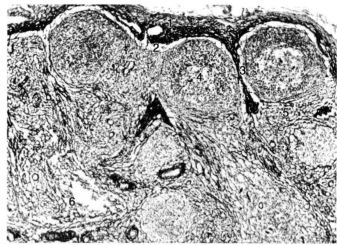

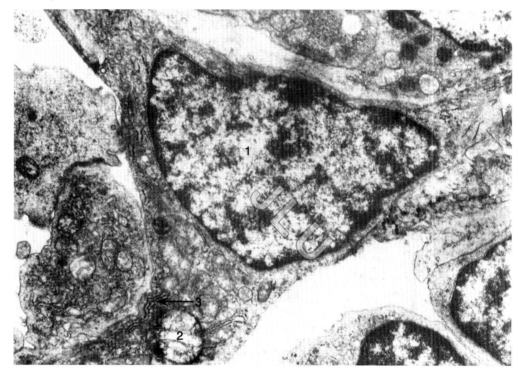

图 09-2-13　淋巴结门部
输出淋巴管（低倍）
1. 淋巴管腔；
2. 瓣膜；
3. 淋巴管壁
（周莉　图）

图 09-2-14　淋巴结内网
状纤维（低倍，镀银染色）
1. 被膜；
2. 被膜下窦；
3. 小梁周窦；
4. 淋巴小结；
5. 副皮质区；
6. 髓质

图 09-2-15　淋巴结内网
状细胞电镜像
1. 网状细胞核；
2. 线粒体；
3. 粗面内质网

产生的幼浆细胞在此转化形成，可分泌抗体。**髓窦**的结构与皮质淋巴窦相似，位于髓索之间或髓索与结缔组织小梁之间，它与皮质淋巴窦相通。窦壁由扁平内皮细胞围成，窦内有散在星状内皮细胞、巨噬细胞和淋巴细胞（图 09-2-11，图 09-2-12）。

　　淋巴结内的淋巴通路：淋巴液从输入淋巴管进入被膜下窦和小梁周窦，一部分渗入皮质淋巴组织，然后流入髓窦，另一部分经小梁周窦直接流入髓窦，继而汇入输出淋巴管（图 09-2-13）。淋巴在淋巴结中流动缓慢，常需数小时，含抗原越多则流速越慢。淋巴液经滤过后，其中的细菌等抗原绝大部分被清除。淋巴组织中的细胞和产生的抗体等不断进入淋巴液，因此，输出的淋巴液常较输入的淋巴液含较多的淋巴细胞和抗体。

　　淋巴结的功能：淋巴结具有滤过淋巴液和免疫应答等功能。进入淋巴结的淋巴液常带有各种抗原物质，如细菌、病毒、毒素等。在缓慢地流过淋巴结时，这些抗原物质可被巨噬细胞清除。正常淋巴结对细菌的滤过清除率可达99.5%。淋巴结内的淋巴组织是最先与外来抗原相遇并激发免疫应答的场所。输入淋巴管内的淋巴液含多种免疫细胞，其中面纱细胞则是在皮肤组织捕获抗原后迁移而来的朗格汉斯细胞，它们进入副皮质区，进一步分化为交错突细胞，并呈递给具有相应抗原受体的初始 T 细胞或记忆性 T 细胞，向 T 细胞呈递抗原，后者于副皮质区增殖，形成大量效应 T 细胞，引发细胞免疫。部分抗原刺激 B 细胞和辅助性 T 细胞并迁入初级淋巴小结，迅速增殖、分化，促使次级淋巴小结增多，生发中心扩大，产生大量浆细胞。实验证明，输出淋巴管内含的抗体量明显上升。淋巴结内细胞免疫应答和体液免疫应答常同时发生。

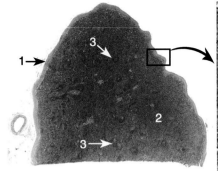
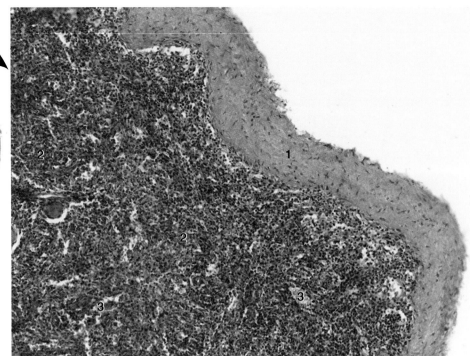

图 09-3-01　脾切片全景图
1. 被膜；2. 红髓；3. 白髓

图 09-3-02　脾被膜（中倍）
1. 被膜；2. 脾索；3. 脾窦
（周莉　图）

图 09-3-03　脾局部（低倍）
1. 被膜；2. 小梁；3. 白髓；
4. 红髓
（复旦大学上海医学院　图）

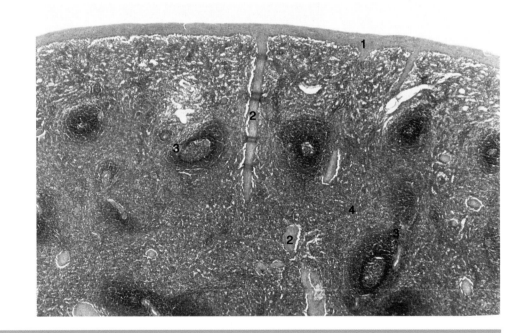

第三节　脾

　　脾是胚胎时期的造血器官，自骨髓开始造血后，脾演变为人体最大的淋巴器官。脾主要由淋巴组织构成（图 09-3-01），但富含血管和血窦。脾的结构因年龄及机体的免疫状态有很大变化，是血液的重要滤器。脾血管结构较特殊，其末梢血管大部分开放于淋巴组织，使血内的淋巴细胞能迅速地进入其内。脾内含大量巨噬细胞，可清除衰老或有缺陷的红细胞，消灭进入血液内的抗原。脾内的微环境有利于 T、B 细胞的生长发育和诱发免疫应答，有利于单核细胞和单核样细胞在此生长分化形成巨噬细胞和树突状细胞。脾还有储血功能，约为 40ml；人脾被切除后虽不直接影响生存，但机体抗感染能力下降，血中衰老红细胞增多。

　　脾被膜较厚，表面覆有间皮，主要由富含弹性纤维及平滑肌的致密的结缔组织构成。脾的一侧为门部，有血管、淋巴管和神经出入。被膜向脾实质内伸出许多粗细不等的索条状小梁，它们与门部伸入的小梁分支相互连接，构成脾的

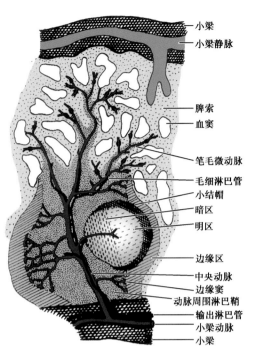

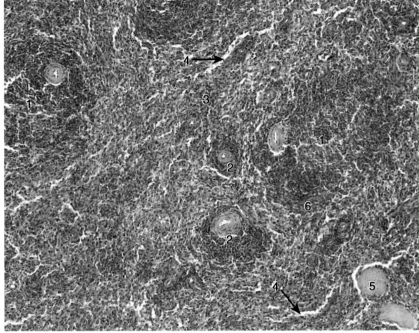

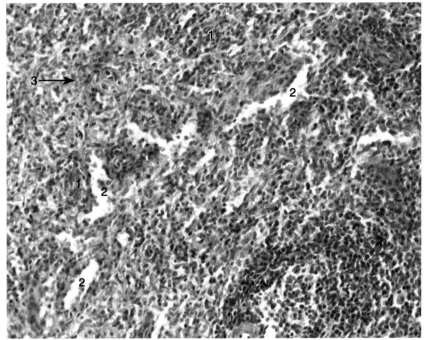

图 09-3-04　脾结构与血液通路模式图
（邹仲之　图）

图 09-3-05　脾实质（中倍）
1. 脾小体；
2. 动脉周围淋巴鞘；
3. 脾索；
4. 脾窦；
5. 小梁；
6. 边缘区
（周莉　图）

图 09-3-06　脾红髓（高倍）
1. 脾索；
2. 脾窦；
3. 红细胞
（周莉　图）

粗支架（图 09-2-02，图 09-2-03）。较大的小梁内常见伴行小梁动、静脉，因小梁动脉较早离开小梁进入白髓，故在较小的小梁内仅见小静脉。网状组织填充于小梁之间，构成多孔隙的微细网架，淋巴细胞、浆细胞和巨噬细胞等填充于孔隙内。脾实质分白髓、红髓及边缘区三部分。

1. **白髓**　在新鲜脾切面上呈散在灰白色小点状，直径 1~2mm，肉眼可见。白髓为密集的淋巴组织，围绕中央动脉分布，并随其分支而渐变薄，白髓由动脉周围淋巴鞘和脾小体构成（图 09-3-04，图 09-3-05）。

（1）**动脉周围淋巴鞘**：为弥散淋巴组织，分布在中央动脉周围，与边缘区之间境界明显。主要由密集的 T 细胞组成，属胸腺依赖区，其中还有一些散在分布的交错突细胞和巨噬细胞。在近边缘区处可有少量 B 细胞、浆细胞前身或浆细胞。在中央动脉旁有一条小淋巴管伴行（图 09-3-04），管腔内常充满淋巴细胞，故不易与淋巴组织区分。此淋巴管是 T 细胞回入淋巴液的重要通道，淋巴细胞从动脉周围淋巴鞘的周边向中央迁移进入淋巴管而迁出，因此，鞘内的 T 细胞不断迁移变动。脾受抗原刺激引起细胞免疫应答时，淋巴鞘内出现转化的淋巴母细胞，细胞分裂增多，淋巴鞘也增厚，免疫应答结束后又恢复原状。中央动脉沿途发出一些分支毛细血管呈放射状分布于淋巴鞘内，其末端在边缘区交界处膨大形成边缘窦。活体研究显示，B 细胞与抗原的最初反应主要发生在富含 T 细胞区的边缘带，即动脉周围淋巴鞘与边缘区交界的部分。

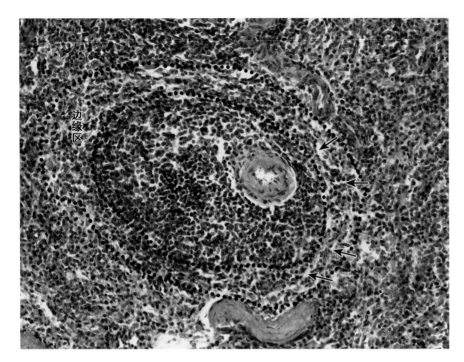

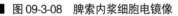

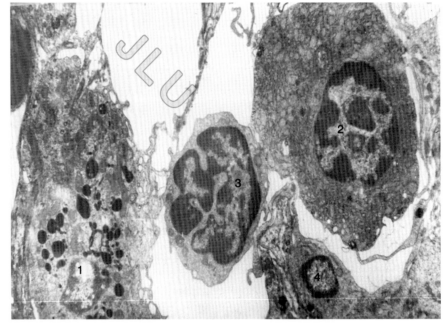

■ 图 09-3-08　脾索内浆细胞电镜像
　1. 巨噬细胞；
　2. 浆细胞；
　3. 淋巴细胞；
　4. 网状细胞

（2）**脾小体**：又称马尔皮基小体（Malpighian body），即淋巴小结，位于动脉周围淋巴鞘和边缘区之间，其小结帽朝向红髓。脾小体与淋巴结的淋巴小结结构和细胞组成相同。但是，常见淋巴小结内一侧或旁边有一中央动脉的分支（图 09-3-04，图 09-3-05）。

2. **边缘区**　位于白髓和红髓交界处，为宽约 $100\mu m$ 的区域，边缘区与白髓之间有较小的边缘窦，人脾的边缘窦不明显。边缘区的外缘有树突状细胞，淋巴细胞较白髓稀疏，还有少量散在红细胞。边缘区与红髓脾索之间无明显分界，含有较多的 B 细胞和少量 T 细胞，其中有许多由胸腺迁来的幼稚 T 细胞和从骨髓迁来的幼稚 B 细胞。边缘窦是中央动脉侧支毛细血管的末端膨大，直径约 $10\mu m$（图 09-3-07），内含少量血细胞。边缘窦内皮细胞为长杆状，细胞之间有间隙，血细胞可经间隙不断地进入边缘区淋巴组织内，故此处是淋巴细胞由血液进入淋巴组织的重要通道。血液内的 T 细胞经边缘窦迁至动脉周围淋巴鞘内，而 B 细胞则迁向脾索或脾窦。边缘窦附近有较多的巨噬细胞。

3. **红髓**　位于白髓和边缘区周围，体积较大，约占脾实质的 2/3。红髓因含有丰富的血细胞，故在新鲜脾切面上呈红色。它由脾索和脾（血）窦组成。前者又称比罗特索（Billroth cord）或红髓索。脾索与淋巴结中的髓索结构相似，除有大量淋巴细胞外，还含有大量血细胞、巨噬细胞、浆细胞等，并常见由多个巨噬细胞融合而成的异物巨细胞。脾索之间是血窦，两者相间分布，形成红髓的海绵状结构（图 09-3-06）。

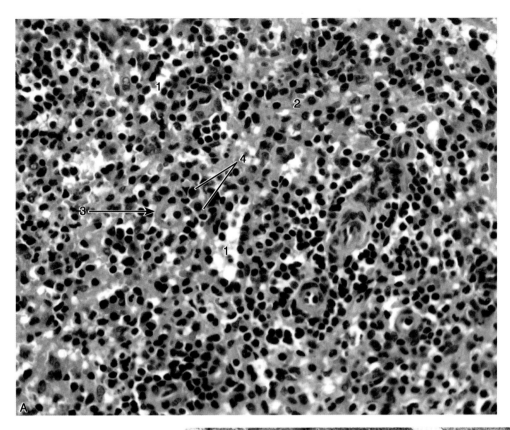

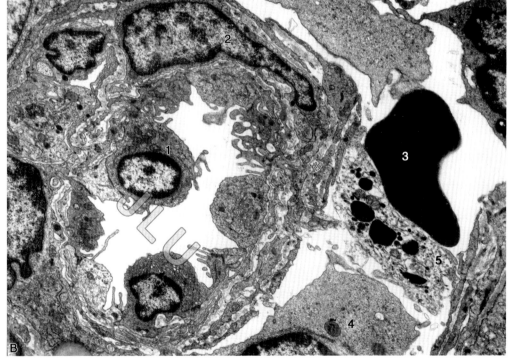

图 09-3-09 鞘毛细血管光、
电镜像

A. 1. 脾窦;
   2. 脾索;
   3. 鞘毛细血管;
   4. 巨噬细胞
（周莉 图）

B. 1. 内皮细胞;
   2. 网状细胞;
   3. 红细胞;
   4. 淋巴细胞;
   5. 巨噬细胞突起

（1）**脾索**：由富含血细胞的淋巴组织构成，呈不规则条索状，互相连接成网。脾索含较多 B 细胞、浆细胞、巨噬细胞和树突状细胞（图 09-3-06，图 09-3-08）。中央动脉主干穿出白髓进入脾索后，分成许多直行分支，互不吻合，形似笔毛，称笔毛微动脉（又分髓微动脉、鞘毛细血管和动脉毛细血管三段），笔毛微动脉除少数直接注入脾血窦外，多数的末端扩大成喇叭状，开口于脾索。于是，大量的血液可直接进入脾索（图 09-3-04，图 09-3-09）。

脾索可分为滤过区与非滤过区。滤过区内小血管丰富，含有鞘毛细血管和开放的毛细血管终末，鞘毛细血管周围富含巨噬细胞（图 09-3-09），主要由血中单核细胞迁移演变而来，有时可见巨噬细胞分裂相，可游离迁入脾索，不断变

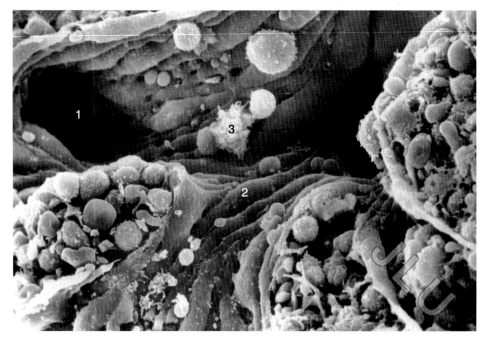

■ 图 09-3-11　脾窦红细胞穿壁电镜像
1. 杆状内皮细胞;
2. 穿越窦壁的红细胞

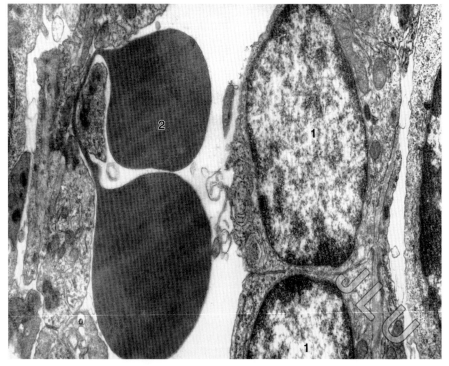

化与更新,清除衰老的血细胞及抗原-抗体复合物或其他异物。此处构成红髓的滤过床,是脾滤血的重要场所。此段血管内皮细胞之间有明显的间隙,血浆、血细胞及抗原物质可经此渗出。非滤过区的结构类似淋巴结的髓索,是脾红髓内的弥散淋巴组织,含血管少,有较多的 B 细胞、浆细胞和少量 T 细胞及巨噬细胞。

　　(2) **脾窦**:位于脾索之间,宽 30~40μm,为相互通连的长管状或不规则形血窦。窦壁如同多孔隙的栏栅,由一层平行排列的长杆状内皮细胞围成,含核部分较粗,向窦腔内膨出,内皮外有不完整的基膜及环行网状纤维。横切面可见内皮细胞沿血窦壁排列,核呈圆形,突向窦腔内,细胞间隙较大(图 09-3-06,图 09-3-10)。脾索内的血细胞可变形穿越内皮细胞间隙(图 09-3-11)。血窦外侧有较多的巨噬细胞。电镜下,内皮细胞质内有纵行微丝束,具有调节细胞间隙大小的作用。内皮外的基膜及网状纤维是固定和支持内皮细胞形成窦壁的重要结构。脾血窦中的血液汇入髓静脉,进入小梁成为小梁静脉,最后成为脾静脉,由脾门出脾。

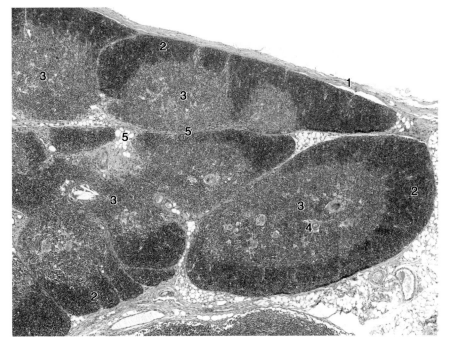

图 09-4-01　幼儿胸腺切片全景图
1. 被膜；
2. 皮质；
3. 髓质；
4. 胸腺小体；
5. 脂肪组织
（周莉　图）

图 09-4-02　幼儿胸腺（中倍）
1. 皮质；
2. 髓质中上皮性网状细胞；
3. 小叶间隔
（周莉　图）

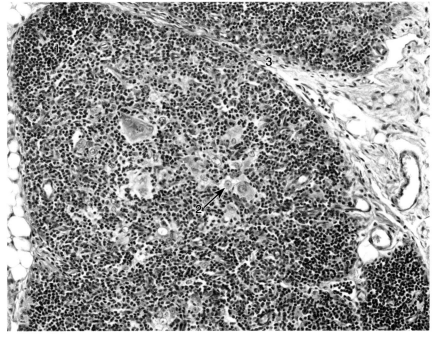

第四节　胸　　腺

胸腺位于胸骨柄后方的纵隔内，表面有被膜，分为不对称的左右两叶，呈长扁条状。

胸腺的结构：胸腺表面被膜的结缔组织伸入实质内形成小叶间隔，并将其分隔成许多不完全分离的小叶。每个小叶均由周围的皮质和中央的髓质组成，小叶髓质间互相连续。皮质内的胸腺细胞密集，着色较深；髓质内含较多的胸腺上皮细胞，故着色较浅（图 09-4-01，图 09-4-02）。胸腺以胸腺上皮细胞为网状支架，网眼中充满胸腺细胞和其他少量基质细胞，后者包括树突状细胞、巨噬细胞、嗜酸性粒细胞、肥大细胞、成纤维细胞等。

（1）**皮质**：以上皮性网状细胞（又称胸腺上皮细胞）为支架，间隙内大量胸腺细胞和少量基质细胞（图 09-4-03）。皮质的上皮性网状细胞分布于被膜下和胸腺细胞之间，分布于被膜下或小叶间隔的上皮性网状细胞呈单层扁平形，内侧面有突起，常见有些细胞质内含有数个胸腺细胞，称胸腺哺育细胞；分布于胸腺细胞间的上皮网状细胞呈星形，称星

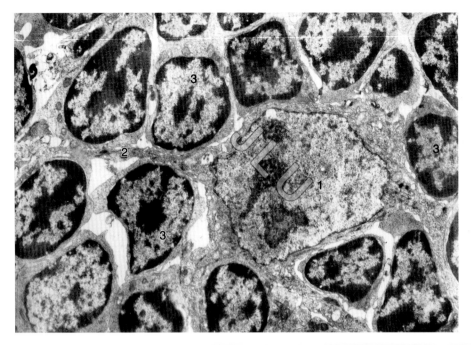

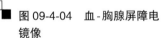

图 09-4-03　胸腺皮质电镜像
1. 上皮网状细胞核；
2. 上皮网状细胞突起；
3. 淋巴细胞

图 09-4-04　血-胸腺屏障电镜像
1. 连续性毛细血管内皮细胞；
2. 内皮细胞基膜；
3. 血管周隙；
4. 巨噬细胞突起；
5. 上皮网状细胞基膜；
6. 上皮网状细胞

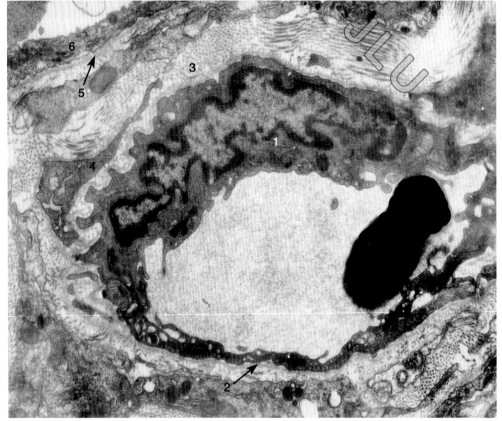

形上皮细胞，有突起，相邻突起间以桥粒连接成网，细胞表面表达大量 MHC 分子。胸腺上皮细胞能分泌胸腺趋化素，有吸引骨髓造血干细胞进入胸腺的作用；还能分泌胸腺素和胸腺生成素，为胸腺细胞发育所必需。

胸腺内的淋巴细胞又称胸腺细胞，即处于不同分化发育阶段的 T 细胞，在皮质内高度密集，约占皮质细胞总数的 90%。它们由进入胸腺的造血干细胞分裂、分化而来。靠近被膜下及小叶间隔皮质浅层的淋巴细胞较大而幼稚，常见分裂相；皮质中层为中等大的淋巴细胞；皮质深层的淋巴细胞较小而成熟，常见退化的淋巴细胞。骨髓中淋巴性造血干细胞经血流进入胸腺后，发育过程中从被膜到皮质深层纵向迁移，在上皮网状细胞、树突状细胞和巨噬细胞参与下，经历了阴性和阳性选择，阳性选择赋于 T 细胞分别具有 MHC Ⅰ 类分子和 MHC Ⅱ 类分子限制性识别能力；而阴性选择

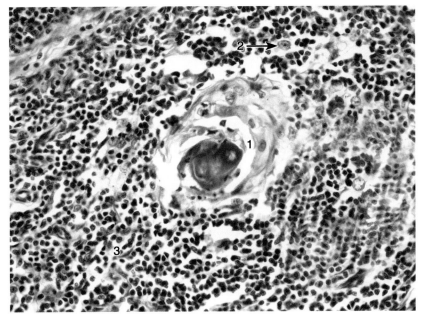

图 09-4-05　胸腺小体（高倍）
1. 胸腺小体；
2. 上皮性网状细胞核；
3. 髓质
（周莉　图）

图 09-4-06　成人胸腺（低倍）
1. 被膜；
2. 皮质；
3. 髓质；
4. 胸腺小体；
5. 脂肪组织
（周莉　图）

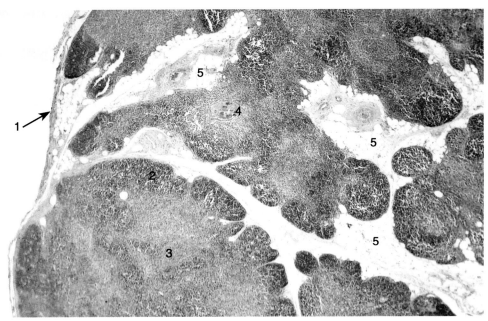

则淘汰了能与机体自身抗原发生反应的 T 细胞。最终剩 5% 左右的胸腺细胞发育成熟为 T 淋巴细胞，绝大部分胸腺细胞凋亡，被巨噬细胞吞噬。成熟的 T 淋巴细胞穿入皮质与髓质交界处的毛细血管后微静脉，经血流迁移到周围淋巴器官的特定区域。

（2）**髓质**：内含大量上皮性网状细胞和少量较成熟的胸腺细胞、巨噬细胞等。髓质上皮性网状细胞呈多边形，胞体较大，细胞间以桥粒相连，也能分泌胸腺激素，部分上皮性网状细胞构成胸腺小体。

胸腺小体又称赫氏小体（Hassall's corpuscles），是髓质特征性结构，直径 30～150μm，由数层扁平胸腺上皮细胞呈同心圆排列而成，外周细胞较幼稚，细胞核明显；近中心的细胞较成熟，细胞核逐渐退化或消失，细胞质完全角质化时呈嗜酸性染色，有的已破碎呈均质透明状（图 09-4-05）。近年来发现，胸腺小体主要由两种细胞组成，即角化的上皮细胞和簇细胞（tuft cell）。前者与表皮中角化上皮细胞类似，后者与肠壁中簇细胞类似，在光镜下两者难以辨认。胸腺簇细胞的功能除能够培育 T 细胞外，可利用化学感受能力来监测免疫系统的整体状态，相应地调整胸腺产生的 T 细胞类型。人类胸腺小体除表达 IL-25 和瞬时受体电位通道 M5（TRPM5）外，双皮质素样激酶 1（Dclk1）也在成熟簇细胞中表达，这可作为鉴别簇细胞的标志物。

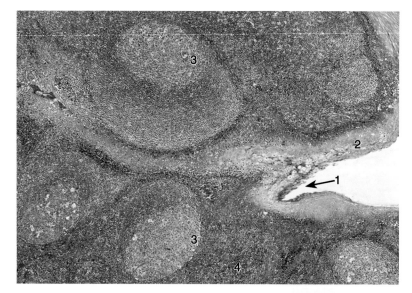

图 09-5-01　腭扁桃体（低倍）
1. 隐窝；
2. 复层扁平上皮；
3. 淋巴小结；
4. 弥散淋巴组织
（复旦大学上海医学院　图）

图 09-5-02　腭扁桃体淋巴上皮组织（高倍）
1. 隐窝；
2. 隐窝上皮；
3. 上皮内淋巴细胞；
4. 上皮内浆细胞；
5. 上皮内巨噬细胞；
6. 上皮内朗格汉斯细胞
（周莉　图）

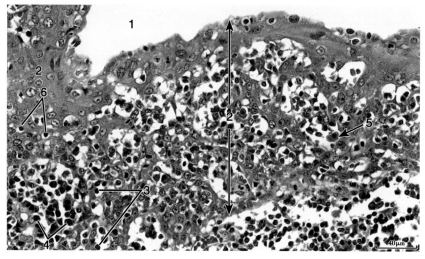

（3）**血-胸腺屏障**：血液内的大分子不易进入胸腺皮质，故皮质的淋巴细胞不受外来抗原的影响，在相对稳定的内环境发育，这是因为血液与胸腺皮质间具有屏障结构，即血-胸腺屏障。此屏障由下列数层组成：①连续性毛细血管内皮和内皮间完整的紧密连接；②完整的内皮基膜；③血管周隙（内含巨噬细胞等）；④上皮性网状细胞基膜；⑤连续的上皮性网状细胞层（图 09-4-04）。

胸腺结构的年龄性变化：胸腺年龄性退化是一个缓慢过程。一般至青春期以后，胸腺的绝对重量值便逐渐下降和退化。人在 4 岁之前，胸腺的重量和体积均达高峰；10～20 岁时，胸腺细胞开始减少，上皮细胞松散（图 09-4-06）；此后，胸腺实质的结构逐渐呈排空状态，主要由上皮细胞岛（胸腺细胞缺如所形成）、部分胸腺小体及脂肪组织构成；60岁以后的胸腺，淋巴细胞减少，脂肪组织增多。

胸腺的发生：胸腺原基是由胚胎时期第 3 对咽囊和第 3 对鳃沟的三个胚层组织分化发育而成。人胚第 5 周，第 3对咽囊的腹侧份内胚层细胞增生，向尾则伸出管状突，相对的第 3 对鳃沟底部外胚层也伴随移动。第 6 周时，管状突的末端形成明显囊团，与咽壁脱离，鳃沟来源的外胚层包绕于外围，形成左右两条细胞索，即胸腺原基。胸腺原基随着发育逐渐移向尾侧。至第 8 周时，两侧原基下端增大沿中线愈合，定位于未来的胸骨柄后方。在下降过程中，胸腺根部变薄，伸长，分隔为小段，逐渐消失，有时可残留于颈部软组织内，常与下甲状旁腺相连（第 3 对咽囊的背侧份细胞增生分化为下一对甲状旁腺），有时也埋入甲状腺内。第 9 周时，胸腺原基的内胚层细胞分化为被膜下和髓质的胸腺上皮细胞；外胚层分化为皮质的胸腺上皮细胞。由造血器官迁移来的淋巴性造血干细胞增殖，分化为胸腺细胞。第 11～12 周时，出现胸腺小体，皮质和髓质分界逐渐明显。

第五节 扁 桃 体

扁桃体包括腭扁桃体、咽扁桃体和舌扁桃体,它们与咽黏膜内多处分散的淋巴组织共同组成咽淋巴环,构成机体的重要的防线。咽扁桃体和舌扁桃体较小,结构与腭扁桃体相似。咽扁桃体无隐窝,舌扁桃体也仅有一个浅隐窝,故较少引起炎症。成人的咽扁桃体和舌扁桃体多萎缩退化。

腭扁桃体呈扁卵圆形,黏膜表面覆盖复层扁平上皮,上皮向下陷形成数十个隐窝,隐窝周围的固有层有大量淋巴小结及弥散淋巴组织(图09-5-01),隐窝上皮内含有淋巴细胞、浆细胞、巨噬细胞、朗格汉斯细胞等(图09-5-02)。在上皮细胞之间,有许多相互连通的孔隙,咽腔内的抗原物质易进入上皮间隙,淋巴细胞可充塞于这些孔隙内,此种上皮又称淋巴上皮组织。在弥散淋巴组织中可见毛细血管后微静脉,是淋巴细胞进入扁桃体的主要途径。

腭扁桃体的发生:腭扁桃体是由胚胎时期第 2 对咽囊分化发育而成。人胚第 5 周,第 2 对咽囊的内胚层细胞分化为扁桃体的表面上皮,上皮下的间充质分化为网状组织,淋巴细胞迁移到此处并大量增殖。

（梁春敏　周莉）

第十章 皮 肤

目 录

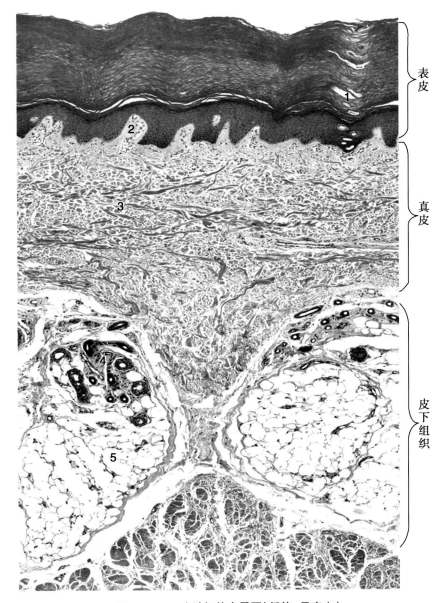

图 10-1-01　皮肤切片全景图(低倍,足底皮)
1. 汗腺导管;2. 真皮乳头层;3. 真皮网织层;4. 汗腺;5. 脂肪组织
(周莉　图)

　　皮肤是人体面积最大的器官之一,总面积为 1.2~2.0m^2,新生儿约为 0.21m^2。约占总体重的 16%。皮肤的厚度随年龄、部位不同而异,平均厚约 0.5~4mm。掌跖及四肢伸侧等处皮肤较厚,眼睑、乳房和四肢屈侧等处皮肤较薄。

　　皮肤由表皮和真皮构成(图 10-1-01),借皮下组织与深筋膜、腱膜或骨膜相连,皮下组织又称浅筋膜。皮肤表面并不平坦,真皮凸向表皮深面,使表皮突出成嵴,嵴间为沟,嵴和沟相间形成皮纹(图 10-1-01)。皮纹在指端掌侧面形成指纹,其形态因人而异并终身不变,即使单卵孪生的二人也如此。因此,指纹成为个体的标志,对人类学和法医学研究具有一定实用价值。

第一节　表　皮

　　表皮是由角质形成细胞和非角质形成细胞组成。前者为表皮的主要细胞,后者数量较少。手掌和足底的表皮较厚,结构典型,从基底到表面依次分为基底层、棘层、颗粒层、透明层和角质层(图 10-1-02)。体皮为薄表皮,分层不明显。

　　1. 表皮分层和角质细胞的分化　表皮由基底层到角质层的形态结构变化,反映了角质形成细胞增殖、分化、移动和脱落过程,同时也是细胞逐渐生成角蛋白和角化过程。

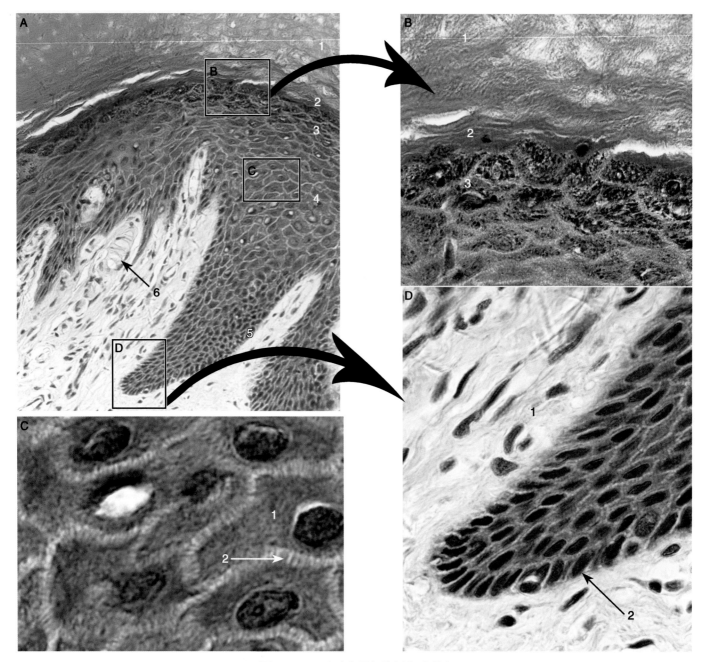

图 10-1-02　表皮各层细胞（低、高倍）

A：1. 角质层；2. 透明层；3. 颗粒层；4. 棘层；5. 基底层；6. 触觉小体（低倍）
B：1. 角质层；2. 透明层；3. 颗粒层（高倍）
C：1. 棘细胞；2. 棘细胞表面的棘（高倍）
D：1. 真皮乳头层；2. 基底细胞（高倍）

（1）**基底层**：附着于基膜上，为表皮最深层，由矮柱状或立方形细胞组成。细胞核相对较大，呈圆形或椭圆形，常见细胞分裂相（图 10-1-02）。电镜下，细胞质内含丰富的游离核糖体等细胞器，故 HE 染色呈强嗜碱性。其内还富含角蛋白丝（又称张力丝）和黑素颗粒。细胞间有桥粒相连，基底面借半桥粒与基板相贴（图 10-1-03～图 10-1-06）。基底细胞为未分化的幼稚细胞，有活跃的分裂、增殖能力。新生细胞移向浅层，分化为表皮其余几层细胞。在增生性皮肤病或皮肤肿瘤发生时，核分裂旺盛，基底细胞可多层，甚至迁移至棘层。

（2）**棘层**：位于基底层上方。由数层较大的多边形细胞组成，细胞核较大，圆形或椭圆形，核仁明显。细胞质丰富，呈嗜碱性，细胞向四周伸出许多短突起如棘状，相邻细胞突起镶嵌。电镜下，相邻细胞的棘状突起由桥粒相连，细胞质内含许多游离核糖体，许多角蛋白丝束附着于桥粒内侧；细胞合成的外皮蛋白沉积在细胞膜内侧，使细胞膜增厚；还可见细胞质内有膜被颗粒，又称板层颗粒，颗粒有膜包被，内有明暗相间的平行板层（图 10-1-07），主要含糖脂。

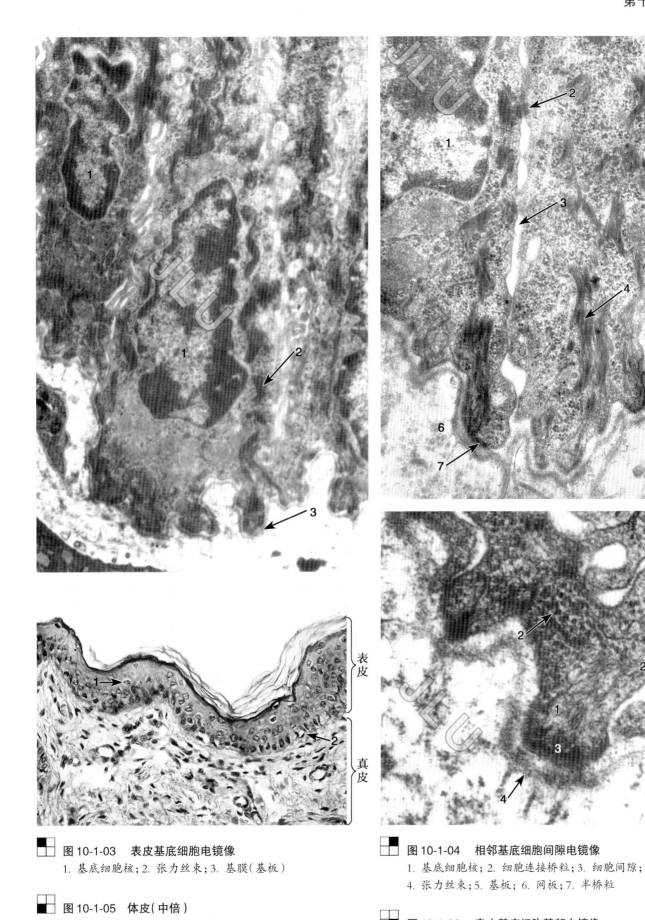

图 10-1-03　表皮基底细胞电镜像
1. 基底细胞核；2. 张力丝束；3. 基膜（基板）

图 10-1-05　体皮（中倍）
1. 朗格汉斯细胞；2. 黑素细胞
（周莉　图）

图 10-1-04　相邻基底细胞间隙电镜像
1. 基底细胞核；2. 细胞连接桥粒；3. 细胞间隙；
4. 张力丝束；5. 基板；6. 网板；7. 半桥粒

图 10-1-06　表皮基底细胞基部电镜像
1. 基底细胞胞质；2. 黑素颗粒；3. 半桥粒；4. 基板

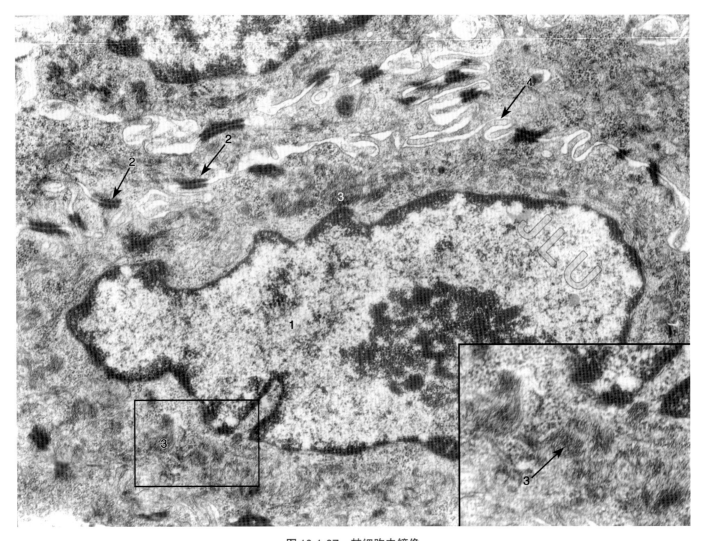

图 10-1-07　棘细胞电镜像
1. 棘细胞核；2. 细胞间桥粒；3. 膜被颗粒；4. 棘状突起

膜被颗粒随细胞上移逐渐分布于细胞周边，以胞吐方式将糖脂排出到细胞间隙，形成膜状物，可阻止外界物质，尤其是水透过皮肤，还能防止组织液外渗。棘层的浅层细胞内黑素颗粒大多被降解，深层细胞内仍有黑素颗粒。

基底层干细胞不断分裂上移，到达棘层深部时再分裂 2~3 次，则失去分裂能力，故表皮的基底层和棘层构成了表皮的生发层。

(3) **颗粒层**：位于棘层上方，由 3~5 层梭形细胞组成，细胞核与细胞器逐渐退化。其主要特点是胞质内出现许多透明角质颗粒，HE 染色颗粒嗜碱性（图 10-1-02B）。电镜下，透明角质颗粒大小不等，不规则形，无界膜包被，电子密度致密均质状（图 10-1-08）。角蛋白丝常埋入其中。这些颗粒含碳水化合物、脂类和富含组氨酸的蛋白质。此层细胞内板层颗粒进一步增多，常位于细胞质周边，与细胞膜相贴，最后以胞吐方式将糖脂等释放至颗粒层上层，呈板层状充填在细胞间隙或涂抹于细胞膜外表面，作为表皮渗透屏障的重要组成部分。

(4) **透明层**：位于颗粒层上方，在无毛厚皮中显而易见，在薄表皮中不明显或缺如（图 10-1-05）。此层由 2~3 层扁平细胞组成。细胞界限不清，细胞核和细胞器已消失，HE 染色呈强嗜酸性，呈透明均质状（图 10-1-02B）。电镜下，胞质内充满角蛋白丝，浸埋在均质状基质中，细胞膜由于内面有致密物质沉积而加厚。

(5) **角质层**：为表皮的表层。由多层扁平的角质细胞组成。这些细胞是干硬的死细胞，已完全角化，无细胞核和细胞器，呈均质状，轮廓不清，嗜酸性（图 10-1-02B）。在电镜下，胞质中充满密集平行的角蛋白丝，浸在均质状物质中（图 10-1-08），其中主要为透明角质颗粒所含的富有组氨酸的蛋白质，角蛋白丝与均质状物质的复合物称角蛋白。细胞膜内面附有一层致密物质，称蛋白套膜或边缘带，为细胞硬壳和角蛋白附着的支持物。细胞间隙中充满膜被颗粒释放的脂类物质，因而角质层的保护作用尤其明显。靠近表面的细胞间桥粒解体，细胞彼此连接松散，逐渐脱落，即为皮屑。

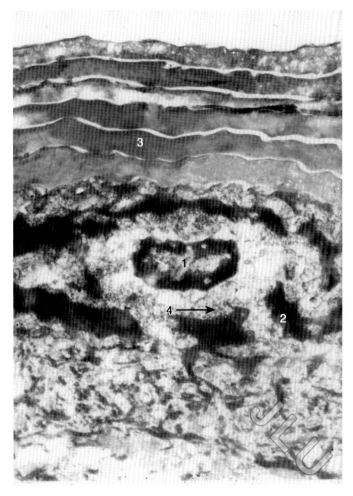

图 10-1-08　角质层和颗粒细胞电镜像

1. 颗粒层细胞核；2. 透明角质颗粒；3. 角质层；4. 角蛋白丝

细胞在角化过程中，产生一系列物质，这些物质随着角化的不同阶段而不断变化，成为细胞分化的标志。表皮角化分为合成阶段和降解阶段，前者角质形成细胞合成角蛋白丝、膜被颗粒、透明角质颗粒等；后者细胞核和细胞器逐渐消失，角蛋白丝和无定形基质结合形成角蛋白。

表皮基底层和棘层的角质形成细胞蛋白质合成旺盛，可合成各种结构蛋白，其中最丰富的是角蛋白丝蛋白，此类蛋白是由许多不同分子量多肽构成的角蛋白家族。基底细胞含角蛋白 K_5 和 K_{14}，它们组装成丝状，呈网分布在细胞质中，到棘层，细胞又合成新的角蛋白 K_1 和 K_{10}，在细胞内呈束分布。在棘层浅层，细胞才合成最终类型的角蛋白分子。角蛋白丝是角质层的主要蛋白分子，当细胞上移到颗粒层时，则停止合成角蛋白丝，而是合成另一种结构蛋白，即透明角质颗粒中高度磷酸化的富组氨酸蛋白，又称前细丝聚集蛋白，它到达角质层时脱磷酸基，变为致密均质状基质，角蛋白丝埋入其中，故形成角蛋白。角蛋白丝束富含硫氢基，使角质层富有韧性和弹性，无定形基质的二硫键结合到细胞膜上，使角质细胞对各种化学因素具有高度耐受力。角蛋白丝还与桥粒、半桥粒、基膜共同组成结构网络，抵抗外来的机械力。

棘层浅部细胞和颗粒层细胞的粗面内质网和高尔基复合体参与形成膜被颗粒，其内容物分泌到角质细胞间后，经过代谢和重组，形成细胞间隙的脂质层，表皮角质层即由角质细胞和细胞间的脂质组成。角质层的脂质参与表皮屏障功能及角质层的黏着。膜被颗粒还含有多种水解酶，与溶酶体一起参与表皮角化的降解过程，导致细胞核丧失和细胞器崩解，以及角质细胞脱落。

到达角质层的角质形成细胞膜增厚，从颗粒层浅部开始，细胞膜不再是半透膜，它由内、外两层组成，外层是原来的细胞膜，内层较厚，称为细胞套膜，其前体为套膜蛋白，它来自透明角质颗粒，当细胞完全角化时，可溶性的套膜蛋白经转谷氨酰胺酶的交联，变为稳定的套膜成分，此结构是角质细胞膜具有稳定性和硬度的物质基础。

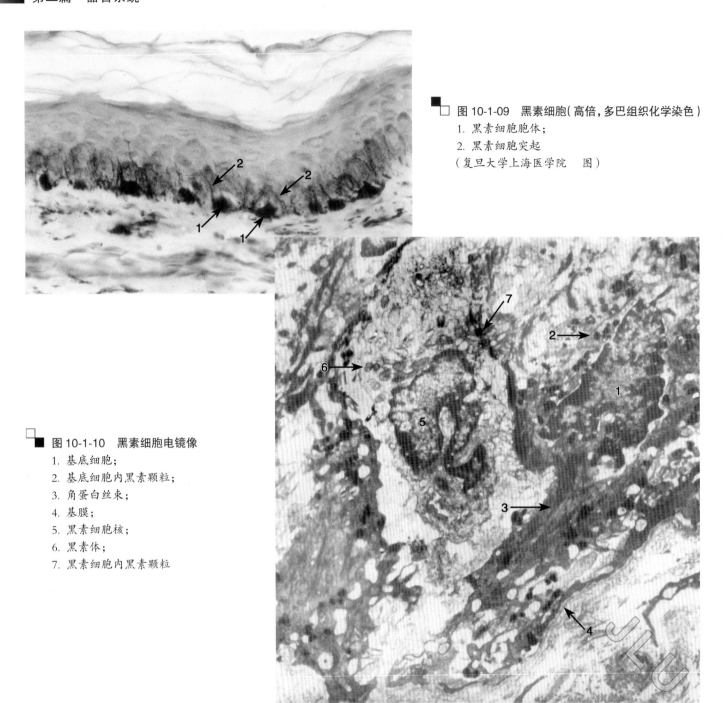

图 10-1-09　黑素细胞(高倍,多巴组织化学染色)
1. 黑素细胞胞体;
2. 黑素细胞突起
(复旦大学上海医学院　图)

图 10-1-10　黑素细胞电镜像
1. 基底细胞;
2. 基底细胞内黑素颗粒;
3. 角蛋白丝束;
4. 基膜;
5. 黑素细胞核;
6. 黑素体;
7. 黑素细胞内黑素颗粒

　　人表皮的角蛋白属软角蛋白,毛和指(趾)甲的角蛋白属硬角蛋白,两种角蛋白化学组成类似,但胱氨酸含量有明显差异,前者含胱氨酸少,后者含胱氨酸多。另外,毛与甲中还有一种特殊蛋白,即基质蛋白,此种蛋白无螺旋结构,其残基中几乎 30% 为胱氨酸,故赋予毛发以高硫成分,并参与毛发角蛋白丝之间的交联。

　　如皮肤角化过度,表现为角质层增厚。如果角质层中仍有细胞核残留,则为角化不全,如银屑病。

　　2. 非角质形成细胞　包括黑素细胞、朗格汉斯细胞和梅克尔细胞。

　　(1)**黑素细胞**:人表皮中黑素细胞为树突状,可将合成的黑素体输送给其他细胞;而非树突状型黑素细胞合成的黑素体只留在合成部位,如眼球脉络膜、视网膜及软脑膜等处。表皮黑素细胞散在基底细胞之间或基底层下方以及毛囊内。在 HE 染色切片上胞体淡染,呈透明状(图 10-1-05)。用银染法或多巴组织化学染色法可见黑素细胞的完整形态,呈黑褐色(图 10-1-09)。电镜下,胞质内有丰富的核糖体和粗而内质网,高尔基复合体发达,有多个不规则的突起插入基底层和深层棘细胞之间,但不形成桥粒。该细胞的最大特征是胞质中有多个中等电子密度的黑素体(图 10-1-10),圆形或卵圆形。膜包黑素体内有酪氨酸酶,能将酪氨酸转化为黑色素,当黑色素进一步沉积成为高电子密度的卵圆形小体时,

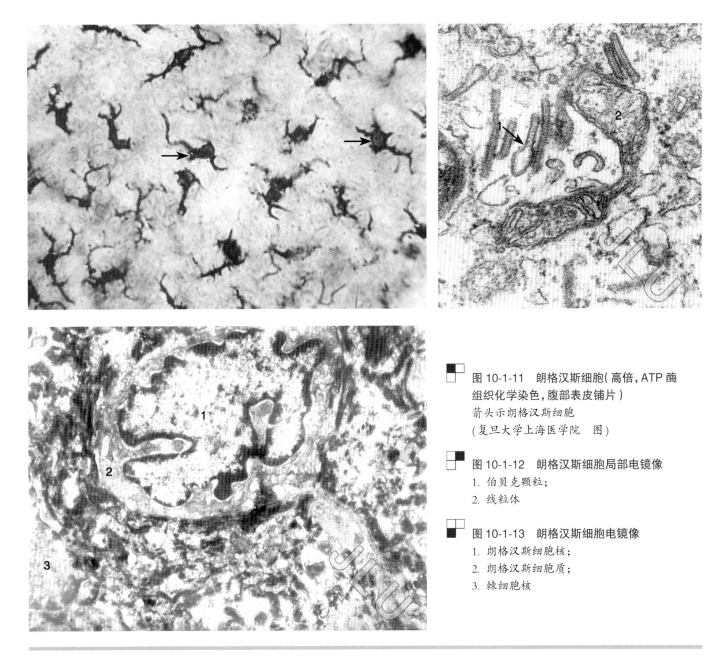

图 10-1-11　朗格汉斯细胞（高倍，ATP 酶组织化学染色，腹部表皮铺片）
箭头示朗格汉斯细胞
（复旦大学上海医学院　图）

图 10-1-12　朗格汉斯细胞局部电镜像
1. 伯贝克颗粒；
2. 线粒体

图 10-1-13　朗格汉斯细胞电镜像
1. 朗格汉斯细胞核；
2. 朗格汉斯细胞质；
3. 棘细胞核

即为黑素颗粒（图 10-1-10）。黑素颗粒形成后迅速移入突起末端，然后很快被邻近角质形成细胞吞入，因而基底细胞内常含许多黑素颗粒（图 10-2-01），而黑素细胞本身却含少量黑素颗粒，故 HE 染色切片中黑素细胞胞质淡染。

表皮内的一个黑素细胞每日可为 20~36 个角质形成细胞提供黑素体，一个黑素细胞和周围 20~36 个角质形成细胞共同构成一个结构和功能单位，称表皮黑素单位。功能活动的单位数目因部位不同有明显差别，但每个单位内两种细胞的比例保持恒定。所有人种的黑素细胞数量几乎相等，人种间肤色差异主要取决于黑素细胞的活性，黑素体的大小，黑素体合成黑色素的多少，以及黑素颗粒在角质形成细胞内的分布和分解速度。

黑色素能吸收紫外线，保护深部组织免受辐射对细胞 DNA 的损伤。黑素细胞还有一功能是消除角质形成细胞和朗格汉斯细胞周围的毒性氧。三种细胞密切配合，在表皮内保持细胞的最佳平衡状态。皮肤白斑时，黑素细胞数量减少或缺失，白化病的黑素细胞数量正常，但不能合成黑色素。

（2）**朗格汉斯细胞**：朗格汉斯细胞（Langerhans cell）多数分散在棘细胞之间。在 HE 染色切片上，细胞核深染，胞质清亮（图 10-1-05）。用三磷酸腺苷酶（ATP 酶）等组织化学染色法（图 10-1-11），可见细胞向周围伸出树枝状突起，穿插于相邻细胞之间。朗格汉斯细胞表面标志与巨噬细胞颇为相似，表面有 IgG 的 Fc 受体和 C3b 受体。它能合成和表达免疫反应相关抗原（简称 Ⅰa 抗原）、Ⅰa 样抗原、人类白细胞抗原-DR、MHC-Ⅰ 抗原和 MHC-Ⅱ 抗原、S100 蛋白及波形蛋白等。人朗格汉斯细胞是正常皮肤内唯一能与单克隆抗体 OKT6 结合的细胞。电镜下，该细胞有一个分叶而卷曲的核,胞质电子密度低,无张力丝、桥粒和黑素颗粒(图 10-1-13),有高尔基复合体、粗面内质网、溶酶体和线粒体等细胞器,其特征性结构是胞质中有伯贝克颗粒(Birbeck granule),呈杆状或网球拍状,中等电子密度,膨大部低电子密度(图 10-1-12)。伯贝克颗粒是在细胞吸附性内摄过程中由细胞膜内陷而形成的细胞器,它参与细胞摄取、处理及呈递抗原的全过程。颗粒的形成有利于防止抗原过早被溶酶体降解或丢失。朗格汉斯细胞的性质与免疫系统的树突状细胞颇为相似,能识别、结合和处理侵入皮肤的抗原,处理后形成的抗原肽-MHC 分子复合物,分布于细胞表面,然后细胞游走出表皮,进入毛细淋巴管,随淋巴液迁至淋巴结,把抗原传送给 T 细胞,已证实它与辅助性 T 细胞结合是皮肤免疫反应的第一步。因此,朗格汉斯细胞是一种抗原呈递细胞,是皮肤免疫功能的重要细胞,在对抗侵入皮肤的病毒和监视表皮癌变细胞方面起重要作用,并在排斥移植的异体组织中起重要作用。人类免疫缺陷病毒 Ⅰ 型(HIV-Ⅰ)能感染并损伤朗格汉斯细胞,此时朗格汉斯细胞一方面抗原呈递功能受损,另一方面在呈递抗原过程中可能将 HIV-Ⅰ 传递至 T 细胞,导致免疫缺陷状态。

许多环境因素或生理因素均可使朗格汉斯细胞减少或增多。例如皮肤良性上皮肿瘤,组织内朗格汉斯细胞常明显增多,而恶性肿瘤组织内朗格汉斯细胞常明显减少。老年人由于朗格汉斯细胞减少,产生接触性变态反应皮炎程度减弱,并使皮肤肿瘤的发生率提高。

(3) 梅克尔细胞:梅克尔细胞(Merkel cell)常分布于表皮基底层或表皮与真皮连接处。在手掌、毛囊的外毛根鞘、指尖、口腔和生殖道黏膜上皮中较多。在某些区域梅克尔细胞聚集成簇,称毛盘,如毛附近的表皮基底层常有毛盘存在。梅克尔细胞具有异质性,存在一些亚群,不同亚群的形态与功能各异。该类细胞 HE 染色不易辨认。电镜下,细胞呈卵圆形或细胞顶部伸出几个短粗突起至角质形成细胞之间,并与其通过桥粒相连。50%~70%梅克尔细胞基底部与盘状感觉神经末梢形成突触,称梅克尔细胞-轴突复合体(Merkel cell-neurite complex)。该细胞的特征性结构是胞质内有许多有膜包被的致密核心颗粒,核周区和细胞边缘带可见一些角蛋白丝(CK$_8$、CK$_{18}$ 和 CK$_{19}$)。细胞核常有深凹陷或分叶状,核仁不明显。由于细胞表达嗜铬粒蛋白 A、嗜铬粒蛋白 B、突触素和神经多肽等物质,故认为梅克尔细胞是一种神经内分泌细胞。梅克尔细胞-轴突复合体作为轻触觉感受器已普遍被认可。它合成的神经多肽,如血管活性肠肽(VIP)、降钙素基因相关肽(CGRP)、神经内分泌蛋白 B$_2$、P 物质、5-羟色胺和生长抑素通过在皮肤中旁分泌和自分泌产生不同功能。这些神经多肽不仅影响周围的表皮还影响真皮,如血管活性肠肽可使表皮角质形成细胞增殖,P 物质可使真皮中成纤维细胞增殖。梅克尔细胞膜还表达跨膜蛋白 CD200,倘若与单核-巨噬细胞系的 CD200 受体结合有减弱炎性反应和增强免疫耐受功能;合成的降钙素基因相关肽可通过朗格汉斯细胞抑制抗原呈递功能。据报道,梅克尔细胞中偶尔可见带有磁性物的黑素颗粒,可能参与磁感受;人体输出的神经信号也可驱使梅克尔细胞产生电磁场,从而产生心灵感应。总之,梅克尔细胞功能多样而且复杂,已成为目前的一个热点研究领域。

3. 基膜　真皮与表皮借基膜连接,它是表皮基底细胞和真皮成纤维细胞的产物。常规染色难以辨认,PAS 染色呈紫红色连续均质带状。电镜下,由基板(透明层和致密层)、和网板(详见第一章)组成(图 10-1-04)。有渗透屏障作用,其中阴离子作为膜上的"孔",选择性地抑制或允许可溶性物质通过。表皮细胞和基膜中大分子物质接触,受所谓"细胞-基质相互作用"从而影响表皮细胞的生物活性,如在创伤愈合中,纤维粘连蛋白或胶原蛋白可增强角质形成细胞移动。当基膜带损伤时,炎症细胞、肿瘤细胞和一些大分子物质可通过此带进入表皮。

表皮和真皮的发生:表皮和附属器起源于外胚层。真皮的结缔组织和皮下脂肪组织来自中胚层。最初,胚胎仅覆盖单层外胚层细胞,在受精第 6~8 周分化为两层结构,即基底层和上方的周皮。基底层为生发层,细胞分裂活跃,其他各层细胞均来自基底层,从而形成基底层和周皮之间的多层细胞。第 23 周,周皮细胞已经脱落,最外层细胞发生角化。新生儿表皮在妊娠第 4 个月就已经发育完好。角质细胞占表皮细胞的 90%~95%。胚胎第 8~10 周,表皮中可见非角质细胞。黑色素细胞的前体细胞从神经嵴迁移到真皮,然后再到表皮,并在妊娠前 3 个月内分化为黑色素细胞,并产生黑素体。在迁移过程中,黑色素细胞可滞留在其他器官和组织内。朗格汉斯细胞起源于骨髓内表达 CD34 的造血前体细胞。第 10 周胚胎,朗格汉斯细胞胞质内可见特征性标记物,即伯贝克颗粒。8~10 周胚胎的表皮内也可见梅克尔细胞,其来源仍有争议。有人认为起源于神经嵴,也有人认为来自表皮,由邻近的角质细胞分化而来。起初,表皮内梅克尔细胞数量很多,随着孕龄增长逐渐减少。

头颈部和四肢的真皮起源于体节,在人胚第 3 周,中胚层分化为体节、间介中胚层和侧中胚层。直到第 5 周末,先后共出现 42~44 对体节,体节腔的内侧壁和腹侧为生骨节,将分化为脊椎骨;外侧壁为生皮节,将分化为真皮和皮下疏松结缔组织。在生皮节分化之前,在其内侧产生一层新细胞,称生肌节,将分化为四肢和体壁的骨骼肌。每个生皮节和生肌节的衍化结构无论距离其发源地有多远,都会保持其来源生皮节和生肌节的神经支配。此特征在临床上颇有意义。胚胎在第 24 周至分娩,皮下组织内原始间充质细胞分化并形成脂肪细胞。

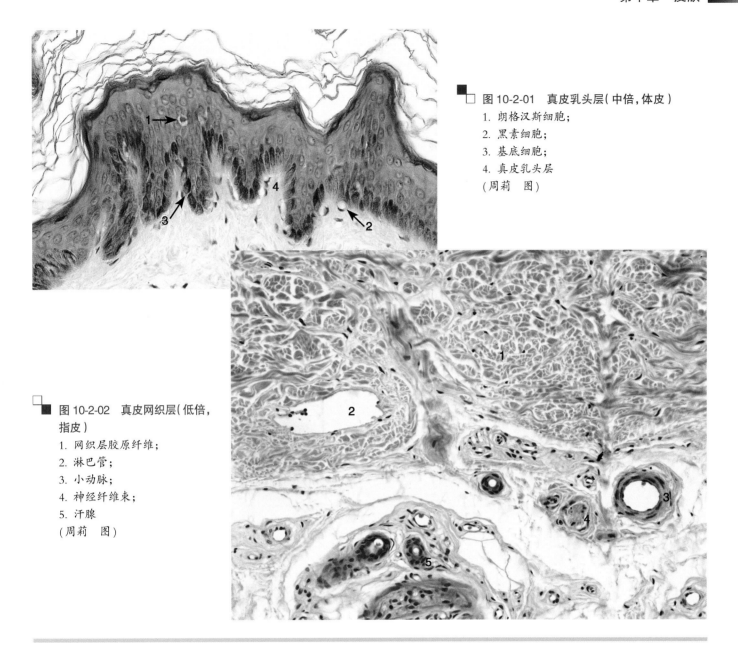

图 10-2-01 真皮乳头层（中倍，体皮）
1. 朗格汉斯细胞；
2. 黑素细胞；
3. 基底细胞；
4. 真皮乳头层
（周莉 图）

图 10-2-02 真皮网织层（低倍，指皮）
1. 网织层胶原纤维；
2. 淋巴管；
3. 小动脉；
4. 神经纤维束；
5. 汗腺
（周莉 图）

第二节 真 皮

真皮与浅部表皮牢固相连，由结缔组织构成，富含血管。其深部为皮下组织，两者间无明显界限。真皮分为两层，即乳头层和网织层。

1. 乳头层 为紧邻表皮的薄层结缔组织。胶原纤维较细密而疏松，细胞种类较多。此层结缔组织向表皮底部突出，形成许多嵴状或乳头状凸起，称真皮乳头（图 10-2-01），此结构可使表皮与真皮连接面扩大，有利于牢固连接，并便于表皮获得营养。乳头层含丰富的毛细血管和游离神经末梢，在手指等触觉灵敏的部位常有触觉小体（图 10-1-02A）。

真皮是皮肤内发生免疫反应的主要部位。在乳头层毛细血管周围分布着参与免疫反应的细胞，包括 T 细胞、树突状细胞（朗格汉斯细胞和巨噬细胞）、肥大细胞、成纤维细胞等。

2. 网织层 是真皮的主要部分，与乳头层无明显分界，粗大的胶原纤维束交织成网，其化学成分主要是 I 型胶原蛋白，还有许多弹性纤维，使皮肤有较大的韧性和弹性。随着年龄增长，此层的纤维减少，皮肤老化。网织层内有许多血管、淋巴管和神经。毛囊、皮脂腺和汗腺也多在此层，还可见环层小体（图 10-2-02，图 10-2-03）。有的婴儿骶部皮肤真皮中有较多的黑素细胞，使局部皮肤显灰蓝色，称蒙古斑（又称胎斑）。

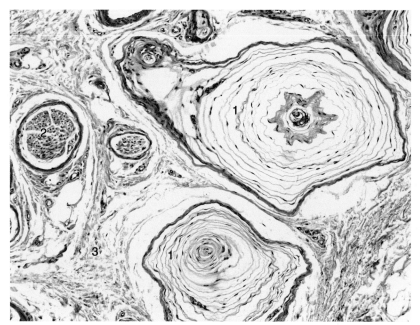

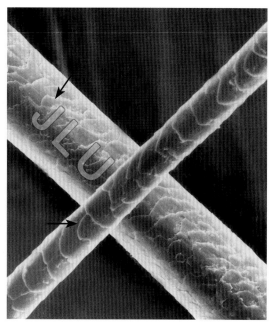

图 10-2-03　皮下组织及环层小体（低倍）

1. 环层小体；2. 神经纤维束；3. 疏松结缔组织

图 10-3-01　毛干扫描电镜像

箭头示毛表面角质细胞（毛小皮）排列呈叠瓦状（完全角化的细胞）

皮下组织即解剖学中所称浅筋膜，由疏松结缔组织和脂肪组织组成，其中的胶原纤维与真皮相连续，使皮肤具有一定活动性。皮下组织内含有较大的血管、淋巴管、神经和汗腺的分泌部等。

第三节　皮肤附属器

除手掌和足底等部位外，大部分皮肤有毛。虽然不同部位和不同人种毛的长短、粗细和颜色不同，但基本结构相同，可分为毛干、毛根和毛球三部分。毛干为露出皮肤以外的部分，埋在皮肤内的称毛根。毛干和毛根由排列规则的角化上皮细胞组成（图 10-3-01），细胞内充满角蛋白，且含有数量不等的黑素颗粒。

1. 毛囊的结构　由表皮下陷而成，是包裹毛根的组织结构。包在毛根外的毛囊分内外两层，内层与表皮相延续，为复层上皮，称上皮根鞘，它由内向外又分为内根鞘和外根鞘（图 10-3-03）。外层与真皮相延续，为薄层致密结缔组织，称结缔组织鞘（图 10-3-02）。毛根和毛囊上皮根鞘的下端合为一体，形成膨大的毛球。毛球的上皮细胞称毛母质细胞，是具有分裂、增殖能力的干细胞，它增殖、分化并向上迁移，形成新毛根和上皮根鞘。HE 染色毛母质细胞嗜碱性，细胞形态与表皮基底细胞相似。其间也有黑素细胞，产生黑色素输送至新生的毛根上皮细胞中，决定毛发的颜色。毛球包裹着由底部凸入的结缔组织，称毛乳头，内含丰富的毛细血管和神经末梢。毛和毛囊的生长有赖于毛球和毛乳头结缔组织的相互作用，毛乳头损伤可致毛不能生长或出现异常。毛囊于皮脂腺附近有一隆起，此处有毛囊干细胞，是毛囊维持自我更新的基础。在一定因素刺激下，毛囊干细胞可分化为毛囊、皮脂腺和表皮细胞。研究表明，秃顶男性的毛囊根部仍然有毛囊干细胞，只是它们失去了启动毛发再生的能力。

人胚胎发生过程中，毛囊黑素细胞（hair follicle melancyte，HFM）分布和分化过程与表皮黑素细胞基本一致，出生后，表皮黑素细胞连续产生并转运黑素体，而毛囊黑素细胞仅在毛发生长期合成黑色素，在退化期和静止期则自行停止，这种周期性功能的机制还不清楚。但提示表皮黑素细胞和毛囊黑素细胞为两个不同细胞亚群，而毛囊黑素细胞又有两个亚型，即 HFM-Ⅰ型和 HFM-Ⅱ型细胞。前者分布于毛囊皮脂腺开口以上的上皮根鞘中，细胞呈双极突起，体积小色素弱，多巴阴性，体外增殖能力强，此型细胞正常情况下并不合成黑色素，但在受到某些刺激后被激活、增殖、游走并产生黑色素。这种多巴阴性的黑素细胞只表达前黑素体抗原，不表达黑素体抗原及黑素体相关糖蛋白酪氨酸酶、酪氨酸相关蛋白-1 和酪氨酸相关蛋白-2。HFM-Ⅱ型细胞分布于毛球，胞体较大，突起较长，多巴阳性，体外不能增殖。毛囊黑素细胞受遗传基因调控和多种环境因素的影响，这些因素包括角质形成细胞、激素和紫外

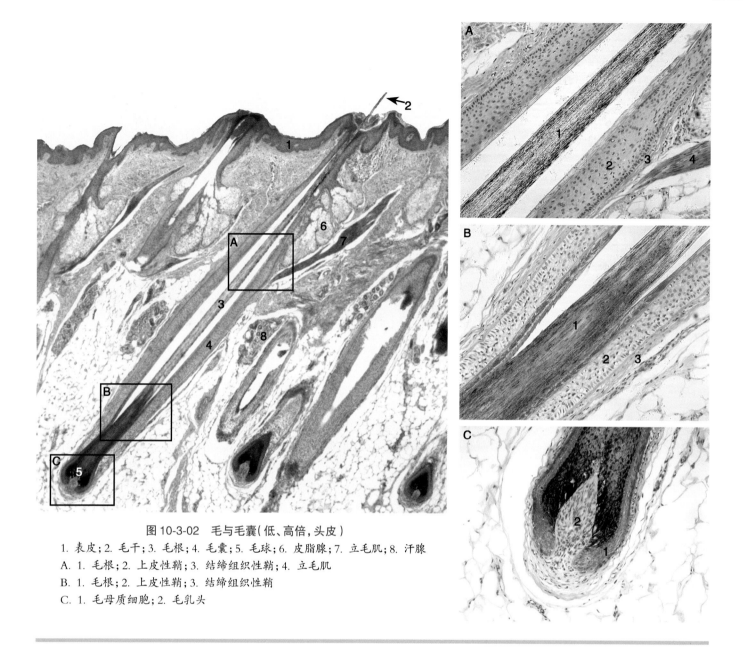

图 10-3-02　毛与毛囊（低、高倍，头皮）

1. 表皮；2. 毛干；3. 毛根；4. 毛囊；5. 毛球；6. 皮脂腺；7. 立毛肌；8. 汗腺

A. 1. 毛根；2. 上皮性鞘；3. 结缔组织性鞘；4. 立毛肌

B. 1. 毛根；2. 上皮性鞘；3. 结缔组织性鞘

C. 1. 毛母质细胞；2. 毛乳头

线等，作用机制还不清楚。

毛发和毛囊斜行在皮肤内，它们与皮肤表皮基底层呈钝角侧有一束平滑肌连接毛囊和真皮乳头层，称立毛肌（图10-3-02）。立毛肌受交感神经支配，收缩时使毛竖立，在体皮有毫毛处产生"鸡皮疙瘩"，还可促进皮脂排出。

2. 毛的生长周期　身体各部位毛的生长周期不同。头发的生长周期通常为3~5年，其他部位周期只有数月。毛由角质细胞组成，但与表皮不同，细胞并不陆续脱落。毛的生长周期性大致分为几期：①生长期，毛囊和毛活跃生长，毛球和毛乳头大，血流丰富，毛母质细胞增殖旺盛。②退化期，毛停止生长，毛囊、毛球和毛乳头变小萎缩，黑色素合成停止。毛母质细胞停止增殖，毛根与毛球、毛囊连接不牢，毛下端出现上皮细胞柱代替毛囊下段，细胞柱连接毛乳头和退化的毛囊。③静止期，毛囊和毛球萎缩，毛上移到立毛肌附着毛囊处，易脱落，上皮细胞柱也萎缩并向上方移动，游离的毛乳头伴随在上皮细胞柱下端，并有结缔组织尾随其后。最后，上皮细胞柱成为一个球形的未分化细胞团（图10-3-04）。④生长早期，旧毛脱落之前，未分化细胞生成新的毛母质细胞，并增大和变长，沿遗留的结缔组织鞘向下生长。在下移过程中毛乳头突入上皮柱形成新毛球，毛球内的黑素细胞恢复正常功能，毛母质发生新毛囊和毛根。实际上，此过程是重演胚胎表皮未分化细胞发生毛的过程。新毛长入原有毛囊内，将旧毛推出。人相邻毛处于生长周期的不同时相，呈非同步性。身体不同部位的毛生长期的长短不同，故毛的长短不一。调节毛生长周期性活动的确切机制尚不清楚。健康、营养、气候、药物和激素等因素起一定调节作用。

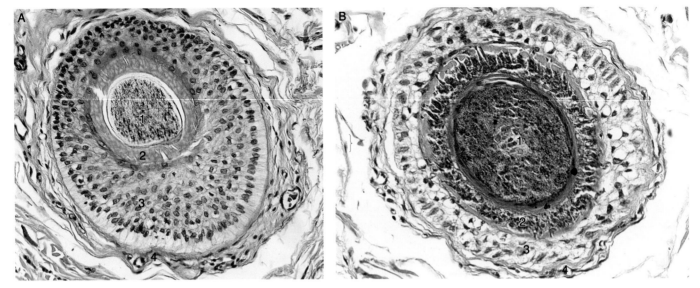

图 10-3-03　毛囊横断面(高倍)
A.毛根中段;B.毛根下段
1.毛根;2.内根鞘;3.外根鞘;4.结缔组织鞘

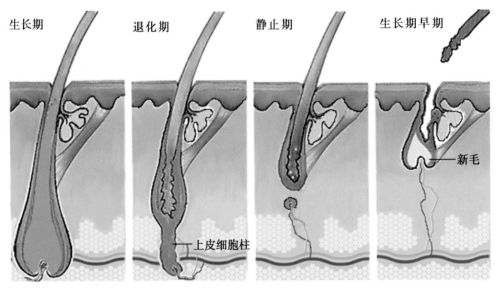

图 10-3-04　毛生长周期模式图

3. **皮脂腺**　除手掌、足底和足侧部外,其余部位皮肤均有皮脂腺。一般粗毛伴有小皮脂腺,而细毛则伴有大皮脂腺。秃发者皮脂腺比正常人显著增大。有毛皮,皮脂腺多位于毛囊和立毛肌之间;无毛皮,皮脂腺位于真皮的浅层。皮脂腺为泡状腺,由一个或几个囊状腺泡与一个共同的短导管构成(图 10-3-02)。导管为复层扁平上皮,大多开口于毛囊上段,有些也直接开口于皮肤表面。腺泡周边是一层较小幼稚细胞,称基细胞,其细胞核染色淡,胞质嗜碱性,有活跃的增殖能力,分裂后部分子细胞逐渐变大,并向腺泡中心移动,胞质中形成许多小脂滴。腺泡中心的细胞最大,呈多边形,胞质内充满脂滴,细胞核固缩(图 10-3-05),细胞器消失。在近导管处腺细胞解体,连同脂滴一起排出,即为皮脂,此种分泌方式为全浆分泌。皮脂有润滑皮肤和保护毛发的作用。此外,皮脂在皮肤表面形成脂质膜,有抑菌作用。皮脂腺的发育和分泌主要受雄激素调节。由于青春期性腺和肾上腺产生的雄激素增加,皮脂腺肥大,分泌亢进,易阻塞腺导管,导致痤疮丙酸杆菌繁殖,引起炎症,形成痤疮。老年人皮脂分泌减少,皮肤和毛发干燥,易开裂。

4. **汗腺**　小汗腺又称外泌汗腺,遍布于全身皮肤内,于手掌和足底尤多。汗腺为单曲管状腺,由分泌部和导管部两部分构成。分泌部位于真皮深部和皮下组织内,盘曲成团,由 1~2 层淡染锥体形或立方形细胞组成,外方有肌上皮

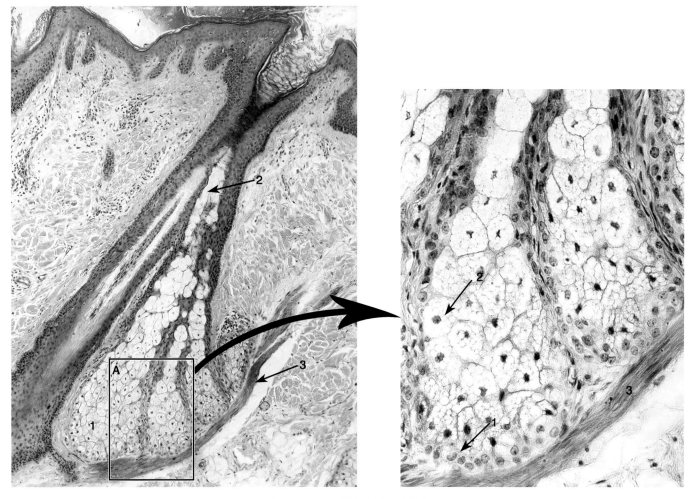

图 10-3-05 皮脂腺（低、高倍）

左图示皮脂腺（低倍）。1. 皮脂腺；2. 皮脂腺导管；3. 立毛肌
右图示皮脂腺（高倍）。1. 基细胞；2. 皮脂腺细胞；3. 立毛肌

细胞，其收缩时有助于分泌物排出。导管较细，由复层立方形细胞围成，胞质嗜碱性（图10-3-06）。导管由真皮进入表皮后，呈螺旋走行，开口于皮肤表面的汗孔（图10-1-01）。汗腺导管阻塞会引起痱子。汗腺有丰富的无髓神经纤维分布，呈乙酰胆碱酯酶阳性。神经纤维主要分布于汗腺分泌部，少数盘曲在导管周围。纤维来自真皮神经网或毛囊神经网。汗腺也有较少肾上腺素能神经纤维分布。高温条件下汗腺分泌受胆碱能纤维调节。因情感激动所致的手掌等部位出汗，由肾上腺素能纤维兴奋所致。

皮肤附属器的发生：皮肤的附属器大多数上皮细胞起源于毛囊上皮干细胞、后者位于胎儿毛囊显著膨大部位的表皮基底层，这种多能干细胞相当于表皮终末干细胞。在胚胎第10周，真皮间充质细胞与表皮基底细胞相互作用，表皮细胞既向下长入真皮，又向上穿过表皮形成毛囊管开口。当向下生长的表皮细胞到达皮下脂肪时，下部膨大呈球状，即毛球，跟随表皮细胞下降的一部分间充质细胞被裹进毛球，形成毛乳头，其周围的细胞形成毛母质细胞，后者将发育成毛发层和内毛根鞘层。毛乳头在以后的毛囊再生中发挥重要作用。外毛根鞘来源于向下生长的表皮。最早的毛发出现在妊娠第3个月末，如眉毛和上唇周围的胎毛。出生前后胎毛脱落。发育中的毛囊分化形成皮脂腺和大汗腺。皮脂腺起源于外毛根鞘的上皮，大约形成于妊娠第13～15周。在妊娠第18周，分化的皮脂腺与一根伸向皮肤表面的毛发相伴随，在出生时发育成熟，母体的激素影响其发育过程。大汗腺也源自外毛根鞘的上皮、并贯穿于新毛囊形成的整个过程，5、6个月胎龄时开始出现，发育持续至胚胎晚期。小汗腺起源于胚胎表皮，与毛囊发育无关。最初，小汗腺规则地分布于表皮基底层的弯曲处。第14～18周，原始小汗腺的顶部抵达真皮深层，形成盘曲管状结构。同时，小汗腺上皮向上生长进入表皮，从而形成最早期的小汗腺。小汗腺的导管和分泌部均衬覆两层细胞。分泌部的两层细胞继续分化，腺腔侧细胞分化为高柱状分泌细胞，基底层细胞分化为分泌

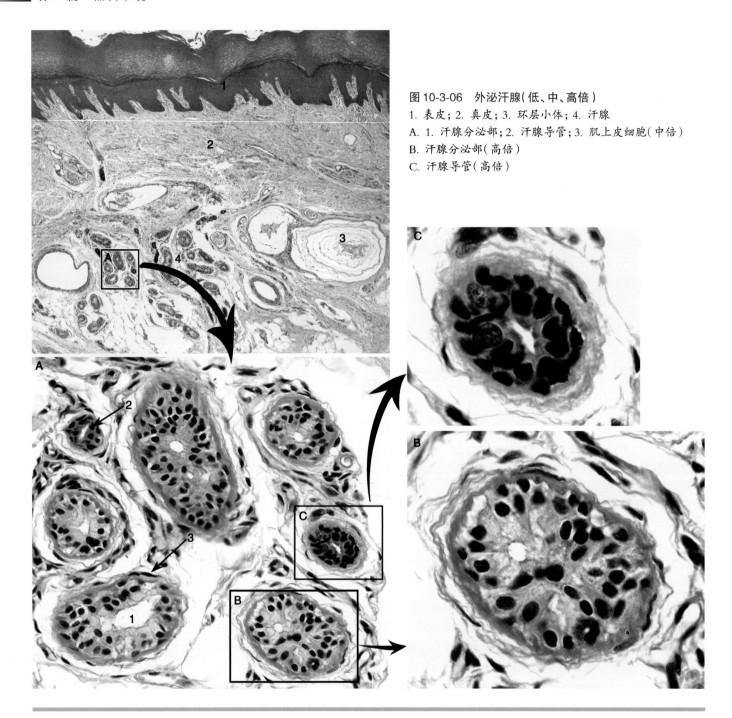

图 10-3-06 外泌汗腺（低、中、高倍）
1. 表皮；2. 真皮；3. 环层小体；4. 汗腺
A. 1. 汗腺分泌部；2. 汗腺导管；3. 肌上皮细胞（中倍）
B. 汗腺分泌部（高倍）
C. 汗腺导管（高倍）

细胞或肌上皮细胞。

　　此外，于腋窝、乳晕、阴部、肛周等处还有大汗腺，又称顶泌汗腺。其分泌部粗大，管腔也大，盘曲成团，腺细胞呈立方形或矮柱状，细胞核呈圆形，胞质嗜酸性。腺细胞与基膜之间也有肌上皮细胞（图 10-3-07），导管开口于毛囊上端，大汗腺分泌物为黏稠的乳状液，含蛋白质、糖类和脂类等，被细菌分解后产生特殊气味，即体味，分泌过盛而致气味过浓时，则形成狐臭。

　　5. 甲　外露的部分称甲体，为坚硬透明的长方形角质板，由多层连接牢固的角质细胞构成。支持甲体的皮肤为甲床，由非角化复层扁平上皮和真皮组成，真皮内富含血管，并有特别的动静脉吻合，称血管球（图 08-2-28）。甲体的近侧埋于皮肤内的部分称甲根，甲根周围为复层扁平上皮，其基层细胞分裂活跃，称甲母质，是甲的生长区（图 10-3-08）。甲母质细胞分裂增生，不断向指（趾）的远端移动，角化后构成甲体。甲体两侧和近侧的皮肤为甲襞。甲襞与甲体之间的沟为甲沟。甲对指（趾）末节起保护作用。甲床真皮中有丰富的感觉神经末梢，故指甲能感受精细触觉。

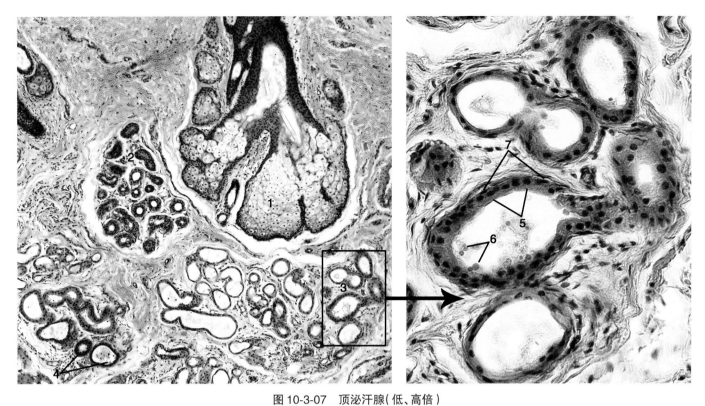

图 10-3-07　顶泌汗腺（低、高倍）

1. 皮脂腺；2. 外泌汗腺；3. 顶泌汗腺分泌部；4. 顶泌汗腺导管；5. 顶泌汗腺腺泡细胞；6. 汗腺分泌物；7. 肌上皮细胞

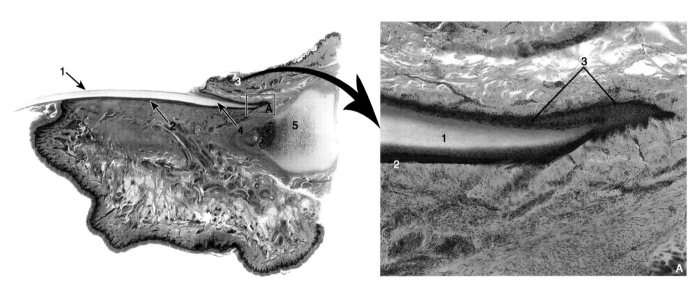

图 10-3-08　指甲纵切面（低、高倍）

1. 甲体；2. 甲床；3. 甲上皮；4. 甲根；5. 末节指骨

A. 1. 甲根；2. 甲床；3. 甲母质

（刘　颖）

第十一章 眼

目 录

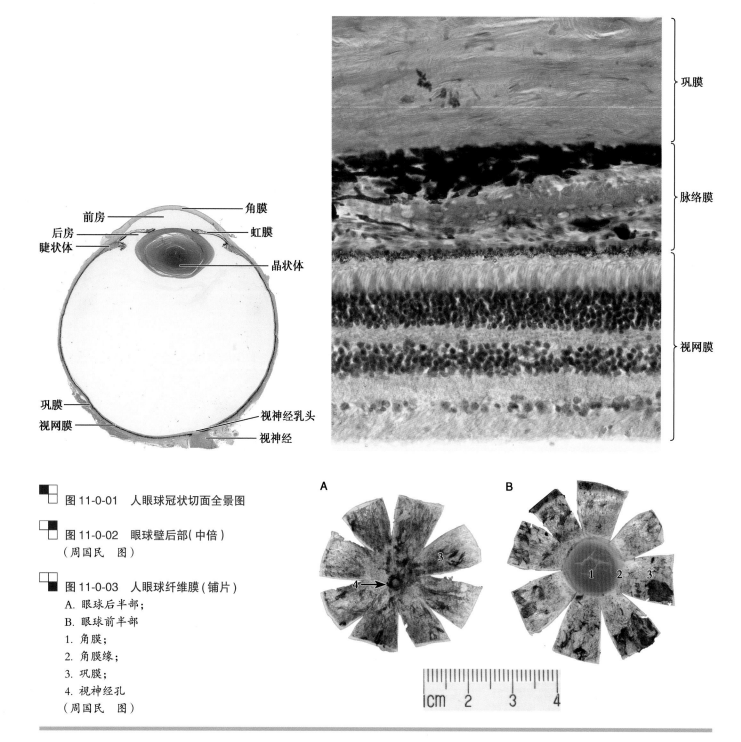

图 11-0-01　人眼球冠状切面全景图

图 11-0-02　眼球壁后部（中倍）
（周国民　图）

图 11-0-03　人眼球纤维膜（铺片）
A. 眼球后半部；
B. 眼球前半部
1. 角膜；
2. 角膜缘；
3. 巩膜；
4. 视神经孔
（周国民　图）

第一节　眼　　球

　　眼球近似圆球体，由眼球壁和眼内容物组成（图 11-0-01）。眼球壁由外至内分为纤维膜、血管膜和视网膜三层。纤维膜主要由致密结缔组织构成，前 1/15 为透明的角膜，后 14/15 为白色的巩膜，两者之间的过渡区域为角膜缘（图 11-0-03）。血管膜又称葡萄膜，由富含血管和黑素细胞的疏松结缔组织构成，从前向后依次为虹膜基质、睫状体基质和脉络膜。视网膜位于眼球壁最内层，分为盲部与视部，两者交界处呈锯齿状，称锯齿缘。盲部包括虹膜上皮和睫状体上皮，视部为感光部位，即通常所称的视网膜（图 11-0-02）。眼球内容物包括晶状体、玻璃体和房水，它们与角膜一起构成眼的屈光介质。

　　眼球的发生：人胚第 3 周，神经管前端两侧发生一对视沟。第 4 周，当神经管前端闭合成前脑时，视沟向外膨出形

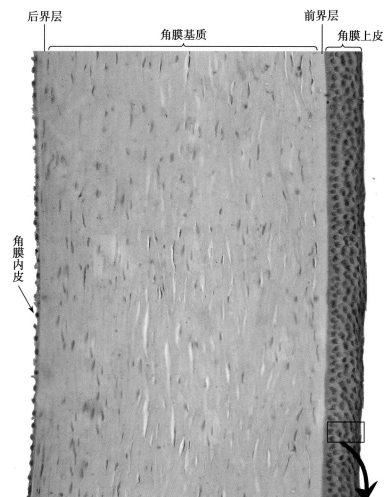

后界层　　　　　　　　　角膜基质　　　　　　　前界层

角膜上皮

角膜内皮

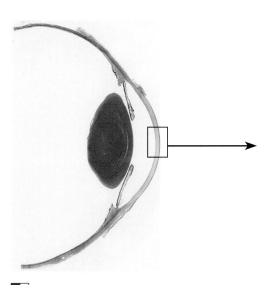

■□
□□
图 11-1-01　眼球前部切片全景图

□■
■□
图 11-1-02　角膜(高倍)
（周莉　图）

■□
□■
图 11-1-03　角膜上皮表面扫描电镜像
（周国民　图）

■■
□■
图 11-1-04　角膜上皮电镜像
1. 扁平细胞；2. 多边形细胞；3. 基底细胞；
4. 前界层(右下插入图示细胞表面微绒毛)
（周国民　图）

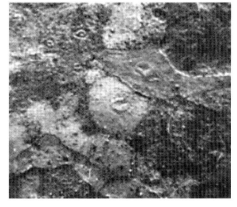

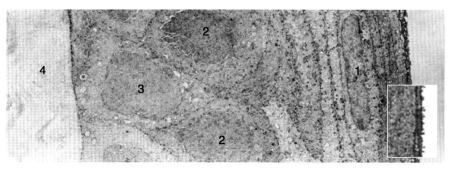

成左、右一对视泡。表面外胚层在视泡的诱导下增厚,形成晶状体板。视泡腔与脑室相通,视泡远端膨大,贴近表面外胚层,并内陷形成双层杯状结构,称视杯。视泡近端变细,称视柄,与间脑相连。晶状体板内陷入视杯内,并逐渐与表面外胚层脱离,形成晶状体泡(图 11-1-38)。眼球的各部分即由视杯、视柄、晶状体泡及它们周围的间充质分化发育而成。

1. **角膜**　为透明圆盘状结构,略向前方突出。角膜周边厚约 1.0mm,中央厚约 0.5mm。角膜内不含血管和淋巴管,营养由房水和角膜缘的血管以渗透方式供应。角膜从前至后可分为 5 层(图 11-1-01,图 11-1-02)。①角膜上皮:为厚薄均匀的未角化复层扁平上皮,约 5~6 层细胞整齐排列,无黑素细胞。表面 1~2 层为扁平细胞,故角膜表面平整光滑。电镜下,可见表层细胞有一些短小微绒毛伸入角膜表面的泪液膜中(图 11-1-03,图 11-1-04);中间为 2~3 层多边形细胞;基底为单层矮柱状细胞,具有一定增殖能力。角膜上皮更新较快,平均 7 天即可更新一次。上皮内有丰富的游离神经末梢(图 11-1-05),因此感觉非常敏锐。②前界层:为不含细胞的薄层结构,由 Ⅰ 型胶原蛋白构成的胶原原纤维和基质组成。③角膜基质:又称固有层,约占角膜全厚度的 90%,主要成分为多层与表面平行的胶原板层,含较多水分。

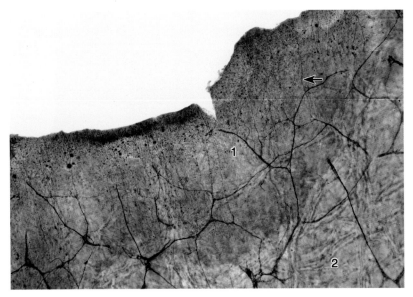

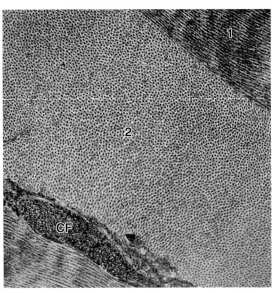

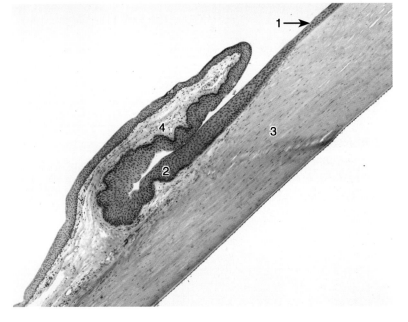

🔲 图 11-1-05　角膜上皮游离神经末梢(铺片,
　　氯化金染色)
　　1. 角膜上皮;2. 角膜基质;← 游离神经末梢

🔲 图 11-1-06　角膜基质电镜像
　　1. 角膜基质板层胶原纤维(纵切);
　　2. 角膜基质板层胶原纤维(横切);
　　CF. 成纤维细胞
　　(周国民　图)

🔲 图 11-1-07　角膜缘上皮(中倍)
　　1. 角膜上皮;2. 角膜缘上皮;3. 角膜与巩膜移行处;
　　4. 球结膜
　　(周莉　图)

胶原板层由内含 Ⅰ 型和 Ⅴ 型胶原蛋白组成的胶原原纤维平行排列而成,相邻板层的纤维排列方向互相垂直。胶原板层之间散在分布扁平多突起的成纤维细胞(又称角膜细胞,图 11-1-06),能产生基质和纤维,参与角膜损伤的修复。④后界层:结构似前界层,但更薄,含 Ⅶ 型胶原蛋白。⑤角膜内皮:为单层扁平上皮。

角膜成分(特别是纤维)的规则排列、富含水分、无血管和黑素细胞存在,是角膜透明的主要原因。角膜是光线进入眼球的第一道屈光装置,临床上可通过手术方式(如准分子激光手术)改变角膜的屈光度来治疗近视。

角膜和虹膜的发生:在晶状体泡的诱导下,其前方的表面外胚层分化为角膜上皮,角膜上皮后面的间充质分化为角膜其余各层。位于晶状体前面的视杯口边缘部间充质形成虹膜基质,其周边厚,中央薄,封闭视杯口,称瞳孔膜。视杯两层上皮的前缘部分形成虹膜上皮层,并与虹膜基质共同发育成虹膜。出生前瞳孔膜被吸收,出现瞳孔。如不能全部吸收,在瞳孔处有薄膜遮盖在晶状体前面,影响视力,称瞳孔膜残留。

2. 角膜缘　环绕角膜周边,为角膜与巩膜之间的带状移行区域(图 11-0-03,图 11-1-07),宽 1~2mm,此处通常是临床眼球前部手术的常见入路部位。角膜缘上皮不同于角膜上皮和结膜上皮,其上皮较厚,细胞通常超过 10 层,细胞较小,细胞核深染。基底层细胞为矮柱状,排列成栅栏样。上皮内有黑素细胞,无杯状细胞。角膜缘基底层的细胞具有干细胞特征,称角膜缘干细胞,可通过增殖不断向角膜中央方向移行,补充角膜基底层细胞。故临床上通过角膜缘移植,可治疗某些严重的眼球表面疾病。

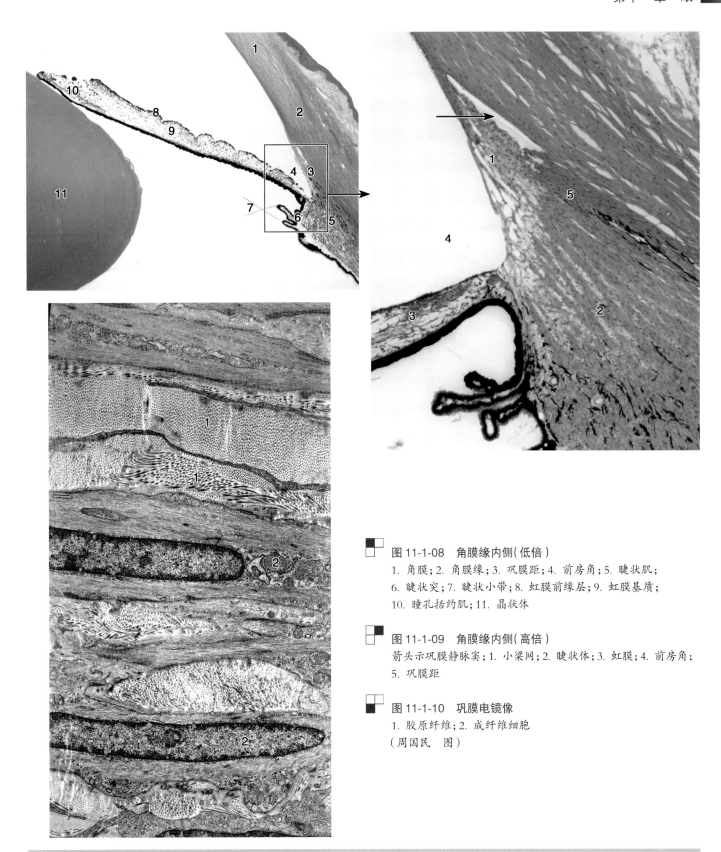

图 11-1-08　角膜缘内侧 (低倍)
1. 角膜；2. 角膜缘；3. 巩膜距；4. 前房角；5. 睫状肌；
6. 睫状突；7. 睫状小带；8. 虹膜前缘层；9. 虹膜基质；
10. 瞳孔括约肌；11. 晶状体

图 11-1-09　角膜缘内侧 (高倍)
箭头示巩膜静脉窦；1. 小梁网；2. 睫状体；3. 虹膜；4. 前房角；
5. 巩膜距

图 11-1-10　巩膜电镜像
1. 胶原纤维；2. 成纤维细胞
（周国民　图）

　　角膜缘内侧有环行的巩膜静脉窦。在眼球矢状切面上，窦腔较大，呈不太规则的长条形，窦壁衬贴内皮。巩膜静脉窦内侧为网格状的小梁网，由许多卵圆形或菱形小孔的环形结缔组织薄板的小梁和小梁间隙构成（图 11-1-08，图 11-1-09）。小梁中央为胶原纤维，表面覆以内皮细胞。小梁间隙与巩膜静脉窦相通，两者是房水回流的必经之路。有研究认为，小梁网中有从血液、淋巴或色素组织迁移来的巨噬细胞，还有小梁网细胞也有吞噬作用，可吞噬晶状体碎质、脱落的虹膜色素颗粒、睫状小带碎片等，吞噬后的细胞脱离小梁网进入巩膜静脉窦排出眼外。因此，有人将小梁网

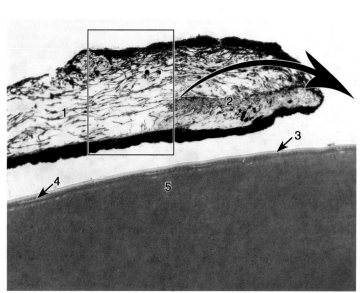

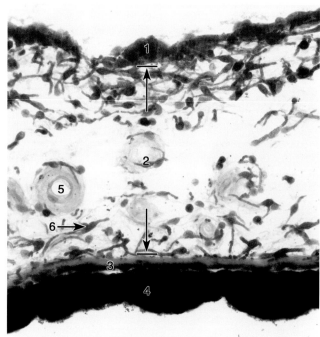

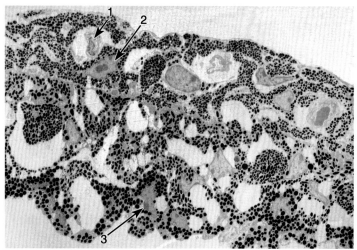

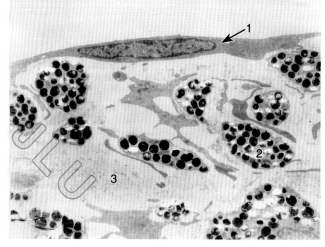

图 11-1-11　虹膜和晶状体（中倍）

1. 虹膜；2. 瞳孔括约肌；3. 晶状体囊；4. 晶状体上皮；
5. 晶状体纤维

图 11-1-12　虹膜（高倍）

1. 前缘层；2. 虹膜基质；3. 瞳孔开大肌（肌上皮细胞）；
4. 后上皮细胞；5. 血管；6. 黑素细胞

图 11-1-13　虹膜电镜像

1. 血管；2. 黑素细胞；3. 后上皮细胞
（周国民　图）

图 11-1-14　虹膜基质和前缘层电镜像

1. 成纤维细胞；2. 黑素细胞；3. 结缔组织基质

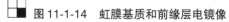

细胞视为房水的净化过滤器。小梁网后端主要附着于巩膜距，与睫状肌相连续。当睫状肌收缩时，小梁网被拉紧，卵圆形或菱形小孔开大，于是房水很快流入巩膜静脉窦。

　　3. 巩膜　呈瓷白色，质地较坚硬（图 11-0-03），是眼球壁的重要支撑和保护结构。主要由大量粗大的胶原纤维交织而成，其中有血管、神经和少量成纤细胞和黑素细胞分布（图 11-0-03，图 11-1-10）。与角膜交界处的内侧，巩膜向前内侧稍凸起，形成一环形峰状突起，称巩膜距，是小梁网和睫状肌的附着部位（图 11-1-09）。巩膜前部的外表面覆有球结膜，由复层扁平上皮和疏松结缔组织构成（图 11-1-07）。

　　4. 虹膜　为角膜与晶状体之间的圆环状薄膜（图 11-1-11），中央有瞳孔，周边与睫状体相连。虹膜将眼房分割为前房和后房，前、后房内的房水借瞳孔相通。虹膜直径约 12mm，厚约 0.5mm，由前向后可分为前缘层、虹膜基质和虹膜上皮三层（图 11-1-12）。前缘层由一层不连续的成纤维细胞和黑素细胞组成。虹膜基质较厚，为富含血管和黑素细胞的疏松

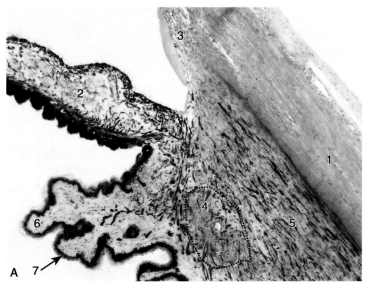

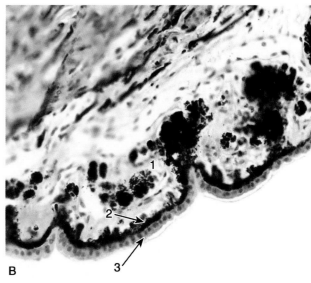

图 11-1-15　睫状体与睫状体上皮（高倍）

A. 1. 巩膜；2. 虹膜；3. 小梁网；4. 环行睫状肌；5. 纵行和放射状睫状肌；6. 睫状突；7. 睫状体上皮

B. 1. 睫状体基质；2. 色素上皮细胞；3. 非色素上皮细胞

（周莉　图）

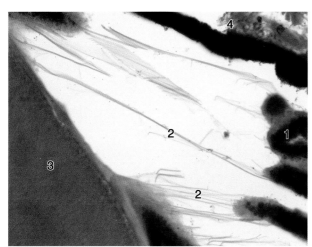

■□ 图 11-1-16　睫状小带（高倍）

1. 睫状突；2. 睫状小带；3. 晶状体；4. 虹膜

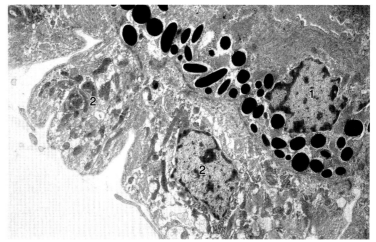

■□ 图 11-1-17　睫状体上皮细胞电镜像

1. 色素上皮细胞；2. 非色素上皮细胞

（周国民　图）

结缔组织，其中黑素细胞（图 11-1-13）呈不规则形状，有突起，细胞质内充满黑素颗粒（图 11-1-14）。虹膜的颜色主要取决于基质中色素细胞的多少，白种人的虹膜内色素细胞较少，故呈浅灰色或淡蓝色。在近瞳孔缘的虹膜基质中有束状平滑肌，环绕瞳孔，收缩时瞳孔缩小，故称瞳孔括约肌（图 11-1-11）。虹膜上皮由前、后两层色素上皮细胞组成，其中前层细胞为肌上皮细胞，以瞳孔为中心呈放射状分布，称瞳孔开大肌（图 11-1-12），收缩时使瞳孔开大；后上皮细胞较大，在虹膜根部与睫状体非色素上皮相延续，呈立方形，胞质内充满黑素颗粒（图 11-1-13），与视网膜色素上皮一样，也具有吞噬功能。

　　5. 睫状体　切面呈三角形，前部较宽大，与虹膜根部相连（图 11-1-09），后部渐平坦，以锯齿缘为界与脉络膜相延续（图 11-1-18）。睫状体由睫状肌、基质和上皮组成。睫状肌为平滑肌，占睫状体大部分，有环行、放射状和纵行三种。环行肌纤维分布于睫状体前部，放射状和纵行肌纤维的起点为巩膜距，分别止于睫状体内侧份和后端的脉络膜。睫状体基质为富含血管和黑素细胞的结缔组织。睫状体上皮由两层细胞组成：外层为立方形色素上皮细胞；内层为矮柱状非色素上皮细胞（图 11-1-15，图 11-1-17），可分泌房水，参与睫状小带和玻璃体的形成。

　　睫状体的前内侧伸出约 70 个放射状排列的睫状突，并通过大量睫状小带与晶状体相连。睫状小带呈细丝状，由微原纤维借蛋白聚糖黏合而成。睫状小带一端连于睫状体，另一端融入晶状体囊，将晶状体悬吊固定于虹膜与玻璃体

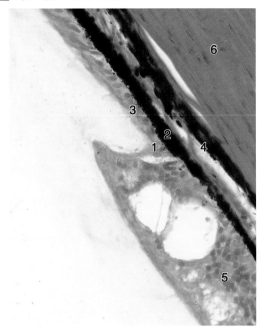

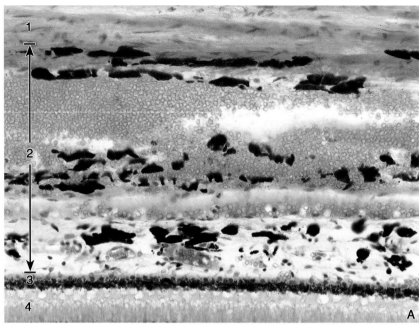

图 11-1-18　锯齿缘（高倍）
1. 锯齿缘；2. 视网膜色素上皮；3. 睫状体上皮；4. 脉络膜；5. 视网膜；6. 巩膜

图 11-1-19　视网膜色素上皮细胞与脉络膜光、电镜像
A. 1. 巩膜；
　 2. 脉络膜；
　 3. 视网膜色素上皮层；
　 4. 视网膜视锥视杆层
B. 1. 视网膜色素上皮细胞；
　 2. 视细胞；
　 3. 玻璃膜；
　 4. 脉络膜毛细血管；
　 5. 脉络膜
（周国民　图）

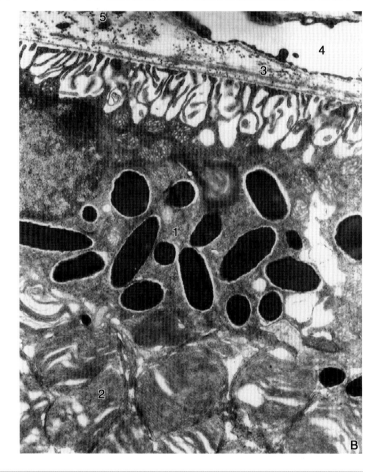

之间（图 11-1-16）。睫状肌收缩时，睫状小带松弛，反之，则紧张，使晶状体的位置和曲度发生改变，具有调节焦距的作用。长时间看近物，睫状肌持续处于收缩状态而易疲劳，久之受损不能完全复原，导致眼的中、远距离视力减退，成为近视眼。随着年龄的增长，睫状肌可呈进行性萎缩最终以结缔组织代替，以至于影响睫状肌调节物象焦距和巩膜静脉窦开闭功能。

　　6. 脉络膜　占血管膜的后 2/3 部分，为充填于巩膜与视网膜视部之间的棕黑色薄膜，由富含血管和大量黑素细胞的疏松结缔组织组成（图 11-0-02，图 11-1-19），由外至内可分为脉络膜上层、固有层、脉络膜毛细血管层和玻璃膜四层。玻璃膜又称 Bruch 膜，是与视网膜色素上皮紧密相贴的一层透明玻璃样膜（图 11-1-19），由纤维和基质组成，厚约 1~4μm，随年龄的增加。老年人的玻璃膜内常有类脂和钙沉淀，与视网膜色素上皮相邻的一面可见小结节，称玻璃疣。

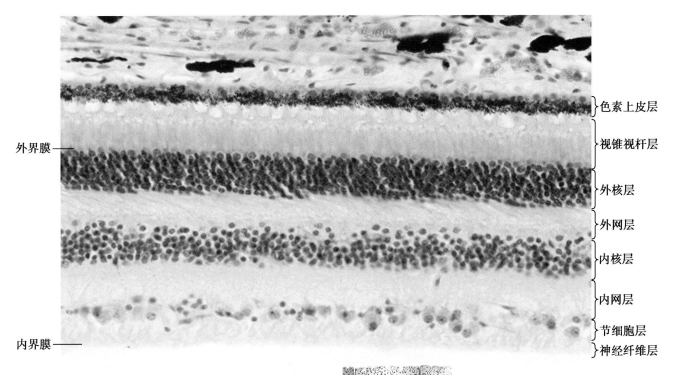

外界膜

内界膜

色素上皮层
视锥视杆层
外核层
外网层
内核层
内网层
节细胞层
神经纤维层

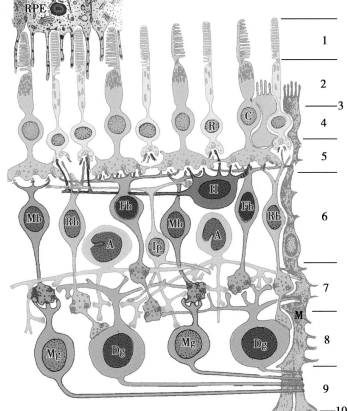

■□ 图 11-1-20　视网膜分层(高倍)

□■ 图 11-1-21　视网膜结构模式图

1. 视锥视杆层；2. 视细胞内节；3. 外界膜；4. 外核层；
5. 外网层；6. 内核层；7. 内网层；8. 节细胞层；9. 神
经纤维层；10. 内界膜；RPE. 色素上皮细胞；R. 视杆
细胞；C. 视锥细胞；Rb. 杆状双极细胞；Fb. 扁平双极
细胞；Mb. 侏儒双极细胞；H. 水平细胞；A. 无长突细
胞；Ip. 网间细胞；Dg. 弥散节细胞；Mg. 侏儒节细胞；
M. Müller 细胞(米勒细胞)

染色呈嗜伊红和 PAS 阳性反应。当视网膜剥离时,其色素上皮层由于与玻璃膜紧贴而附着于脉络膜上。

　　血管膜和巩膜的发生:人胚第 6~7 周时,视杯周围的间充质分为内外两层。内层富含血管和色素细胞,分化成眼球壁的血管膜。血管膜的大部分贴在视网膜外面,即为脉络膜,贴在视杯口边缘部的间充质则分化为虹膜基质和睫状体的主体。较致密外层分化为巩膜。脉络膜与巩膜分别与视神经周围的软脑膜和硬脑膜相连续。

　　7. 视网膜　常指视网膜视部,为高度特化的神经组织,由外侧的色素上皮层和内侧的神经层构成,神经层由外向内又依次分为视细胞层、双极细胞层和节细胞层三个细胞层次(图 11-1-20,图 11-1-21)。

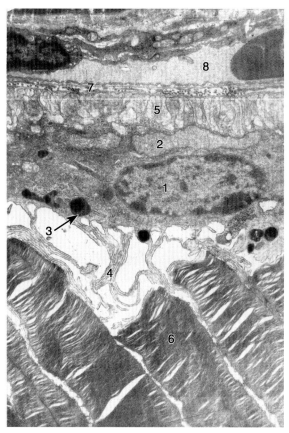

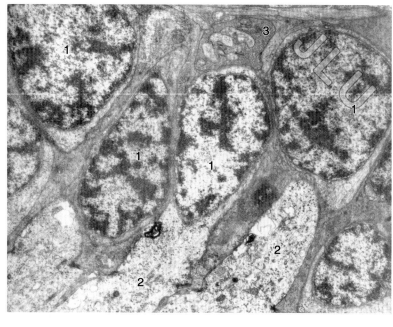

图 11-1-23 视杆细胞胞体电镜像

1. 视杆细胞核；
2. 双极细胞树突；
3. 突触小体

图 11-1-22 色素上皮细胞及视细胞外节
电镜像

1. 色素上皮细胞核；
2. 线粒体；
3. 吞噬体；
4. 色素上皮细胞突起；
5. 质膜内褶；
6. 视细胞外节；
7. 玻璃膜；
8. 脉络膜毛细血管
（周国民 图）

图 11-1-24 视杆细胞外突电镜像

1. 内节；
2. 外节；
3. 线粒体；
4. 连接纤毛

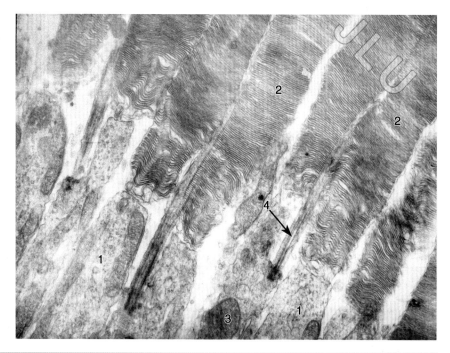

　　色素上皮层：为单层立方上皮，胞质内含大量粗大的黑素颗粒和吞噬体（图 11-1-20）。电镜下，基底面紧贴玻璃膜，质膜内褶发达，游离面有大量突起伸入视细胞（感光细胞）的外节之间（图 11-1-19，图 11-1-22）。胞体中黑素颗粒可防止强光对视细胞的损害，吞噬体内通常为视杆细胞脱落的膜盘，表明色素上皮细胞可参与视细胞外节的更新。细胞侧面有紧密连接，紧密连接与视网膜中的血管壁三者共同组成血-视网膜屏障。可阻止脉络膜和视网膜血管内大分子物质进入视网膜。色素上皮细胞的功能是多方面的，如还有储存维生素 A，营养神经层以及稳定视网膜内环境等作用。

　　外核层：由多层密集排列的视细胞构成（图 11-1-20）。视细胞分为胞体、外突（树突）和内突（轴突）三部分。胞体略膨大，内有细胞核（图 11-1-23）。外突垂直伸向色素上皮细胞，形成视锥视杆层。电镜下，外突中段有一缩窄而将

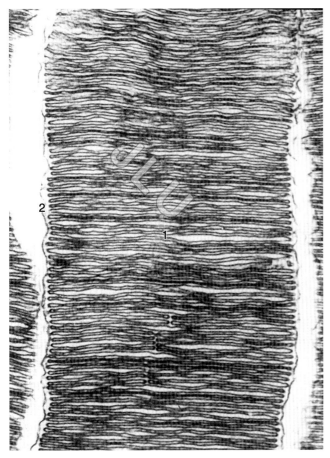

图 11-1-25 视杆细胞膜盘电镜像

1. 膜盘；2. 细胞膜

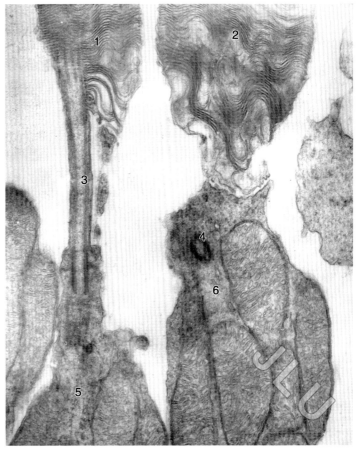

图 11-1-26 视锥细胞和视杆细胞外突缩窄处电镜像

1. 视杆细胞外节；2. 视锥细胞外节；3. 视杆连接纤毛；
4. 视锥连接纤毛基体；5. 视杆细胞内节；6. 视锥细胞内节

外突分为内节和外节,缩窄处的内部为9+0微管束的纤毛构造,是一种不动纤毛,故称连接纤毛(图11-1-26),它是能把外节电变化传向内节的重要结构。内节紧邻胞体,含丰富的线粒体、粗面内质网和高尔基复合体,是合成感光蛋白的部位,感光物质经缩窄处转移到外节。外节为感光部位,内含大量水平层叠的扁平膜盘,由外节基部胞膜内陷、折叠形成,顶端的膜盘则老化脱落,被色素上皮细胞吞噬消化。膜盘中镶嵌有感光蛋白。内突末端主要与双极细胞和水平细胞形成突触联系。

视细胞分视杆细胞和视锥细胞两种:①视杆细胞,主要分布在视网膜周围部,数量远多于视锥细胞,感受弱光。视杆细胞细长,细胞核较小、染色较深,外突呈杆状(图11-1-21,图11-1-24),故称视杆,内突末端膨大呈小球状。膜盘与细胞表面胞膜分离而独立(图11-1-25)。膜盘在外节基部不断产生,在顶端不断脱落并被色素上皮细胞吞噬。视杆细胞膜盘上的感光蛋白称视紫红质,由11-顺视黄醛和视蛋白组成。维生素A是合成11-顺视黄醛的原料,当维生素A不足时,视紫红质缺乏,将导致夜盲症;②视锥细胞,主要分布在视网膜中央部,感受强光和颜色。视锥细胞较粗大,细胞核也大,染色较浅,外突呈圆锥形,故称视锥,内突末端膨大呈足状。视锥细胞的膜盘大多与细胞膜不分离,顶端膜盘也不脱落。原因在于视锥细胞分化过程中,外节远侧端膜盘先形成,体积逐渐变小,近侧端膜盘后形成,体积较大,待分化完善后,内节仍不断合成新的蛋白质移向外节,补充和更新外节膜盘部分。其感光物质称视色素,也由11-顺视黄醛和视蛋白组成,但视蛋白的结构与视紫红质不同。视锥细胞有三种功能类型,分别含有红敏色素、绿敏色素和蓝敏色素,如缺少感红光(或绿光)的视锥细胞,则不能分辨红(或绿)色,为红(或绿)色盲。

内核层:主要由双极细胞(图11-1-20,图11-1-21)构成,是连接视细胞和节细胞的纵向中间神经元。其树突与视细胞的内突形成突触(图11-1-27,图11-1-28),轴突与节细胞的树突形成突触,分别构成外网层和内网层。大多数双极细胞与多个视细胞和节细胞形成突触联系,少数细胞只与一个视锥细胞及一个节细胞联系,称侏儒双极细胞,它们位于视网膜中央凹边缘。

在内核层还有以下三种中间神经元:①水平细胞,胞体位于内核层外侧缘,其突起呈水平走行(图11-1-29),与视杆细胞、双极细胞及网间细胞的突起形成突触,相邻的水平细胞之间有缝隙连接;②无长突细胞,位于内核层内侧部,有2~3层,胞体较大,突起兼有树突和轴突的特点,与双极细胞的轴突、节细胞树突及网间细胞的突起形成突触(图11-1-21);③网间细胞,胞体位于无长突细胞之间,突起向周围广泛伸展,与无长突细胞和水平细胞形成突触(图11-1-21)。它们之间存在的突触联系构成局部环路,参与视觉信号的传导和调控。

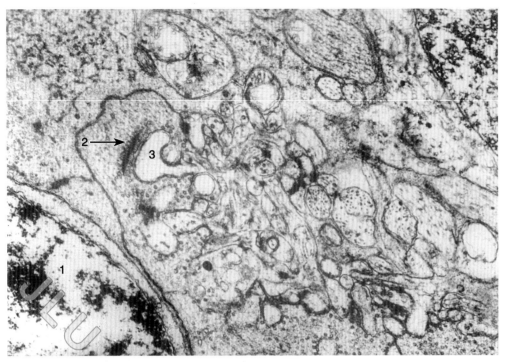

图 11-1-27　视细胞与双极
细胞突触

1. 视细胞核；
2. 突触带；
3. 双极细胞树突

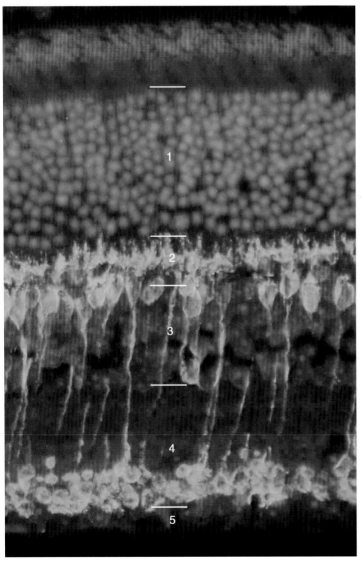

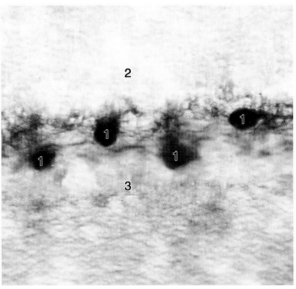

图 11-1-28　视网膜双极细胞蛋白激酶 Cα 免疫荧光染色
（绿色）

1. 外核层；
2. 外网层；
3. 内核层；
4. 内网层；
5. 节细胞层

图 11-1-29　视网膜水平细胞免疫组织化学染色（切片）

1. 水平细胞；
2. 外网层；
3. 内核层

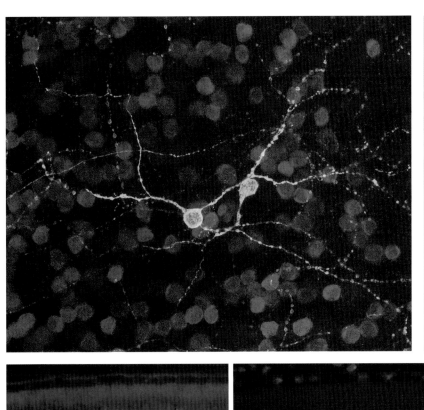

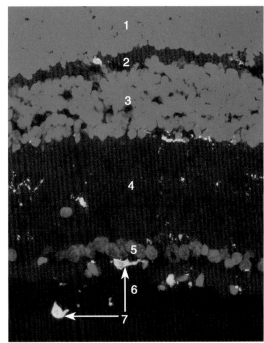

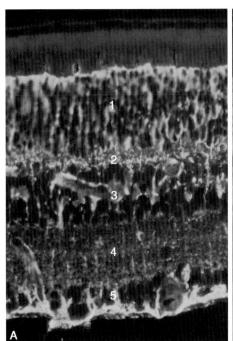
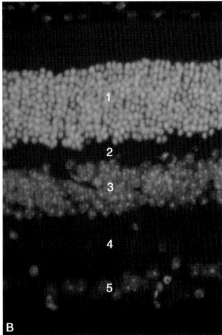
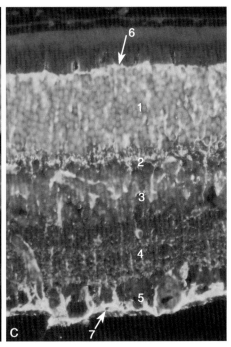

图 11-1-30　视网膜神经节细胞免疫荧光染色（铺片）
内在光敏性视网膜神经节细胞（绿色）；
视网膜神经节细胞（红色）

图 11-1-31　视网膜小胶质细胞免疫荧光染色
1. 外核层；2. 外网层；3. 内核层；4. 内网层；5. 节细胞层；
6. 视神经纤维层；7. 小胶质细胞

图 11-1-32　视网膜米勒细胞免疫荧光染色
A. 米勒细胞谷氨酸合成酶（GS）免疫荧光染色，呈绿色；
B. DAPI 衬染视网膜细胞核，呈蓝色；
C. 图 A、B 两者重叠
1. 外核层；2. 外网层；3. 内核层；4. 内网层；5. 节细胞层；
6. 外界膜；7. 内界膜

　　节细胞层：由节细胞构成，大多排列成单层。节细胞为长轴突的多极神经元，其树突主要与双极细胞形成突触，轴突在视网膜内表面形成密集的视神经纤维层（图 11-1-20，图 11-1-21），并向眼球后极汇聚，穿出眼球壁构成视神经。大多数节细胞胞体较大，与多个双极细胞形成突触联系，称为弥散节细胞，少数为胞体较小的侏儒节细胞，只和一个侏儒双极细胞联系。

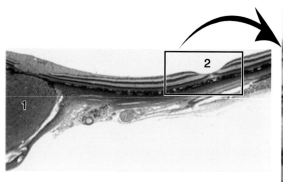
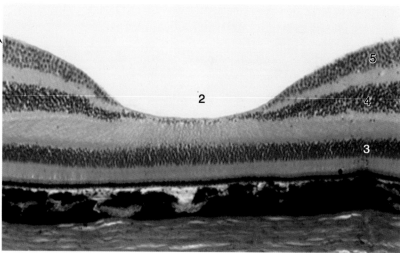

■ 图 11-1-33 黄斑(低、高倍)
1. 视神经;
2. 中央凹;
3. 外核层;
4. 内核层;
5. 节细胞层

■ 图 11-1-34 视神经乳头(中倍)
1. 视神经乳头;
2. 视网膜中央动、静脉;
3. 视神经纤维束;
4. 视网膜;
5. 脉络膜;
6. 巩膜;
7. 硬脑膜;
8. 蛛网膜及蛛网膜下腔;
9. 软膜
(周莉 图)

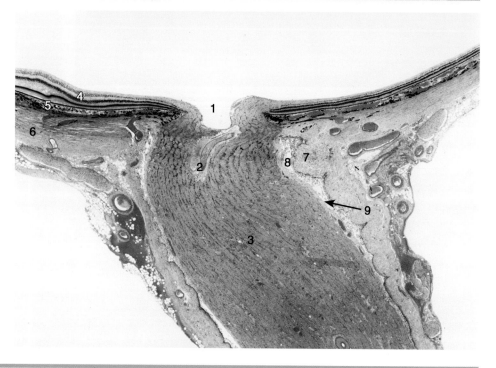

节细胞层中还有少数特殊的非成像性感光细胞,称内在光敏感视网膜神经节细胞,其感光色素为视黑蛋白,也称视黑素(图 11-1-30)。因此,此种节细胞具备自主感光的能力,故也称自主感光神经节细胞。它们的轴突主要投射到视交叉上核、橄榄顶盖前核等脑区,参与调控昼夜节律、瞳孔对光反射等非成像视觉功能。

视网膜神经胶质细胞:视网膜有放射状胶质细胞、星形胶质细胞和小胶质细胞(图 11-1-31)等细胞分布,但一般没有少突胶质细胞。放射状胶质细胞又称米勒(Müller)细胞,为视网膜特有的胶质细胞,细胞狭长,几乎贯穿整个视网膜神经层。细胞核位于内核层,宽大的叶片状突起伸展于神经元之间。细胞内外两侧的突起末端常膨大分叉,外侧端于视细胞内节处相互连接构成连续性外界膜;内侧端于视网膜内表面相互连接形成胶质性内界膜(图 11-1-32)。放射状胶质细胞具有营养、支持、绝缘和保护等作用。

8. 黄斑 是视网膜后极浅黄色椭圆形区域,直径约 1~3mm,中央有一浅凹,又称中央凹(图 11-1-33)。中央凹为视网膜最薄的部位,仅 0.1mm 左右,此处只有色素上皮和视锥细胞,而双极细胞和节细胞均向外周倾斜,从而形成一局部凹陷,故光线可直接落在视锥细胞上。中央凹处视锥细胞与侏儒双极细胞之间,以及侏儒双极细胞与侏儒节细胞之间均形成一对一联系,是视觉最精确敏锐的部位。

9. 视神经乳头 视神经乳头又称视盘,位于黄斑鼻侧,呈圆盘状隆起,中央略凹,视网膜中央动脉和中央静脉也在此穿过(图 11-1-34),所有节细胞的轴突在此处汇集,并通过筛板穿出眼球壁形成视神经,筛板以内的神经纤维无髓鞘,以外的神经纤维有髓鞘,其外周包绕脑膜三层结构,即视神经鞘(包括硬脑膜、蛛网膜及蛛网膜下腔、软膜),其中

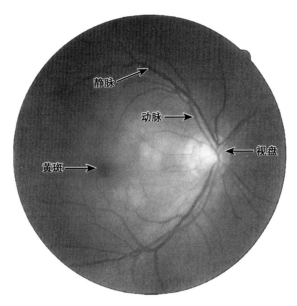

图 11-1-35　眼底图（眼底镜）
（周莉　图）

的腔隙与脑膜相应的腔隙相通（图 11-1-34），也充以脑脊液，故脑膜与视神经鞘的病变可相互影响。视神经将视觉信息传入大脑枕叶的视觉中枢，产生视觉。此处无感光细胞，为生理盲点。

视网膜的发生：视网膜由视杯内、外两层共同分化而成。视杯外层分化为视网膜色素上皮层，视杯内层增厚（图 11-1-38）。人胚第 5 周，先后分化出节细胞、视锥细胞、无长突细胞、水平细胞、视杆细胞和双极细胞。视杯两层之间的视泡腔变窄，最后消失，于是两层直接相贴，构成视网膜视部。在视杯边缘部内层上皮不增厚，与外层分化的色素上皮相贴，并向晶状体泡与角膜之间的间充质内延伸，形成视网膜盲部，即睫状体部虹膜的上皮。

10. 眼血管　眼动脉进入眼眶，分为视网膜中央动脉和睫状动脉两大支。视网膜中央动脉自眼动脉发出后，行于视神经的硬膜内，在视神经下方穿入蛛网膜下腔，继而穿过软膜经视神经至视盘。在视盘处分为上、下乳头支，每支再分为较大的颞支和较小的鼻支（图 11-1-35）。颞支又发出黄斑上、下小动脉，从上侧包围黄斑，并向黄斑中心分出细支，但在中央凹底直径 0.5~0.6mm 区为无血管区。鼻支则放射状向锯齿缘走行，故观察眼底视盘，可见上、下鼻支和颞支共 4 条血管。视网膜中央动脉的终末支进入视网膜，以双分叉形式反复分支构成两组毛细血管网。一组较粗大，位于视网膜神经纤维层表面；另一组位于内核层外侧，两者之间有少量吻合。这两组毛细血管网在锯齿缘附近形成一个环状毛细血管，然后移行为静脉，与同名动脉伴行返回至筛板，汇成视网膜中央静脉出眼球。所以视网膜中央动脉供应视网膜内核层以内六层结构的营养，外四层则由脉络膜毛细血管层供应。视网膜这两部分血供以中界膜为分界线。

中界膜是由视细胞、双极细胞和水平细胞之间的突起终末交织而成。因双极细胞和水平细胞位于中界膜的内侧，故易受视网膜血管病变的影响。睫状动脉主要有三个分支，即睫状后短动脉、睫状后长动脉和睫状前动脉。前两者动脉伴行，反复分支，在视神经周围穿过巩膜进入脉络膜周间隙。在未进入巩膜前，分出小支分布于巩膜后部、视神经及软膜，在此可与视网膜中央动脉分支吻合。进入脉络膜血管的终末支分布于脉络膜各层，最终成为脉络膜毛细血管层，营养脉络膜和视网膜外侧四层。睫状后长动脉分为内、外两支，穿过巩膜行于脉络膜周间隙。血管沿途无分支，直至睫状体后部才分为许多小支，小部分营养睫状体，大部分至虹膜根部与睫状前动脉形成虹膜大动脉环。另有 4~6 个返回支，经睫状体至锯齿缘处，与睫状后短动脉汇合。

眼球血液从视网膜中央静脉、涡静脉和睫状静脉三条途径回流。视网膜中央静脉与视网膜中央动脉伴行，由视网膜毛细血管汇成的四条静脉（与同名动脉的颞支、鼻支伴行）汇集而成，将血流导入眼上静脉。涡静脉收集全部脉络膜和部分睫状体以及虹膜的血液，有 4~6 条在眼球赤道后方 58mm 处，于眼直肌之间穿出巩膜，最后经眼静脉注入海绵窦。睫状静脉分睫状前静脉和睫状后短静脉。前者收集睫状体（睫状静脉丛）和巩膜静脉窦传出小管的液体，经巩膜内静脉丛进入巩膜表面的巩膜上静脉丛，在巩膜表面还收集结膜和眼球筋膜来的血液，最后汇入眼静脉。这支静脉的重要意义在于与房水排出有关。睫状后短静脉短而少，收集巩膜后部的血液与同名动脉相伴行，出巩膜后入眼静脉。眼静脉无瓣膜，其分支前与面部静脉通连，向下与翼腭静脉丛沟通，向后与海绵窦相通。因而颜面部炎症易向颅内扩膜，以致引起严重后果。

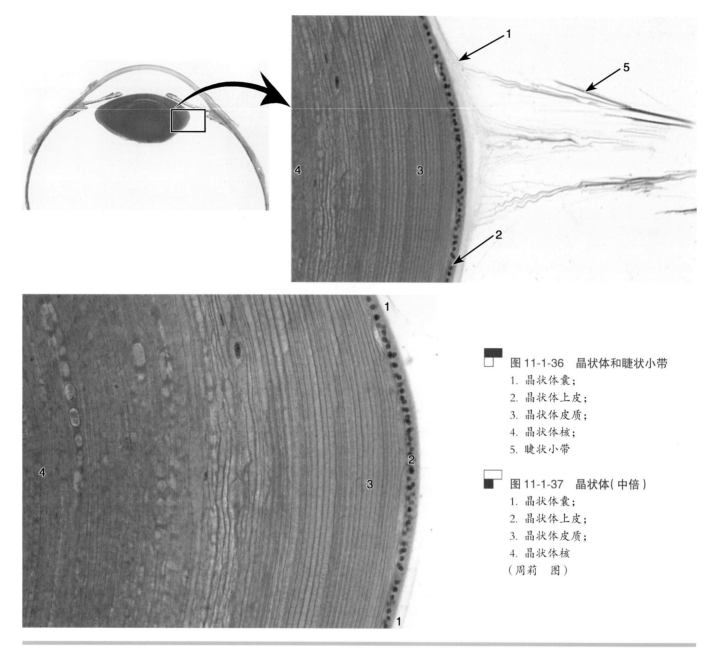

图 11-1-36 晶状体和睫状小带
1. 晶状体囊；
2. 晶状体上皮；
3. 晶状体皮质；
4. 晶状体核；
5. 睫状小带

图 11-1-37 晶状体(中倍)
1. 晶状体囊；
2. 晶状体上皮；
3. 晶状体皮质；
4. 晶状体核
(周莉 图)

眼无淋巴管,仅在球结膜内有淋巴管。

11. 晶状体 是一个类似双凸透镜的透明体,为眼球中最重要的屈光装置,其后面的曲率半径比前面的略大,两面在周边的移行区域为赤道部(图 11-1-36),晶状体由晶状体囊、晶状体上皮和晶状体实质构成。实质又分为外周的皮质和中央的晶状体核。晶状体囊包裹在晶状体外表面,与基膜类似,为有弹性和韧性的均质薄膜,主要由糖蛋白和胶原原纤维构成。晶状体前壁上皮为矮立方状(图 11-1-37)。实质由环层紧密排列的晶状体纤维构成,纤维连接处形成"Y"字形缝(图 11-1-39)。

晶状体的发生: 晶状体由胚胎时期晶状体泡演变而成。最初晶状体泡由单层上皮围成。泡的前壁细胞呈立方形,分化为晶状体上皮；后壁细胞呈高柱状,并逐渐向前壁方向伸长,形成初级晶状体纤维(图 11-1-38),并填充入腔内,使泡腔逐渐缩小,直到消失,晶状体变为实体结构。此后,晶状体赤道部的上皮细胞不断增生、变长、形成次级晶状体纤维,原有的初级晶状体纤维含水量减少,细胞核逐渐消失,构成晶状体核。新的晶状体纤维逐层添加到晶状体核的周围,晶状体核及晶状体随之逐渐增大。此过程持续终身,但随年龄增长速度减慢。晶状体内无血管和神经,营养来自周围的房水和玻璃体。老年人晶状体弹性减退,透明度降低,甚至混浊形成老年性白内障。

12. 玻璃体 填充在晶状体、睫状体与视网膜之间,为无色透明胶状体,水分占99%,其余为胶原原纤维、玻璃蛋白、透明质酸和少量细胞(图 11-1-40)。随年龄增长,或高度近视者,玻璃体将出现液化。

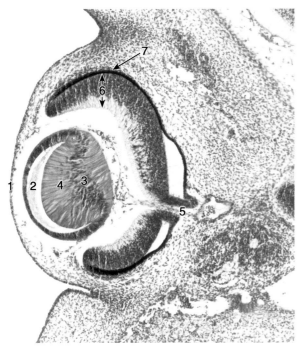

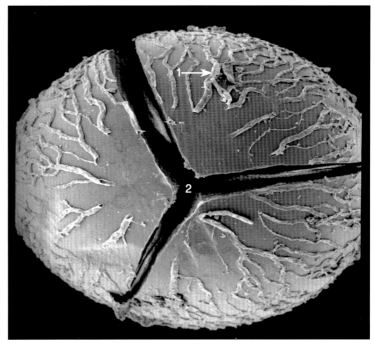

图 11-1-38　胚胎眼（高倍）

1. 角膜；2. 晶状体泡；3. 晶状体后壁细胞；4. 初级晶状体纤维；5. 视柄；6. 视杯内层；7. 视杯外层

图 11-1-39　3 月龄人胚胎晶状体后表面扫描电镜像

1. 晶状体后表面附着的血管；
2. "Y"字形裂缝（标本制作中裂开）

图 11-1-40　人眼玻璃体显微图像（高倍）

房水为充满于眼房的透明液体,由睫状体的血液渗出和非色素上皮细胞分泌而成。房水从后房经瞳孔至前房,继而在前房角经小梁间隙进入巩膜静脉窦,最终由睫状前静脉导入血液循环。房水也具有屈光作用,并可营养晶状体和角膜以及维持眼压。房水的产生和回流保持动态平衡,回流受阻,引起眼压增高,导致视力受损,称青光眼。

第二节　眼 附 属 器

1. 眼睑　为薄板状结构,由前至后分为皮肤、皮下组织、肌层、睑板和睑结膜五层。皮肤薄而柔软,在睑缘处有 2~3 列睫毛,睫毛根部有小的皮脂腺,称睑缘腺或 Zeis 腺。睫毛附近有呈螺旋状的汗腺,称睫腺或 Moll 腺。皮下组织为疏松结缔组织,易水肿和淤血。肌层主要为骨骼肌。睑板由致密结缔组织构成,呈半月形,质地如软骨,是眼睑的支架。睑板内有许多平行排列的分支管泡状皮脂腺,称睑板腺,腺体导管开口于睑缘(图 11-2-01),分泌物有润滑睑缘和保护角膜的作用。睑结膜为薄层黏膜,上皮为复层柱状,有杯状细胞(图 11-2-02,图 01-1-24),固有层为薄层结缔组织。睑结膜在结膜穹窿部移行为球结膜。

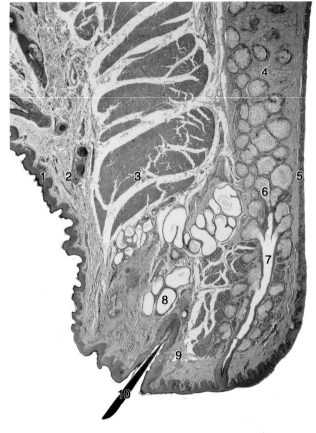

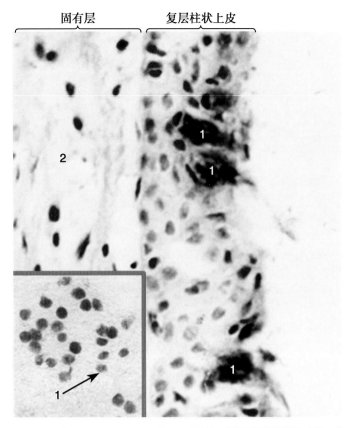

固有层　　复层柱状上皮

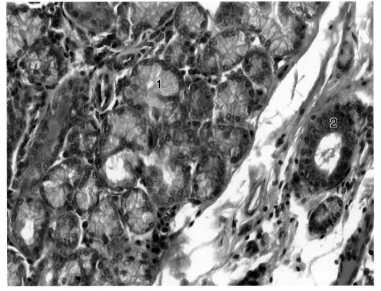

■ 图 11-2-01　人眼睑切片全景图
1. 皮肤；2. 皮下组织；3. 肌层；4. 睑板；5. 睑结膜；
6. 睑板腺；7. 睑板腺导管；8. 睫腺；9. 睑缘腺；
10. 睫毛

■ 图 11-2-02　人眼睑结膜杯状细胞（高倍，甲苯胺蓝染色）
左下插入图为睑结膜铺片
1. 杯状细胞；2. 疏松结缔组织

■ 图 11-2-03　人眼泪腺（高倍）
1. 腺泡；2. 导管

　　2. 泪腺　位于眶外侧上方的泪腺窝内，为浆液性复管状腺，被结缔组织分隔成小叶。腺上皮为单层立方或柱状，胞质内有分泌颗粒。腺上皮外有基膜和肌上皮细胞。泪腺分泌的泪液经导管（图 11-2-03）排至结膜上穹窿部，有润滑和清洁角膜的作用。

　　眼睑和泪腺的发生：人胚第 7 周时，眼球前方与角膜上皮毗邻的表面外胚层形成上、下两个皱褶，分别发育成上、下眼睑。返折到眼睑内表面的外胚层分化为复层柱状的结膜上皮，与角膜上皮相延续。眼睑外面的表面外胚层分化为表皮。皱褶内的间充质则分化为眼睑其他结构。第 10 周时，上、下眼睑的边缘互相融合，至第 7 或第 8 个月时重新分开。上眼睑外侧部表面外胚层上皮长入间充质内分化为泪腺的腺泡和导管。泪腺于出生后 6 周分泌泪液，出生后 3~4 岁基本完成发育。

（周国民　张鹏　刘琼）

第十二章　耳

目　录

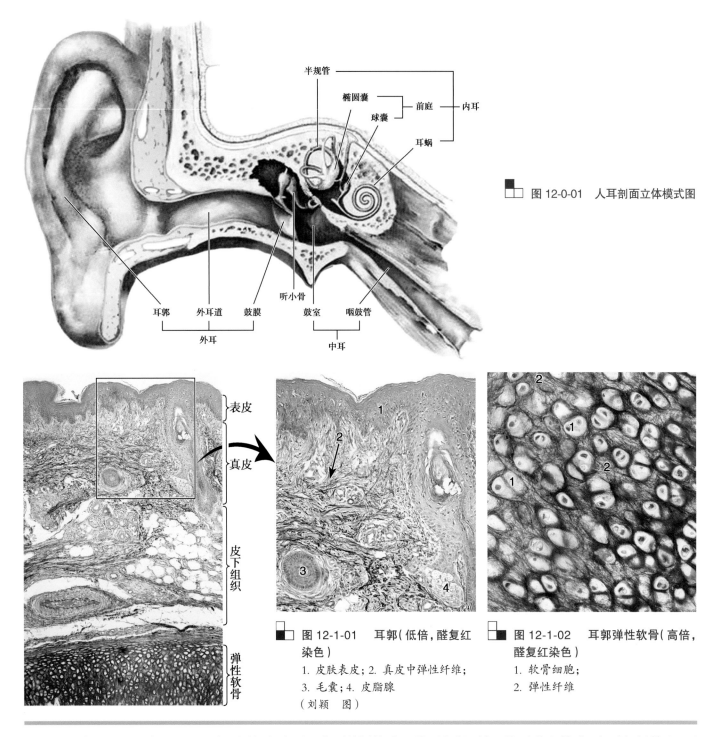

图 12-0-01　人耳剖面立体模式图

图 12-1-01　耳郭（低倍，醛复红染色）
1. 皮肤表皮；2. 真皮中弹性纤维；
3. 毛囊；4. 皮脂腺
（刘颖　图）

图 12-1-02　耳郭弹性软骨（高倍，醛复红染色）
1. 软骨细胞；
2. 弹性纤维

　　耳是感受听觉和位置觉的器官，由外耳、中耳和内耳共同构成。外耳包括耳郭、外耳道和鼓膜；中耳包括鼓室、听小骨、咽鼓管、骨窦和乳突小房等；内耳由骨迷路和膜迷路组成，包括耳蜗、前庭和半规管（图 12-0-01）。

第一节　外耳和中耳

　　1. 外耳　主要功能是由耳郭收集空气中的声波，经外耳道传递至鼓膜引起鼓膜的振动并将其传递至中耳。耳郭至外耳道的外 1/3 以弹性软骨为支架，外耳道的内 2/3 位于颞骨岩部。耳郭和外耳道的表面均为有毛皮，真皮致密，内有毛囊、皮脂腺和耵聍腺（图 12-1-01～图 12-1-03）。耵聍腺是一种顶泌汗腺，分泌物与脱落的上皮混合形成耵聍（耳垢），其导管和皮脂腺导管共同开口于毛囊颈部。

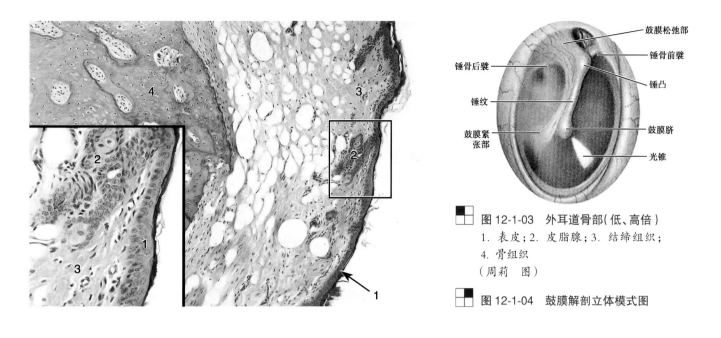

图 12-1-03　外耳道骨部（低、高倍）
1. 表皮；2. 皮脂腺；3. 结缔组织；
4. 骨组织
（周莉　图）

图 12-1-04　鼓膜解剖立体模式图

鼓膜松弛部
锤骨前襞
锤凸
鼓膜脐
光锥
锤骨后襞
锤纹
鼓膜紧张部

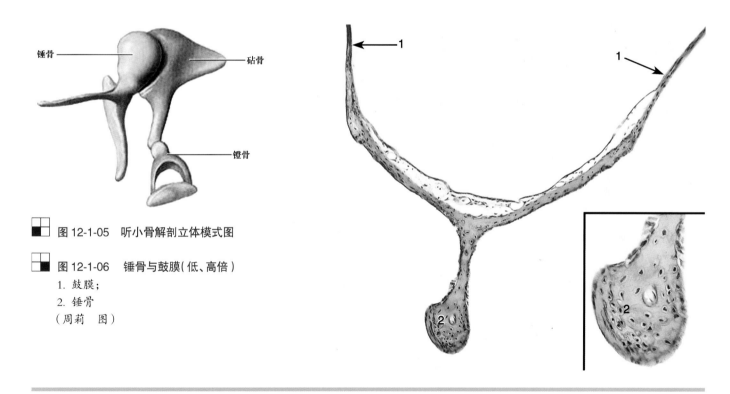

锤骨
砧骨
镫骨

图 12-1-05　听小骨解剖立体模式图

图 12-1-06　锤骨与鼓膜（低、高倍）
1. 鼓膜；
2. 锤骨
（周莉　图）

　　鼓膜为椭圆形半透明薄膜,将外耳道和中耳分开（图 12-1-04）。鼓膜分三层:外层为复层扁平上皮,与外耳道的表皮延续;中层为纤维层,主要由两层不同走向的胶原纤维束组成;内层为黏膜层,表面为单层扁平上皮,深部为薄层结缔组织。鼓膜接受外耳道皮肤真皮层及其他部位的血液供应（图 12-1-06,图 12-1-07）。

　　2. 中耳　由鼓室、咽鼓管、听小骨、骨窦和乳突小房等组成。中耳借咽鼓管与鼻咽部相通。中耳的主要功能是通过鼓膜与听小骨链的振动将声能传递到耳蜗（图 12-1-05,图 12-1-06）。

　　咽鼓管:黏膜由纤毛柱状上皮和固有层结缔组织构成,可分为三段:

　　鼓室部（骨部）为后外 1/3,覆盖单层纤毛柱状上皮,游离面纤毛长而密集,向咽腔方向摆动,固有层为薄层结缔组织,与深部骨膜相贴（图 12-1-08）。

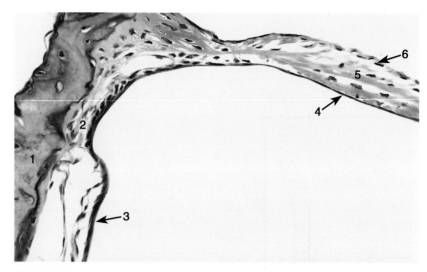

■ 图 12-1-07　鼓膜与外耳道上皮移行处（中倍）
1. 外耳道骨部；
2. 结缔组织；
3. 外耳道上皮；
4. 骨膜外层复层扁平上皮；
5. 骨膜中层胶原纤维束；
6. 骨膜内层单层扁平上皮
（周莉　图）

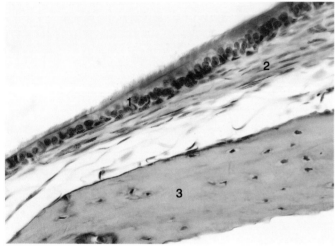

■ 图 12-1-08　咽鼓管骨部（高倍）
1. 单层纤毛柱状上皮；2. 固有层；3. 骨组织
（周莉　图）

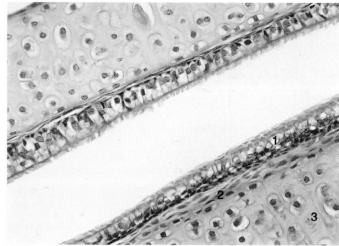

■ 图 12-1-09　咽鼓管软骨部（高倍）
1. 假复层纤毛柱状上皮；2. 固有层；3. 软骨组织
（周莉　图）

咽部（软骨部）为前 2/3 部，黏膜上皮为假复层纤毛柱状上皮，由纤毛细胞、无纤毛细胞、杯状细胞和基细胞组成（图 12-1-09）。咽端开口较鼓室端开口小，表面为复层扁平上皮，杯状细胞逐渐增多，上皮表面覆盖黏液层，固有层结缔组织较厚而疏松，内含混合性腺，有较多的淋巴细胞，聚集形成淋巴小结，即咽鼓管扁桃体。

峡部位于鼓室部和咽部之间，纤毛细胞较密，杯状细胞散在分布，表面呈穹隆状外凸。

咽鼓管黏膜上皮的细胞胞质内有嗜锇性板层小体，释放的表面活性物质可降低黏液层的表面张力，防止管壁黏着，保持管道通畅并改善纤毛的输送功能。当表面活性物质不足时，可引起咽鼓管功能障碍，诱发中耳炎；感冒时黏膜水肿和分泌增多，咽鼓管阻塞，鼻咽炎症可通过咽鼓管蔓延至中耳，引起中耳炎。

咽鼓管平时关闭，吞咽、张口、呵欠、唱歌时咽鼓管咽口开放，以调节鼓室气压，保持鼓膜内、外压力平衡。

外耳的发生：外耳道由第 1 鳃沟演变而成。人胚第 2 个月末，第 1 鳃沟向内深陷，形成外耳道外侧段。管道底部的外胚层细胞增生形成上皮细胞板，称外耳道栓。第 7 个月时，外耳道栓内部细胞退化吸收，形成管腔，为外耳道内侧段，第 6 周时，第 1 鳃沟周围的间充质增生，形成 6 个结节状隆起，称耳丘，以后这些耳丘围绕外耳道口演变为耳郭。

中耳的发生：人胚第 9 周，第 1 咽囊向背外侧扩伸，远侧盲端膨大形成管鼓隐窝，近侧段形成咽鼓管。管鼓隐窝上方的间充质形成三个听小骨原基。第 6 个月时，三个听小骨原基先后骨化成为三块听小骨。与此同时，管鼓隐窝远侧段扩大形成原始鼓室，听小骨周围的结缔组织被吸收而形成腔隙，与原始鼓室共同形成鼓室，听小骨位于其内。管鼓隐窝顶部的内胚层与第 1 鳃沟底部的外胚层相对，分别形成鼓膜内、外上皮，两者间的间充质形成鼓膜内的结缔组织。

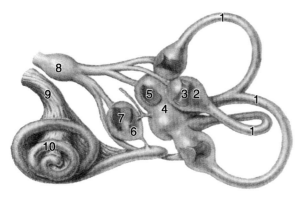

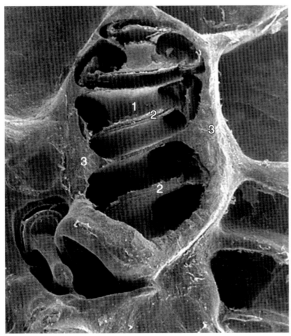

图 12-2-01　内耳结构模式图
1. 半规管；2. 壶腹；3. 壶腹嵴；4. 椭圆囊；5. 椭圆囊斑；6. 球囊；
7. 球囊斑；8. 前庭神经节；9. 耳蜗神经；10. 蜗管

图 12-2-02　骨蜗管扫描电镜像（豚鼠）
1. 蜗轴；2. 骨螺旋板；3. 耳蜗外侧壁
（中山医科大学　图）

图 12-2-03　耳蜗纵切面切片全景图（豚鼠）
1. 前庭阶；2. 膜蜗管；3. 鼓室阶；4. 螺旋神经节；5. 神经纤维
（周莉　图）

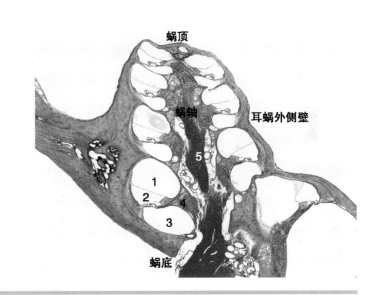

第二节　内　耳

　　内耳为穿行于颞骨岩部内相互连通的管道，又称迷路，由骨迷路和膜迷路组成，骨迷路由前至后分耳蜗、前庭和半规管（图 12-2-01）。膜迷路为悬系于骨迷路内封闭的膜性管或囊，基本形态与骨迷路相似，也分为膜蜗管、膜前庭和膜半规管，内壁衬以单层上皮，膜迷路某些部位的上皮增厚特化为听觉感受器和位置觉感受器。膜迷路内充满内淋巴，骨迷路与膜迷路之间为外淋巴，内、外淋巴互不相通。淋巴有营养内耳和传递声波等作用。

　　1. 耳蜗、膜蜗管和螺旋器　耳蜗外形如蜗牛壳，骨蜗管和套嵌其内的膜蜗管围绕中央锥形的蜗轴盘旋约两周半（图 12-2-02）。蜗轴由松质骨构成，内有耳蜗神经节。骨蜗管被膜蜗管分隔为上下两部分，上部为前庭阶，起始于卵圆窗；下部为鼓室阶，起自圆窗；二者均含外淋巴，并在蜗顶以蜗孔相通。膜蜗管含内淋巴，其顶部为盲端（图 12-2-03）。

　　膜蜗管的横切面呈三角形，上壁为菲薄的前庭膜，由两层单层扁平上皮夹一层基板组成，前庭膜呈外高内低的斜行走向。外侧壁的上皮为特殊的含毛细血管的复层上皮，称血管纹，可产生内淋巴。上皮下方为增厚的骨膜，称螺旋韧带。下壁由内侧的骨螺旋板和外侧的膜螺旋板共同构成。骨螺旋板是蜗轴的骨组织向外延伸形成的螺旋形薄板。膜螺旋板（也称基底膜）内侧与骨螺旋板相连，外侧与螺旋韧带相连，由两层上皮夹一层基膜构成。朝向鼓室阶的上皮为单层扁平状，朝向膜蜗管的上皮为单层柱状，并局部增厚形成螺旋器。骨螺旋板起始处的骨膜增厚，突入膜蜗管形成螺旋缘。螺旋缘向膜蜗管中伸出一末端游离的薄板状的胶质性盖膜，覆盖于螺旋器上（图 12-2-04）。

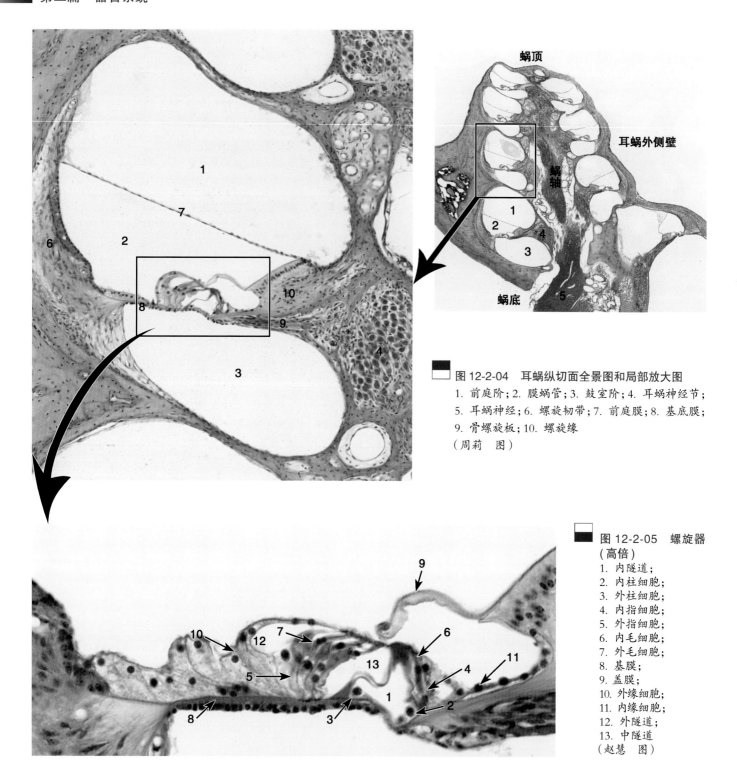

图 12-2-04　耳蜗纵切面全景图和局部放大图
1. 前庭阶；2. 膜蜗管；3. 鼓室阶；4. 耳蜗神经节；
5. 耳蜗神经；6. 螺旋韧带；7. 前庭膜；8. 基底膜；
9. 骨螺旋板；10. 螺旋缘
（周莉　图）

图 12-2-05　螺旋器
（高倍）
1. 内隧道；
2. 内柱细胞；
3. 外柱细胞；
4. 内指细胞；
5. 外指细胞；
6. 内毛细胞；
7. 外毛细胞；
8. 基膜；
9. 盖膜；
10. 外缘细胞；
11. 内缘细胞；
12. 外隧道；
13. 中隧道
（赵慧　图）

　　基膜也被认为是固有层，长度和宽度因动物种类不同或膜蜗管的位置不同而异，人的基膜长 33～35mm，宽约 336μm，蜗底部较窄，蜗顶部最宽达 500μm。基膜是非常薄的纤维层，含神经和血管，其纤维是从蜗轴向外呈放射状排列的胶原细丝束，称听弦（图 12-2-05，图 12-2-07）。整个膜蜗管共有听弦 24 000 根，蜗顶的听弦较长，蜗底的听弦较短，但听弦直径与长度相反，蜗顶的听弦最细，从蜗顶到蜗底听弦逐渐变粗。听弦纤维在螺旋韧带处逐渐分散，与螺旋韧带的纤维相连续。一般认为，在同样张力下，长听弦与低频率声波共振，短听弦与高频率声波共振。实验研究和临床观察均证明，蜗底受损导致高音感受障碍，蜗顶受损则低音感受障碍。

　　螺旋器也称柯蒂器（organ of Corti），是基底膜上感受听觉的高度分化结构，随基底膜螺旋状走行，由支持细胞和毛细胞组成。支持细胞分为柱细胞、指细胞和边缘细胞等，起支持和营养毛细胞的作用。柱细胞基部较宽，中部细长，

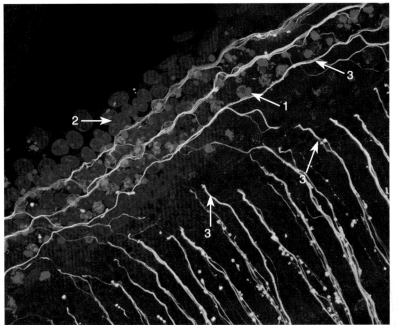

图 12-2-06　耳蜗培养铺片（免疫荧光双重染色，激光扫描共聚焦显微镜像）

1. 螺旋器毛细胞肌动蛋白 7A（MYO7A）免疫反应阳性，呈红色荧光；
2. 螺旋器细胞核 DAPI 复染，呈蓝色荧光；
3. 神经丝蛋白（NF）免疫反应阳性，呈绿色荧光

（吉林大学第一临床医院　王萍博士　图）

图 12-2-07　基底膜电镜像

1. 柱细胞基底部；
2. 听弦；
3. 毛细血管；
4. 鼓室阶面上皮细胞核；
5. 柱细胞核

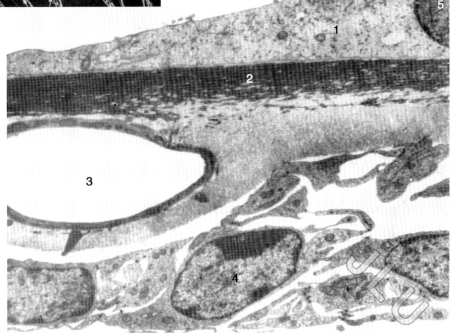

排列为内、外两行，分别称内柱细胞和外柱细胞。内、外柱细胞在基底部和顶部彼此连接，细胞中部分离，围成一条三角形内隧道，也称柯蒂隧道（Corti tunnel）；内柱细胞的内侧有 1 列内指细胞，外柱细胞的外侧有 3~5 列外指细胞（图12-2-05），指细胞顶部凹陷内托着一个毛细胞，一侧伸出一个指状突起抵达螺旋器的游离面，扩展形成薄板状结构，并与邻近的指细胞和柱细胞等形成的薄板连接。支持细胞的胞质富含张力丝，可稳定螺旋器、固定毛细胞的位置（图12-2-06，图 12-2-08）。

　　柱细胞形态特殊，可分顶部（柱头）中间部（体部）和基底部（足板）。基底部附于基膜上，内含圆形细胞核；顶部胞质致密称小皮板，胞质内还含有许多细小颗粒和少量内质网、线粒体；中间部胞质内有密集的张力原纤维，由微管和中间丝组成，它们在内柱细胞中排列较松散而弯曲，在外柱细胞中排列较紧密而平直，张力原纤维上端分散附着于小皮板上。内、外柱细胞顶部形成方形头板（图 12-2-09），以紧密连接互相镶嵌，并分别与邻近内、外毛细胞顶部间形成中间连接，基底部以桥粒连接。外柱细胞与外毛细胞之间的腔隙为中隧道，或称尼埃尔间隙（Nuel's space），内隧道通过外柱细胞间的裂隙与中隧道相通；最外一排的外指细胞、外毛细胞和外缘细胞间的腔隙为外隧道（图12-2-05）。三个隧道相互交通，但不与内、外淋巴相交通，隧道内充满柯蒂（Corti）淋巴，成分与外淋巴相似，钠多钾少，并有神经纤维穿行其间。

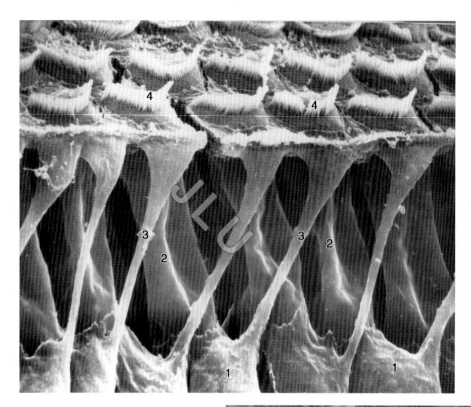

图 12-2-08 毛细胞侧面及顶部表面
扫描电镜像
1. 外指细胞；
2. 外毛细胞；
3. 指细胞指状突起；
4. 外毛细胞静纤毛

图 12-2-09 毛细胞表面扫描
电镜像
1. 外毛细胞纤毛；
2. 内毛细胞纤毛；
3. 柱细胞头板

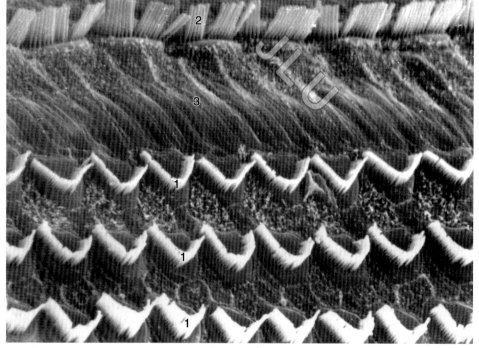

　　指细胞呈高柱状,基部位于基膜,顶部凹陷呈杯状,内托着毛细胞(图 12-2-08,图 12-2-10),细胞核圆形。胞质内含张力原纤维及少量粗面内质网和线粒体。

　　边缘细胞呈柱状,位于内指细胞内侧为内缘细胞,游离面有细长而密集的微绒毛,胞质内有嗜锇性颗粒,线粒体较丰富,可能与营养内毛细胞有关;位于外指细胞外侧为外缘细胞,呈高柱状,上宽下窄,排列数行,内侧细胞高、外侧细胞逐渐变矮(图 12-2-05)。

　　毛细胞是听觉感受细胞,坐落于指细胞顶部凹陷内,故相应地分为 1 列内毛细胞和 3~4 列外毛细胞(图 12-2-05和图 12-2-08)。内毛细胞烧瓶形,外毛细胞呈高柱状,细胞核圆形,近基底部;细胞游离面均有粗而长的微绒毛,称静纤毛或听毛,听毛内含丝束蛋白(fimbrin)。丝束蛋白与肌动蛋白相结合形成紧密束状微丝,可阻止静纤毛弯曲或移

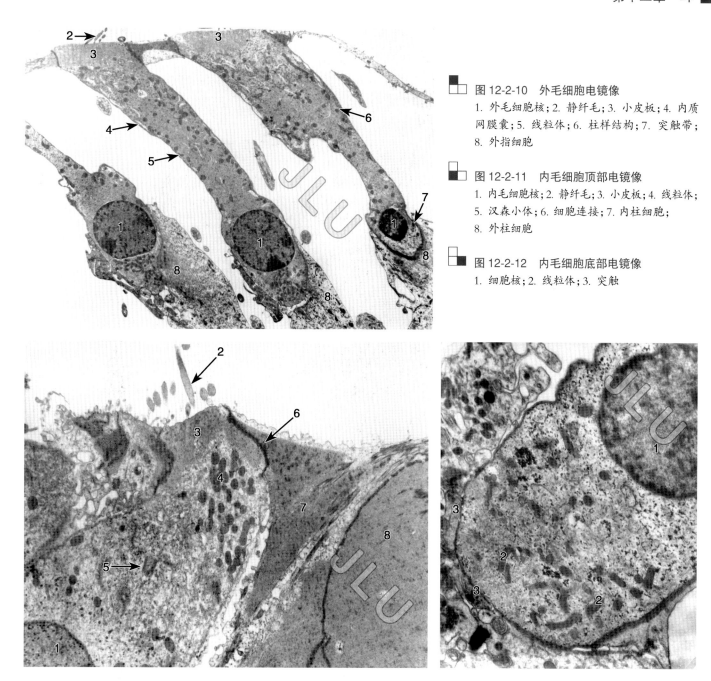

图 12-2-10　外毛细胞电镜像
1. 外毛细胞核；2. 静纤毛；3. 小皮板；4. 内质网膜囊；5. 线粒体；6. 柱样结构；7. 突触带；8. 外指细胞

图 12-2-11　内毛细胞顶部电镜像
1. 内毛细胞核；2. 静纤毛；3. 小皮板；4. 线粒体；5. 汉森小体；6. 细胞连接；7. 内柱细胞；8. 外柱细胞

图 12-2-12　内毛细胞底部电镜像
1. 细胞核；2. 线粒体；3. 突触

位。胚胎发育早期可见静纤毛外侧有一条长而粗的动纤毛，出生后逐渐消失，但其下方的基体还存在。呈束状的静纤毛顶端相互之间有顶链相连，顶链又连接着机械门控通道。静纤毛侧面之间有侧链相连，使所有纤毛连接成束状，纤毛之间又能互相滑行。毛细胞底部胞质内有突触带，其中央为短杆状致密物质，周围有小泡包绕（图 12-2-10）。细胞基部胞质有含神经递质的突触小泡，突触带与螺旋神经节双极神经元周围突形成突触（图 12-2-12），其轴突穿出蜗轴形成蜗神经。

内毛细胞顶端有 30~60 根短而粗的静纤毛，长 5~7μm，直径约 0.2μm，阶梯状排列成 3~4 行（图 12-2-11）。扫描电镜观察，表面静纤毛呈 U 形或弧形（图 12-2-09），不与盖膜接触，浸于内淋巴液中。细胞质内有核糖体、粗面内质网和多泡体等，溶酶体丰富，还有微丝、微管和中间丝组成的细胞骨架。内毛细胞是感受听觉的主要细胞，即使振幅较小的声波刺激也能感受到。

外毛细胞游离面有 120~140 根静纤毛，3~5 行，呈 V 形或 W 形排列，由内至外阶梯状逐排增高（图 12-2-09）。外毛细胞中较长的静纤毛插入盖膜胶质中，静纤毛内有许多纵行排列的细丝埋入小皮板内，外毛细胞胞质内有高尔基复合体和粗面内质网，还聚集较多的线粒体、溶酶体和脂褐素等。核上部还可见内质网膜囊围绕线粒体而成的同心圆小

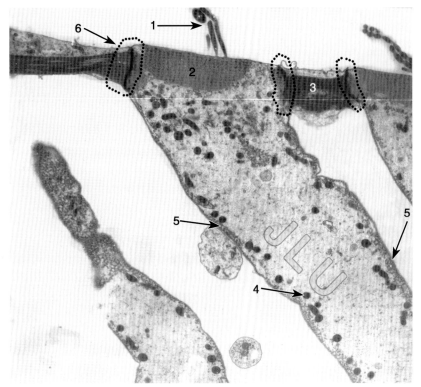
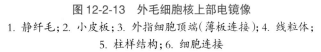
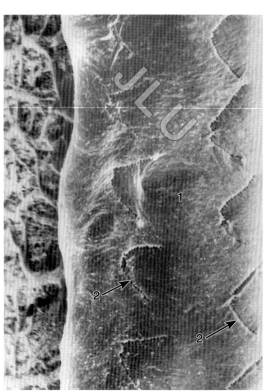

图 12-2-13 外毛细胞核上部电镜像
1. 静纤毛;2. 小皮板;3. 外指细胞顶端(薄板连接);4. 线粒体;
5. 柱样结构;6. 细胞连接

图 12-2-14 盖膜扫描电镜像
1. 盖膜;2. 外毛细胞静纤毛压痕

体,称汉森小体或板层(图 12-2-11)。在膜囊和板层处有大量糖原分布,表明此区是能量储存和供应的场所。在质膜下方有一至数层断续的内质网膜囊或板层小体,称表层下池,膜囊内侧有线粒体排成一列,外侧与胞膜之间呈柱样结构(图 12-2-13),由较粗的肌动蛋白丝和血影蛋白(spectrin)组成细胞骨架,外毛细胞外侧质膜镶嵌着侧膜动力蛋白(prestin)颗粒,此蛋白是耳蜗放大效应的分子基础。

盖膜是螺旋缘向膜蜗管中伸出一末端游离的薄板状胶质膜,覆于螺旋器上方(图 12-2-05)。外毛细胞的最长静纤毛与盖膜接触。造成外毛细胞 W 形压印(图 12-2-14)。盖膜由胶样基质和细纤维组成,胶样基质含硫酸黏多糖和蛋白质等,蛋白质主要为 II 型胶原蛋白,含有大量甘氨酸、羟脯氨酸和羟赖氨酸。细纤维大多呈平行排列,在盖膜浅表处及边缘部交织成网状。

由外耳道传入的声波使鼓膜振动,经听小骨链传至卵圆窗,引起前庭阶外淋巴振动,继而使膜蜗管的内淋巴也随之振动。前庭阶的外淋巴振动还可经蜗孔传至鼓室阶,鼓室阶外淋巴的振动对基底膜振动有增强效应。使基底膜与声波频率相对应的听弦发生共振。内毛细胞因基底膜的振动和内淋巴液的流动,短静纤毛向较长的纤毛一端倾斜,因此顶链被拉开,机械门控通道随即开放,内淋巴液中高浓度钾离子进入胞内,使细胞产生去极化动作电位。同时,细胞侧面的钙离子门控通道开放,钙离子内流,刺激细胞释放神经递质谷氨酸,经细胞基底部与螺旋神经节细胞周围突的神经末梢形成的突触,将内毛细胞的兴奋传递给耳蜗神经,再传至中枢,产生听觉。机械门控通道是非特异性阳离子通道,不仅阳离子可以通过,某些抗生素和化学药物也可以通过,进入毛细胞后可使毛细胞损伤。

外毛细胞超微结构与功能均不同于内毛细胞,当内淋巴液振动时,外毛细胞以内毛细胞同样的方式产生去极化动作电位,但外毛细胞对电位变化的反应是细胞侧面质膜的侧膜动力蛋白形态发生改变,结果使静纤毛嵌于盖膜的外毛细胞伸长或缩短,从而拉动基底膜,影响外毛细胞与内毛细胞之间内淋巴的流动,为内毛细胞提供兴奋刺激。故外毛细胞有耳蜗放大器之称。临床上倘若动力蛋白出现变异,可发生耳聋。

内耳的发生:人胚第 4 周初,菱脑两侧的表面外胚层在菱脑诱导下增厚,形成听板。继之向下方间充质内陷,形成听窝,最后听窝闭合,并与表面外胚层分离,形成囊状听泡。听泡初为梨形,以后向背、腹方向延伸增大,形成背侧的前

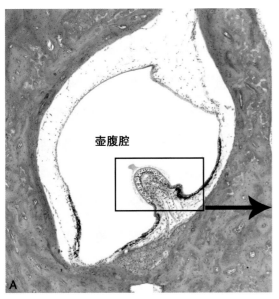
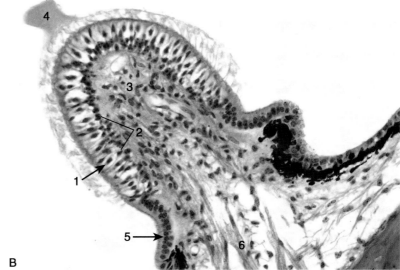

壶腹腔

图 12-2-15　壶腹嵴冠状面（低、高倍）
1. 毛细胞；
2. 支持细胞；
3. 固有层；
4. 壶腹帽；
5. 移行细胞；
6. 神经纤维

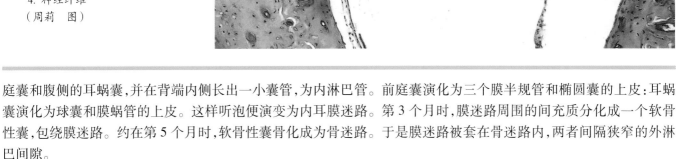

图 12-2-16　壶腹嵴横断面（低倍）
1. 膜半规管壶腹部；
2. 壶腹嵴上皮；
3. 固有层；
4. 神经纤维
（周莉　图）

庭囊和腹侧的耳蜗囊，并在背端内侧长出一小囊管，为内淋巴管。前庭囊演化为三个膜半规管和椭圆囊的上皮；耳蜗囊演化为球囊和膜蜗管的上皮。这样听泡便演变为内耳膜迷路。约在第 5 个月时，软骨性囊骨化成为骨迷路。第 3 个月时，膜迷路周围的间充质分化成一个软骨性囊，包绕膜迷路。于是膜迷路被套在骨迷路内，两者间隔狭窄的外淋巴间隙。

2. 半规管、膜半规管和壶腹嵴　半规管位于内耳的后外侧，为三个相互垂直的半环形骨管（图 12-2-17），前、后、外骨半规管与前庭的相连处各形成一个膨大的壶腹（图 12-2-01），相应的膜半规管及其壶腹套嵌其内。壶腹部骨膜和上皮局部增厚，形成横行的山嵴状隆起，与半规管的长轴垂直，称壶腹嵴（图 12-2-15～图 12-2-16）。壶腹嵴覆盖有高度分化的感觉上皮，由支持细胞和毛细胞组成。上皮表面覆有圆锥状胶质膜，称壶腹帽。壶腹嵴基部两侧有扁平伸展的半月平面，此处的移行细胞与壶腹嵴上皮相邻（图 12-2-15）。

支持细胞呈两端宽大，中间细窄的高柱状，细胞核圆或椭圆形位于基底部。电镜下，胞质内有张力原纤维、高尔基复合体和少量线粒体等，顶部胞质内有类脂颗粒和黏多糖颗粒；近游离面胞质有丰富的中间丝构成的终末网，纵行微管从细胞基部伸向终末网构成细胞骨架（图 12-2-15）；细胞游离面有少许微绒毛，侧面有缝隙连接与其他细胞相连。

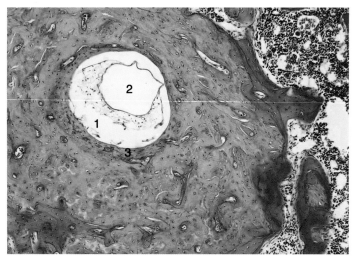

图 12-2-17 半规管横断面（中倍）
1. 半规管腔；2. 膜半规管；3. 骨半规管

图 12-2-18 位觉斑（低、高倍）
1. 毛细胞；2. 支持细胞；3. 纤毛；4. 未脱落的耳石膜；
5. 囊膜；6. 囊腔
（周莉 图）

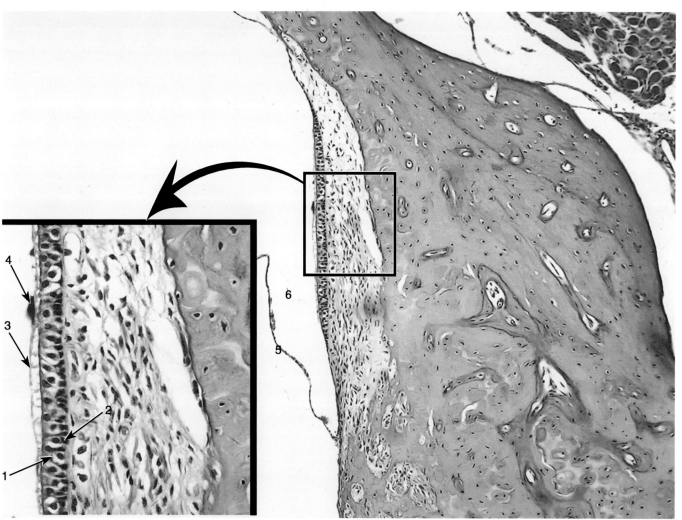

支持细胞分泌的酸性黏多糖胶状物形成圆锥状壶腹帽，毛细胞的纤毛常集结成束并伸入其中。

　　毛细胞位于支持细胞之间，又分为Ⅰ型毛细胞和Ⅱ型毛细胞，前者常位于壶腹嵴中央，呈烧瓶状；后者常位于其周边，呈圆柱状，细胞底部均不附着于基膜；细胞核圆形或卵圆形，位于基底部；细胞顶部均有小皮板、一根较长的动纤毛和50~110根静纤毛，动纤毛位于一侧边缘，最长、易弯曲，邻近的静纤毛由高至低整齐排列，是特殊分化的微绒毛，内有纵行排列的微丝，根部伸入小皮板的网孔，纤毛与小皮板连接紧密，其中富含肌动蛋白；动纤毛具有典型的"9+2"微管结构，它不与底部小皮板相连，而是与基体相连。

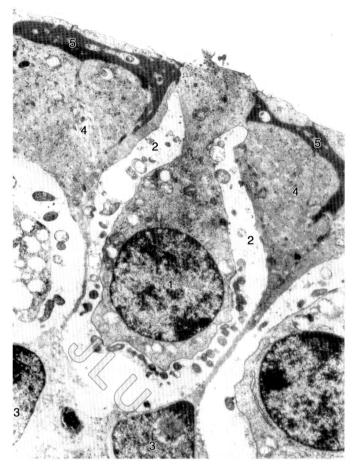

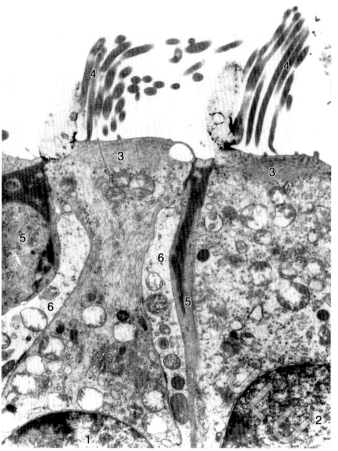

图 12-2-19　位觉斑感觉上皮电镜像
1. Ⅰ型毛细胞核; 2. 神经杯; 3. 支持细胞核;
4. 支持细胞质; 5. 终末网

图 12-2-20　位觉斑感觉上皮局部电镜像
1. Ⅰ型毛细胞核; 2. Ⅱ型毛细胞核; 3. 小皮板;
4. 静纤毛; 5. 支持细胞; 6. 神经杯

Ⅰ型毛细胞顶部胞质内有大量直径 35~40nm 的小泡和细丝;核上区胞质有高尔基复合体、粗面内质网、少量线粒体和核糖体;毛细胞除顶部外周围有前庭神经末梢呈高脚杯状包绕的神经杯(图 12-2-19,图 12-2-20),毛细胞一侧胞质内可见突触带,基部与前庭神经末梢形成突触,神经杯内的胞质中含许多线粒体、小泡、核糖体和神经丝。有时一个神经杯包绕 2~3 个Ⅰ型毛细胞;有的基底部还与传出神经形成突触,可能调节毛细胞功能。

Ⅱ型毛细胞核位于细胞的不同水平;小皮板较Ⅰ型毛细胞薄;细胞质内细胞器分布均匀(图 12-2-20)。基底部有许多质膜内褶,还可见附着多个含有较多线粒体的扣状神经末梢,神经末梢包括两种,一种内含少许亮小泡,为传入神经末梢;另一种内含很多致密核心小泡,为传出神经末梢。Ⅱ型毛细胞的胞质内也可见突触带。

壶腹嵴是位觉感受器,感受身体或头部的旋转或变速运动。由于 3 个半规管互相垂直排列,身体或头部向任何方向旋转,均使半规管内淋巴流动,从而使壶腹帽倾斜,而壶腹帽基部又有动纤毛和静纤毛插入,则引起静纤毛向动纤毛侧弯曲,致使纤毛顶链被拉开,机械门控通道开放,钾离子内流,产生去极化动作电位。随即钙离子内流,释放神经递质,经前庭神经传入中枢产生位觉。

3. 前庭、膜前庭和位觉斑　前庭位于耳蜗和半规管之间,为一膨大的腔。膜前庭由椭圆囊和球囊组成,椭圆囊外侧壁和球囊前壁的骨膜和上皮局部增厚呈斑块状,分别称椭圆囊斑和球囊斑,统称位觉斑,为位觉感受器。椭圆囊斑的长轴呈水平位,球囊斑的长轴为垂直位,两斑相互垂直(图 12-2-01)。

位觉斑的黏膜上皮为单层柱状,借基膜与深部固有层结缔组织相连,上皮表面盖有胶质状耳石膜,也称位砂膜。膜表面有由碳酸钙、酸性黏多糖和黏蛋白组成的晶体颗粒,称位砂或耳石。位觉斑的上皮与壶腹嵴相似,由支持细胞和毛细胞组成(图 12-2-18)。

支持细胞的形态和结构与壶腹嵴支持细胞相似,也呈高柱状,核位于基底部;胞质内有发达的高尔基复合体、多泡体、线粒体和溶酶体等,顶部胞质内有大量的膜包分泌颗粒;细胞游离面有少许微绒毛,猴的支持细胞游离面上可见纤

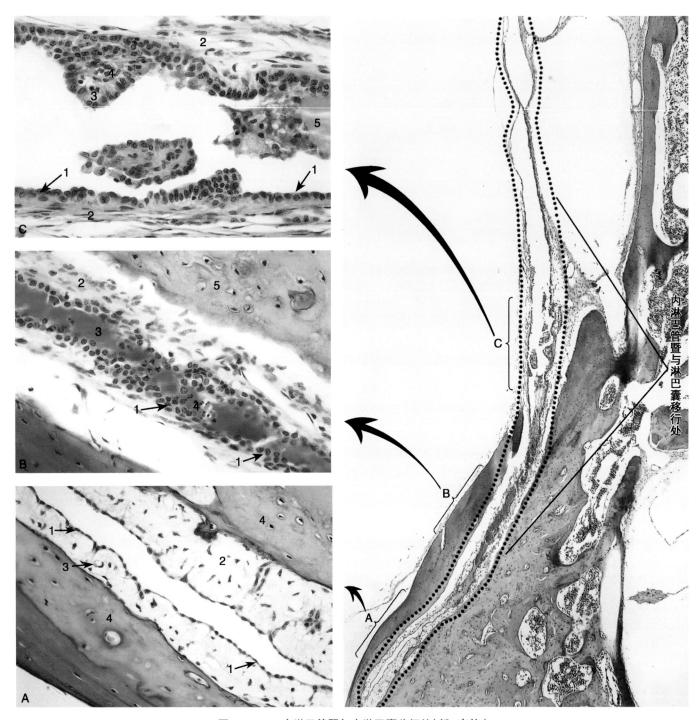

图 12-2-21　内淋巴管暨与内淋巴囊移行处（低、高倍）

A. 1. 单层扁平上皮细胞；2. 疏松结缔组织；3. 毛细血管；4. 骨组织

B. 1. 单层立方上皮细胞；2. 疏松结缔组织；3. 胶原样物；4. 腔内细胞碎片；5. 骨组织

C. 1. 单层立方上皮细胞；2. 疏松结缔组织；3. 皱褶；4. 毛细血管；5. 胶原样物

（周莉　图）

毛；细胞侧面以连接复合体与邻近的支持细胞或毛细胞相连。支持细胞可支持和营养毛细胞并分泌耳石和耳石膜黏蛋白。

　　毛细胞游离面的静纤毛，坚硬不易弯曲，纤毛与小皮板连接紧密，纤毛间以水平式侧链和斜拉式顶链相连接，其作用与螺旋器内毛细胞相同。毛细胞与前庭神经末梢间形成化学性突触。Ⅱ型毛细胞小皮板较薄，细胞游离面静纤毛短而少，动纤毛也略短，细胞基部附着多个扣状神经末梢（图 12-2-19，图 12-2-20）。

　　位觉斑感受身体的直线变速运动和静止状态。由于位砂比重远大于内淋巴，在直线变速运动或重力作用下，位砂膜与毛细胞胞体的位置发生相对移位，从而使纤毛弯曲，毛细胞兴奋，并将兴奋通过突触传递给传入神经末梢。由于球囊斑和椭圆囊斑互成直角,所以,不管身体处于何位,毛细胞均可受到刺激。

4. 血管纹 为富含血管的复层上皮,无基膜,上皮深部血管有分支伸入上皮内,故称血管纹(图 12-2-22,图 12-2-23)。血管纹能分泌内淋巴,并可向内淋巴液中泵入钾离子,产生蜗内电位。上皮由 3 种细胞构成,即边缘细胞、中间细胞和基底细胞。

基底细胞位于上皮基底部,与螺旋韧带相邻,细胞较扁平(图 12-2-23);电镜下,细胞器较少,细胞突起伸向浅层,细胞之间有紧密连接或桥粒。数层基底细胞围绕上皮内毛细血管。螺旋韧带中的纤维细胞通过钠泵和钠离子、钾离子两个氯离子的同向转运体,转运钾离子入细胞内,然后通过与基底细胞的缝隙连接,使钾离子进入中间细胞。

中间细胞又称亮细胞,位于基底细胞浅部。细胞较小,核圆,胞质淡染(图 12-2-23);电镜下,高尔基复合体发达,内质网较少,还有少量卵圆形嗜锇小体,细胞突起较少也伸向毛细血管。中间细胞可把细胞内的钾离子通过细胞膜钾通道转运至血管纹间液。

边缘细胞又称暗细胞,数量较多,位于上皮浅层,胞体较小,核形态不规则(图 12-2-23)。电镜下,细胞游离面有短微绒毛;胞质内粗面内质网、游离核糖体和质膜小泡丰富,还可见溶酶体样嗜锇小体,它可移向细胞表面排出内容物。边缘细胞发出许多突起包绕周围的毛细血管,基底突起较大,质膜内褶丰富;细胞间有紧密连接参与构成血-迷路屏障。边缘细胞有活跃的离子转运功能,可把血管纹间液中的钾离子通过与纤维细胞相同的两个同向转运体转运至细胞内,再通过边缘细胞膜中的钾通道,将钾离子转运至内淋巴液中,使内淋巴含较高浓度的钾离子。

血-迷路屏障是指血液与内淋巴之间进行物质交换所需通过的组织结构,由血管纹内的连续型毛细血管内皮、基膜和包绕毛细血管的边缘细胞及基底细胞间的紧密连接组成,也称血-血管纹屏障。正常情况下,铁蛋白等大分子物质不能通过此屏障,以保持内耳内淋巴成分的相对稳定。实验证实,甘油可使血管纹边缘细胞的紧密连接增宽并开放,从而影响血-迷路屏障的正常功能。

5. 内淋巴管与内淋巴囊 是位于前庭内侧壁后部的前庭导水管内的膜性管道,腔面均衬以单层扁平或单层立方上皮,上皮下为富含毛细血管的疏松结缔组织,毛细血管内皮有较丰富的质膜小泡,可能与内淋巴的吸收有关。内淋巴管壁有皱褶和囊袋样突起,基膜平整或有指状突起,上皮细胞之间有紧密连接,腔内有细胞碎片、胶原样物和脂质体(图 12-2-21),可能与耳石膜降解有关。内淋巴囊位于颞骨岩部后缘(乙状窦和内耳道口之间)的硬脑膜内,长 7~16mm,宽 5~10mm。囊腔内面高低不平,有乳头和皱褶。随年龄增长,内淋巴囊腔逐渐缩小,腔面渐平展,上皮细胞变得扁小。内淋巴囊壁近段上皮为单层立方形,中段为单层高柱状,远段主要为单层立方形,末端为单层扁平形。中段上皮细胞胞质内有丰富的细胞器,其中有些细胞还有吞噬功能,囊腔还有游离的巨噬细胞和白细胞,可吞噬和清除进入内淋巴的碎屑和异物。内淋巴囊的血供来自脑后动脉的分支,其中段毛细血管分布密集,近段毛细血管密度较低,远段更低。毛细血管壁上有许多肾上腺素能交感神经分布,对维持内耳液体平衡起重要作用。

内淋巴囊是内淋巴的滤器,与其分泌、吸收和转运有关,内淋巴囊积水可引起梅尼埃病(Ménière's disease)。梅尼埃病和耳蜗性耳聋患者的内淋巴囊上皮细胞呈现不同程度变性。

6. 迷路液 迷路液又称内耳淋巴液,是维持内耳膜迷路各类细胞的正常形态、空间位置及生理功能的重要因素,包括外淋巴、内淋巴和柯蒂(Corti)淋巴。外淋巴在骨迷路与膜迷路之间的腔内流动,从鼓室阶经耳蜗导水管外口通入蛛网膜下腔。外淋巴成分与脑脊液基本相似,高钠低钾、含钙丰富。关于外淋巴的来源目前尚未定论,或来源于脑脊液,或由血液内小分子物质经毛细血管壁扩散或滤过而来,两种说法均有可能。

内淋巴位于膜迷路内,成分类似细胞内液,钾多钠少,钙离子浓度较低。此特点对维持膜蜗管内淋巴的电位至关重要。前庭内淋巴由位觉斑和壶腹嵴的移行细胞分泌产生,膜蜗管内淋巴由血管纹细胞产生,内淋巴囊的上皮细胞可通过吞饮排出部分内淋巴。内淋巴通过内淋巴管至内淋巴囊,最后导入硬脑膜下隙。

柯蒂淋巴又称内耳第三淋巴,成分类似外淋巴,分布于螺旋器的内隧道,中隧道,外隧道及支持细胞之间的腔隙内,经蜗螺旋管及蠡孔(此孔位于骨螺旋板上,是螺旋神经节与螺旋器的唯一通道,其中有听神经纤维和血管通过),与鼓室阶外淋巴交通,进行小分子物质交换。

7. 内耳老年性变化 实验证明,老年耳蜗螺旋器内毛细胞和外毛细胞均有退化,表现为毛细胞缺失,以外毛细胞最为明显,脂褐素沉积,特别是耳蜗基底部毛细胞的静纤毛数量减少,增粗融合,倒伏或粘连在一起。血管纹有萎缩,

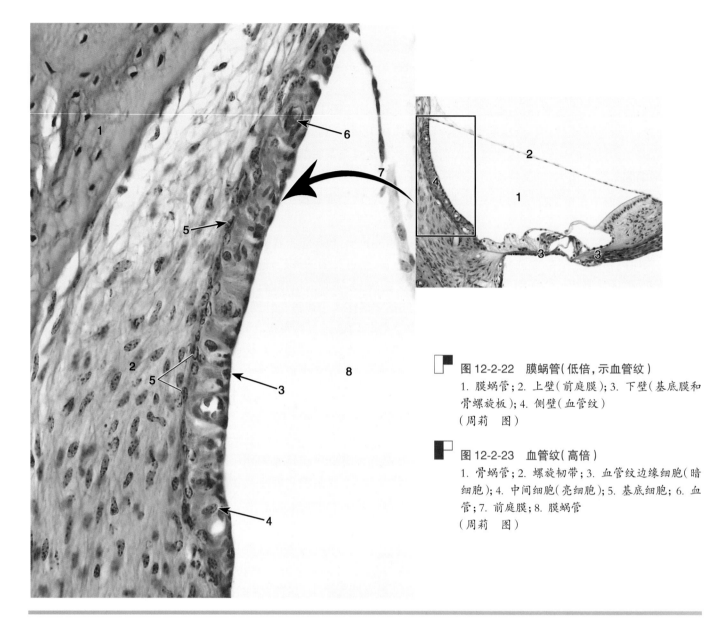

图 12-2-22 膜蜗管(低倍,示血管纹)
1. 膜蜗管;2. 上壁(前庭膜);3. 下壁(基底膜和骨螺旋板);4. 侧壁(血管纹)
(周莉 图)

图 12-2-23 血管纹(高倍)
1. 骨蜗管;2. 螺旋韧带;3. 血管纹边缘细胞(暗细胞);4. 中间细胞(亮细胞);5. 基底细胞;6. 血管;7. 前庭膜;8. 膜蜗管
(周莉 图)

但以外层最明显,从而导致听力下降。这种现象被认为是一种自然变性的表现。老年性变化还可见壶腹嵴毛细胞退行性改变,表现为Ⅰ型毛细胞小皮板不完整,胞质内脂褐素沉着,还有包涵体、多泡体等,纤毛排列紊乱、折断或消失,壶腹帽不完全脱落。位觉斑耳石膜变薄,或有大片缺损,形态变异等。

实验还证实,老年豚鼠的前庭神经节和螺旋神经节内神经元胞质中可见大量脂褐素沉着,还可见一些层状髓样小体,神经纤维的轴质内也可见较多的脂褐素、包涵体、空泡及髓样小体,轴索和髓鞘明显分离。膜前庭中位觉斑的Ⅰ型毛细胞神经杯明显肿胀,内有巨大囊泡形成,从而影响神经信息传递,神经传导功能减退。

8. 内耳的血管 内耳的血供来自基底动脉的分支,即迷路动脉,它通过内耳道进入内耳,分为前庭动脉和耳蜗总动脉。前庭动脉分支供应椭圆囊和球囊的上部、外侧部(包括位觉斑)以及上、外半规管(包括壶腹嵴),部分半规管也由耳后动脉的分支茎乳动脉供血。耳蜗总动脉又分为前庭耳蜗动脉和耳蜗固有动脉,前庭耳蜗动脉分支供给椭圆囊和球囊的下部、内侧部与后半规管、总脚以及耳蜗的底圈。静脉分别汇入耳蜗导水管和前庭导水管。耳蜗固有动脉也称螺旋蜗轴动脉,供血给耳蜗,它在蜗轴中从蜗底至蜗顶螺旋状走行,途中向四周放射状等距发出3组细动脉,①外上放射状动脉,沿前庭阶顶壁内侧走行,于螺旋韧带上缘形成耳蜗管外侧壁的4组不相吻合的毛细血管网,即前庭阶区、血管纹区、螺旋凸区和螺旋韧带区毛细血管网;②中放射状动脉,形成骨螺旋板和基膜的毛细血管网;③内下放射状动脉,在蜗轴壁、螺旋神经节和听神经处形成毛细血管网。静脉血均汇入鼓室阶壁内的集合静脉,经蜗轴内的螺旋蜗轴静脉、迷路静脉和乙状窦汇入颈内静脉。外上放射状动脉和集合静脉之间有动静脉吻合支。

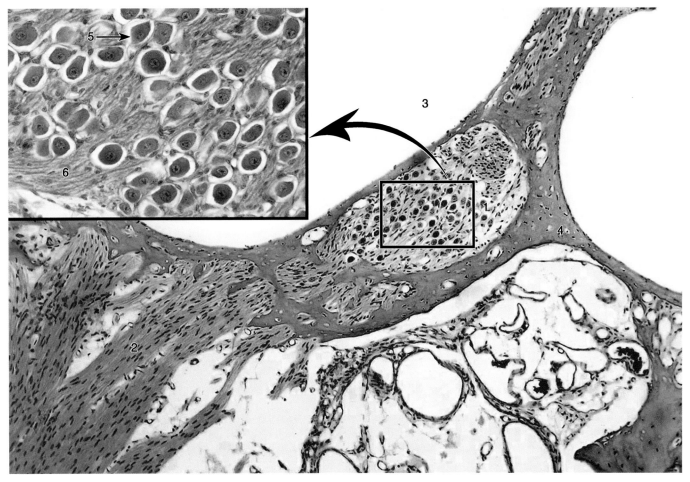

图 12-2-24　耳蜗神经节(低、高倍)
1. 耳蜗神经节; 2. 耳蜗神经纤维; 3. 鼓室阶; 4. 蜗轴; 5. 神经节细胞; 6. 神经纤维束
(周莉　图)

　　一般认为,内耳的血管结构有以下特点:内耳的毛细血管大部分为连续型,内皮细胞间有紧密连接,仅蜗轴的部分毛细血管为有孔型。迷路内无淋巴管,组织液排入外淋巴间隙后流入蛛网膜下腔。

　　9. 内耳的神经　包括传导位置觉的前庭神经和传导听觉的耳蜗神经,二者合称前庭蜗神经(第Ⅷ对脑神经)。前庭神经中枢支与耳蜗神经中枢支相伴行,通过内耳道入延髓,终止于不同的神经核。前庭神经纤维末梢分布于位觉斑和壶腹嵴,耳蜗神经纤维末梢分布到螺旋器(图 12-2-04,图 12-2-15)。

　　前庭神经节位于内耳道底,有近两万个双极神经元,神经元的树突组成的前庭神经周围支,分上、下两支,上支分布于椭圆囊斑及上、外半规管壶腹嵴的毛细胞基部,另有一小支称沃伊特神经(Voit nerve)分布到球囊斑前上部毛细胞基部;下支分布于球囊斑的其余部分,及后半规管壶腹嵴的毛细胞基部,同时又分出一束称为 Oort 神经,与耳蜗神经连接。

　　前庭神经纤维有粗、细两种,粗神经纤维末梢呈杯状膨大,分布到Ⅰ型毛细胞,细神经纤维末梢分布至Ⅱ型毛细胞。神经元轴突组成前庭神经中枢支,大部分神经纤维终止于延髓和脑桥的前庭神经核,小部分越过前庭神经核,经绳状体入小脑。前庭神经内含有髓神经纤维和无髓神经纤维。

　　螺旋神经节(也称耳蜗神经节)位于蜗轴内,人的耳蜗神经节内有约 3 万个双极神经元(图 12-2-24),膜蜗管底和顶两端神经元较少,中部神经元较多,耳蜗神经周围支呈辐射状,经神经孔(基膜上神经纤维穿行处)分布于螺旋器的毛细胞基部(图 12-2-06);耳蜗神经中枢支大部分终止于蜗神经前核,小部分绕过小脑下脚止于蜗神经后核。螺旋神经节内有Ⅰ型和Ⅱ型两类不同节细胞,Ⅰ型节细胞占比 90%,多位于神经节中央,为双极神经元,发出有髓神经纤维;Ⅱ型节细胞占 10%,多位于神经节周围,为假单极神经元,发出无髓神经纤维,平均约 20 个Ⅰ型神经节细胞的突起与1 个内毛细胞相连接,约 10 个Ⅱ型神经节细胞的侧支支配 1 个外毛细胞。

进入螺旋器、末梢终止于毛细胞基底部的耳蜗神经纤维可分4组:①内放射神经纤维,为分布于内毛细胞的传入神经纤维。②内螺旋神经纤维,为支配内毛细胞的传出神经纤维,从蜗底至蜗顶,神经纤维数逐渐增多。③基底神经纤维和外螺旋神经纤维,为分布于外毛细胞的传入神经纤维。④隧道放射神经纤维,为支配外毛细胞的传出神经纤维,其分支末梢与外螺旋神经纤维末梢形成突触。耳蜗神经的另一前庭支分布到前庭。

耳蜗神经中95%为传入神经纤维,5%为传出神经纤维。传入神经纤维多数为有髓神经纤维,其中95%分布于内毛细胞,一条神经纤维与1~2个内毛细胞连接,一个内毛细胞也可接受几条神经纤维支配,故内毛细胞接受的神经冲动较为分散,是产生听觉的主要细胞。5%传入神经纤维分布于外毛细胞,神经末梢呈篮状或扣状与外毛细胞接触,一条神经纤维可与6~7个外毛细胞连接,使多个外毛细胞产生协调作用,故主要起听觉信号放大作用。

支配螺旋器毛细胞的传出神经纤维起自脑干,组成橄榄耳蜗束。橄榄耳蜗束可分外侧支和内侧支,外侧支的数量约为内侧支的2倍,大约每10个外毛细胞接受内侧1支粗神经纤维的支配,约每6个内毛细胞接受外侧1支细神经纤维的支配。3/4的传出纤维来自对侧上橄榄核,构成隧道放射神经纤维,与外毛细胞基底部形成突触,起突触前抑制作用;1/4来自同侧上橄榄核,构成内螺旋神经纤维,与内毛细胞基底部或传入神经纤维形成突触,起突触后抑制作用。

(刘渤　文建国)

第十三章 内分泌系统

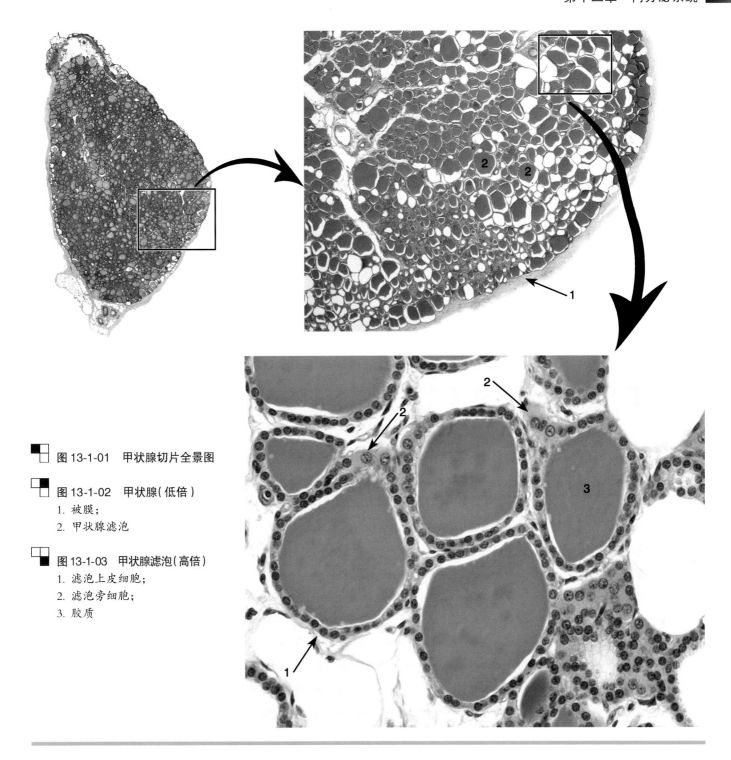

图 13-1-01　甲状腺切片全景图

图 13-1-02　甲状腺（低倍）
1. 被膜；
2. 甲状腺滤泡

图 13-1-03　甲状腺滤泡（高倍）
1. 滤泡上皮细胞；
2. 滤泡旁细胞；
3. 胶质

第一节　甲　状　腺

　　甲状腺位于颈前部,居气管两侧,分左右两叶,中间以峡部相连。甲状腺表面包有薄层结缔组织被膜,结缔组织随血管和神经伸入实质,将实质分为界限不清的小叶,每个小叶均由大量甲状腺滤泡和滤泡旁细胞组成(图 13-1-01,图 13-1-02)。

　　甲状腺滤泡呈圆形、椭圆形或不规则形,大小不等。由单层排列的甲状腺滤泡上皮细胞围成,滤泡腔内充满胶质,胶质为滤泡上皮细胞分泌的甲状腺球蛋白,其含量随生理状态与饮食中含碘量、环境温度和营养状况而变化。在胶质性甲状腺肿时,滤泡内积有大量异常胶质。位于甲状腺滤泡之间和滤泡上皮细胞之间还有一种分泌降钙素的滤泡旁细胞,又称 C 细胞或亮细胞(图 13-1-03)。

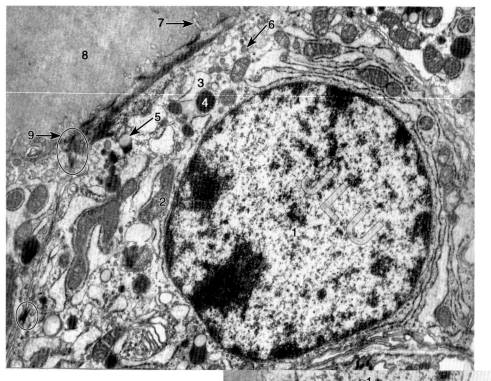

图 13-1-04　甲状腺滤泡上皮细
　胞电镜像
1. 细胞核；
2. 线粒体；
3. 粗面内质网（扩张状态）；
4. 溶酶体；
5. 胶质小泡与溶酶体融合；
6. 分泌小泡；
7. 微绒毛；
8. 胶质；
9. 细胞侧面连接复合体

图13-1-05　甲状腺滤泡电镜像
1. 滤泡上皮细胞核；
2. 细胞侧面连接复合体；
3. 胶质；
4. 有孔毛细血管内皮细胞核；
5. 毛细血管腔；
6. 内皮细胞孔

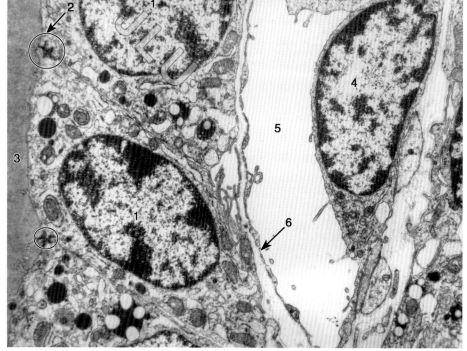

（1）**滤泡上皮细胞**：是组成甲状腺滤泡的主要细胞，一般为单层立方形，细胞核圆形，位于细胞中央或基底，有 1~2 个核仁，细胞质嗜酸性（图 13-1-03）。滤泡上皮细胞形态与功能密切相关，功能活跃时，上皮细胞增高呈低柱状，腔内胶质减少，反之，细胞变矮呈扁平状，腔内胶质增多。电镜下，滤泡上皮细胞内含轻度扩张的粗面内质网，多位于细胞基部和侧面，线粒体多呈细杆状。高尔基复合体位于核上区或一侧。细胞顶部有分泌小泡，又称顶部小泡，电子密度中等，大小为 150~200nm，内含新合成的甲状腺球蛋白；还有一种大小为 500~1 000nm 的胶质小泡，电子密度与滤泡腔中胶质相同，它是滤泡上皮细胞从滤泡腔中摄取的物质。初级溶酶体电子密度高，均质状，酸性磷酸酶和酯酶呈阳性。胶质小泡与初级溶酶体融合为较大而非均质的次级溶酶体。在细胞顶部相邻面有连接复合体封闭滤泡腔（图 13-1-04，图 13-1-05），使具有抗原性的甲状腺球蛋白不能溢出。

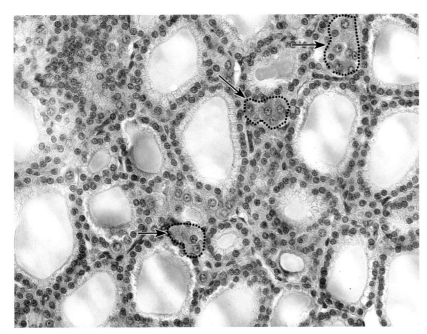

□ 图 13-1-06 甲状腺滤泡旁细胞（高倍，星蓝核真红染色）
箭头示滤泡旁细胞
（周莉 图）

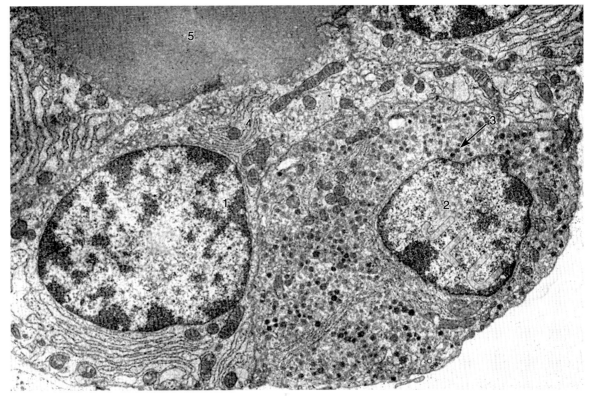

■ 图 13-1-07 甲状腺滤泡旁细胞电镜像
1. 滤泡上皮细胞核；2. 滤泡旁细胞核；3. 滤泡旁细胞分泌颗粒；4. 高尔基复合体；5. 胶质

（2）**滤泡旁细胞**：在胚胎发生时，滤泡旁细胞起源于神经嵴，之后迁入后鳃体。在鱼类、两栖类、爬行类及鸟类，由咽囊的腹侧份形成独立的上皮细胞团，称后鳃体，位于颈部或纵隔。在哺乳类后鳃体并入甲状腺，分化形成滤泡旁细胞。光镜下，滤泡旁细胞位于甲状腺滤泡之间和滤泡上皮细胞之间，常单个或成群存在（图 13-1-06）。常规染色胞质着色淡，细胞较大（图 13-1-03）。镀银染色，可见胞质内有黑色嗜银分泌颗粒。电镜下，位于滤泡上皮细胞之间的滤泡旁细胞顶部为相邻滤泡上皮细胞形成的拱状突起所覆盖，不直接与滤泡腔接触（图 13-1-07），其内含许多电子密度较高的分泌颗粒，分泌颗粒内有降钙素和一些生长抑素。降钙素能促进成骨细胞分泌类骨质和钙盐沉着，抑制破骨细胞的活动，使骨盐沉着于类骨质，并抑制胃肠道和肾小管吸收钙，使血钙浓度降低；生长抑素可抑制甲状腺素和降钙素的分泌。

甲状腺激素的合成与分泌：甲状腺滤泡上皮细胞具有双相分泌活动,它一方面从细胞顶部向滤泡腔分泌甲状腺球蛋白,另一方面从细胞底部分泌甲状腺激素入血液循环。甲状腺激素的形成经过滤泡上皮细胞合成、贮存、碘化、重吸收、分解和释放等过程。滤泡上皮细胞从血中摄取氨基酸,在粗面内质网合成甲状腺球蛋白前体,继而在高尔基复合体糖化并浓缩形成分泌颗粒,再以胞吐方式排放到滤泡腔内贮存。滤泡上皮细胞还能从血中摄取碘,后者经过氧化物酶的作用而活化,再进入滤泡腔与甲状腺球蛋白结合,形成碘化甲状腺球蛋白。滤泡上皮细胞在腺垂体分泌的促甲状腺激素作用下,胞吞滤泡腔内的碘化甲状腺球蛋白,成为胶质小泡,并与溶酶体融合,小泡内的甲状腺球蛋白被水解酶分解,形成甲状腺激素,包括占90%四碘甲状腺原氨酸(T_4)和占10%三碘甲状腺原氨酸(T_3)。前者也称甲状腺素。T_3和T_4于滤泡细胞基底部释放入血。

甲状腺激素的生理作用非常广泛,几乎对机体所有组织起作用。一般认为,T_3是一级甲状腺激素,T_4在组织中脱碘为T_3。目前认为,T_4占全部甲状腺激素作用的35%左右。实验证明,甲状腺激素的靶细胞核受体上既有T_3的结合位点,又有T_4的结合位点,两者亲和力不同,T_3比T_4高10倍。甲状腺激素对细胞的一些主要生化过程均有重要影响,如分化成熟,能量代谢,热量生成,蛋白质、脂类和碳水化合物代谢,以及酶的激活等。甲状腺激素对垂体激素,尤其是促甲状腺激素(TSH)的分泌有反馈调节作用,对生长激素和催乳素等也有促进或调节作用。甲状腺功能紊乱常严重影响心血管、神经、消化等系统的功能。

甲状腺激素可增加细胞内氧化速率,使许多组织代谢增强,耗氧量和产热量增加。一般剂量可促进蛋白质合成,大剂量可加速蛋白质分解,特别可加速骨骼肌蛋白质分解,故甲亢时,可出现肌肉消瘦和乏力。但在甲状腺激素分泌不足时,蛋白质合成减少,而组织中的黏蛋白增多,可结合大量阳离子和水分子,引起黏液性水肿。一般情况下,甲状腺激素可增加消化道对糖的吸收和增强糖酵解,对脂肪细胞主要是增强细胞膜腺苷酸环化酶活性,促进脂肪分解代谢。甲状腺激素对维持正常发育是必需的,与生长激素有协同和促进作用。机体神经系统的正常发育和分化需要甲状腺激素、性激素和肾上腺皮质激素的调节,其中以甲状腺激素尤为显著。甲状腺功能亢进时,大脑皮质兴奋性增强;甲状腺功能低下时,中枢神经系统处于压抑状态。胚胎发育时期,甲状腺激素缺乏可造成克汀病。甲状腺激素与细胞凋亡之间的关系也较为密切。甲状腺激素缺乏,不但加速和扩大了小脑发育期的细胞凋亡过程,而且影响小脑外颗粒层的消退。

关于甲状腺激素的作用机制,研究较多的是它对细胞膜、线粒体和细胞核的作用。细胞膜上有T_3结合位点,可通过激活环腺苷酸(cAMP)系统而产生生物效应。T_3进入胞质后与胞质内特异蛋白结合形成复合物,它与胞质内游离T_3形成动态平衡,游离T_3可直接作用于线粒体,与线粒体内膜上的脂蛋白结合,改变其构型而影响能量代谢。在人胚10周的脑细胞中,出现少量T_3核受体,16周达最大值,在成人核受体少。16~18周人胎,肝、心和肾等器官也出现T_3核受体。核内T_3受体是一种DNA结合蛋白,与T_3结合后可调整基因表达,直接影响DNA的转录过程,从而影响蛋白质或酶的合成,引起生物效应。一般认为,细胞膜和线粒体上的甲状腺激素受体与细胞能量代谢效应有关,而核受体与蛋白质合成效应有关。

甲状腺的发生：人胚胎第4周初,在原始咽底壁正中线处,即甲状腺中央原基,内胚层细胞增生,向间充质内下陷形成一盲管,称甲状舌管。它沿颈部正中向尾端方向生长延伸,末端向两侧膨大,形成甲状腺侧叶。第7周时,在甲状舌管向下迁移过程中,甲状舌管的上段萎缩退化消失,仅在起始处残留一浅凹,称舌盲孔。约有40%个体可见甲状腺锥形叶残迹、甲状舌管迁移异常或部分甲状舌管持续存在,从而导致异位甲状腺、甲状舌管囊肿和颈部瘘管。

甲状腺侧面原基是由后鳃体发育而来,后鳃体起自第4对与第5对咽囊复合体。在颈两侧伴随甲状旁腺原基向尾端迁移,逐渐从管状变为实心团块,并与甲状舌管末端形成的侧叶背外侧融合,共同发育形成甲状腺侧叶。第9周至妊娠终末期,后鳃体分化形成位于中央的上皮性囊,囊壁为复层上皮,外周有滤泡细胞之间的细胞群,即滤泡旁细胞。出生后,上皮性囊多数消失,偶见残余,形成实性细胞巢。有学者认为,实性细胞巢可能是混合性髓样-滤泡癌的起源。滤泡旁细胞被认为最早起源于神经嵴,是在后鳃体与侧叶融合前迁入后鳃体。

妊娠前4个月甲状腺发育迅速,第12周时,甲状腺滤泡出现,内含胶质,不久即开始分泌甲状腺素。甲状腺素对促进胎儿重要器官的发育有重要作用,尤其是对骨骼和中枢神经系统的发育。

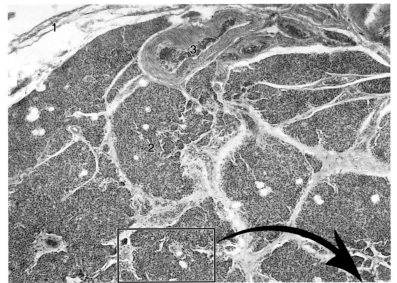

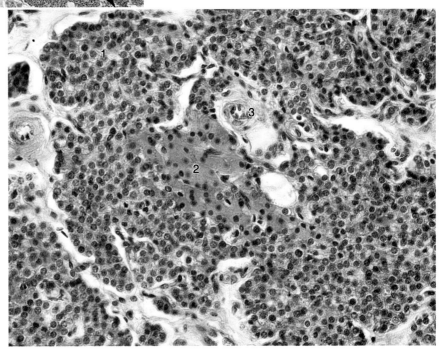

图 13-2-01　甲状旁腺（低倍）
1. 被膜；
2. 甲状旁腺实质细胞；
3. 血管

图 13-2-02　甲状旁腺（高倍）
1. 主细胞；
2. 嗜酸性细胞；
3. 小血管

第二节　甲状旁腺

甲状旁腺的发生：甲状旁腺来源于人胚早期第 3 对和第 4 对咽囊。胚胎第 4 周初,第 3 对咽囊背侧份细胞增生,下移至甲状腺原基背侧,分化为下一对甲状旁腺。第 4 对咽囊细胞增生并迁移至甲状腺背侧上方,形成上一对甲状旁腺。

甲状旁腺表面包有薄层结缔组织被膜,结缔组织伸入腺体内形成小隔,将腺实质分成不规则细胞团索（图 13-2-01）。血管、神经和小淋巴管也伴随小隔进入腺体内。在腺细胞之间有网状纤维构成网状支架,其内有丰富的毛细血管网和神经纤维。甲状旁腺主要有主细胞和嗜酸性细胞两种细胞。

1. **主细胞**　数量最多,细胞体积较小,呈圆形或多边形,细胞核呈圆形,位于中央,胞质着色浅（图 13-2-02）。电镜下,处于合成期的主细胞合成蛋白质的细胞超微结构特点尤为突出;而处于静止期的主细胞,其胞质内糖原与脂肪含量增加是其明显特征。正常人腺体大多数主细胞处于静止期。腺瘤或增生性腺体主细胞大部分处于激素合成及分泌的活跃期,糖原与脂肪被耗竭。因此,通过评估细胞内脂肪成分,可鉴别甲状旁腺瘤或增生。主细胞分泌甲状旁腺激素。主要作用是增强破骨细胞功能,形成可溶性钙释放入血,还能促进小肠和肾小管对钙的吸收,使血钙升高。

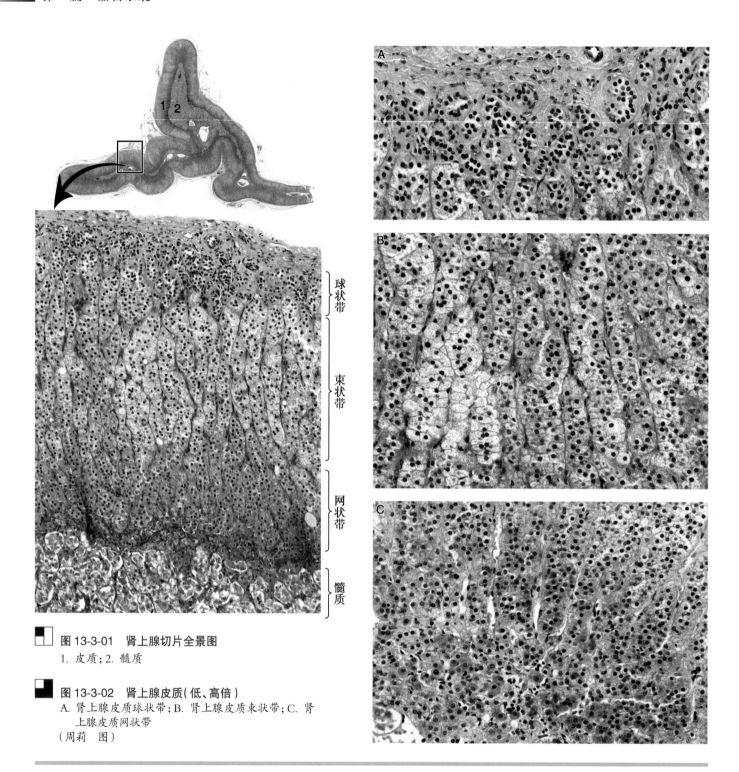

图 13-3-01　肾上腺切片全景图
1. 皮质；2. 髓质

图 13-3-02　肾上腺皮质（低、高倍）
A. 肾上腺皮质球状带；B. 肾上腺皮质束状带；C. 肾
上腺皮质网状带
（周莉　图）

2. 嗜酸性细胞　常在主细胞间呈单个或成群分布，细胞比主细胞大，呈多边形，细胞核小而深染，胞质嗜酸性（图 13-2-02）。电镜下，胞质内充满密集的线粒体，糖原颗粒较多，高尔基复合体和内质网不发达，无分泌颗粒。此细胞被认为来自主细胞，其功能尚不清楚。其数量在青春期后开始增加，之后持续增多。但在甲状旁腺增生或腺瘤中，此细胞能活跃地合成和分泌甲状旁腺激素。

第三节　肾　上　腺

　　肾上腺外被覆致密结缔组织被膜，结缔组织伴随血管、神经穿入腺实质，形成小梁。肾上腺实质分皮质和髓质

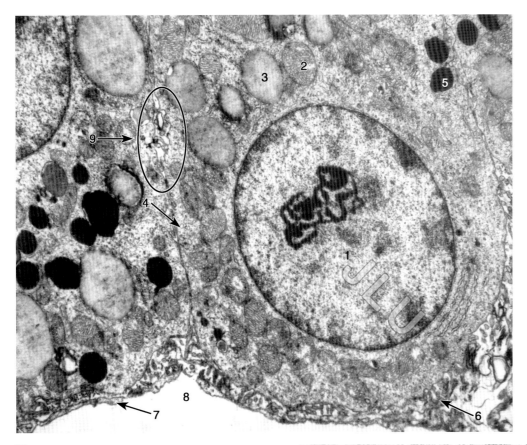

■ 图 13-3-03 肾上腺皮质束状带细胞电镜像
1. 细胞核;
2. 管泡状嵴线粒体;
3. 脂滴;
4. 滑面内质网;
5. 溶酶体;
6. 微绒毛;
7. 窦状毛细血管内皮;
8. 毛细血管腔;
9. 细胞连接

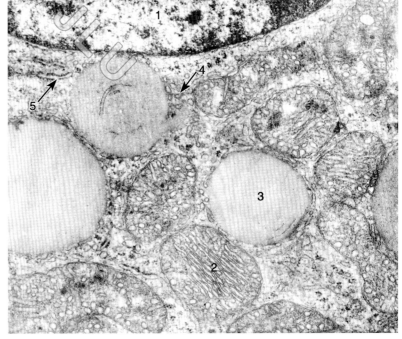

■ 图 13-3-04 肾上腺皮质束状带细胞局部电镜像
1. 细胞核;
2. 管泡状嵴线粒体;
3. 脂滴;
4. 滑面内质网;
5. 粗面内质网

两部分(图 13-3-01)。皮质来源于人胚第 6 周中肠背系膜根部两侧聚积的中胚层细胞,而髓质则来源于神经外胚层的神经嵴。因而,皮质和髓质的结构与功能均不同,但两者之间关系密切。皮质分泌类固醇激素,调节机体蛋白质、脂肪和糖代谢,以及水盐平衡,并对应激状态起反应。髓质分泌儿茶酚胺,影响心率及血管平滑肌收缩等。

1. **皮质** 占肾上腺体积的 80%~90%。由外向内分为三个带,即球状带、束状带和网状带,三者间无明显分界(图 13-3-02)。

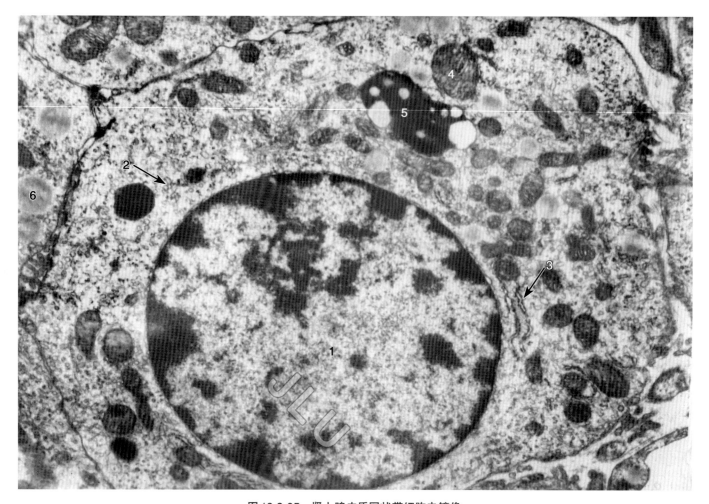

图13-3-05　肾上腺皮质网状带细胞电镜像
1. 细胞核；2. 滑面内质网；3. 粗面内质网；4. 线粒体；5. 脂褐素；6. 脂滴

（1）**球状带**：位于被膜下方，较薄，细胞排列呈团状，卵圆形，体积较小，核质比大，细胞核呈球形，深染，胞质一般呈嗜酸性（图13-3-02A）。电镜下，细胞质内线粒体多，高尔基复合体明显，内质网不甚发达，许多多聚核糖体位于脂滴附近，有大颗粒糖原。球状带细胞主要分泌盐皮质激素，主要成分为醛固酮，能促进肾远曲小管和集合管重吸收钠离子和排出钾离子，维持正常水平的血容量。肾上腺肿瘤或肾上腺皮质增生会导致醛固酮增多症，临床表现为高钠血症、低钾血症及高血压。

（2）**束状带**：位于球状带深部，是皮质中最厚的部分。细胞排列成单行或双行索条状，索之间有少量结缔组织和窦状毛细血管。束状带细胞体积大，呈多边形，细胞核圆形，较大，常有双核，着色浅，1~2个核仁；胞质内常见许多大脂滴，常规染色脂类被溶解，细胞内呈现许多空泡，故有海绵细胞之称（图13-3-02B）。电镜下，细胞表面有许多微绒毛和小凹，可能与摄取胆固醇有关；胞质内有丰富的滑面内质网，有时可见滑面内质网小管与线粒体外膜直接连接，或开口于细胞外间隙；粗面内质网较发达，游离核糖体量中等；线粒体丰富，长形，嵴为管泡状；胞质内脂滴大小不等，其内含有胆固醇及其酯，为合成类固醇激素提供原料，脂滴有薄膜包裹，许多脂滴与滑面内质网接触密切。高尔基复合体发达，有溶酶体（图13-3-03，图13-3-04），相邻细胞间有紧密连接。人肾上腺内含一种特殊的细胞连接，称为中隔连接，相邻细胞的质膜成平行直线连接，间隔31nm，直径10~15nm的小分子物质可以穿过。皮质3个带均有这种连接。束状带细胞主要分泌糖皮质激素，成分为皮质醇和皮质酮。可促使蛋白质及脂肪分解并转变成糖（糖异生），并对机体免疫系统有较强的抑制作用。

（3）**网状带**：位于皮质最深层，细胞排列成不规则的吻合索，索之间富有血窦。网状带细胞较小，细胞核也小，着色深，胞质嗜酸性（图13-3-02C）。网状带与束状带细胞超微结构类似，只是胞质内脂滴小而少，线粒体为管状嵴，滑面内质网丰富（图13-3-05）。网状带细胞主要分泌雄激素，也可产生少量糖皮质激素和雌激素。

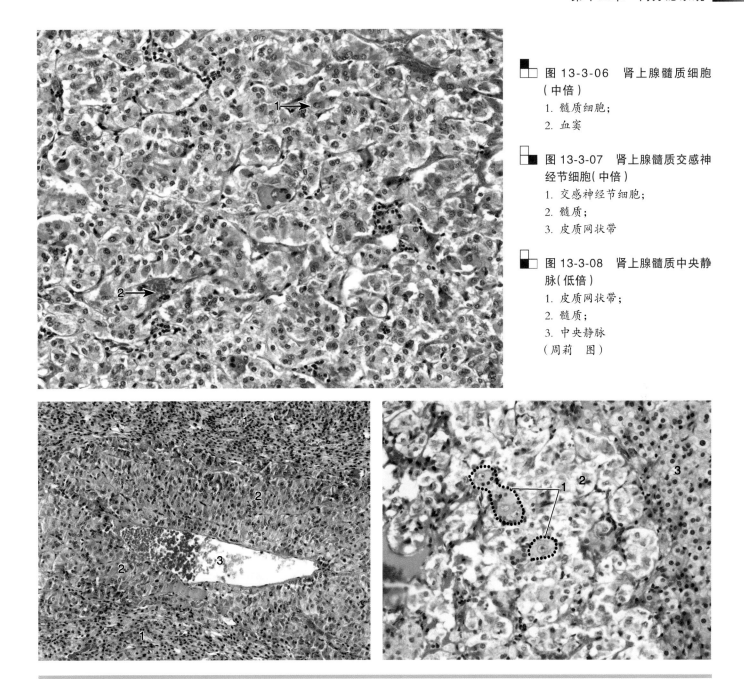

图 13-3-06　肾上腺髓质细胞
（中倍）
　　1. 髓质细胞；
　　2. 血窦

图 13-3-07　肾上腺髓质交感神
经节细胞（中倍）
　　1. 交感神经节细胞；
　　2. 髓质；
　　3. 皮质网状带

图 13-3-08　肾上腺髓质中央静
脉（低倍）
　　1. 皮质网状带；
　　2. 髓质；
　　3. 中央静脉
（周莉　图）

　　2. 髓质　位于肾上腺的中央，人肾上腺皮质网状带与髓质交界处不规则，皮质细胞可伸入髓质内。肾上腺髓质主要由排列成索或团的嗜铬细胞组成，细胞间为窦状毛细血管和少量结缔组织（图 13-3-06），另有少量散在分布的交感神经节细胞（图 13-3-07）。肾上腺标本用铬酸盐处理后，髓质细胞内颗粒中的儿茶酚胺经氧化和聚合作用，形成棕色小颗粒（图 13-3-09），称嗜铬反应。这些颗粒称嗜铬颗粒，故得名。髓质细胞较大，呈多边形，细胞核圆形，着色浅，胞质嗜碱性（图 13-3-06，图 13-3-07）。电镜下，根据嗜铬颗粒的特点，髓质细胞分为两种：一种为肾上腺素细胞，分泌肾上腺素，数量占髓质细胞的 80% 以上，胞质内膜包颗粒的致密核心电子密度较低，其内含肾上腺素；另一种为去甲肾上腺素细胞，分泌去甲肾上腺素，数量较少，颗粒的致密核心电子密度高，常在膜包囊中偏位，颗粒内含去甲肾上腺素（图 13-3-10~图 13-3-12）。这两型细胞均有线粒体、少量粗面内质网和发达的高尔基复合体，还有数量不等的溶酶体以及过氧化物酶体和微管等。细胞表面有少量微绒毛，相邻细胞间常见有桥粒连接。

　　肾上腺素和去甲肾上腺素为儿茶酚胺类物质，它们与嗜铬颗粒蛋白等组成复合物储存在颗粒内。嗜铬颗粒蛋白 A 存在于各种产生肽类的细胞和肿瘤细胞中，故将它作为分泌肽类和儿茶酚胺细胞的一种标记物。髓质细胞以酪氨酸为原料，在多种酶的作用下合成肾上腺素和去甲肾上腺素。酪氨酸在酪氨酸羟化酶作用下，生成多巴，继而被多巴脱羧酶催化，形成多巴胺，并进入嗜铬颗粒，在多巴胺-β-羟化酶作用下，形成去甲肾上腺素，后者经苯基乙醇胺-N-甲

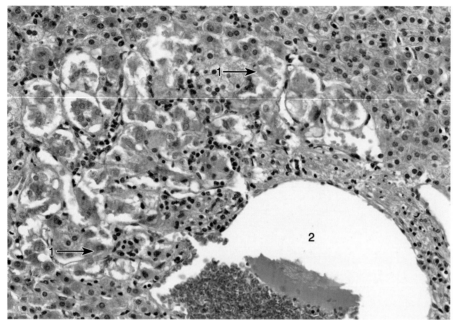

图 13-3-09 肾上腺髓质嗜铬细胞
（中倍，标本经铬盐处理）
1. 髓质嗜铬细胞;
2. 中央静脉
（周莉 图）

图 13-3-10 肾上腺多个髓质细胞电
镜像
1. 肾上腺髓质细胞核;
2. 无颗粒细胞;
3. 分泌颗粒

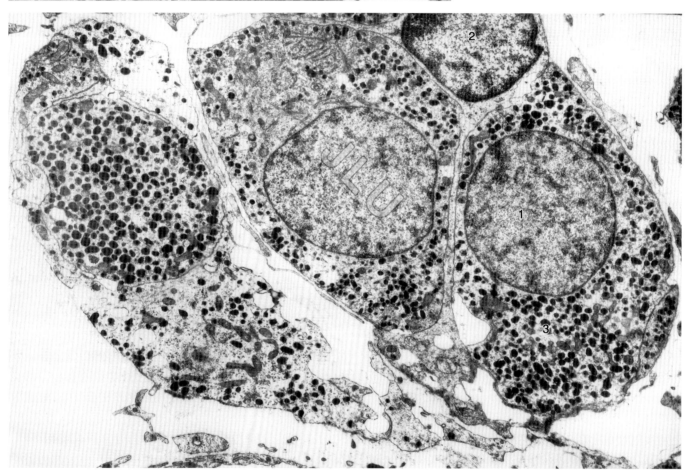

基转移酶的作用,形成肾上腺素。

　　髓质细胞的分泌活动受交感神经节前纤维调控,其兴奋时,末梢释放乙酰胆碱,作用于髓质细胞,使之释放肾上腺素或去甲肾上腺素。肾上腺素能激动 α 受体和 β 受体,使心脏收缩力增强,也可扩张冠状动脉,增加心脏血液供应,同时增加骨骼肌血流。另外,还促使支气管平滑肌舒张,从而扩张支气管。临床上肾上腺素常用于治疗休克出现的心脏骤停或严重哮喘和过敏性休克。去甲肾上腺素可激动血管的 α 受体,主要使小动脉和小静脉收缩,尤其是皮肤黏膜血管收缩明显,其次是对肾脏血管的收缩作用。动脉收缩使血流减少,总外周阻力增加,血压升高。还可通过激动

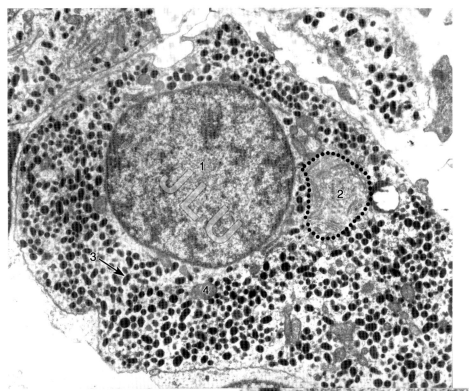

图 13-3-11 肾上腺髓质细胞电镜像
1. 细胞核；
2. 高尔基复合体区；
3. 分泌颗粒；
4. 线粒体

图 13-3-12 肾上腺素细胞和去甲肾
上腺素细胞电镜像
1. 肾上腺素细胞核；
2. 肾上腺素细胞分泌颗粒；
3. 去甲肾上腺素细胞核；
4. 去甲肾上腺素细胞分泌颗粒；
5. 线粒体

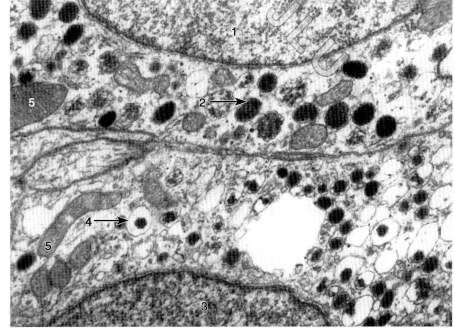

β 受体使冠状动脉血管舒张,冠状动脉血流量增加。

肾上腺的血管分布:供应肾上腺的动脉有来自膈下动脉的肾上腺上动脉、来自主动脉的肾上腺中动脉以及来自肾动脉的肾上腺下动脉。这些动脉进入被膜形成被膜丛,再由此发出被膜动脉、皮质动脉和髓质动脉。皮质动脉在皮质分支形成吻合的窦状毛细血管网,在皮质与髓质交界处汇入集合静脉,皮质内一般无静脉。还有一部分髓质小动脉直接穿过皮质的结缔组织,进入髓质,形成窦状毛细血管网。髓质的毛细血管汇合成小静脉,再汇入中央静脉(图 13-3-08)。中央静脉经肾上腺静脉离开肾上腺。髓质有双重血液供应,一是来自髓质小动脉,血含氧量高;二是来自皮质窦状毛细血管汇集而成的集合静脉,血内含有高浓度糖皮质激素。糖皮质激素可增强髓质嗜铬细胞内的苯基乙醇胺-N-甲基转移酶活性,使去甲肾上腺素迅速转变成肾上腺素。这是髓质中肾上腺素细胞多于去甲肾上腺素细胞的原因。由此可见,肾上腺皮质对髓质细胞的激素生成有很大影响。切除垂体后,该酶活性降低,嗜铬细胞分泌肾上腺素减少。

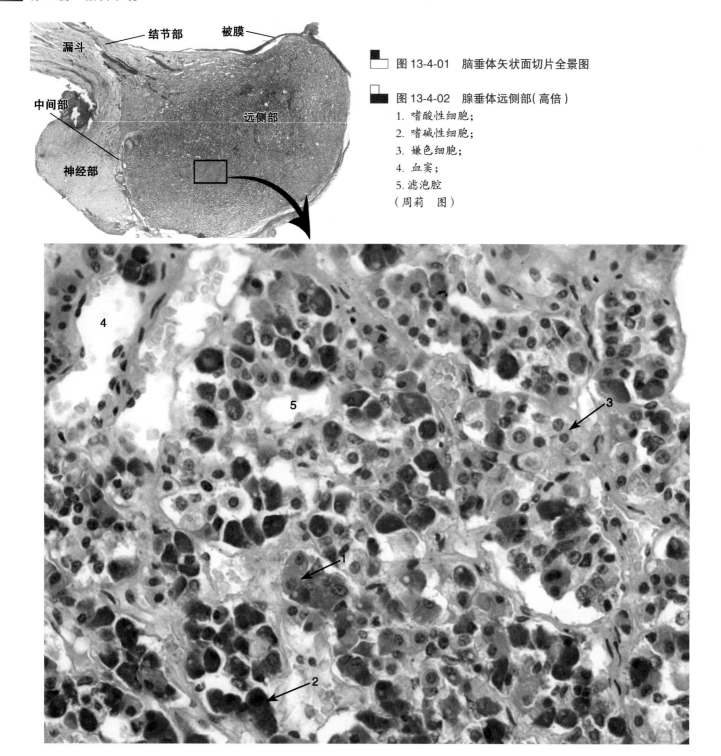

漏斗　结节部　被膜

中间部　远侧部

神经部

图 13-4-01　脑垂体矢状面切片全景图

图 13-4-02　腺垂体远侧部（高倍）
1. 嗜酸性细胞；
2. 嗜碱性细胞；
3. 嫌色细胞；
4. 血窦；
5. 滤泡腔
（周莉　图）

第四节　垂　体

　　垂体位于颅底蝶鞍垂体窝内,借助垂体柄悬吊于下丘脑下方。垂体为卵圆形小体,长约 1cm,宽 1~1.5cm,高 0.5cm 左右。垂体分泌多种激素作用于靶器官并调控内分泌腺活动,是机体最重要的内分泌腺。它还以神经和血管与下丘脑相连,在神经与内分泌系统的相互关系中居枢纽地位。垂体表面包有结缔组织被膜,由腺垂体和神经垂体两部分组成。

　　垂体的发生:垂体起源于原始口腔的外胚层和间脑的神经外胚层,前者分化为腺垂体,后者分化为神经垂体。人胚第 24 天,原始口腔顶部外胚层上皮向背侧突出,形成囊状,称拉特克囊(Rathke pouch)。拉特克囊向间脑底部方向

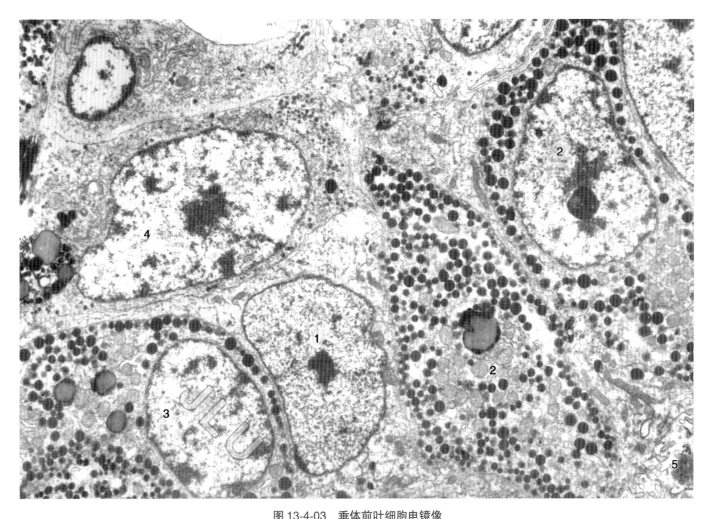

图 13-4-03　垂体前叶细胞电镜像
1. 嫌色细胞核；2. 生长激素细胞核；3. 促性腺激素细胞核；4. 促肾上腺皮质激素细胞；5. 滤泡腔

生长,它与原始口腔的连接逐渐缩窄,不久退化消失。囊的远侧部增大,前壁细胞增殖形成垂体远侧部;后壁细胞形成狭窄的中间部。囊的背侧围绕漏斗形成结节部。人腺垂体的中间部与远侧部紧密相贴,囊腔消失。在拉特克囊发生的同时,间脑底部(第三脑室底)的神经外胚层向腹侧突出呈漏斗状,称神经垂体芽,此芽向腹侧伸展,与拉特克囊后壁相邻的部分形成神经部,其中的细胞增生分化为垂体细胞。神经部与下丘脑相连的部分形成正中隆起和漏斗柄。

1. 腺垂体　分为远侧部、中间部和结节部三部分。远侧部最大,中间部位于远侧部和神经部之间,结节部围绕在漏斗周围(图 13-4-01)。在解剖位置上,腺垂体居前,神经垂体居后,故腺垂体的远侧部(图 13-4-02)又称垂体前叶,神经垂体的神经部和腺垂体的中间部合称为垂体后叶。

(1) **远侧部**:腺细胞排列成团索状,偶见围成小滤泡,其间富有窦状毛细血管和少量结缔组织。在常规染色切片中,腺细胞分为嗜色细胞和嫌色细胞两类;嗜色细胞又分为嗜酸性细胞和嗜碱性细胞(图 13-4-04)。

1) **嗜酸性细胞**:数量较多,常成群分布,细胞轮廓清楚,较嫌色细胞大,直径约 $14 \sim 15\mu m$,呈三角形、圆形或卵圆形;细胞核为圆形,位于细胞一侧,染色深浅不一,有 $1 \sim 2$ 个核仁;胞质内隐约可见许多嗜酸性颗粒(图 13-4-02)。依据嗜酸性细胞所分泌的激素不同又可分为生长激素细胞和催乳激素细胞。

生长激素细胞分泌生长激素(growth hormone,GH)。成人生长激素细胞的分布、形态及激素含量等非常稳定,不受性别影响。电镜下,其细胞核位于中央;胞质内线粒体丰富,粗面内质网及高尔基复合体的数量随细胞功能状态而异,胞质中充满圆形分泌颗粒,直径为 $250 \sim 600nm$,电子密度高而均匀,颗粒的界膜与内分泌物紧密贴附(图 13-4-03)。

生长激素是基因位于 17 号染色体的一种蛋白质激素,人的生长激素由 191 个氨基酸组成,含两个双硫键。生长

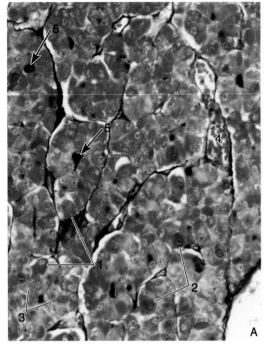

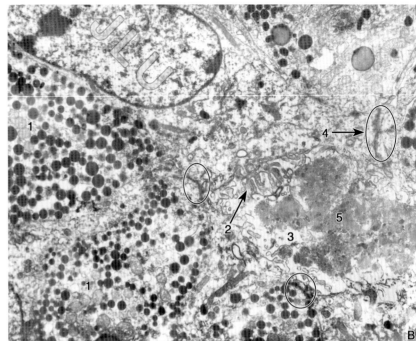

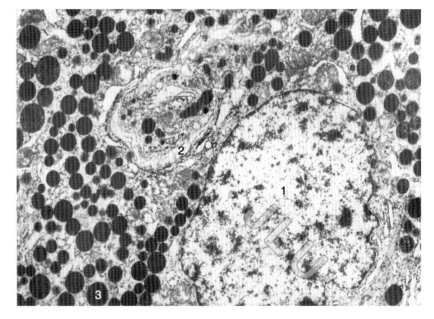

图 13-4-04 垂体前叶细胞及滤泡光、电镜像
A. 垂体前叶细胞及滤泡光镜图(高倍,三色染色法)。
1. 嗜酸性细胞;2. 嗜碱性细胞;3. 嫌色细胞;4. 血窦;5. 滤泡腔中胶质
B. 垂体前叶细胞及滤泡电镜图。
1. 生长激素细胞;2. 微绒毛;3. 滤泡腔;4. 细胞连接;5. 胶质

图 13-4-05 催乳激素细胞电镜像
1. 催乳激素细胞核;
2. 高尔基复合体;
3. 分泌颗粒

激素的作用是促进生长发育和物质代谢,对机体各个器官与各种组织均有影响,尤其对骨骼肌、骺软骨有特殊的刺激生长作用,使骨增长。生长激素在蛋白质、脂类和糖代谢中起重要作用,其中也包括同其他调节代谢激素之间的相互作用。生长激素另一个重要功能是调节肝脏产生胰岛素样生长因子,它可作用于许多不同组织。目前认为,胰岛素样生长因子既受生长激素刺激,又是生长激素效应的中介物。临床上报道了一些类似于生长激素缺乏引起的侏儒患者,实际上,这些侏儒患者体内的生长激素分泌正常,甚至高于正常水平,但是,缺乏肝脏产生的胰岛素样生长因子。

催乳激素细胞合成催乳素(prolactin,PRL),在妊娠期和哺乳期妇女的腺垂体中,存在大量催乳激素细胞,而非妊娠期、非哺乳期妇女和男性,此细胞数量较少。催乳激素细胞较生长激素细胞略大,常规染色为嗜酸性,与生长激素细胞不能区别。电镜下,胞质大部分被分泌颗粒占据,颗粒大小不等,直径约为 200~650nm,呈球形、卵圆形或不规则形,中心部电子密度均匀。胞质内粗面内质网、高尔基复合体以及分泌颗粒的数量和形态与妊娠、哺乳等生殖周期密切相关(图 13-4-05)。细胞分泌的催乳素能促进乳腺发育和乳汁分泌。若患催乳激素细胞瘤,虽未妊娠和哺乳,乳腺仍可分泌乳汁。

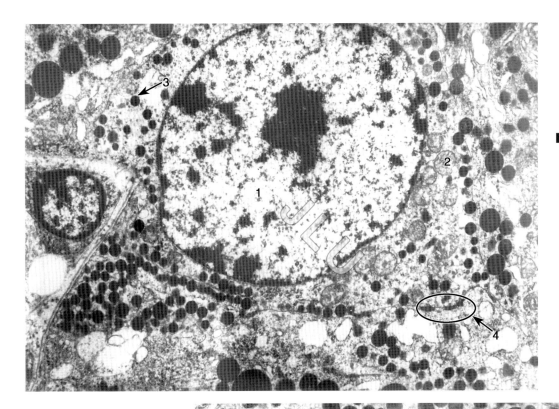

图 13-4-06 促甲状腺激素细胞电镜像
1. 促甲状腺细胞核;
2. 线粒体;
3. 分泌颗粒;
4. 细胞连接

图 13-4-07 促性腺激素细胞电镜像(妊娠猴)
1. 促性腺激素细胞核;
2. 线粒体;
3. 分泌颗粒;
4. 高尔基复合体

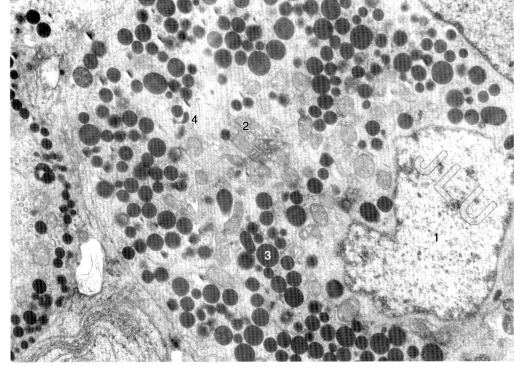

2) **嗜碱性细胞**:数量较嗜酸性细胞少,体积大小不等,直径 15~25μm,多分布于远侧部的中心或头侧;细胞呈圆形、卵圆形或多角形,轮廓清楚;细胞核着色深;胞质内含不易被苏木精着色的嗜碱性颗粒,故在常规染色切片中不易识别,但颗粒易被阿利新蓝、亚甲蓝、苯胺蓝、间苯二酚品红、黏蛋白胭脂红等染色。由于颗粒内含大量黏多糖,故 PAS 反应阳性。电镜下,胞质内还含有许多线粒体,高尔基复合体也较发达。依据细胞质颗粒内含成分不同,又可分为三种不同细胞,即促甲状腺激素细胞、促性腺激素细胞和促肾上腺皮质激素细胞。

促甲状腺激素细胞:约占嗜色细胞总数的 5%,排列成团。细胞用品红能选择性染其颗粒,借此可与其他嗜碱性细胞区别。电镜下,胞质内颗粒较少且小,是各型细胞中颗粒最小者,直径 100~150nm,多分布于细胞边缘,比其他嗜碱性细胞颗粒密度稍低(图13-4-06)。促甲状腺激素细胞分泌促甲状腺激素(thyroid stimulating hormone,TSH),能促进甲状腺发育,维持甲状腺滤泡上皮细胞结构和促进甲状腺滤泡增生及甲状腺激素的合成和释放。切除甲状腺后,此细胞表现为增多和肥大。若注射大量甲状腺激素,此细胞可萎缩。在促甲状腺激素分泌不足时,甲状腺滤泡缩小,上皮细胞变低。

促性腺激素细胞:约占嗜色细胞总数10%,细胞较大,球形或卵圆形,常位于窦状毛细血管附近,胞质内含大量分泌颗粒。电镜下,细胞核偏位,胞质丰富,胞质内有明显的核旁高尔基复合体,丰富的线粒体及粗面内质网,常见内质网池扩张,内含均质性低密度物质。分泌颗粒中等大小、球形,直径200~400nm,颗粒数量与细胞的功能状态及生殖周期密切相关(图13-4-07)。摘除性腺后,促性腺激素细胞肥大,起初分泌颗粒增多,以后逐渐减少,同时胞质内还出现环形空泡,粗面内质网与高尔基复合体扩大,故称此细胞为阉割细胞(castration cell)。

促性腺激素细胞分泌卵泡刺激素(follicle stimulating hormone,FSH)和黄体生成素(luteinizing hormone,LH)。两种激素产生于同一种细胞还是两种不同细胞,尚有争议。最近采用免疫酶标技术、免疫细胞化学双标术及免疫电镜双标术对大鼠腺垂体FSH和LH定位研究结果发现,腺垂体存在三种促性腺激素细胞,即FSH细胞、LH细胞和FSH/LH细胞,并对这三种细胞的基因表达进行了探讨。

FSH在女性可促进卵泡发育和卵泡细胞分泌雌激素,并在LH协同作用下使卵泡成熟,排卵和形成黄体。FSH在男性则刺激生精小管支持细胞合成雄激素结合蛋白,促进生精细胞分裂分化及精子形成。在男性LH刺激睾丸间质细胞分泌睾酮,故又称间质细胞刺激素(interstitial cell stimulating hormone,ICSH)。促性腺激素分泌亢进时,可发生性早熟;分泌低下时,可致弗勒赫利希综合征(又称为肥胖生殖无能综合征)。

促肾上腺皮质激素细胞:占嗜色细胞总数的15%~20%,多分布于远侧部中心,偏头侧,也见于结节部和中间部。细胞体积较小,形态不规则,多呈星状或长梭形,有细长突起至毛细血管附近,有时围绕邻近细胞;电镜下胞质内粗面内质网少,分泌颗粒小而少,直径150~250nm,常沿细胞膜排列,电子密度不均(图13-4-03),常有几种不同电子密度的颗粒共存。此种细胞分泌促肾上腺皮质激素(adrenocorticotrophic hormone,ACTH)和促脂解素(lipotropic hormone,LPH)。前者促进肾上腺皮质发育,对肾上腺糖皮质激素、性激素的分泌有明显影响,而对盐皮质激素影响很小;后者作用于脂肪细胞,促使甘油三酯分解而产生脂肪酸,也可微弱地促进黑素细胞形成黑素颗粒,还有轻度镇痛效应。促脂解素被认为是吗啡样物质的前体,也是β-促黑素前体。有学者报道,促肾上腺皮质激素细胞还分泌β-内啡肽和β-促黑素,并证明这些激素定位于同一颗粒内,在应激状态下,这些激素同时分泌,其分泌量多于一般情况。

3) **嫌色细胞**:约占细胞总数的50%。它们成团分布,细胞体积小,呈圆形或多角形,但细胞界线不清,胞质较少,着色淡;光镜下未见细胞质内含有分泌颗粒(图13-4-02),故认为它是未分化的贮备细胞。但是,电镜下发现远侧部仅有少量细胞无分泌颗粒,比光镜所见无颗粒细胞少得多,而绝大多数嫌色细胞均含少量颗粒(图13-4-03),真正未分化细胞可能为少数,它们可分别分化为嗜酸性细胞和嗜碱性细胞。

(2) **结节部**:是远侧部向背侧伸展的部分,借薄层结缔组织与漏斗柄相隔。在漏斗柄前方的部分最厚,后方较薄或缺如。由于下丘脑垂体门微静脉从此部通过,故血管甚多。结节部细胞呈索状纵向排列于血管之间,包括未分化的细胞及少量较小的嗜酸性细胞和嗜碱性细胞。细胞质内含有许多小颗粒、小脂滴及大量糖原,这是成人垂体中唯一含大量糖原的细胞,这些细胞排列成滤泡状结构,免疫组织化学研究得出,胞质颗粒内含有ACTH、LH、TSH和少量LPH,故认为结节部细胞的分泌功能是对远侧部功能的调节与补充。结节部还是下丘脑与腺垂体远侧部之间通过门微静脉传递物质的必经之路。

(3) **中间部**:为远侧部与神经部之间纵行狭窄的区域。多数哺乳类动物远侧部借一条裂隙(拉特克囊残留的痕迹)与神经部相隔。人的中间部不发达,占垂体2%,仅由一些裂缝演变来的滤泡及其周围嗜碱性细胞和嫌色细胞组成。滤泡大小不等,内含胶质(图13-4-08)。中间部的嗜碱性细胞主要是促黑素细胞,分泌促黑素(melanocyte stimulating hormone,MSH)。此种细胞体积较大,呈多边形。电镜下,胞质内富含线粒体,具有发达的粗面内质网和高尔基复合体,还有许多直径为200~300nm的分泌颗粒,颗粒电子密度不一。促黑素是一种简单多肽,细胞合成的激素与糖蛋白结合贮存于颗粒内。另外,中间部还有一种细胞具有远侧部促肾上腺皮质激素细胞的结构特点,它较促黑素细胞小,外形不规则,胞质内含致密分泌颗粒,分布于胞质周边,促肾上腺皮质激素免疫反应阳性。此类细胞可深入到邻近的神经部。

中间部的功能主要是从两栖类的研究得出。中间部细胞产生的促黑素可导致两栖类皮肤黑素细胞中的黑素颗粒分散,使皮肤颜色变深,它也促进黑素细胞合成黑色素。从人和猪等的垂体中也能提取出两种促黑素,它们均为多肽。

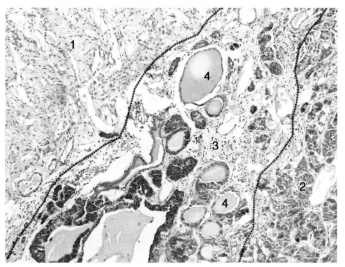

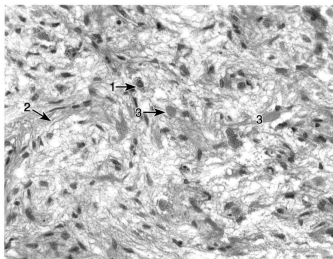

图 13-4-08　腺垂体中间部（低倍）
1. 神经部；
2. 远侧部；
3. 中间部；
4. 滤泡
（周莉　图）

图 13-4-09　神经部（中倍）
1. 垂体细胞；
2. 下丘脑神经垂体束；
3. 轴突内分泌颗粒（黑林体）
（周莉　图）

图 13-4-10　神经部电镜像
1. 垂体细胞核；
2. 脂褐素；
3. 轴突内分泌颗粒；
4. 有孔毛细血管；
5. 垂体细胞突起

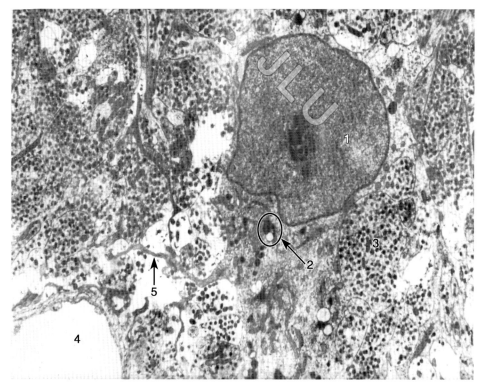

其主要作用也是促黑色素生成。艾迪生病（Addison disease）患者可发生色素沉着，是由于垂体释放过多的促肾上腺皮质激素与促黑素所致，人妊娠时皮肤出现色素斑，可能也是上述一种或两种激素分泌增多所致。中间部细胞除分泌上述两种激素外，还生成 β-促脂解素与 β-内啡肽，并证实它们共存于相同细胞的分泌颗粒中，在不同条件下分泌排出，有调节神经系统的重要作用。

（4）**垂体门脉系统**：腺垂体主要由大脑基底动脉环发出的垂体上动脉供血。垂体上动脉从结节部上端进入神经垂体漏斗部，在该处形成袢状窦状毛细血管网，称第一级毛细血管网；该毛细血管网在结节部汇集形成数条垂体门微静脉，下行至远侧部再度形成窦状毛细血管网，称第二级毛细血管网。垂体门微静脉及两端的毛细血管网共同构成垂体门脉系统。远侧部的毛细血管最后汇集成小静脉，注入垂体周围静脉（图 13-4-11）。

2. 神经垂体　胚胎时由间脑底部发育而来，与下丘脑直接相连。因此，两者的结构和功能合为一体。神经垂体包括正中隆起、漏斗柄和神经部（图 13-4-01）。主要由大量无髓神经纤维和胶质细胞组成，并富含有孔毛细血管和少量网状纤维。无髓神经纤维主要由来自下丘脑视上核和室旁核的神经内分泌细胞轴突组成，称下丘脑神经垂体束。神经纤维汇聚于正中隆起，经漏斗柄下行入神经部，其终末分布于毛细血管附近。下丘脑神经元为神经内分泌细胞，

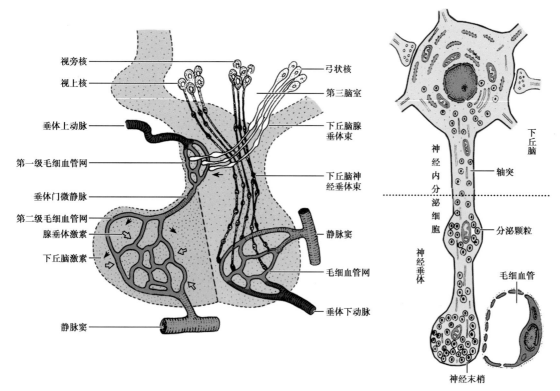

视旁核
视上核
垂体上动脉
第一级毛细血管网
垂体门微静脉
第二级毛细血管网
腺垂体激素
下丘脑激素
静脉窦

弓状核
第三脑室
下丘脑腺垂体束
下丘脑神经垂体束
静脉窦
毛细血管网
垂体下动脉

下丘脑
神经内分泌细胞
神经垂体
轴突
分泌颗粒
毛细血管
神经末梢

■□ 图 13-4-11　垂体的血管分布及其与下
丘脑之间的关系示意图
（邹仲之　图）

■□ 图 13-4-12　轴突膨体（黑林体）电镜像
1. 轴突膨体；
2. 轴膜；
3. 轴突；
4. 分泌颗粒

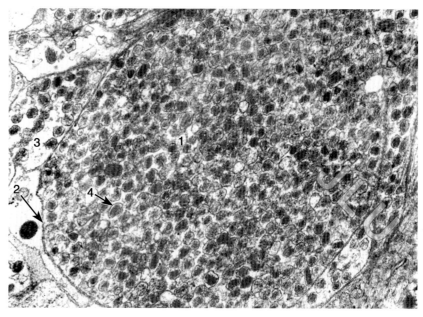

胞体内的分泌颗粒沿轴突运行到神经部，并沿轴突贮存于轴突膨体内（图 13-4-11）。因而，神经垂体实为下丘脑激素贮存和释放之部位。光镜下，轴突膨体呈现为一些大小不等的嗜酸性团块（图 13-4-09），称黑林体（Herring body）。电镜下，无髓神经纤维粗细不等，轴质中散在纵行微管，少量线粒体和分泌颗粒等，有的轴突膨体呈串珠状，膨体及轴突终末内充满致密核心颗粒（图 13-4-12）。

垂体细胞是一种特殊分化的神经胶质细胞，是神经垂体的主要细胞成分，分布于神经纤维之间。银浸法显示垂体细胞形态和大小不一致，通常有数个突起，相邻突起彼此相连成网，形成结构网架，下丘脑神经垂体束的神经纤维和轴突终末位于网架内。电镜下，可见垂体细胞胞质内含脂滴和脂褐素，突起间有缝隙连接，细胞的一些突起弯曲走行于轴突间（图 13-4-10），并包绕轴突终末及膨体。垂体细胞类似于中枢神经系统的星形胶质细胞，有多种功能，除具有支持、营养作用外，还有吞噬和保护作用。

神经垂体内毛细血管丰富，内皮为有孔型，孔上有隔膜，内皮细胞外有基膜。毛细血管周边有明显间隙（图 13-4-10）。

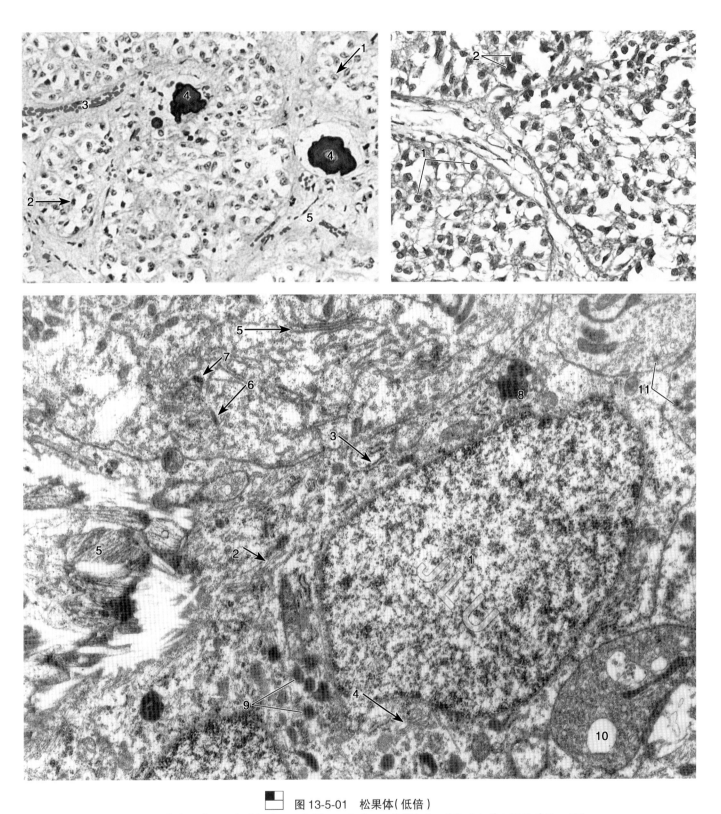

图 13-5-01　松果体（低倍）

1. 松果体细胞；2. 胶质细胞；3. 血管；4. 脑砂；5. 结缔组织　（复旦大学上海医学院　图）

图 13-5-02　松果体（高倍）

1. 松果体细胞；2. 神经胶质细胞　（周莉　图）

图 13-5-03　松果体细胞电镜像

1. 松果体细胞核；2. 微丝；3. 粗面内质网；4. 高尔基复合体；5. 微管束；6. 突触带；7. 突触板；8. 脂褐素；9. 溶酶体；10. 神经终末；11. 小泡

轴突终末释放的激素以分子扩散方式通过血管周隙和内皮入血。

下丘脑视上核合成的升压素和室旁核合成的催产素在神经垂体贮存和释放。在分娩或性交时,可引起催产素释放,而致子宫平滑肌及乳腺的肌上皮细胞收缩;升压素可使小动脉平滑肌收缩引起血压上升,颈动脉及主动脉压力感受器的反射活动可调控升压素的分泌。正常生理状态下,升压素的主要作用是增强肾远曲小管和集合管的通透性,促进上皮细胞重吸收原尿中的水和电解质,浓缩原尿,形成高渗尿,调节体内水及电解质平衡,故也称抗利尿激素。该激素的抗利尿作用比加压作用更为重要。在下丘脑发生肿瘤或受损伤时,肾远曲小管丧失重吸收水的能力,患者出现持续大量排尿现象(尿崩症);在失血时,也可刺激神经垂体大量释放升压素。

第五节　松　果　体

松果体,又称松果腺或脑上腺,属神经内分泌器官。胚胎发生来源于神经外胚层。人的松果体为扁锥形,灰红色,长 5~8mm,宽 3~5mm,重 120~200mg,位于间脑顶端后上方,以柄与间脑相连,第三脑室突向柄内,形成松果体隐窝。松果体的功能复杂,至今尚未充分了解。对松果体分泌物中研究较多的是褪黑素。哺乳类松果体内合成的褪黑素和 5-羟色胺含量有明显昼夜节律变化,并参与调节生殖系统发育、动情周期和月经周期节律,同时受交感神经和副交感神经调节。

松果体结缔组织被膜伸出若干小隔进入实质,将其分成不规则小叶,小血管和无髓神经纤维行于其间。小隔的结缔组织随年龄增多,使小叶更为清晰。松果体实质主要由松果体细胞和神经胶质细胞构成;间质的结缔组织中血管丰富,为有孔毛细血管,网状纤维和胶原纤维较多,弹性纤维较少;在间质内可见成纤维细胞、淋巴细胞、浆细胞、巨噬细胞、肥大细胞及黑素细胞等。

1. **松果体细胞**　约占全部实质细胞的 90%,也称主细胞,是一种神经内分泌细胞。在常规染色中,这些细胞呈淡染上皮样细胞索,细胞核大而圆,有的呈不规则凹陷或分叶状,一个或多个核仁;细胞质呈弱嗜碱性,常含脂滴(图 13-5-01,图 13-5-02)。细胞常有两个或多个突起,常规染色难以显示,银浸法可显示突起较长而弯曲,突起末端以球形膨大终止于血管和室管膜附近,或附着于血管壁上。电镜下,松果体细胞核的电子密度类似神经细胞;细胞质内有时可见粗面内质网,高尔基复合体,富含核糖体和线粒体,还可见溶酶体、脂滴和脂褐素;胞体和突起内有大量平行走行的微管。胞质内还可见中心粒和微管束形成的小区,最多可有 10 个中心粒,偶见一对中心粒参与形成纤毛("9+0"结构)。松果体细胞另一特征是胞体和突起内有散在或成群分布的小泡,小泡内含电子密度较高的颗粒状物质。在突起末端膨大部常可见凝结体或称密体,目前认为,它含 5-羟色胺和褪黑素等物质。松果体细胞内还含有一种特殊细胞器,即突触带和突触球。前者由电子致密的中心及周围小泡构成。有两种类型,一种为电子致密中心呈小杆状,有 3 个高电子密度线,其周围分布着清亮小泡,内含神经递质(如 γ-氨基丁酸)。另一种的电子致密中心呈圆形、椭圆形或不规则板状,称突触板(图 13-5-03),其周围的突触小泡有清亮型和致密核心型两种。这些细胞器沿质膜分布。突触带的数目有昼夜节律变化,并与褪黑素产生的节律变化有平行关系。突触带数量可因动物接受连续光照而改变,也可因吲哚生物合成药物的作用而改变。因此,认为突触带增多是褪黑素升高的必要条件,它可能参与调节褪黑素的形成。松果体细胞间有中间连接、桥粒和缝连接,其中缝隙连接使相邻细胞互通信息,从而保持整体性活动。

2. **神经胶质细胞**　分布于松果体细胞索和血管之间,占实质细胞总数的 5%,主要为星形胶质细胞。常规染色,神经胶质细胞核呈长椭圆形,着色比松果体细胞核深(图 13-5-01,图 13-5-02),细胞质嗜碱性,胞质突起伸至毛细血管间隙形成致密胶质网,或分布在松果体细胞之间。电镜下,细胞质内可见粗面内质网及大量游离核糖体,偶见糖原颗粒,微管少见,微丝较多,成束散在分布胞体内,突起内微丝成束平行排列。根据胶质细胞与松果体细胞的密切关系,有人认为它除有支持和营养作用外,还可协调松果体细胞的分泌。

3. **脑砂**　位于实质细胞间和间质中,有时也可见于细胞内,为钙化的颗粒状结构,呈圆形或葡萄状,直径 0.8~1.0mm,其内呈同心圆板状(图 13-5-01)。电镜下,脑砂有两种形态,一种为不规则同心圆板层结构,另一种为含有针形结晶。脑砂主要成分为矿物质,基质中含有酸性或中性黏多糖及富含吲哚类蛋白质。人脑砂的矿物质成分主要为磷酸钙和碳酸钙,以羟基磷灰石结晶形式存在,还含有多种微量元素。目前认为,脑砂是松果体分泌活动的结果,并非病理产物。当松果体细胞的小泡释放激素载体复合物后,复合物即解体,载体蛋白与钙离子结合为钙载体复合物,即脑砂。脑砂随年龄增长而增多,可能与衰老、松果体退化有关。若颅内占位性病变挤压一侧大脑半球,可使有钙化结构的松果体偏位,临床上的影像检查可作为诊断依据。

松果体受颈上神经节发出的去甲肾上腺素能交感神经、副交感神经节发出的胆碱能神经和三叉神经节发出的肽能神经支配。哺乳动物松果体分泌物的主要作用是对下丘脑-垂体-性腺轴的调节,参与生物节律,抑制生殖,调节体温,对许多器官的功能具有高度的整合调节作用。生成多种生物胺和肽类物质,其中以褪黑素最多。另外,松果体还含有神经递质 γ-氨基丁酸及精氨酸催产素等。合成褪黑素的第一步是松果体细胞从血液中摄取色氨酸,在色氨酸羟化酶的催化下,形成 5-羟色氨酸;第二步是 5-羟色氨酸在芳香族氨基酸脱羧酶作用下转化为 5-羟色氨,后者受 5-羟色氨-N-乙酰转移酶的作用转变为 N-乙酰 5-羟色氨;最后 N-乙酰 5-羟色氨在羟基吲哚-氧-甲基转移酶的作用下转化为褪黑素。5-羟基吲哚-氧-甲基转移酶是褪黑素合成的关键酶,它与 5-羟色氨-N-乙酰转移酶一起控制褪黑素的合成。这两种酶对光照最敏感。褪黑素主要在肝内代谢,它在肝细胞微体内羟化酶催化下,羟化成 6-羟褪黑素,进而与硫酸盐或葡萄糖醛酸结合,由尿排出。

（刘佳梅　周莉）

第十四章 消 化 管

目 录

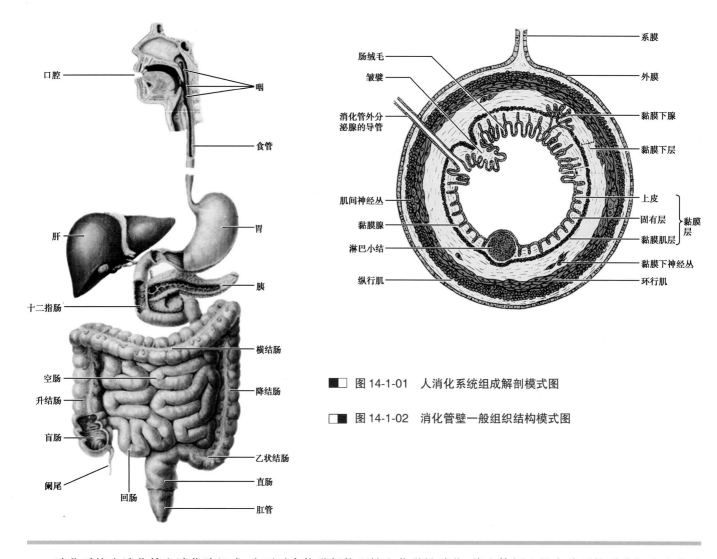

口腔

咽

食管

肝

胃

胰

十二指肠

横结肠

空肠

升结肠

降结肠

盲肠

乙状结肠

阑尾

直肠

回肠

肛管

肠绒毛

皱襞

消化管外分
泌腺的导管

肌间神经丛

黏膜腺

淋巴小结

纵行肌

系膜

外膜

黏膜下腺

黏膜下层

上皮
固有层　} 黏膜层
黏膜肌层

黏膜下神经丛

环行肌

■□ 图 14-1-01　人消化系统组成解剖模式图

□■ 图 14-1-02　消化管壁一般组织结构模式图

消化系统由消化管和消化腺组成,主要对食物进行物理性和化学性消化,将人体摄入的大分子物质分解为小分子的氨基酸、单糖和甘油酯等,吸收后供机体生长和代谢需要。消化管是从口腔至肛门的连续性管道,依次分为口腔、咽、食管、胃、小肠和大肠(图 14-1-01)。这些器官管壁的共同特点是具有分层结构,但又有与之功能相适应的结构特点。

第一节　消化管壁的一般组织结构

消化管壁(除口腔与咽外)自内向外分为黏膜、黏膜下层、肌层与外膜四层(图 14-1-02)。

1. **黏膜**　由上皮、固有层和黏膜肌层组成,是执行消化与吸收功能的主要结构。由于黏膜各段的特点与之功能相适应,组织结构差异颇大,如上皮的类型,消化管两端(口腔、咽、食管及肛门)为耐摩擦、以保护功能为主的复层扁平上皮;胃、小肠和大肠是以消化和吸收功能为主的单层柱状上皮。上皮向固有层或黏膜下层下陷形成消化管的小型腺体,如食管腺、胃底腺、小肠腺和结肠腺等。上皮深部的固有层为富含淋巴组织和免疫细胞的疏松结缔组织,纤维较细密,除有大量小型消化腺外,还有小血管、淋巴管、神经和散在的平滑肌。黏膜肌层为薄层平滑肌,其运动可改变黏膜形态,有助于营养物质的吸收与腺体分泌。

2. **黏膜下层**　为较致密的结缔组织,含小动脉、小静脉、淋巴管、神经纤维和黏膜下神经丛。黏膜下神经丛又称迈斯纳神经丛(Meissner's plexus),其中含多极神经元和无髓神经纤维,属副交感神经节,可调节黏膜肌的运动和腺体分泌。在食管及十二指肠的黏膜下层内分别有食管腺和十二指肠腺。在部分节段,消化管黏膜连同黏膜下层共同突向管腔形成皱襞,使消化管内表面积增大,有利于食物的输送或加速食物的消化吸收。

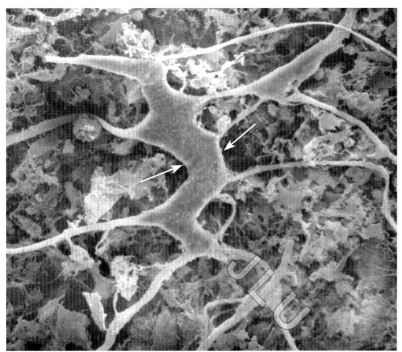

图 14-1-03 结肠肌间神经丛扫描电镜像（盐酸-消化酶法）
箭头示肌间神经丛

图 14-1-04 肌间神经丛（油镜）
1. 神经节细胞；
2. 卫星细胞核

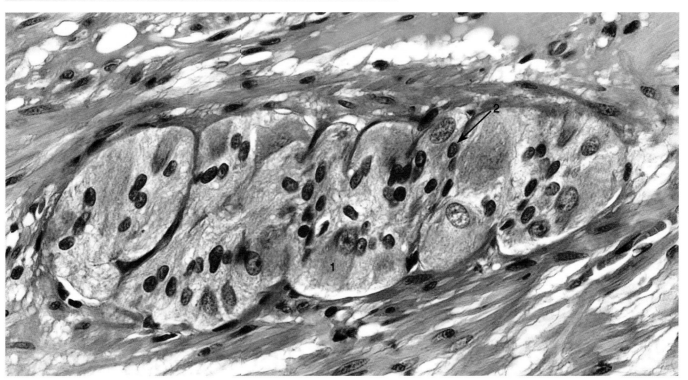

3. **肌层** 咽、食管上段及中段部分、肛门外括约肌为骨骼肌,其他各段的肌层均为平滑肌。肌层一般分为内环行和外纵行两层,环形肌收缩使管腔缩窄,纵行肌收缩可使管道缩短,从而实现对食物与消化液的充分混合。肌层之间有副交感神经构成的肌间神经丛,又称奥尔巴赫神经丛（Auerbach's plexus）（图 14-1-03 ~ 图 14-1-05）,可调节肌层运动。肌间的结缔组织中还有间质卡哈尔细胞（interstitial Cajal cell）,呈多突起状,细胞核椭圆形,胞质较少,采用免疫组织化学染色可辨认（图 14-1-06）。目前,此细胞的功能被认为是胃肠自主节律的起搏细胞。

4. **外膜** 由薄层结缔组织构成纤维膜,主要分布于食管和大肠末段,与周围组织无明确界限;由薄层结缔组织与间皮共同构成浆膜,见于腹膜内位器官,如胃、小肠和大肠的大部,浆膜使其表面光滑,利于胃肠活动。

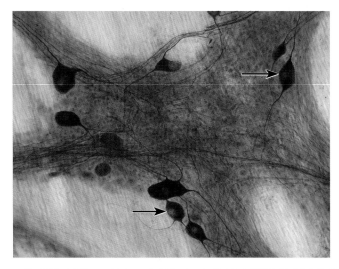

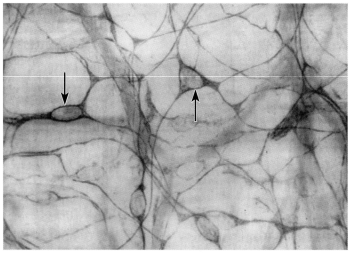

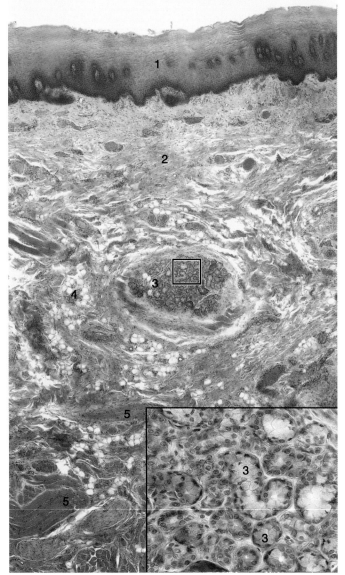

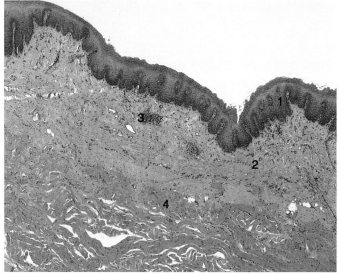

图 14-1-05　小肠肌间神经丛铺片（中倍，镀银染色）
箭头示神经元
（周莉　图）

图 14-1-06　小肠肌层的间质卡哈尔细胞（中倍，波形蛋白免疫组织化学染色）
箭头示间质卡哈尔细胞
（周德山　图）

图 14-2-01　口唇（低倍）
1. 复层扁平上皮；2. 固有层结缔组织；3. 小唾液腺；4 脂肪细胞；5. 骨骼肌

图 14-2-02　口咽部（低倍）
1. 复层扁平上皮；2. 固有层结缔组织；3. 淋巴小结；4. 骨骼肌
（周莉　图）

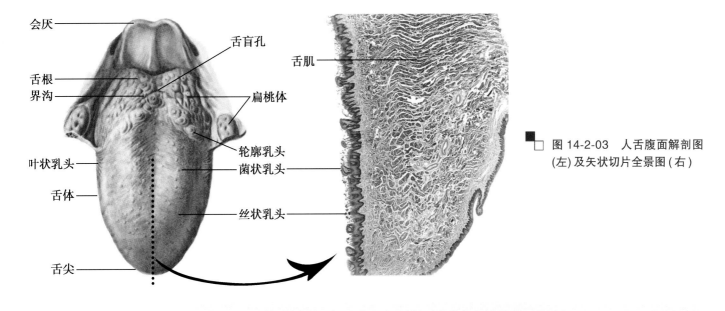

会厌

舌盲孔

舌根

界沟

扁桃体

轮廓乳头

叶状乳头

菌状乳头

舌体

丝状乳头

舌尖

舌肌

图 14-2-03　人舌腹面解剖图
（左）及矢状切片全景图（右）

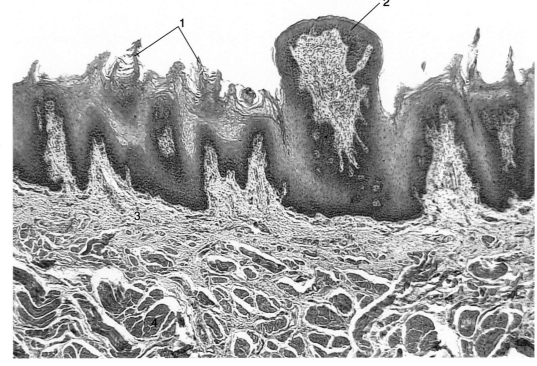

图 14-2-04　舌丝状乳
头和菌状乳头（低倍）

1. 丝状乳头；

2. 菌状乳头；

3. 固有层；

4. 舌肌

（周莉　图）

第二节　口 腔 与 咽

1. 口腔与咽的一般结构　口腔黏膜只有上皮和固有层，无黏膜肌层。上皮为复层扁平形，仅在硬腭部出现角化。固有层结缔组织突向上皮形成乳头，其内富有毛细血管，故黏膜呈红色。乳头及上皮内有许多感觉神经末梢。口腔底部的上皮菲薄，通透性高，有利于某些化学物质的吸收，如治疗心绞痛时，含服硝酸甘油。固有层中有小唾液腺。固有层下连骨骼肌（唇、颊等处）或骨膜（硬腭）。

咽分鼻咽、口咽、喉咽三部分，咽壁由黏膜、肌层与纤维膜三层组成。口咽、喉咽和鼻咽的部分区域黏膜上皮为复层扁平；近咽顶部为假复层纤毛柱状上皮；鼻咽部外侧壁的假复层纤毛柱状上皮可向下延续越过咽鼓管咽口。黏膜的固有层由较致密的结缔组织构成，可见黏液腺或混合腺，还有丰富的淋巴组织。咽无黏膜肌，由厚而致密的弹性纤维替代。除鼻咽部外侧壁有较明显的黏膜下层外，其余部位无明显的黏膜下层。肌层由内纵行、外斜行或环行排列的骨骼肌组成（图 14-2-01，图 14-2-02）。在咽顶穹隆处，弹性层与颅底骨膜相贴。

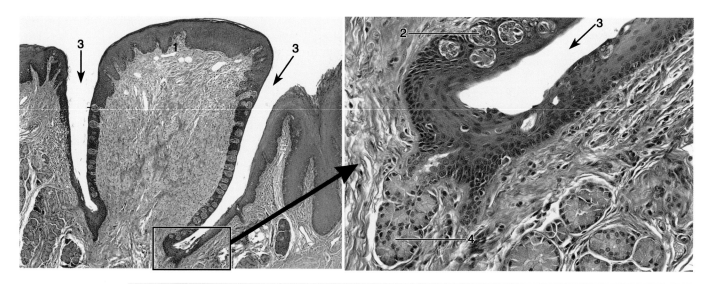

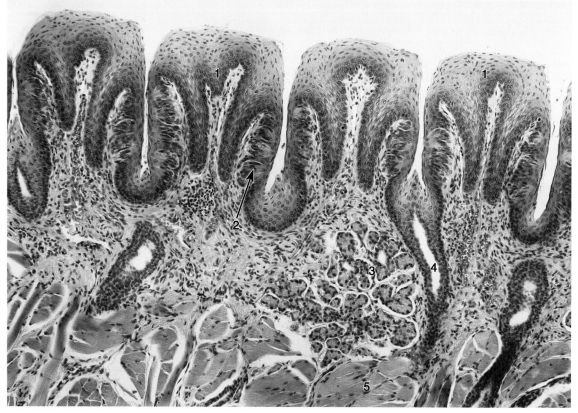

图 14-2-05 舌轮廓乳头（低、高倍，右侧为局部放大）
1. 轮廓乳头；2. 味蕾；3. 环沟；4. 味腺 （文建国 图）

图 14-2-06 猫舌叶状乳头（中倍）
1. 叶状乳头；2. 味蕾；3. 味腺分泌部；4. 味腺导管；5. 舌肌 （周莉 图）

2. 舌 由舌体和舌根组成，其间以界沟为界。舌的基本组织结构为表面的黏膜和深部的舌肌。黏膜为复层扁平上皮及固有层。舌体背部黏膜呈乳头状隆起，称舌乳头，分为丝状乳头、菌状乳头、叶状乳头和轮廓乳头四种，除丝状乳头外，其余三种乳头均含味蕾，感知味觉。舌根部黏膜内有许多淋巴小结，构成舌扁桃体。舌肌由纵行、横行及垂直走行的骨骼肌纤维束交织构成（图 14-2-06，图 14-2-08），使舌活动极为灵活，有利于食物的搅拌和发音。

（1）丝状乳头：数量最多，遍布于舌背。乳头呈圆锥形，尖端略向咽部倾斜。它由真皮乳头层向浅层上皮组织外凸形成，上皮内无味蕾。浅层上皮细胞角化，不断脱落，与唾液、食物残渣共同形成舌苔。舌苔的薄厚、颜色常作为中

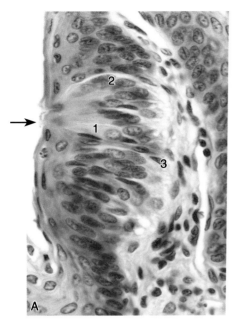
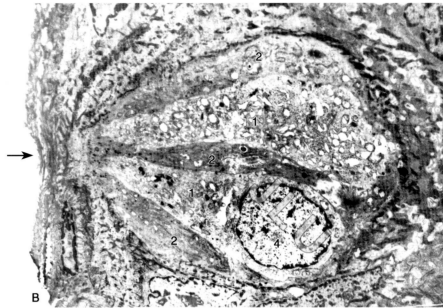

图 14-2-07 味蕾光、电镜像
（A. 光镜像；B. 电镜像）
箭头示味孔；
1. 明细胞；
2. 暗细胞；
3. 基细胞；
4. 明细胞核

图 14-2-08 舌肌（狗舌，高倍，
荧光桃红染色）
1. 不同走向的骨骼肌；
2. 肌束间结缔组织；
3. 神经纤维束
（文建国 图）

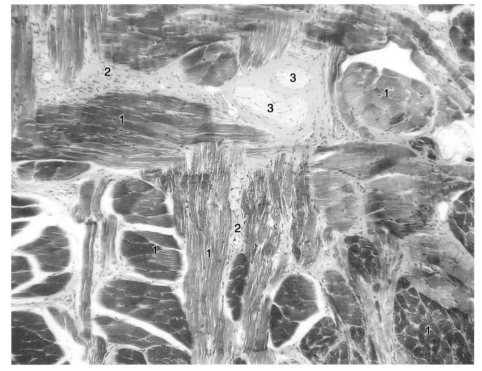

医舌诊中身体健康状况的指征之一。较厚的角化上皮更具韧性,耐摩擦,乳头间的上皮未角化,以适应舌的伸展和形状改变（图 14-2-03,图 14-2-04）。

（2）**菌状乳头**:呈蘑菇状,数量较少,体积较大,多位于舌尖与舌缘,散在于丝状乳头之间。覆盖着较薄的角化上皮,侧面为非角化上皮（图 14-2-04）。固有层富含毛细血管,使乳头外观呈红色。侧面或顶部上皮内可见少许味蕾。

（3）**轮廓乳头**:位于舌界沟前方,有 10 余个,为体积最大的舌乳头,顶部平坦,乳头周围的黏膜深陷形成环沟,侧面上皮内含较多味蕾。固有层中有小型浆液性腺,称味腺,又称冯·埃布纳腺（von Ebner gland）,导管开口于环沟底（图 14-2-05）。味腺的分泌物中含有丰富的唾液酯酶,分泌物可清除环沟中细菌杂质和食物残渣,溶解有味物质,有利于味蕾不断感受不同物质的刺激。

（4）**叶状乳头**:位于舌后部侧缘,形如叶片,体积较大,顶部平坦,表面被覆角化的上皮细胞,乳头周围形成环沟,沟两侧上皮内含较多的味蕾,呈卵圆形淡染结构。固有层中有味腺,导管开口于沟底（图 14-2-06）。人的叶状乳头趋

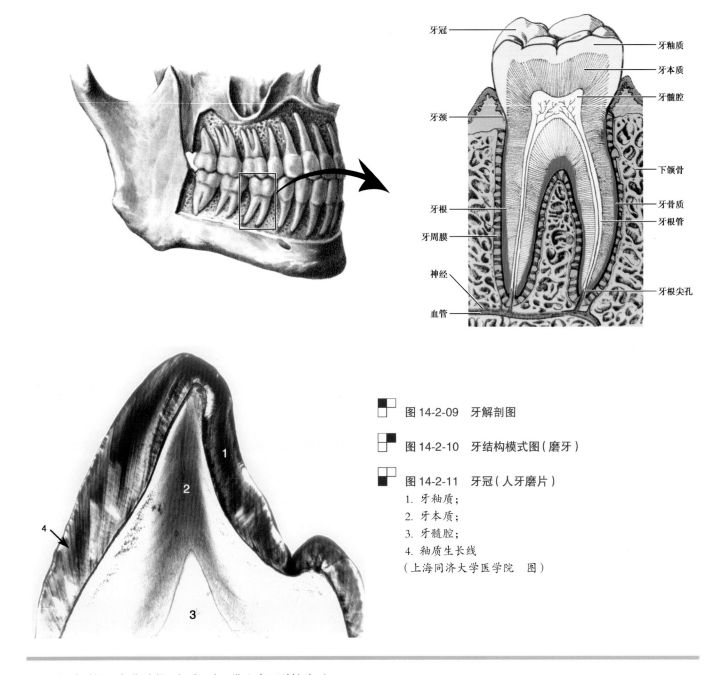

图 14-2-09 牙解剖图

图 14-2-10 牙结构模式图（磨牙）

图 14-2-11 牙冠（人牙磨片）
1. 牙釉质；
2. 牙本质；
3. 牙髓腔；
4. 釉质生长线
（上海同济大学医学院　图）

于退化，但某些哺乳动物（如猴、犬、猫和兔）则较发达。

（5）**味蕾**：为卵圆形小体，埋在黏膜的复层扁平上皮内。主要分布于轮廓乳头和叶状乳头上皮内，少数散在于菌状乳头、软腭、会厌、咽及喉的上皮内，成人约 3 000 个。味蕾顶端有一个小孔，称味孔，基部有基底孔，神经纤维由此进入味蕾。味蕾由三种细胞组成，即味细胞，支持细胞和基细胞，其中支持细胞数量最多。味细胞属于感觉上皮细胞，源自胚胎发育时的神经嵴，形如梭形，居味蕾中央，染色浅，细胞基部与味觉神经末梢形成突触；支持细胞染色较深，位于味蕾周边及味细胞之间；基细胞数量少，呈锥体形，位于基底部，它能分化为其他细胞。电镜下，味蕾由暗细胞（Ⅰ型细胞）、明细胞（Ⅱ型和Ⅲ型细胞）和基细胞组成。暗细胞相当于光镜下的支持细胞，Ⅱ型和Ⅲ型明细胞基部与神经末梢形成突触，故被认为是味细胞。暗细胞和明细胞顶端均有微绒毛突入味孔（图 14-2-07）。

3. 牙 分三部分，露在外面的为牙冠，埋在牙槽骨内的为牙根，两者交界部为牙颈。牙组织由釉质、牙本质和牙骨质构成。牙本质构成牙的主体，其牙冠部覆盖着釉质，牙根部和颈部被一薄层牙骨质包被。牙本质中央为牙髓腔，牙根基部有一牙根尖孔，牙髓腔内的牙髓经牙根尖孔与牙周组织相连。牙根周围的牙周膜、牙槽骨骨膜及牙龈统称牙周组织，它们均有固定和支持牙的作用（图 14-2-09，图 14-2-10）。

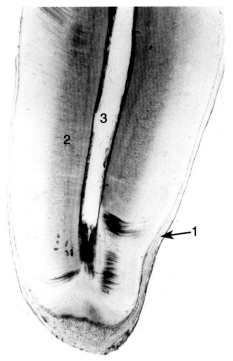

图14-2-12 牙根(人牙磨片)
1. 牙骨质;2. 牙本质;3. 牙髓腔
(同济大学医学院 图)

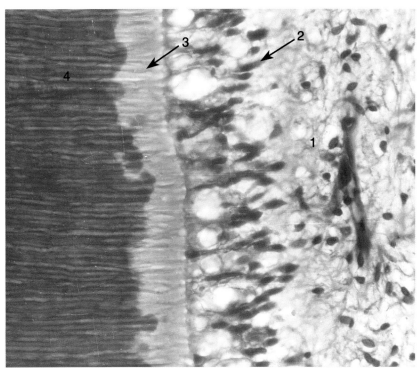

图14-2-13 牙髓和牙本质(人牙脱钙切片)
1. 牙髓;2. 成牙本质细胞;3. 成牙本质细胞突;4. 牙本质小管
(同济大学医学院 图)

(1) **釉质**:为身体最坚硬的组织,含有96%的无机物,有机物和水很少。釉质由釉柱和极少量基质构成。釉柱是从牙釉质与牙本质交界处向牙冠表面呈放射状紧密排列的细长棱柱状结构,主要成分为羟基磷灰石结晶。在牙冠的横切面上则为从釉质表面斜行向内,向牙根方向走行的弧形线,称釉质生长线[芮氏线(Retzius line)](图14-2-11)。釉质发育呈间歇性生长,间歇期时,釉质基质形成缓慢,钙化较差,有机物含量多,故折光性差,则构成釉质生长线。

(2) **牙本质**:主要由牙本质小管及间质组成。牙本质小管从牙髓表面向釉质方向呈放射状排列,小管粗细不均,且有分支。分布于牙髓腔内面的成牙质细胞的突起伸入牙本质小管内,称牙本质纤维(图14-2-13)。牙本质小管之间为间质,由胶原纤维和无机盐(含80%的钙盐)组成。成牙本质细胞能合成、分泌牙本质间质的有机成分。当釉质遭到损伤后,牙本质内的神经末梢对冷、热和酸等刺激敏感。

(3) **牙骨质**:包绕在牙根表面的薄层骨样组织,结构与骨组织相似,但无骨单位和血管(图14-2-12)。

(4) **牙髓**:为富含血管和神经的疏松结缔组织。牙髓内的细胞主要有成牙本质细胞、成纤维细胞、未分化间充质细胞、巨噬细胞和树突状细胞等。前三种为牙髓固有细胞,胚胎来源于神经嵴细胞。成牙本质细胞是牙髓内最具特征的细胞,它呈单层排列在牙髓周边部,胞质有一细长突起伸入牙本质小管内,称成牙本质细胞突(图14-2-13),又称托姆斯纤维(Tomes' fiber)。牙冠部成牙本质细胞胞体长40~50μm,宽约7μm。牙髓中部的成牙本质细胞呈立方状,而根部则呈扁平状。成牙本质细胞的形态反映其功能状态。根据此特点可分为分泌性成牙本质细胞、休止的或衰老的成牙本质细胞及移行性成牙本质细胞。光镜下,分泌性成牙本质细胞呈高柱状,细胞核内的常染色质附着于核膜,核仁明显,胞质强嗜碱性;休止期成牙本质细胞呈扁平状,胞质少,胞质弱嗜碱性;移行性成牙本质细胞在光镜下不易识别。此细胞是一种终末细胞,一旦分化成熟,则不再继续分裂。进入牙髓的神经主要由三叉神经的感觉神经和颈上节的交感神经分支组成,有髓、无髓神经纤维均有。它们常与血管和淋巴管伴行,形成血管神经束,通过牙根尖孔到达髓腔。神经进入髓腔后,伴随血管从牙髓中心向外周延伸并呈树状分支,最终在成牙本质细胞下形成牙本质细胞下神经丛。

(5) **牙周膜**:为包在牙根周围的致密结缔组织,由粗大的胶原纤维束将牙槽骨和牙根牢固结合。此处的胶原蛋白经常更新,因此,需补充蛋白质和维生素C。老年人的牙周膜常萎缩,引起牙齿松动与脱落(图14-2-10)。

(6) **牙龈**:由复层扁平上皮和固有层组成的黏膜包绕着牙颈。老年人的牙龈常萎缩,露出牙颈和牙根。

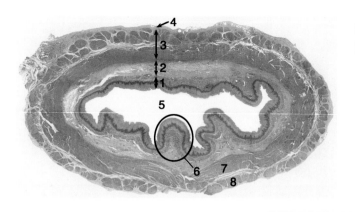

图 14-3-01　食管横断面切片全景图
1. 黏膜；
2. 黏膜下层；
3. 肌层；
4. 外膜；
5. 管腔；
6. 皱襞；
7. 环形肌；
8. 纵行肌

图 14-3-02　食管黏膜层（低倍）
1. 复层扁平上皮；
2. 固有层；
3. 黏膜肌层；
4. 黏膜下层
（周莉　图）

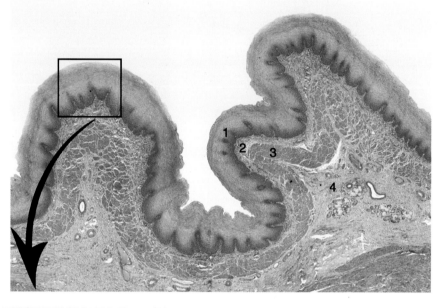

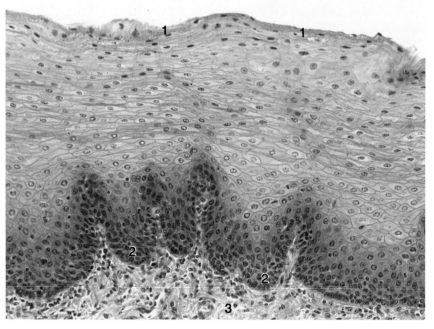

图 14-3-03　食管上皮（高倍）
1. 不完全角化的复层扁平上皮；
2. 基底层细胞；
3. 固有层
（周莉　图）

第三节　食　管

食管自内向外依次为黏膜、黏膜下层、肌层和外膜（图 14-3-01，图 14-3-02）。食管腔面有纵行皱襞（图 14-3-01），

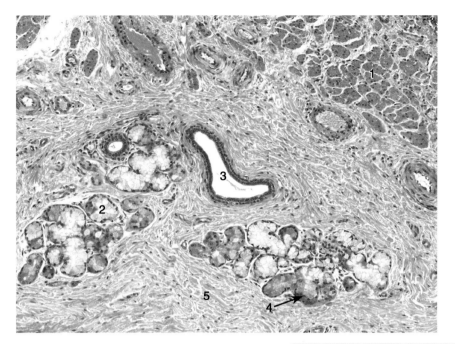

图 14-3-04　食管黏膜下层食管腺
（中倍）
1. 黏膜肌层平滑肌束；
2. 食管腺分泌部；
3. 食管腺导管；
4. 分泌部嗜酸细胞；
5. 黏膜下层结缔组织
（周莉　图）

图 14-3-05　食管中段肌层（中倍）
1. 骨骼肌束；
2. 平滑肌束；
3. 肌间结缔组织；
4. 外膜
（周莉　图）

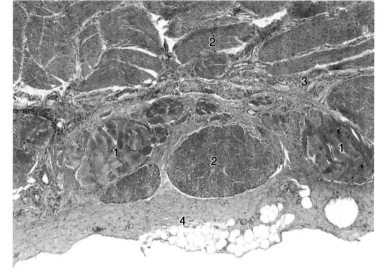

食物通过时皱襞消失。

1. 黏膜　上皮为不完全角化的复层扁平上皮，表浅层上皮不断脱落，基底层上皮分裂、增殖，从深部向表浅移动。处于不断更新过程中。食管上皮或其衍生的腺上皮的异常增生可能导致食管癌。食管下端的复层扁平上皮与胃贲门部的单层柱状上皮骤然相接，是食管癌易发部位（图 14-4-01）。固有层（图 14-3-03）为细密结缔组织，并形成乳头突向上皮。在食管上端与下端的固有层内可见少量黏液性腺。黏膜肌层由较厚的纵行平滑肌束组成（图 14-3-02）。

2. 黏膜下层　为较疏松的结缔组织，含较多黏液性食管腺（图 14-3-04），其导管穿过黏膜开口于食管腔。分泌部主要由黏液细胞构成，此外，尚可见小颗粒细胞、嗜酸细胞与肌上皮细胞。小颗粒细胞位于黏液细胞之间以及腺泡与导管交界处，由于电镜下胞质内粗面内质网稀少，分泌颗粒少或无。故推测小颗粒细胞是未分化成熟的黏液细胞或分泌休止期的黏液细胞。嗜酸细胞存在于靠近导管起始端的腺泡处，HE 染色呈强嗜酸性，细胞核居中，形状不一（图 14-3-04），其特征是电镜下胞质含大量线粒体，尚可见小型高尔基复合体和游离核糖体。嗜酸细胞的功能尚不清楚。人胎儿晚期和新生儿的食管均无食管腺，在出生后的发育中，食管上皮生长并深入结缔组织内分化形成食管腺。食管腺周围常有较密集的淋巴细胞、浆细胞和淋巴小结。

3. 肌层　分内环行、外纵行两层，其间有肌间神经丛。上 1/3 段为骨骼肌，下 1/3 段为平滑肌，中 1/3 段则兼具两者（图 14-3-05）。食管两端的内环行肌稍厚，分别形成食管上、下括约肌。食管下括约肌张力下降或/和神经异常可致食管反流，称反流性食管炎。

4. 外膜　大部分为结缔组织构成的纤维膜，食管一旦进入腹腔则为浆膜。其中含有神经、血管和淋巴管。

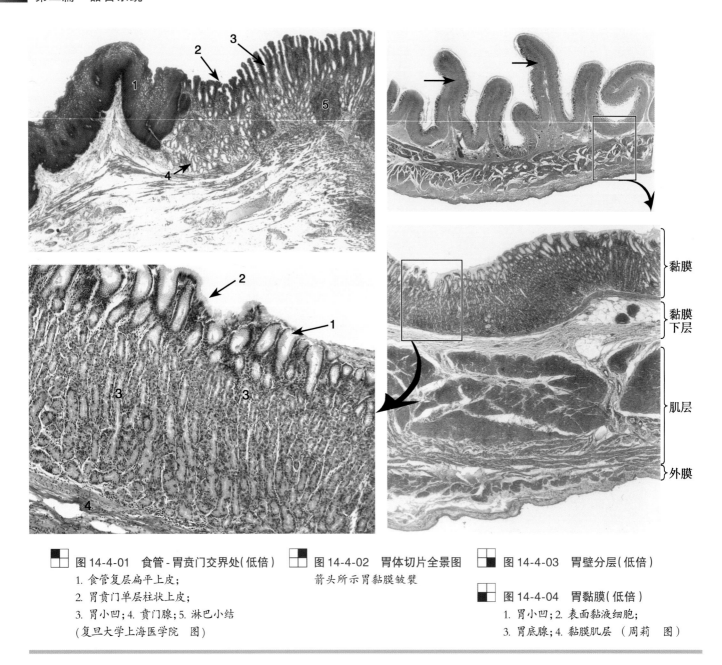

图 14-4-01　食管-胃贲门交界处(低倍)
1. 食管复层扁平上皮；
2. 胃贲门单层柱状上皮；
3. 胃小凹；4. 贲门腺；5. 淋巴小结
(复旦大学上海医学院　图)

图 14-4-02　胃体切片全景图
箭头所示胃黏膜皱襞

图 14-4-03　胃壁分层(低倍)

图 14-4-04　胃黏膜(低倍)
1. 胃小凹；2. 表面黏液细胞；
3. 胃底腺；4. 黏膜肌层　(周莉　图)

第四节　胃

　　胃空虚时内腔面可见许多纵行皱襞，进食后皱襞消失。胃分为贲门部、胃底、胃体和幽门部 4 部分，其中胃底和胃体的组织结构相同。胃壁较厚，自内向外依次为黏膜、黏膜下层、肌层和外膜(图 14-4-02，图 14-4-03)。

　　1. 黏膜　由上皮、固有层和黏膜肌层构成(图 14-4-04)。肉眼观察，胃内腔面有许多浅沟，将黏膜分成许多胃小区，直径 2~6mm。黏膜表面上皮向深部延伸形成称胃小凹，使胃表面布满不规则形小孔，每个胃小凹底部有 3~5 条腺体开口(图 14-4-05，图 14-4-06)。依据胃腺的差异，将胃黏膜分 3 个区，即贲门腺区、胃底腺区和幽门腺区。

　　(1)**上皮**：细胞呈单层柱状，在胃贲门部与食管连接处，食管的复层扁平上皮骤然转变为单层柱状上皮(图 14-4-01)。在幽门部与十二指肠相交处，胃上皮逐渐转变为小肠上皮。胃上皮又称表面黏液细胞，细胞核卵圆形，位于基底，顶部胞质充满黏原颗粒，在 HE 染色切片中，黏原颗粒不着色，故细胞的核上区呈透明或空泡状。上皮细胞的分泌物在表面形成一层不溶性黏液，呈凝胶状，不能被盐酸所溶解。可防止高酸度胃液与胃蛋白酶对黏膜的消化和损伤。电镜下，上皮细胞游离面有微绒毛，核上区有高电子密度的黏原颗粒(图 14-4-07)，细胞侧面以紧密连接、桥粒和缝隙连接与邻近细胞相连。胃黏膜的保护屏障在应激、精神因素、药物或微生物(如幽门螺杆菌感染)等影响下均可被破坏，导致胃溃疡。如在正常胃上皮中发现杯状细胞，则称为"胃肠上皮化生"，被认为是胃癌前期表现。

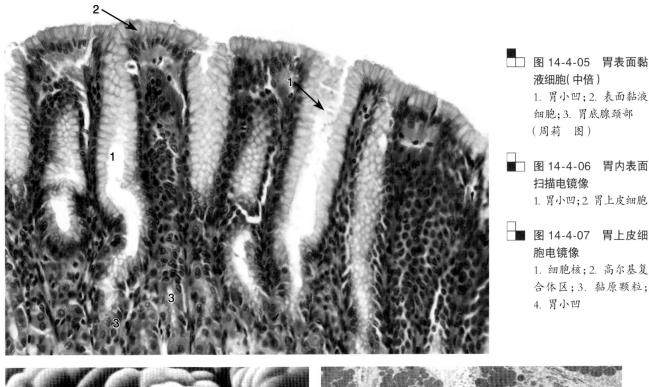

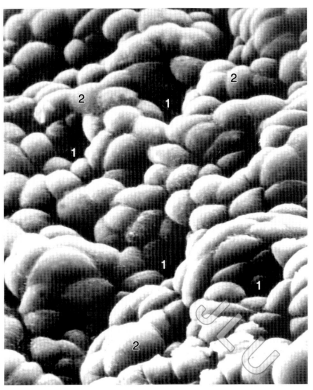

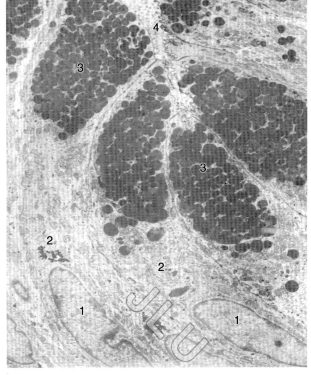

（2）**固有层**：结缔组织内有大量紧密排列的胃腺，腺间结缔组织内除成纤维细胞外，还有较多淋巴细胞、浆细胞、嗜酸性粒细胞及散在的平滑肌纤维等。平滑肌纤维收缩有助于排出腺内容物。依黏膜部位不同，胃腺分为贲门腺、胃底腺和幽门腺。其中，胃底腺分布于胃底和胃体，数量最大，也是分泌胃液的主要腺体。

胃底腺为单管状或分支管状腺，由主细胞、壁细胞、颈黏液细胞、干细胞和内分泌细胞组成（图 14-4-08）。每个腺体常被分为与胃小凹相连的颈部、深层的体部和底部三部分。

1）**主细胞**：又称胃酶细胞，主要位于胃底腺的体部和底部。主细胞呈锥形或柱状，核圆形，位于细胞基部；胞质基部呈强嗜碱性，顶部着色浅淡，呈泡沫状（图 14-4-08）。电镜下，胞质基部有板层状粗面内质网与游离核糖体，使该

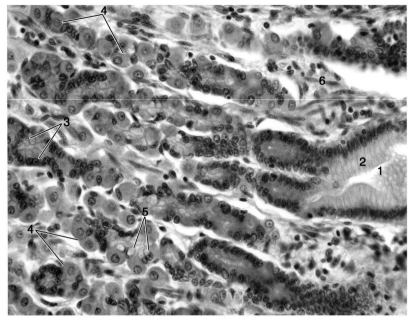

图 14-4-08　胃底腺颈部（高倍）
1. 胃小凹；2. 胃上皮细胞；3. 主细胞；
4. 壁细胞；5. 颈黏液细胞；6. 腺体间的结缔组织

图 14-4-09　主细胞电镜像
1. 细胞核；2. 粗面内质网；3. 线粒体；
4. 高尔基复合体；5. 分泌颗粒；6. 腺腔

图 14-4-10　胃底腺体部（高倍）
1. 壁细胞；2. 主细胞；3. 颈黏液细胞；
4. 腺腔；5. 固有层小血管

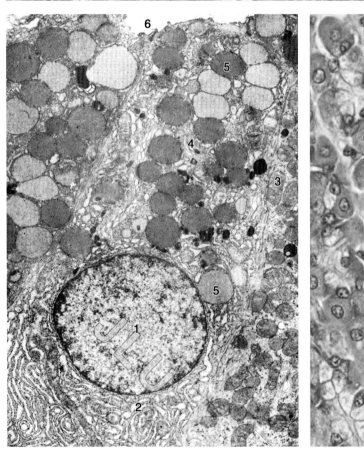

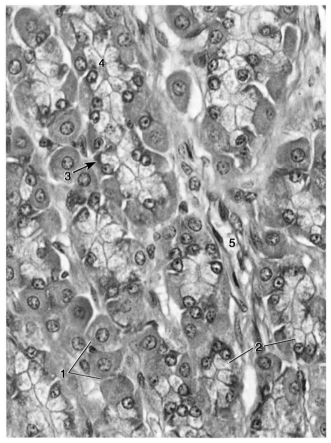

部位在常规染色呈嗜碱性；核上方有发达的高尔基复合体，顶端充满分泌颗粒（酶原颗粒），内含胃蛋白酶原（图14-4-09）。由于在常规标本制备过程中，分泌颗粒易受酸性物质影响而流失，致使顶部胞质呈泡沫状。胃蛋白酶原受盐酸的激活转变为具有活性的胃蛋白酶，使蛋白质的肽链裂解，从而使蛋白质在胃中得到初步消化。婴儿的主细胞还能分泌凝乳酶，使乳汁凝固。

　　2）壁细胞：分泌盐酸和内因子，故又称泌酸细胞。多位于胃底腺的上半部。体积较大，多呈锥体形，细胞核圆形，居中，常有双核，胞质丰富，强嗜酸性（图14-4-08，图14-4-10）。电镜下，细胞腔面有微绒毛，胞质中可见迂曲分支的细胞内分泌小管。分泌小管是顶部胞膜向基底部凹陷形成，小管腔有许多微绒毛，并与腺腔相通。分泌小管和微绒毛大大增加了壁细胞分泌的表面积。壁细胞胞质内还有发达的线粒体和微管泡系统（图14-4-11）。后者是在胞质

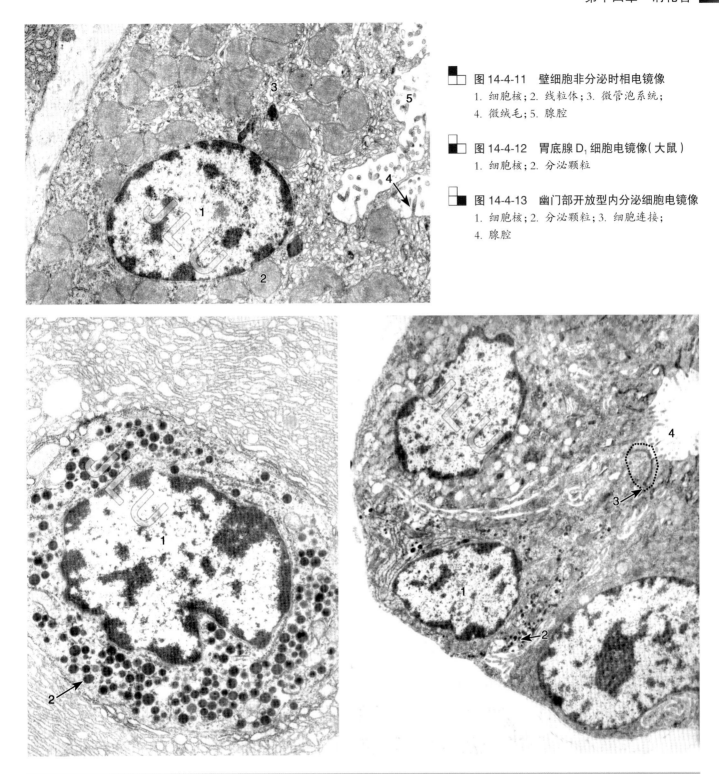

图 14-4-11　壁细胞非分泌时相电镜像
1. 细胞核；2. 线粒体；3. 微管泡系统；
4. 微绒毛；5. 腺腔

图 14-4-12　胃底腺 D₁ 细胞电镜像（大鼠）
1. 细胞核；2. 分泌颗粒

图 14-4-13　幽门部开放型内分泌细胞电镜像
1. 细胞核；2. 分泌颗粒；3. 细胞连接；
4. 腺腔

内穿插分布着许多膜性小管和小泡，与细胞内分泌小管相连续，在细胞分泌静止时尤为显著。在非分泌时相，分泌小管多不与腺腔相通，小管与细胞顶面的微绒毛短而稀疏，微管泡系统则颇为发达。在分泌时相，微管泡系统可大量参与游离面质膜的重构，分泌小管开放，微绒毛的长度与数量迅速增大，并填充了分泌小管管腔，使细胞游离面面积扩大约 5 倍，而微管泡系统的管泡数则急剧减少。目前，一般认为，在壁细胞分泌时相，微管泡系统部分与游离面质膜融合；当细胞分泌结束，进入静止期时，游离面质膜（包括微绒毛质膜）相当大一部分以内化方式成为胞质内的微管泡系统，分泌小管闭锁并与腺腔分离，成为仅有少量短粗微绒毛的空泡状结构。显而易见，壁细胞微管泡系统的质膜与细胞顶面及分泌小管的质膜处于不断的细胞膜再循环中。

分泌小管膜中有大量质子泵（H⁺，K⁺-ATP 酶）和 Cl⁻ 通道，分别将壁细胞内形成的 H⁺ 和从血液摄取的 Cl⁻ 转运至小管，两者结合形成盐酸后进入腺腔。盐酸（也称胃酸）激活胃蛋白酶原，使之转变为胃蛋白酶，并为其活性提供所需

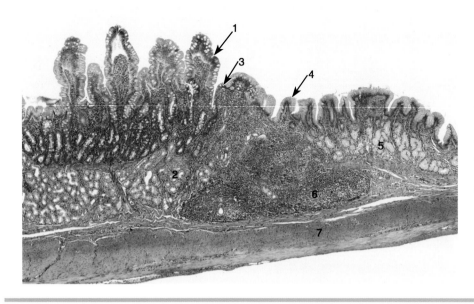

图 14-4-14　胃幽门部与十二指肠交界处（低倍）
1. 十二指肠上皮细胞；2. 十二指肠腺；3. 十二指肠上皮与胃上皮移行处；4. 胃表面粘液细胞；5. 幽门腺（黏液腺）；6. 淋巴小结；7. 肌层
（周莉　图）

的酸性环境；盐酸还有杀菌作用。壁细胞胞质中内富含线粒体，大量的线粒体为细胞分泌活动提供充足能量。胞质内无分泌颗粒，粗面内质网与高尔基复合体不发达，多位于细胞基底部及周边部胞质中。胞质中还常见溶酶体、多泡体和髓样体。

人壁细胞分泌的内因子是分子量约为 60 000 的糖蛋白，能与食物中维生素 B_{12} 结合成复合物，使其在肠道内不易被酶分解，并能促进回肠对维生素 B_{12} 的吸收，而内因子本身不被吸收。维生素 B_{12} 供红细胞生成所需。萎缩性胃炎时，主细胞和壁细胞数量大幅减少，胃液量减少，其内盐酸、胃蛋白酶原及内因子含量下降，导致消化功能减弱和恶性贫血。

3）颈黏液细胞：数量较少，多位于胃底腺颈部，细胞呈楔形，夹在其他细胞之间。细胞核扁平深染，居细胞基底；核上方有许多黏原颗粒，HE 染色常被溶解而成空泡状（图 14-4-08）。颈黏液细胞分泌酸性黏液，为可溶性黏液。

4）干细胞：在 HE 染色切片中不易辨认，需特殊染色（嗜铬染色或银染）或免疫组织化学染色。存在于从胃底腺顶部至胃小凹深部一带，胞体较小，呈低柱状。增殖的子细胞，有的向上迁移，分化为表面黏液细胞，有的停留在局部或向下迁移，分化为其他胃底腺细胞。主细胞和壁细胞的寿命约为 200 天，颈黏液细胞为一周。

5）内分泌细胞：主要为 ECL 细胞和 D 细胞，还有少量 D1 细胞（图 14-4-12），ECL 细胞分泌的组织胺主要作用于邻近壁细胞，强烈促进泌酸功能；D 细胞分泌生长抑素，既可直接抑制壁细胞功能，又可通过抑制 ECL 细胞而间接作用于壁细胞；D1 细胞分泌血管活性肠肽，有促胰液素的作用。胃肠道内的内分泌细胞恶性增生可导致类癌。

贲门腺分布于近贲门处宽 1~4cm 的区域，为黏液性腺，主要由大量黏液细胞和少量内分泌 G 细胞构成，还可含少量壁细胞。

幽门腺分布于幽门部宽 4~5cm 范围内，为分支较多而弯曲的管状黏液性腺（图 14-4-14），可含少量壁细胞。幽门腺中还有较多 G 细胞和 D 细胞（图 14-4-13）。G 细胞分泌促胃液素和脑啡肽，前者刺激壁细胞分泌胃酸，后者调节消化管运动和分泌；G 细胞恶性变产生过量促胃液素，继而大量的 HCl 导致或加重消化性溃疡。

（3）黏膜肌层：由内环行和外纵行两薄层平滑肌组成。

2. 黏膜下层　为较致密的结缔组织，内含较粗的血管、淋巴管和神经，还可见成群的脂肪细胞。

3. 肌层　较厚，一般由内斜行、中环行和外纵行走向的平滑肌构成。中层环行肌在贲门和幽门部增厚，分别形成贲门括约肌和幽门括约肌。幽门括约肌功能紊乱将导致胆汁反流入胃，损伤胃黏膜。

4. 外膜　胃为腹膜内位器官，故外膜为浆膜，由疏松结缔组织与间皮构成。

食管和胃的胚胎发生：在胚胎发育的早期阶段，脊索诱导内胚层形成前肠，原始咽尾侧的一段前肠起初很短，之后延长成为食管。其表面上皮为单层上皮，后增生为复层柱状，增生过程管腔极为狭窄，甚至一度闭锁。至第 8 周，过度增生的上皮细胞凋亡退化，食管腔重新出现。中 1/3 段食管表层开始出现纤毛上皮细胞，并逐渐向头端和尾端延伸，几乎覆盖复层柱状上皮。大约在第 5 个月，食管中段开始出现复层扁平上皮，并逐渐向头端和尾端延伸，替代纤毛上皮。食管上段是最后由复层扁平上皮取代纤毛上皮的区域。如果出生时鳞状上皮取代过程尚未完成，食管上段的纤毛细胞可持续存在，还可分化为胃上皮细胞，从而形成所谓的"食管入口斑"，即指胃型黏膜出现于食管上 1/3 段，食管上括约肌之下 3cm 以内的部位。肉眼观，呈深粉红色，天鹅绒样，多为单一斑片，少见多块斑片。光镜下，斑片内含贲门型腺体（黏液腺）或胃底腺黏膜。食管上皮周围的中胚层分化为管壁的肌组织和结缔组织。

第 4~5 周时，位于食管尾侧的前肠形成梭形膨大，即胃的原基。胃的背侧形成胃大弯；腹侧形成胃小弯，胃大弯的头端膨起形成胃底。胃沿胚体纵轴顺时针旋转 90°，并由原来的垂直方位变成由左上至右下的斜行方位。

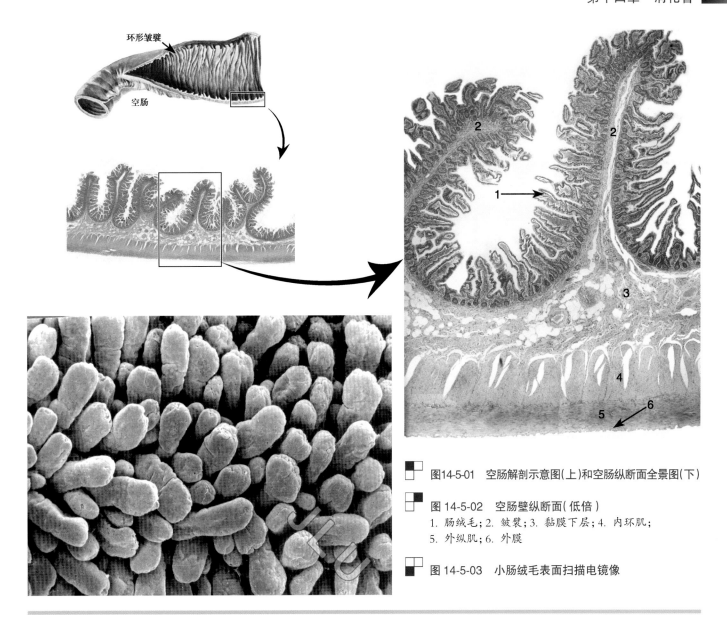

图14-5-01 空肠解剖示意图(上)和空肠纵断面全景图(下)

图 14-5-02 空肠壁纵断面(低倍)
1. 肠绒毛；2. 皱襞；3. 黏膜下层；4. 内环肌；
5. 外纵肌；6. 外膜

图 14-5-03 小肠绒毛表面扫描电镜像

第五节 小 肠

　　小肠是食物消化和吸收的主要部位,依次分为十二指肠、空肠和回肠,肠壁均由黏膜、黏膜下层、肌层和外膜构成,但又各具特征,尤其是黏膜的结构。小肠腔面有许多环形皱襞,由黏膜及黏膜下层共同向肠腔突出而成,有效扩大了肠腔内表面积,而且进食后皱襞不消失。皱襞表面有许多指状突起,即肠绒毛(图 14-5-01 ~ 图 14-5-03)。十二指肠、空肠和回肠的肠绒毛分别呈宽大叶状、长指状和短锥形。

　　肠的胚胎发生:肠上皮是由胃以下的原始消化管(内胚层)分化而成,上皮周围的结缔组织和平滑肌是均脏壁中胚层分化而成。肠最初为一条直管,以背系膜连于腹后壁。由于肠生长速度快,致使肠管向腹部弯曲而形成 U 形中肠袢,其顶端连于卵黄蒂(第 6 周后卵黄蒂逐渐退化闭锁、最终脱离肠袢并消失)。中肠袢以卵黄蒂为界分为头支和尾支,尾支近卵黄蒂处出现一突起,称盲肠突,为小肠和大肠的分界线,是盲肠和阑尾的原基。胚胎第 6 周,肠袢突入脐带内的胚外体腔,即脐腔,形成生理性脐疝。肠袢在脐腔中生长的同时,以肠系膜上动脉为轴作逆时针 90° 旋转(腹面观),使肠袢由矢状位转为水平位。第 10 周,由于腹腔容积增大,肠袢逐渐从脐腔返回腹腔,脐腔闭锁。在肠袢退回腹腔过程中,头支在先,尾支在后,继续作逆时针旋转 180°。头支演化为空肠和回肠的大部分,占据了腹腔的中部,尾支演化为回肠的小部分及部分结肠,位居腹腔的周边。盲肠突最初位于肝下,后降至右髂窝,升结肠随之形成。

　　1. **黏膜** 由上皮、固有层和黏膜肌层构成。上皮和固有层共同向肠腔突出形成肠绒毛,肠绒毛间的上皮细胞向固有层凹陷并折返则形成小肠腺或肠隐窝。在十二指肠,上皮细胞穿过黏膜肌层伸入黏膜下层形成十二指肠腺。

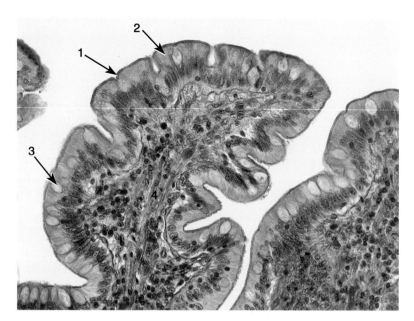

图 14-5-04 小肠绒毛（高倍）
1. 纹状缘；2. 吸收细胞；3. 杯状细胞；
4. 固有层
（周莉 图）

图 14-5-05 小肠吸收细胞核上部电镜像
1. 细胞核；2. 微绒毛；3. 线粒体；4. 粗面内质网；
5. 滑面内质网

图 14-5-06 吸收细胞微绒毛和侧面细胞连接电
镜像
1. 微绒毛；2. 终末网；3. 紧密连接；4. 中间连接
（黏合带）；5. 缝隙连接；6. 桥粒

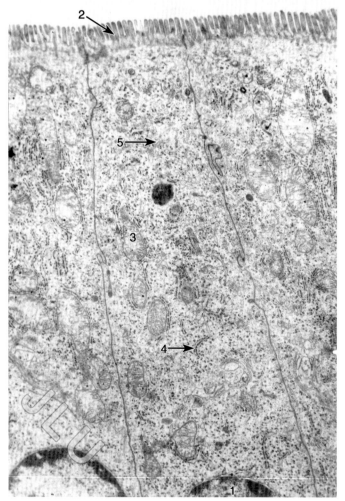

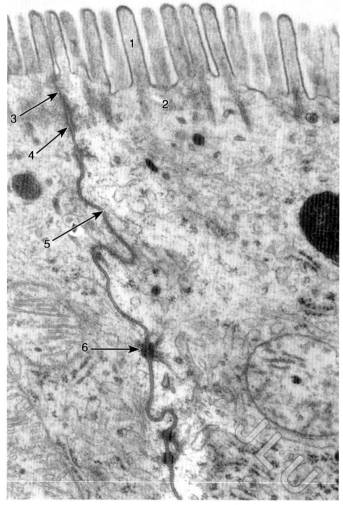

（1）**肠绒毛**：使肠腔表面积进一步扩大，有利于食物的消化和吸收。肠绒毛上皮为单层柱状，主要由吸收细胞、杯状细胞和少量内分泌细胞组成。

1）**吸收细胞**：数量最多，呈高柱状，核椭圆形，位于基底部，细胞质嗜酸性，细胞游离面有明显的纹状缘（图14-5-04），即电镜下密而规则排列的微绒毛，它使细胞游离面面积扩大约20倍。电镜下，还可见微绒毛质膜外覆有一层较厚的细胞衣，是吸收细胞产生的糖蛋白构成。细胞衣表面的糖链可广泛地吸附胰蛋白酶、胰淀粉酶等消

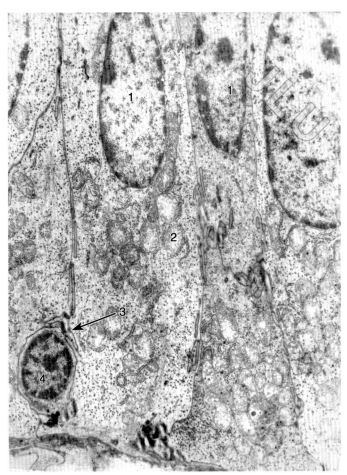

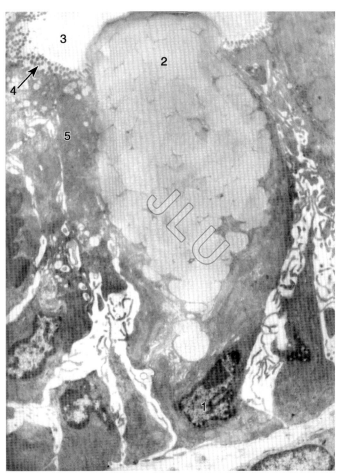

图 14-5-07　小肠吸收细胞底部电镜像

1. 细胞核；2. 线粒体；3. 细胞间隙；4. 上皮内淋巴细胞

图 14-5-08　小肠上皮杯状细胞电镜像

1. 细胞核；2. 黏原颗粒；3. 肠腔；4. 微绒毛；5. 吸收细胞

化酶。而微绒毛表面具有双糖酶和多肽酶,故吸收细胞表面是消化的关键场所。微绒毛内的纵行微丝延至细胞顶端的终末网。顶部胞质内含有大量线粒体及滑面内质网。滑面内质网膜含有的酶可将细胞吸收的甘油一酯与脂肪酸合成甘油三酯,在高尔基复合体形成乳糜微粒,然后在细胞基底部的侧面释放,进入固有层内的中央乳糜管。吸收细胞以此种方式吸收与转运脂肪。细胞基部粗面内质网丰富。细胞侧面与相邻细胞形成连接复合体,但相邻细胞侧面近基底部则有较大间隙(图 14-5-05～图 14-5-07)。

2)杯状细胞:散在于吸收细胞之间,从十二指肠至回肠末端,杯状细胞逐渐增多。它形态似高脚杯,因而得名。细胞顶部膨大,内含大量黏原颗粒,底部纤细,有深染的细胞核,形状不规则,核周少量胞质嗜碱性(图 14-5-04)。电镜下,细胞游离面的微绒毛少而短,顶部侧面与相邻细胞形成连接复合体。核下方与侧面富有平行排列的粗面内质网。核上方有发达的高尔基复合体。有膜包裹的黏原颗粒大,电子密度低,众多黏原颗粒常相互融合,成为巨大分泌泡(图 14-5-08)。一般认为,杯状细胞以胞吐方式排出黏液,对肠黏膜有润滑和保护作用。

肠上皮细胞之间还有一种簇细胞(tuft cell),又称吞饮小管细胞(caveolated cell),数量约占所有肠上皮细胞的0.4%。细胞呈锥体形,体积较大,细胞核圆形,其游离端呈现密集簇状微丝结构突出于表面,常规染色不易见到,有化学感受功能,在防御寄生虫感染中发挥重要作用,是肠道中细胞因子-白细胞介素 25(IL-25)的唯一来源。

3)固有层:为绒毛中轴,由细密的结缔组织构成,其中含有较多的淋巴细胞、浆细胞、巨噬细胞、嗜酸性粒细胞等细胞成分,并有丰富的毛细血管(图 14-5-20),以利于氨基酸和葡萄糖的吸收。在绒毛中央可见起始于盲端的毛细淋巴管,即中央乳糜管,由于管腔大,壁薄,极易塌陷。中央乳糜管可收集和运送上皮细胞吸收来的乳糜微粒。绒毛中轴还有散在纵行平滑肌纤维,直达绒毛顶端。平滑肌纤维收缩可使绒毛产生伸缩运动,促进吸收并加速淋巴和血液的运行(图 14-5-09,图 14-5-12)。

(2)小肠腺:又称肠隐窝,是小肠上皮在绒毛根部下陷至固有层而形成的管状腺,开口于相邻绒毛之间。构成小肠腺的细胞有吸收细胞、杯状细胞、未分化细胞、帕内特细胞和内分泌细胞(图 14-5-10,图 14-5-11)。前两种细胞与肠绒毛上皮细胞相同。未分化细胞位于肠腺的深层,夹在其他细胞之间,可不断分裂增殖,从肠腺深部向绒毛顶端迁移,

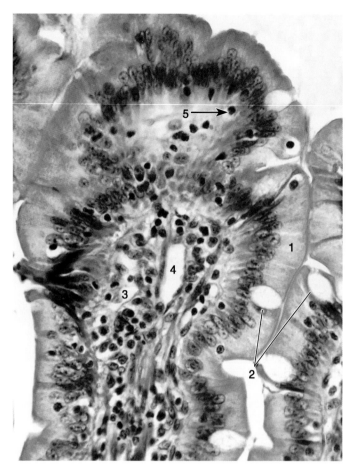

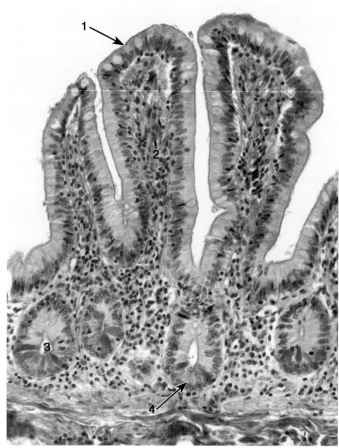

图 14-5-09　小肠绒毛内中央乳糜管（高倍）
1. 吸收细胞；2. 杯状细胞；3. 固有层；4. 中央乳糜管；5. 上皮内淋巴细胞；6. 纵行平滑肌

图 14-5-10　小肠绒毛和小肠腺（高倍）
1. 肠绒毛；2. 固有层；3. 小肠腺；4. 帕内特细胞
（周莉　图）

图 14-5-11　小肠腺（中、高倍）
（框内示帕内特细胞放大图）
1. 吸收细胞；2. 杯状细胞；3. 帕内特细胞；
4. 固有层；5. 黏膜肌层；
（周莉　图）

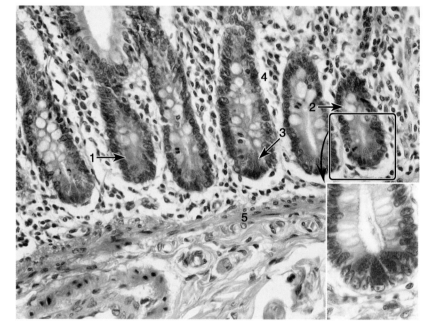

以补充脱落的吸收细胞和杯状细胞。小肠上皮每 2~4 天就完全更新一次。

　　帕内特细胞（Paneth cell），是小肠腺的特征性细胞，常三五成群位于腺底部。细胞呈大锥体形，顶端胞质充满嗜酸性颗粒（图 14-5-11）。电镜下，此种细胞具有典型蛋白质分泌细胞的特点，细胞基底部有大量粗面内质网，核上方高尔基复合体发达，膜包被的分泌颗粒均质状，高电子密度，颗粒内含有锌、肽酶、防御素和溶菌酶等。防御素（又称隐窝蛋白）作为一种抗菌肽，可杀伤微生物，保护肠腺免受肠道菌落及经口进入的病原体侵袭。溶菌酶能溶解细胞壁而具杀菌作用。内分泌细胞常规染色切片不易辨别。

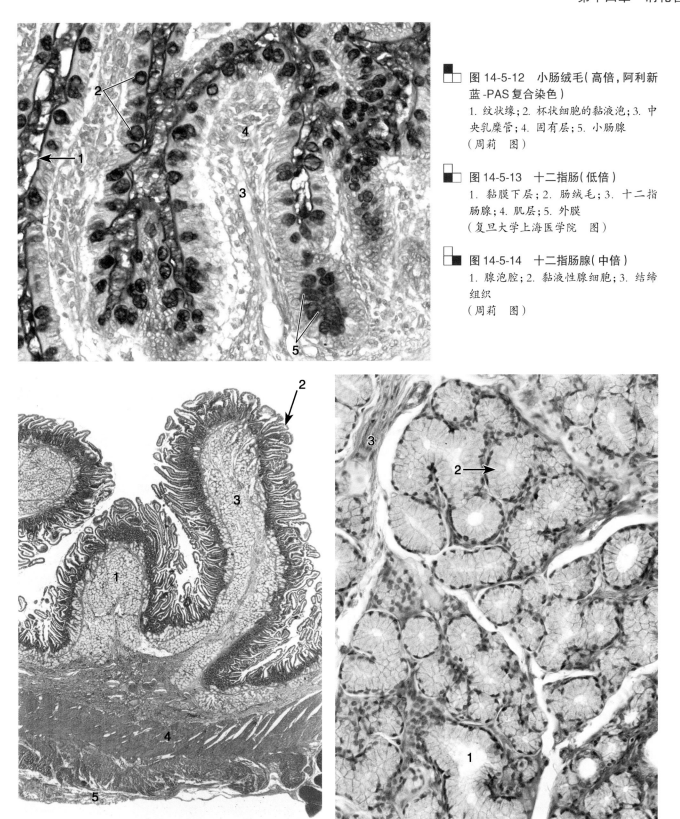

图 14-5-12　小肠绒毛（高倍，阿利新蓝-PAS复合染色）
1. 纹状缘；2. 杯状细胞的黏液泡；3. 中央乳糜管；4. 固有层；5. 小肠腺
（周莉　图）

图 14-5-13　十二指肠（低倍）
1. 黏膜下层；2. 肠绒毛；3. 十二指肠腺；4. 肌层；5. 外膜
（复旦大学上海医学院　图）

图 14-5-14　十二指肠腺（中倍）
1. 腺泡腔；2. 黏液性腺细胞；3. 结缔组织
（周莉　图）

　　十二指肠除含有普通小肠腺外,黏膜下层还有分支管泡状腺,称十二指肠腺,又称布伦纳腺(Brunner's gland),导管开口于普通肠腺的底部。它是一种黏液腺(图 14-5-13,图 14-5-14),腺细胞可以产生含中性糖蛋白及碳酸氢盐的黏液,pH 值为 8.2~9.3,可保护十二指肠黏膜免受胃酸及胰液的侵蚀。十二指肠腺还能分泌尿抑胃素,能强烈抑制胃酸分泌并刺激小肠上皮生长转换过程。

　　在固有层中,还有丰富的淋巴组织,除含有淋巴细胞、浆细胞、巨噬细胞等免疫细胞外,还有淋巴小结分布。十二

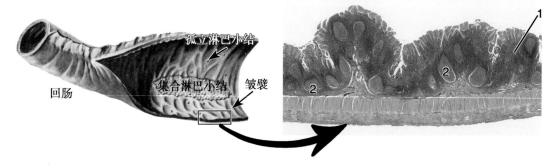

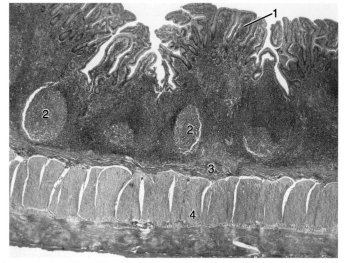

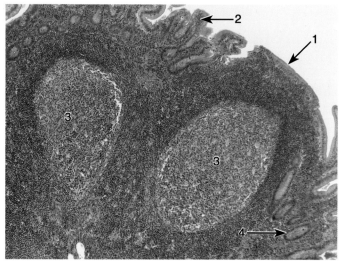

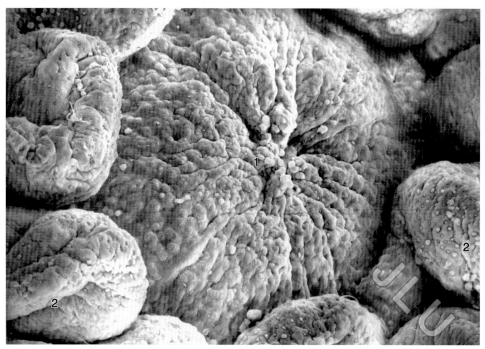

图 14-5-15　回肠解剖示意图与回肠纵断面全景图
1. 皱襞；2. 集合淋巴小结

图 14-5-16　回肠纵断面（低倍）
1. 肠绒毛；2. 集合淋巴小结；
3. 黏膜下层；4. 肌层
（周莉　图）

图 14-5-17　回肠集合淋巴小结（中倍）
1. 小肠上皮（无绒毛）；2. 肠绒毛；
3. 淋巴小结生发中心；4. 肠腺
（周莉　图）

图 14-5-18　回肠局部表面扫描电镜像
1. 无绒毛黏膜表面（派尔斑）；
2. 肠绒毛

指肠及空肠内多为孤立淋巴小结，回肠内多聚集形成较大的集合淋巴小结（图 14-5-15，图 14-5-16）。有些淋巴小结仅位于固有层内，较大的淋巴小结可突向表面，并穿过黏膜肌层到达黏膜下层，此处黏膜常无绒毛，也称派尔斑（payer patch）（图 14-5-17，图 14-5-18）。

　　黏膜肌层由内环行和外纵行薄层平滑肌组成。内层的平滑肌纤维可分支深入固有层并包绕小肠腺，收缩有助于腺内容物的排出。

　　2. 黏膜下层　为致密结缔组织，有较多血管和淋巴管，亦可见黏膜下神经丛。十二指肠的黏膜下层内有大量十

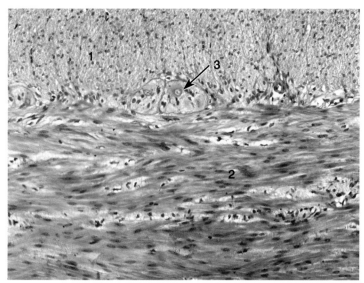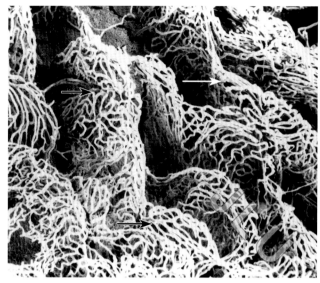

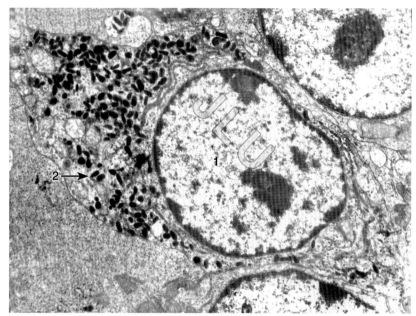

图 14-5-19　小肠肌层（中倍，小肠纵断面）
1. 环形肌；
2. 纵行肌；
3. 肌间神经丛
（周莉　图）

图 14-5-20　肠绒毛内毛细血管网扫描电镜
像（血管铸型法）
箭头所示毛细血管网

图 14-5-21　十二指肠 EC 细胞电镜像
1. 细胞核；
2. 分泌颗粒

二指肠腺（黏液性腺）。

3. 肌层和外膜　小肠肌层环行肌较厚，纵行肌较薄，两层平滑肌之间有肌间神经丛（图 14-5-19）。肌间神经丛和肠内分泌细胞分泌的激素作用于肌层，产生小肠特有的蠕动，肠蠕动推动消化食物的运送以及肠内气体运动并产生肠鸣音。除十二指肠后壁为纤维膜外，其余小肠的外表面均覆以浆膜，并与小肠系膜相连续。

在胃、肠上皮和腺体中，弥散分布种类繁多的内分泌细胞。这些细胞分泌的激素统称胃肠激素，协调胃肠道自身的运动和分泌功能，也参与调节其他器官的活动。胃肠内分泌细胞在 HE 染色切片上不易辨认，用特殊染色或免疫组织化学方法可予显示（图 14-5-22）。这些细胞因分泌颗粒位于细胞基底部，故也称基底颗粒细胞。光镜下，细胞圆形、锥体形或柱状，细胞核圆，染色浅，细胞基部的分泌颗粒大小不一。电镜下，粗面内质网少，高尔基复合体不甚发达，细胞基部含有电子致密颗粒，呈圆形或椭圆形，有膜包被（图 14-5-21）。根据内分泌细胞是否暴露于表面，可将其分为开放型和闭锁型，前者游离面有微绒毛，直达管腔，可以感受消化管腔内食物、消化液及酸碱度变化；后者细胞顶端不暴露于肠腔，而被其他细胞覆盖，此型细胞能感受局部黏膜伸缩变化的机械性刺激（图 14-4-12，图 14-4-13）。

消化管的淋巴组织主要包括黏膜淋巴小结，固有层中弥散分布的淋巴细胞、浆细胞、巨噬细胞、间质树突状细胞和上皮内的淋巴细胞。它们能接受消化管内病原微生物的抗原刺激，主要通过产生和向消化管腔分泌免疫球蛋白作为应答。在肠集合淋巴小结处，局部黏膜向肠腔呈圆顶状隆起，无绒毛和小肠腺（图 14-5-17，图 14-5-18）。此部位上皮内散在微皱褶细胞（microfold cell，M 细胞）因其游离面有微皱褶而得名。此细胞基底面质膜内陷形成较大的穹隆状

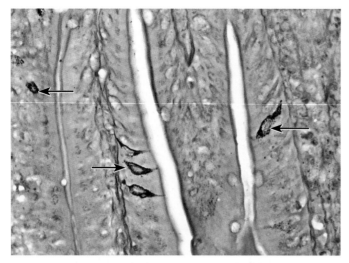

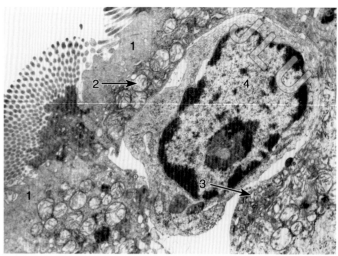

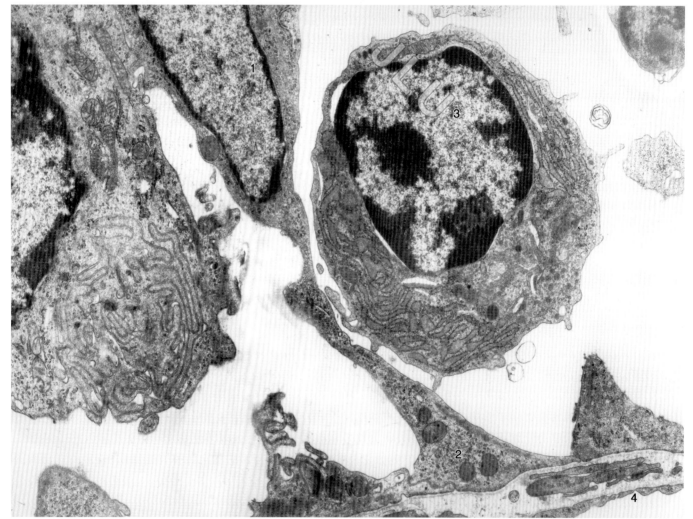

图 14-5-22 小肠内分泌细胞（高倍，镀银染色）

箭头示内分泌细胞

（文建国 图）

图 14-5-23 小肠黏膜内微皱褶细胞电镜像

1. 微皱褶细胞胞质；2. 线粒体；3. 胞质中囊泡；4. 被覆盖的淋巴细胞

图 14-5-24 微皱褶细胞凹腔内的幼浆细胞电镜像

1. 微皱褶细胞核；

2. 微皱褶细胞基底部；

3. 幼浆细胞；

4. 毛细血管

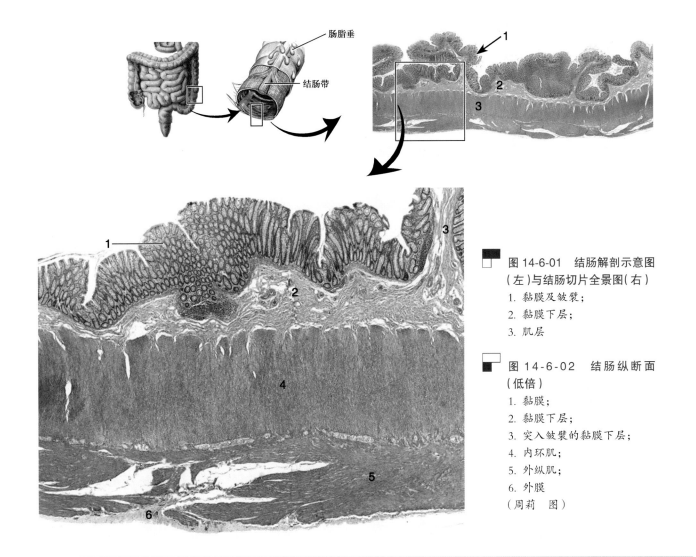

图 14-6-01 结肠解剖示意图
（左）与结肠切片全景图（右）
1. 黏膜及皱襞；
2. 黏膜下层；
3. 肌层

图 14-6-02 结肠纵断面
（低倍）
1. 黏膜；
2. 黏膜下层；
3. 突入皱襞的黏膜下层；
4. 内环肌；
5. 外纵肌；
6. 外膜
（周莉 图）

凹腔，内含多个淋巴细胞和少量巨噬细胞。M 细胞在光镜下难以分辨，只能根据其基底部是否包含淋巴细胞来推断。电镜下可见胞质中有丰富的囊泡，是它摄取肠腔内的抗原物质，以囊泡的形式转运并传递给深层的巨噬细胞，后者将抗原呈递给淋巴细胞。淋巴细胞进入黏膜淋巴小结和肠系膜淋巴结内增殖分化为幼浆细胞（图 14-5-23，图 14-5-24），然后经淋巴细胞再循环途径，大部分返回消化管黏膜，转变为浆细胞。浆细胞除产生少量免疫球蛋白 G（IgG）进入血液循环外，主要产生免疫球蛋白 A（IgA）。IgA 与吸收细胞基底面和侧面膜中的受体（又称分泌片）相结合，形成分泌型 IgA（secretory IgA，sIgA）。sIgA 被吸收细胞内吞后释入肠腔，能抵御 IgA 被消化酶分解，它与抗原特异性结合，从而抑制或杀灭细菌，中和病毒，防止抗原黏附和穿入上皮。部分幼浆细胞还随血液进入唾液腺、呼吸道黏膜、女性生殖道黏膜和乳腺等部位，产生 sIgA，发挥相似的免疫作用，使消化管免疫成为全身免疫的一部分。

第六节 大 肠

　　人大肠长约 1.5m，分为盲肠、阑尾、结肠、直肠和肛管（图 14-6-01）。其中盲肠、结肠与直肠的组织学结构基本相同，主要功能是吸收水分和电解质，将食物残渣形成粪便。阑尾和肛管各具特点。

　　1. 盲肠、结肠与直肠　管壁均由黏膜、黏膜下层、肌层和外膜构成（图 14-6-02）。

　　（1）**黏膜**：在结肠袋之间的横沟处有半月形皱襞，在直肠下段有三个横行的皱襞（直肠横襞）。黏膜无绒毛，有许多肠腺开口（图 14-6-04）。上皮为单层柱状，由吸收细胞和大量杯状细胞组成。这些细胞的形态结构与小肠的无明显差别，吸收细胞主要吸收水分和电解质；杯状细胞分泌的黏液含更多的酸性糖蛋白，可润滑黏膜表面，利于粪便的形成与推移，也可保护肠壁免受细菌侵蚀。黏膜固有层内有密集排列的单管状结肠腺（图 14-6-03），由吸收细胞、大量杯状

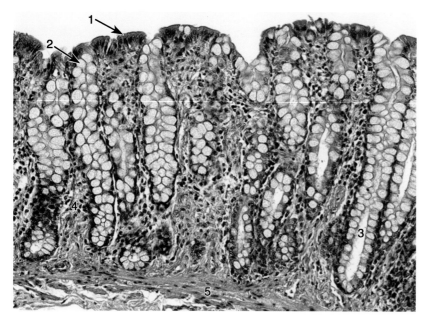

图 14-6-03 结肠黏膜(高倍)
1. 吸收细胞;
2. 杯状细胞;
3. 结肠腺;
4. 固有层;
5. 黏膜肌层

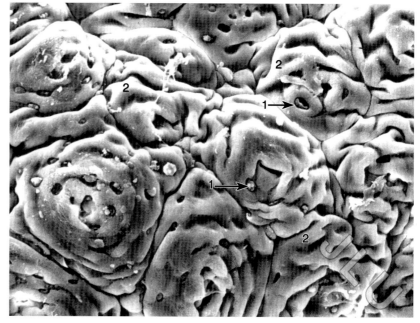

图 14-6-04 结肠黏膜表面扫描电镜像
1. 结肠腺开口;
2. 上皮细胞

细胞、内分泌细胞和少量干细胞组成。固有层类似于小肠有较多的免疫细胞和孤立淋巴小结。黏膜肌层由内环、外纵行平滑肌组成,环形肌较发达,少量细长的肌纤维束伸入固有层中。

(2)**黏膜下层**:为细密结缔组织,其内脂肪细胞较多,还有血管、淋巴管、神经纤维和黏膜下神经丛。

(3)**肌层**:两层平滑肌呈内环、外纵形排列,可见肌间神经丛。外纵肌集合形成 3 条较厚结肠带(图 14-6-01),带间的纵行肌菲薄,甚至缺如。肌间神经丛发育不良可导致大肠狭窄或梗阻,即先天性巨结肠。

(4)**外膜**:在盲肠、横结肠、乙状结肠为浆膜;在升结肠与降结肠的前壁为浆膜,后壁为纤维膜;在直肠上 1/3 段的大部、中 1/3 段的前壁为浆膜,余为纤维膜。外膜结缔组织中常有脂肪细胞聚集构成的肠脂垂(图 14-6-01)。

结肠内容物移动缓慢,给细菌繁殖创造了有利条件,故结肠内常有大量细菌。粪便中的细菌占其固体总量的 20% ~ 30%,主要是厌氧菌。结肠内的细菌有两个作用:一是消化作用,有的细菌能使植物纤维和糖类分解或发酵,有的能使脂肪分解,有的具有分解蛋白质的作用,即腐败作用;二是营养作用,是指细菌能合成微量 B 族维生素和维生素 K,这些维生素对人体的代谢和某些功能具有重要作用。目前不少研究证明,肠道菌群稳态失衡可影响许多疾病的发生发展。

2. 回盲部与阑尾 回盲部由回肠末段、盲肠和阑尾组成(图 14-6-05)。回肠末端开口于盲肠腔内,称回盲口。回盲口处有回盲瓣,是由黏膜覆盖增厚的环形肌形成上、下两片半月形皱襞,可能具有括约肌的作用。回肠末段的组织

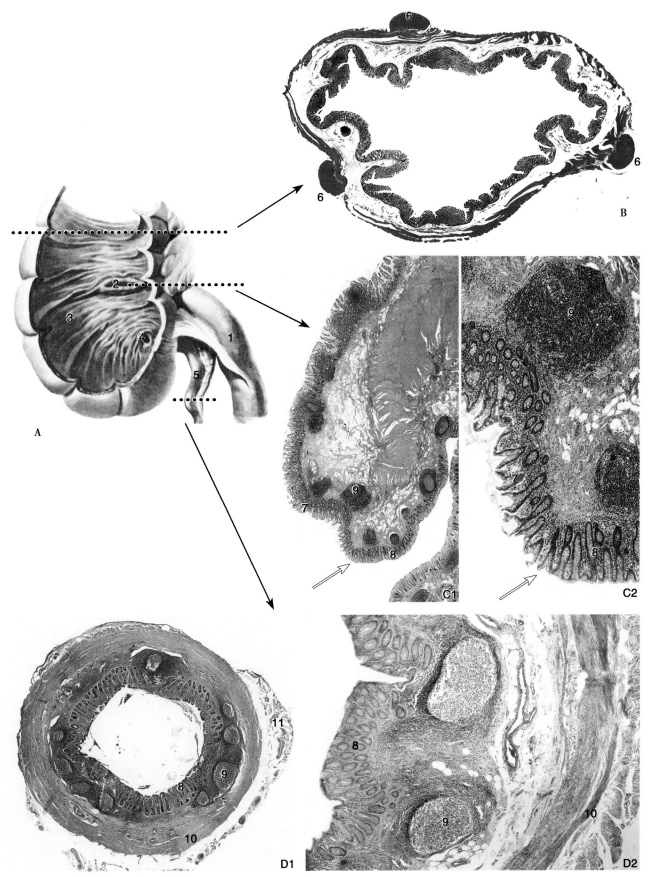

图 14-6-05 回盲部各段组织结构

A. 回盲部解剖示意图；B. 结肠横断面；C1. 回盲部过渡区低倍；C2. 回盲部过渡区中倍；D1. 阑尾（低倍）；D2. 阑尾局部（高倍）；
箭头：回盲部各段组织结构图；空心箭头：回肠-盲肠交界处；

1. 回肠；2. 回盲口；3. 盲肠；4. 阑尾口；5. 阑尾；6. 结肠带；7. 回肠上皮；8. 大肠上皮；9. 淋巴小结；10. 阑尾肌层；11. 阑尾外膜

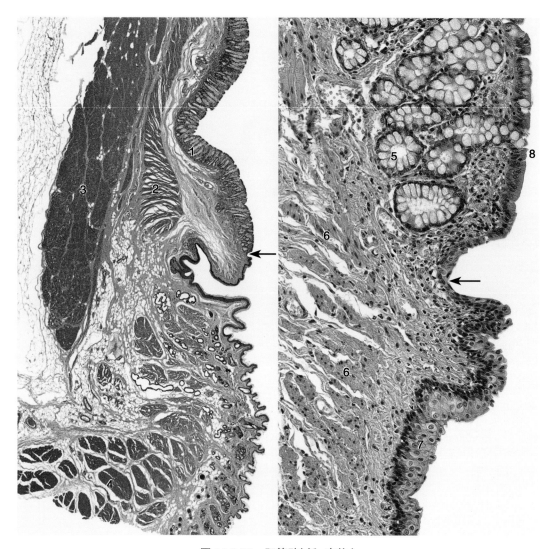

图 14-6-06 肛管壁 (低、高倍)

1. 直肠黏膜; 2. 肛门内括约肌; 3. 肛门外括约肌; 4. 骨骼肌; 5. 大肠腺; 6. 黏膜肌层; 7. 复层扁平上皮; 8. 单柱上皮; 箭头示齿状线位置

结构如同回肠, 有肠绒毛、小肠腺底部可见成群的帕内特细胞; 盲肠部分无肠绒毛。

人阑尾是盲肠的一个盲端突出物, 细而弯曲宛如蚯蚓, 故又称蚓突, 长度为 2~18cm。正常成人阑尾空虚时, 黏膜突入腔内形成皱襞。然而, 40 岁以上者往往由于多次临床症状不明显的阑尾炎症, 致使阑尾腔狭窄甚至闭锁。阑尾管壁结构类似结肠, 无环行皱襞及绒毛, 横切面腔内含有脱落的细胞碎片及肠内容物。腔表面覆以单层柱状上皮, 也由吸收细胞和大量杯状细胞组成。固有层中肠腺形状不规则, 稀少, 大部分埋藏在淋巴组织中, 组成肠腺的细胞也为吸收细胞和大量杯状细胞。阑尾最显著的组织学特征是固有层内有极丰富的淋巴组织, 大量淋巴小结可连续成层, 并突入黏膜下层, 致使黏膜肌层不完整。弥散淋巴组织内可见高内皮微静脉。肌层分内环行和外纵行两层平滑肌, 外膜为浆膜 (图 14-6-05D1、D2)。现认为阑尾在消化道免疫过程中起重要作用。

3. 肛管 齿状线为直肠与肛管的分界线, 齿状线以上由胚胎内胚层的泄殖腔演化而来, 黏膜上皮为单层柱状, 癌变时常为腺癌。由自主神经支配, 若黏膜下层静脉曲张形成内痔, 无痛感; 齿状线以下由胚胎外胚层的肛凹演化而来, 为复层扁平上皮 (图 14-6-06), 癌变时常为鳞状细胞癌。由阴部内神经支配, 黏膜下层的结缔组织中有密集的静脉丛, 若静脉淤血扩张形成外痔, 疼痛敏感。在齿状线处, 单层柱状上皮骤变为未角化复层扁平上皮, 大肠腺及黏膜下层消失。齿状线以下为角化的复层扁平上皮, 即皮肤的表皮 (图 14-6-06)。近肛门处真皮及皮下组织内出现环肛腺 (顶泌汗腺)、环层小体和皮脂腺。肌层内环行肌在肛管处增厚形成肛门内括约肌 (不随意肌), 在肛门缘处外纵肌的外侧骨骼肌形成肛门外括约肌 (随意肌) (图 14-6-06)。肛门内括约肌通常呈收缩状态, 闭合肛门, 协助排便; 肛门外括约肌可控制排便。

(董为人 文建国)

第十五章 消 化 腺

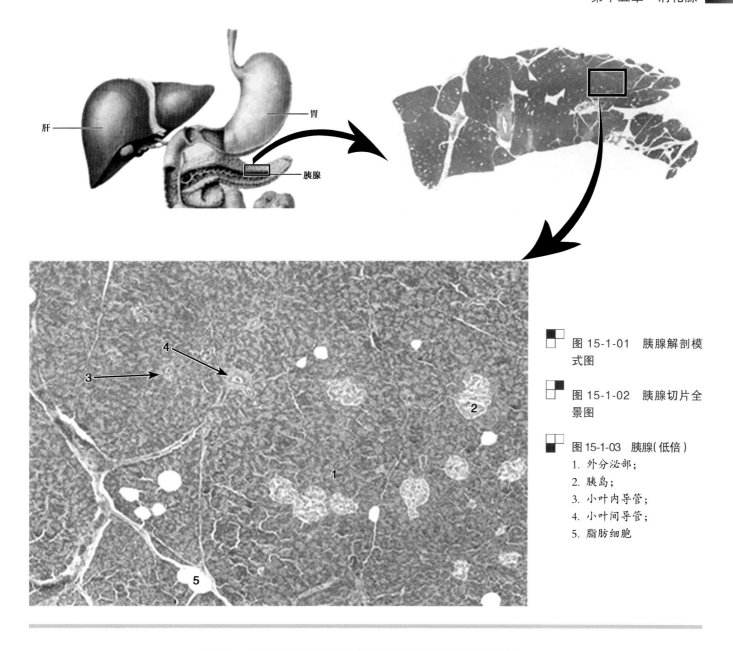

图 15-1-01　胰腺解剖模式图

图 15-1-02　胰腺切片全景图

图 15-1-03　胰腺（低倍）
1. 外分泌部；
2. 胰岛；
3. 小叶内导管；
4. 小叶间导管；
5. 脂肪细胞

第一节　胰　腺

　　胰腺（图 15-1-01~图 15-1-03）表面包有薄层疏松结缔组织被膜，其腹侧面覆有腹膜。被膜深入实质，将其分隔成许多小叶。胰腺实质由外分泌部和内分泌部构成。外分泌部占大部分，为浆液性复管泡状腺，分泌的胰液，通过各级导管排入十二指肠，以消化食物。内分泌部是散在于外分泌部的淡染细胞团，称胰岛。分泌的激素直接进入血液循环和组织液，以调节机体生理活动。

　　胰腺的发生：人胚胎第 4 周末，来源于内胚层的前肠末端腹侧近肝憩室的尾缘，内胚层细胞增生，向外突出形成腹胰芽，其对侧细胞也增生形成背胰芽，腹胰芽和背胰芽将分别形成腹胰和背胰。由于胃和十二指肠的旋转和肠壁的不均等生长，致使腹胰转向右侧，背胰转向左侧，进而腹胰转至背胰的下方并与之融合，形成单一的胰腺。在发育过程中，胰芽反复分支，形成各级导管及其末端的腺泡；一些导管的上皮细胞游离进入间充质，分化为胰岛，第 5 个月开始行使内分泌功能。

　　1. 外分泌部　由浆液性腺泡和导管构成，分泌物稀薄，内含多种消化酶，可把食物中的蛋白质、脂肪和糖分解为小分子，致使小肠吸收入血。

　　（1）**腺泡**：属浆液性腺泡。浆液性腺细胞呈锥体形，细胞核大多靠近细胞基部，核仁明显，偶有双核。由于电镜

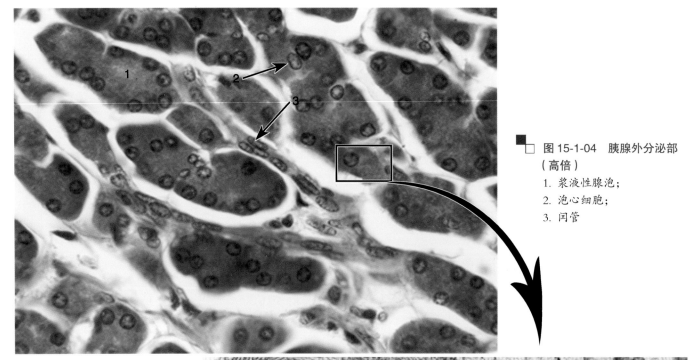

图 15-1-04　胰腺外分泌部
（高倍）
1. 浆液性腺泡；
2. 泡心细胞；
3. 闰管

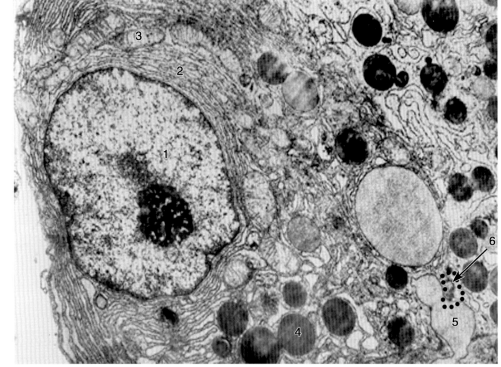

图 15-1-05　浆液性腺细胞
电镜像
1. 细胞核；
2. 粗面内质网；
3. 线粒体；
4. 酶原颗粒；
5. 腺腔；
6. 细胞连接

下细胞基部有大量粗面内质网和游离核糖体,顶部有大量酶原颗粒,故光镜下细胞基部呈嗜碱性,顶部呈嗜酸性。腺泡中央可见染色淡的泡心细胞,该细胞为闰管末端上皮细胞延伸至腺泡中央所致。电镜下还可见相邻腺细胞侧面有连接复合体和镶嵌连接。腺细胞分泌物以胞吐方式释放到腺泡腔。当分泌功能旺盛时,酶原颗粒增加,胞质顶部嗜酸性增强,腺泡腔扩大(图 15-1-04,图 15-1-05,图 15-1-08)。

（2）导管:与腺泡相连的一段细而长的导管称闰管,由单层扁平或立方上皮围成(图 15-1-04),一端起始于腺泡腔内,另一端汇入单层立方上皮围成的小叶内导管,后者继而汇合成单层柱状上皮围成的小叶间导管(图 15-1-07),再汇集成主导管进入十二指肠(图 15-2-12)。在成人腺泡内尚有散在的单个胰岛细胞,一般为 B 细胞,近胰岛的腺泡内多为 A 细胞。值得注意的是:70%的主导管先与总胆管汇合后再汇入十二指肠。所以胆道疾病可诱发胰腺病变。胰

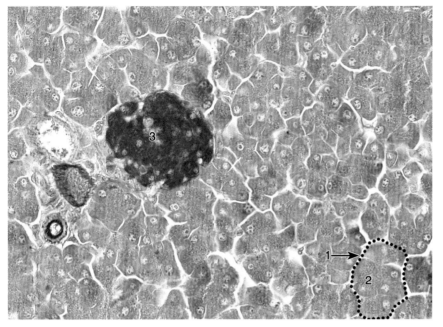

图 15-1-06　胰腺（高倍,偶氮卡红染色）
1. 浆液性腺泡;
2. 浆液性腺细胞中酶原颗粒;
3. 胰岛
（周莉　图）

图 15-1-07　外分泌部小叶间导管（中倍）
1. 小叶内导管;
2. 小叶间导管;
3. 腺泡
（周莉　图）

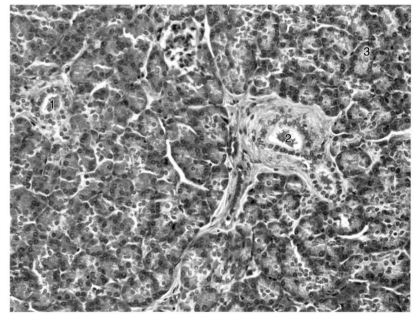

管上皮细胞之间结合紧密,夹有杯状细胞（图 15-1-12B）,上皮和杯状细胞分泌的黏液构成胰管-黏膜屏障,能防止胰蛋白酶消化自身组织,也防止胆汁、十二指肠液等反流入胰腺实质内,进而激活胰蛋白酶而导致急性胰腺炎。酗酒影响胰管括约肌功能并引发胆汁等反流、酒精促进胰液分泌或胆道结石造成管内高压导致胰管破裂等,均是急性胰腺炎发生的诱因。遗传因素是慢性胰腺炎和胰腺癌发生的重要原因,在慢性胰腺炎中,胆汁反流和胰管阻塞引起反复多发的轻度炎症,胰头是首要受累部位,这可能也是胰腺癌好发部位的原因之一。

　　2. **内分泌部**　即胰岛,散在分布于胰腺小叶中,细胞排列成团,常规染色细胞浅淡,偶氮卡红染色,细胞呈蓝色（图 15-1-06,图 15-1-10）,不能分辨各类细胞。胰岛与腺泡之间有少量网状纤维分隔。其内富含有孔毛细血管,细胞之间有紧密连接和缝隙连接。胰岛细胞来源于胚胎导管上皮内的未分化细胞,这些细胞反复分裂并聚积成团,连同外周的基膜一起逐渐脱离,形成胰岛（图 15-1-09）。胰岛内主要有 A、B、D、PP 和 D1 细胞,电镜或免疫组织化学染色时可辨认。A 细胞又称 α 细胞,占胰岛细胞 20%,主要分布于胰岛周边。电镜下,胞质内分泌颗粒多,较大,圆形或卵圆形,其中含致密核心常偏于一侧,颗粒被膜与致密核心之间有新月形间隙（图 15-1-11A1、A2）。A 细胞合成和释放胰高血糖素,由 29 个氨基酸组成,能刺激机体糖原和脂肪能量转化,提高血糖水平。A 细胞发生肿瘤时,胰高血糖素分

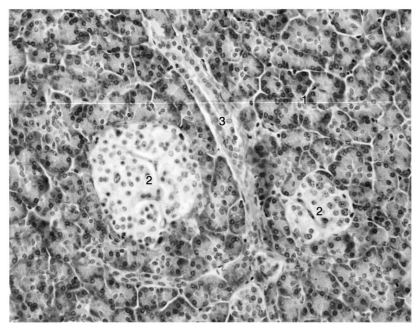

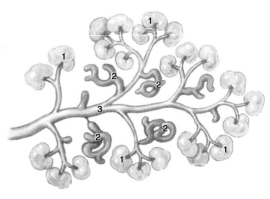

图 15-1-08　胰腺
（中倍）
1. 外分泌部腺泡；
2. 胰岛；
3. 闰管
（周莉　图）

图 15-1-09　胰岛发
生立体模式图
1. 浆液性腺泡；
2. 发育各阶段胰岛；
3. 导管

图 15-1-10　胰岛
（高倍）
1. 外分泌部腺泡；
2. 胰岛；
3. 毛细血管

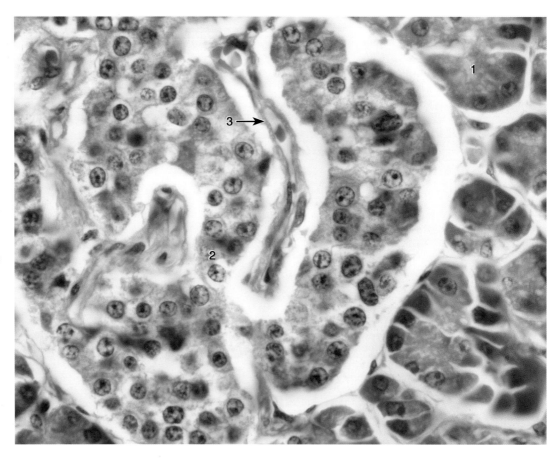

泌过多，血糖过高，出现糖尿。B 细胞又称 β 细胞，约占胰岛细胞总数的 75%，主要位于胰岛中央部（图 15-1-11B1），部分 B 细胞的核巨大，为四倍体或八倍体，这类 B 细胞功能旺盛。电镜下，胞质内分泌颗粒大小不等，内含杆状或不规则形致密核心，颗粒被膜与核心之间有宽而明显的间隙（图 15-1-11B2），颗粒内有少量锌。B 细胞合成和释放的胰岛素是由 51 个氨基酸组成的多肽，参与调节三大营养物质的代谢，但主要作用是促进葡萄糖转化为糖原和脂肪，并分别储存于肝、肌肉和脂肪细胞中，从而降低血糖。胰岛素和胰高血糖素的主要作用相反，两者相互协调共同维持血糖稳定。

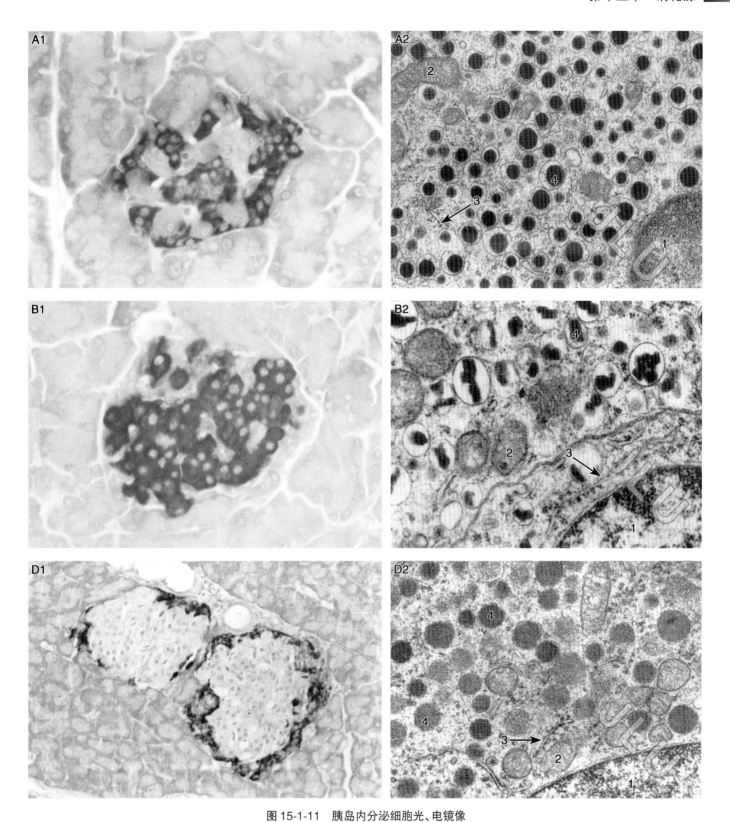

图 15-1-11　胰岛内分泌细胞光、电镜像

A1、B1、D1 免疫组织化学染色，分别示 A、B、D 细胞，呈棕色

（复旦大学上海医学院　图）

A2、B2、D2 电镜像，分别示 A、B、D 细胞局部：1. 细胞核；2. 线粒体；3. 粗面内质网；4. 分泌颗粒

　　D 细胞又称 δ 细胞，约占胰岛细胞的 5%，常位于胰岛周边（图 15-1-11D1），A、B 细胞之间，电镜下，分泌颗粒较大，圆形或卵圆形，内容物呈细颗粒均质状，无明显致密核心（图 15-1-11D2），分泌的生长抑素可通过血液循环作用于远处的靶细胞（如消化道），也可通过旁分泌方式抑制 A、B、PP 等细胞功能。

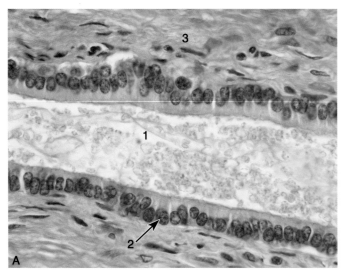

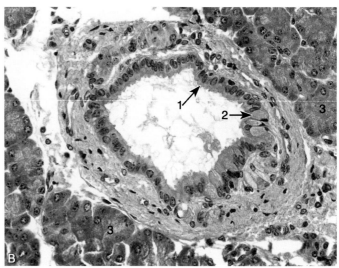

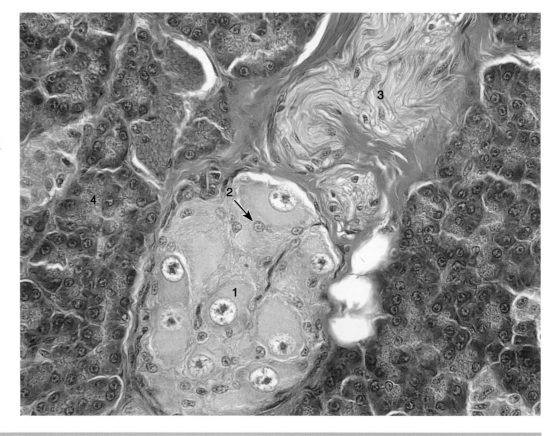

图 15-1-12　胰腺主导管纵、横断面（高倍）
A. 1. 主导管腔；
2. 导管上皮细胞；
3. 结缔细胞；
B. 1. 导管高柱状上皮细胞；
2. 杯状细胞；
3. 浆液性腺泡
（周莉　图）

图 15-1-13　胰腺内交感神经节（高倍）
1. 神经节细胞；
2. 卫星细胞；
3. 神经纤维；
4. 浆液性腺泡

PP 细胞数量很少,在外分泌部的导管上皮内及腺泡细胞之间也有存在。电镜下,分泌颗粒较小,其内的核心电子密度变化很大,被膜与核心之间有间隙。分泌的胰多肽可抑制胰液、碳酸氢盐和胰蛋白酶的分泌。

D1 细胞数量极少,约占胰岛细胞总数的 2%~5%。主要分布在胰岛周边部。电镜下,可见胞质内有细小分泌颗粒。D1 细胞分泌的血管活性肠肽,可促进胰腺浆液性腺细胞分泌,抑制胃酶的分泌和刺激胰岛素和胰高血糖素的分泌。

3. 胰腺的血管和神经　腹腔动脉和胰十二指肠动脉的分支进入胰腺后,首先行经小叶间结缔组织,沿途发出小支入小叶内,称小叶内动脉,其分支形成的毛细血管分布于腺泡周围和胰岛内,为有孔毛细血管网,而静脉则伴随动脉行走,静脉血最终汇入门静脉。胰腺小叶内动脉发出 1~2 支岛血管进入胰岛,形成分支盘曲的毛细血管球,其管径较外分泌部的毛细血管粗,血压也较高,具有血窦样结构。毛细血管紧贴胰岛细胞,仅隔以各自的薄层基膜。毛细血

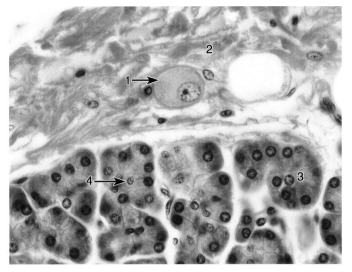

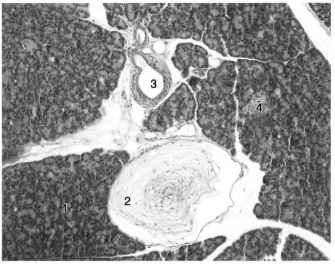

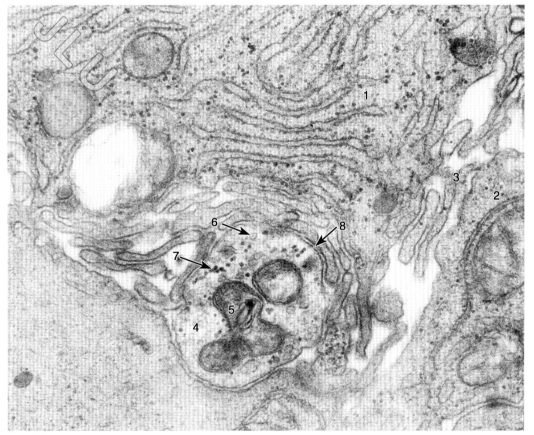

管汇成数支出岛血管,呈放射状离开胰岛,至腺泡周围再度形成毛细血管。由于出岛血管的起止两端均为毛细血管,故称为胰岛-腺泡门静脉系统,以这种方式循环的血液占全胰腺血流量的 15%~20%,使胰岛对外分泌腺的控制、调节起重要作用。胰腺内还有一种微循环称胰岛-胰岛门静脉通道,即相邻胰岛内的毛细血管网之间有门静脉相连。在人类胰岛内的血液先经过胰岛周边的 A、D 细胞,再抵达胰岛中央的 B 细胞,提示 A、D 细胞分泌的激素能调节 B 细胞分泌活动。

支配胰腺分泌活动的运动神经来自交感神经和副交感神经。它们大多与血管伴行,其分支形成腺泡外的腺泡周围丛和胰岛周边的岛周丛,再分别进入腺泡细胞之间和胰岛细胞之间。交感神经节多分布于胰岛外周的结缔组织中,抑制胰腺分泌(图 15-1-13);副交感神经元可散在分布于小叶间结缔组织内,促进胰腺分泌(图 15-1-14)。电镜下观察,神经末梢终止于腺泡细胞底部,内含有许多清亮突触小泡和少量较大的致密核心小泡,表明它们是胆碱能神经末

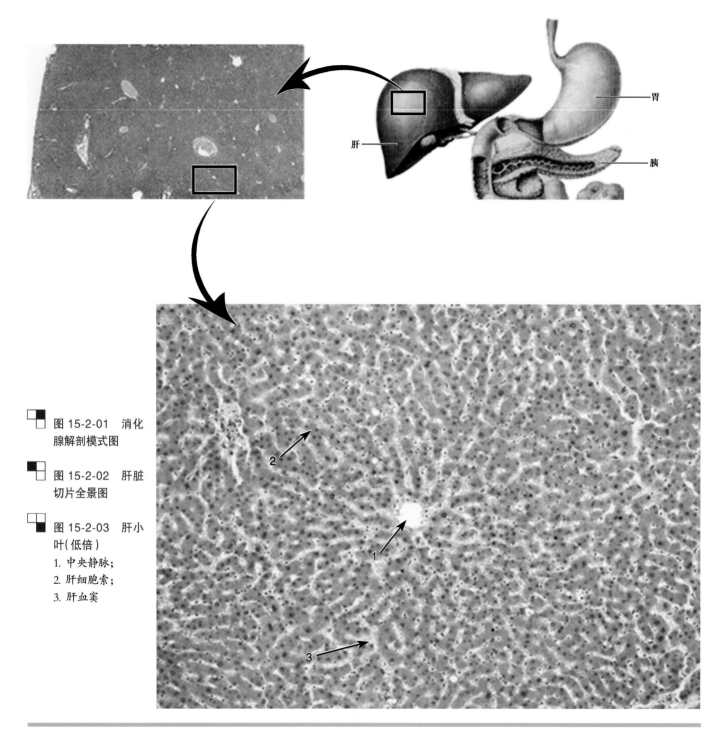

图 15-2-01　消化腺解剖模式图

图 15-2-02　肝脏切片全景图

图 15-2-03　肝小叶(低倍)
1. 中央静脉;
2. 肝细胞索;
3. 肝血窦

胃

胰

肝

梢(图 15-1-15)。胰岛由副交感神经的胆碱能神经和交感神经的肾上腺能神经所支配,人的胰腺富含血管活性肠肽(VIP)能神经纤维网,它起源于自主神经的神经节,盘绕或有时穿入胰岛,靠近胰岛的神经成分称神经-胰岛复合体。因此,胰腺的腺泡分泌和胰岛激素释放等生理活动不仅受激素调控,还受神经支配。胰腺内还可见环层小体(图 15-1-16)和能深入胰岛内部的游离神经末梢等感觉神经末梢。

第二节　肝

　　肝(图 15-2-01,图 15-2-02)是人体最大的腺体,分泌胆汁,经导管流入十二指肠。肝门处的结缔组织随肝动脉、门静脉和肝管的分支深入肝实质,将肝实质分隔成肝小叶。肝细胞参与种类繁多的生化代谢,合成分泌多种蛋白质和脂类物质并释放入血。在胚胎时期还是重要的造血器官。

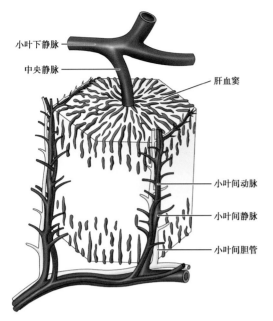

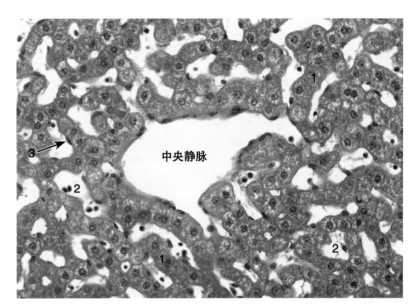

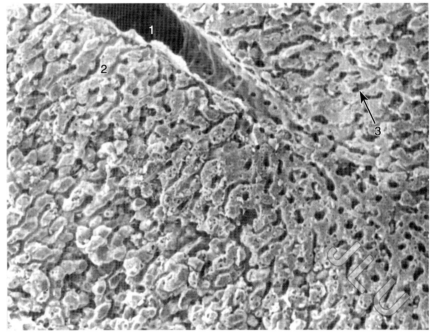

■ 图 15-2-04　肝小叶立体模式图

■ 图 15-2-05　肝细胞和中央静脉
（高倍）
　　1. 肝细胞索；
　　2. 肝血窦；
　　3. 血窦内皮细胞

■ 图 15-2-06　肝小叶扫描电镜像
（冷冻蚀刻法）
　　1. 中央静脉；
　　2. 肝板；
　　3. 肝血窦

1. **肝小叶**　是肝脏的基本结构单位,经典肝小叶多为棱柱体形,长约 2mm,宽约 1mm,肝静脉的终末支中央静脉贯穿于小叶的长轴中心。人和多数动物肝小叶间结缔组织少,小叶分界不清。构成肝小叶的主要成分是肝细胞和肝血窦(图 15-2-03,图 15-2-04)。肝细胞以中央静脉为中心放射状排列,形成立体板状结构,称肝板。肝板分支相互吻合,其间夹有肝血窦,血窦可通过肝板的孔相互交通,形成互相连通的网状管道(图 15-2-06)。在切片上,肝板呈细胞索状,称肝索(图 15-2-05,图 15-2-09)。在肝小叶周边的肝板,肝细胞较小,嗜酸性较强,称界板。相邻肝细胞局部质膜凹陷形成微细管道,称胆小管,肝细胞分泌的胆汁直接进入胆小管。肝血窦内皮细胞与肝细胞之间的狭小间隙为窦周隙,又称迪塞间隙,它是肝细胞和血液之间进行物质交换的场所。

（1）**肝细胞**:是肝脏唯一的实质性细胞,数量多,体积密度大,其直径 20~30μm,多面体形。细胞核大而圆,居中,异染色质少,染色淡,有一个至数个核仁,是细胞合成蛋白质功能活跃的指征,部分肝细胞含有双核。肝的重要特点之一是多倍体肝细胞数量大,以四倍体为主,一般认为这是肝细胞功能旺盛的表现。在肝不典型增生时,二倍体和超五倍体细胞百分比数显著增加,因此可作为肝病变进入演变期的标志。肝细胞质丰富,呈嗜酸性,蛋白合成旺盛时,内含细小嗜碱性颗粒(图 15-2-07),即电镜下的粗面内质网和核糖体。胞质内还有糖原、脂滴和色素。糖原在进食后增

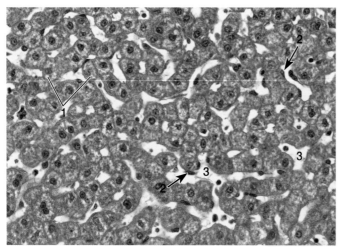

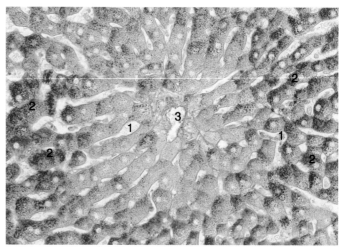

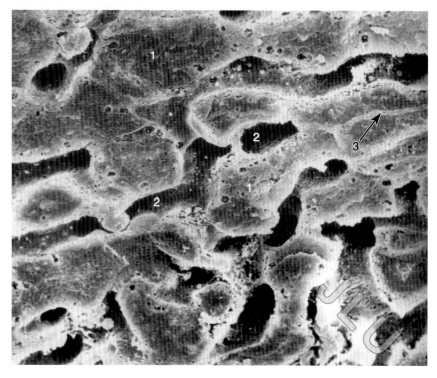

图 15-2-07　肝细胞索（高倍）
1. 肝细胞；
2. 肝血窦内皮细胞；
3. 肝血窦
（周莉　图）

图 15-2-08　肝糖原（高倍，PAS 染色，大鼠）
1. 肝血窦；
2. 肝细胞内糖原颗粒；
3. 中央静脉
（文建国　图）

图 15-2-09　肝细胞索扫描电镜像（冷冻割
断，DMSO- 胰酶消化法）
1. 肝细胞；
2. 肝血窦；
3. 胆小管

加，饥饿时减少，可用 PAS 染色法显示（图 15-2-08）。肝细胞若聚集过多甘油三酯，可形成脂肪肝。电镜下，由于肝细胞功能复杂，细胞质内有极为丰富的细胞器，即线粒体、内质网、高尔基复合体、溶酶体和过氧化物酶体等（图 15-2-10，图 15-2-11）。线粒体为细胞代谢活动提供能量，遍布于细胞质中，占细胞体积 20% 以上，形态和大小常因细胞所在位置和血供不同而异。线粒体在疾病、中毒或营养缺乏时可急剧膨胀，出现巨大线粒体；肝细胞内质网发达，粗面内质网常呈板层状成群排列，并有密集的核糖体及多核糖体，分布于核周、近血窦面及线粒体附近，它是合成蛋白质的结构基础，多种血浆蛋白和肝细胞结构蛋白均出自此。重要的血浆蛋白有白蛋白、大部分凝血蛋白、纤维蛋白原、脂蛋白、补体蛋白质和许多载体蛋白（运铁蛋白、铜蓝蛋白、激素载体蛋白、Y 蛋白和 Z 蛋白等）。一般认为，粗面内质网合成的蛋白质经滑面内质网转移到高尔基复合体，形成运输小泡，在血窦面以出胞方式释放。Y 蛋白和 Z 蛋白可以与胆红素等有机物特异性结合，前者是转运胆红素的主要载体蛋白，将胆红素转运到滑面内质网内进行代谢。Y 蛋白还能结合转运肾上腺皮质激素、雌激素、甲状腺素等；Z 蛋白除转运胆红素外，也转运脂肪酸和胆囊造影剂等药物。滑面内质网的功能甚多，其膜上有多种酶系规律分布。肝细胞的胆汁合成、脂类代谢、糖代谢、激素代谢以及由肠道吸收的有机异物（药物、腐败产物等）的生物转化均与其密切相关。如肝细胞摄取的脂肪酸，可在滑面内质网中转化为三酰甘

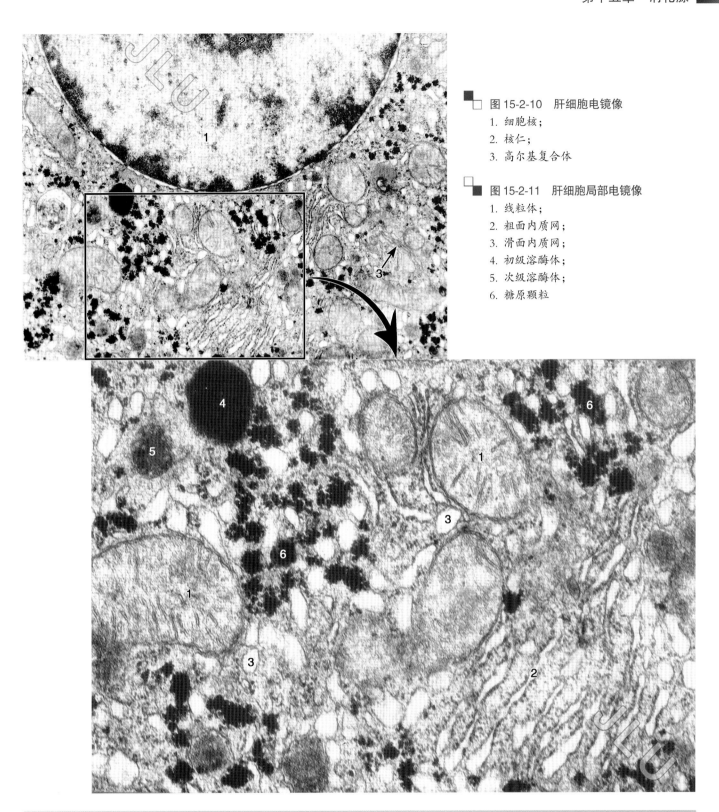

图 15-2-10 肝细胞电镜像
1. 细胞核;
2. 核仁;
3. 高尔基复合体

图 15-2-11 肝细胞局部电镜像
1. 线粒体;
2. 粗面内质网;
3. 滑面内质网;
4. 初级溶酶体;
5. 次级溶酶体;
6. 糖原颗粒

油,小部分三酰甘油形成脂滴,大部分则与蛋白结合形成极低密度脂蛋白(VLDL)或高密度脂蛋白(HDL),经运输小泡释放入窦周隙内;又如固醇类激素被肝细胞摄取后,主要受滑面内质网的酶作用后,分解转化而灭活。人体至少有200多种化合物的生物转化是在肝细胞滑面内质网上进行。肝细胞内的高尔基复合体非常发达,内质网合成的蛋白质和脂蛋白,一部分转移至高尔基复合体内储存加工,再经分泌小泡由血窦面排出。胆小管附近的高尔基复合体尤为丰富,提示可能参与胆小管面的质膜更新及胆汁排泌。肝细胞溶酶体功能活跃,它不断消化异物,并自噬细胞内退化的线粒体、内质网等结构和过剩的糖原。因此,它在肝细胞结构更新及正常功能的维持中起重要作用。它还参与胆色

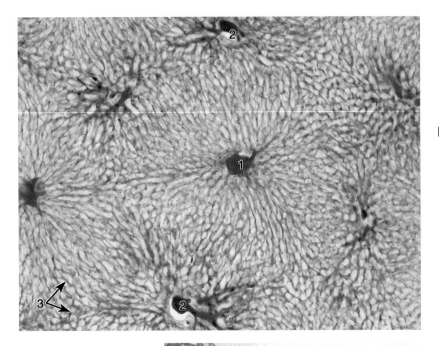

图 15-2-12　肝血窦（中倍，卡红明胶血管灌注）
1. 中央静脉；
2. 门管区；
3. 肝血窦
（周莉　图）

图 15-2-13　肝血窦
内皮细胞电镜像
1. 肝血窦腔；
2. 血窦内皮细胞核；
3. 窦周隙（迪塞间隙）；
4. 肝细胞；
5. 肝细胞间细胞连接

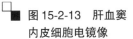
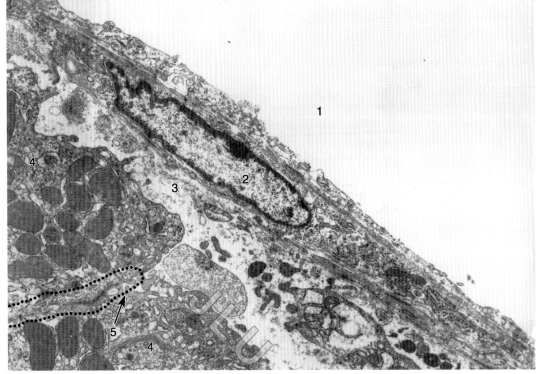

素代谢、转运和铁的储存。在饥饿、肝炎、缺氧和肝部分切除后溶酶体数量增加。若因先天性基因缺陷使得溶酶体缺乏 α-葡萄糖苷酶，会造成大量糖原积蓄于肝细胞内，导致溶酶体增大，内储大量糖原，此病称小儿糖原贮积病 I 型。肝细胞中过氧化物酶体（微体）呈圆形，内部结构因动物种类不同而异。人类肝细胞的过氧化物酶体呈均质状，无核心，常成群分布，主要含过氧化物酶和过氧化氢酶，过氧化物酶在体内可利用氧分子直接氧化底物，产生过氧化氢，后者经过氧化氢酶的作用形成氧和水。以此消除过氧化氢对细胞的毒性作用。肝细胞的过氧化氢酶体与脂类代谢、嘌呤代谢和酒精代谢有密切关系。如进入机体的酒精大部分被肝细胞基质内的乙醇脱氢酶分解，5%~25% 的酒精受过氧化氢酶体内的酶氧化变为醛缩醇。在急性细菌感染和癌变时，过氧化物酶体数量减少，过氧化氢酶活性降低。

　　肝细胞的细胞骨架由微管、微丝和中间丝构成三维空间网络，参与细胞内大分子物质运输和内吞等活动。中间丝

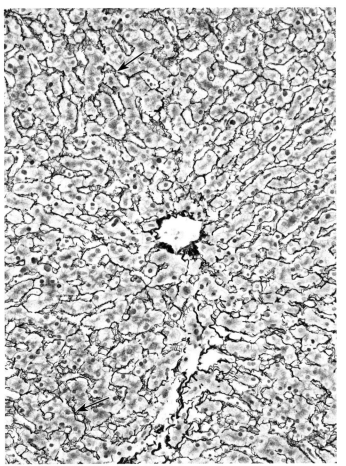

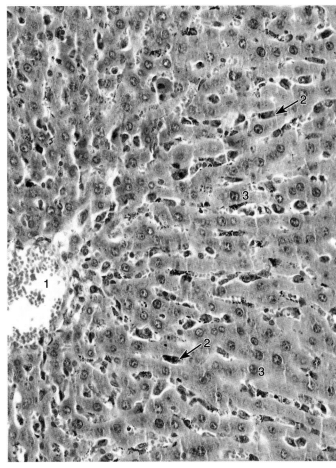

图 15-2-14　肝内网状纤维（中倍，镀银染色）
箭头示网状纤维缠绕肝血窦周围
（周莉　图）

图 15-2-15　肝巨噬细胞（低倍，台盼蓝注射法）
1. 中央静脉；2. 肝巨噬细胞；3. 肝细胞
（汪琳　图）

图 15-2-16　肝巨噬细胞电镜像
1. 肝巨噬细胞核；2. 吞噬体；3. 溶酶体；
4. 微绒毛；5. 血窦内皮间隙；6. 窦周隙
（复旦大学上海医学院　图）

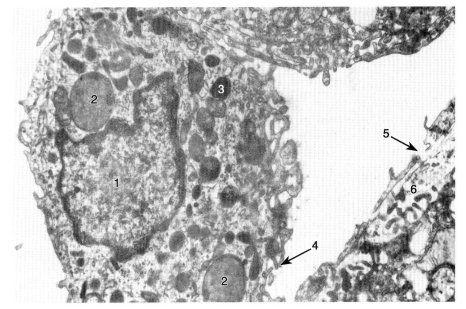

只限于细胞角蛋白和核纤层蛋白，在长期培养的肝细胞中还可表达波形蛋白。酒精性肝硬化和肝癌发生时，胞质中出现嗜酸性马洛里小体（Mallory body），内含神经丝蛋白，可用于早期病理诊断。

（2）肝血窦：位于肝板之间，相互连通成网，为窦状毛细血管，管腔大而不规则（图 15-2-07，图 15-2-12）。血窦壁由有孔内皮细胞围成，内皮细胞间隙宽，无基膜，仅有少量网状纤维附着（图 15-2-13，图 15-2-14）。因此，肝血窦内皮具有很高的通透性，除血细胞和乳糜微粒外，血浆各种成分均可进入窦周隙。局部血窦亦可构成单个或多个散在海绵状相互交通的血管网，形成良性肝血管瘤。

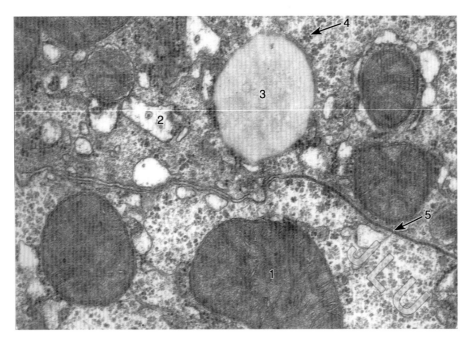

□ 图 15-2-17　肝细胞间连接电镜像
　1. 肝细胞线粒体；
　2. 滑面内质网；
　3. 脂滴；
　4. 糖原颗粒；
　5. 细胞间缝隙连接

■ 图 15-2-18　大颗粒淋巴细胞电镜像
　1. 大颗粒淋巴细胞核；
　2. 粗面内质网；
　3. 线粒体；
　4. 溶酶体；
　5. 肝细胞；
　6. 窦周隙；
　7. 血窦内皮细胞

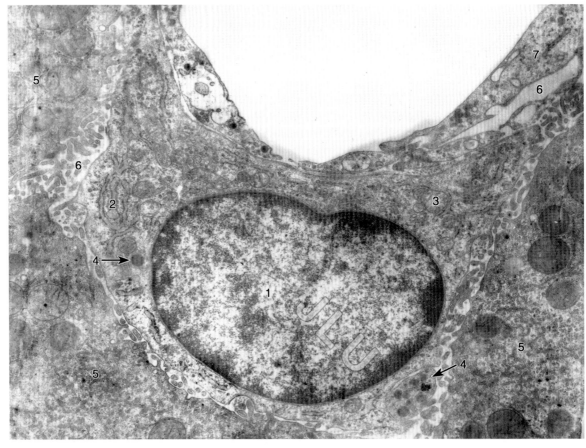

　　肝血窦内含大量巨噬细胞(图 15-2-15)，又称库普弗细胞(Kupffer cell)，占肝内细胞总数 15% 左右，由血液单核细胞分化而来。其形态不规则，胞质嗜酸性，并以伸出的伪足附着于内皮，或穿过内皮窗孔和细胞间隙伸入窦周隙。电镜下，细胞表面有大量皱褶和微绒毛，胞质内可见各级溶酶体、吞噬体和质膜小泡，其他细胞器较少(图 15-2-16)。作为抗原呈递细胞的主要成员之一，不仅具有很强的胞饮和吞噬作用，还有识别、监视和杀伤肿瘤细胞、旁分泌和自分泌多种生物活性因子的作用。

　　肝血窦内还有许多大颗粒淋巴细胞，属自然杀伤细胞(NK)细胞，构成体内最大的 NK 细胞群。这些细胞以往被命名为隐窝细胞，胞体比 T、B 淋巴细胞大，形态近圆形，表面有伪足样突起，牢固地附着在血窦内皮或巨噬细胞上。

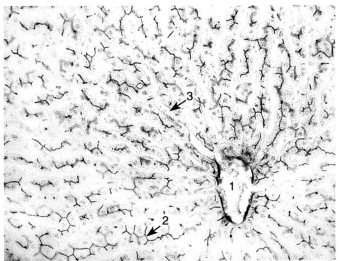 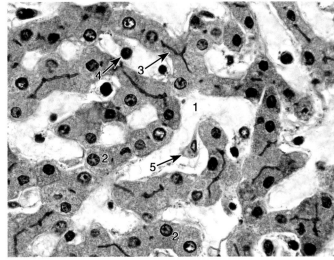

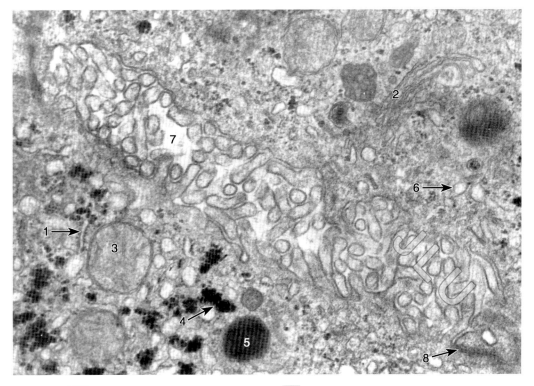

图 15-2-19 胆小管(中倍,ATP 酶染色)
1. 中央静脉;2. 胆小管;3. 肝血窦
(周莉 图)

图 15-2-20 胆小管(高倍,铁苏木素染色)
1. 肝血窦;2. 肝细胞索;3. 胆小管;
4. 肝内大颗粒淋巴细胞;
5. 肝巨噬细胞(库普弗细胞)

图 15-2-21 胆小管电镜像
1. 粗面内质网;2. 高尔基复合体;3. 线粒体;
4. 糖原颗粒;5. 溶酶体;6. 滑面内质网;
7. 胆小管腔面微绒毛;8. 连接复合体

有时也可进入窦周隙,与肝细胞表面的微绒毛相接触。细胞核一侧有凹陷,核膜下异染色质浓密,细胞器均位于核的凹陷侧。除线粒体、内质网、高尔基复合体、中心粒、多泡体、微丝及微管外,还有一些圆形或卵圆形致密颗粒,即溶酶体(图 15-2-18,图 15-2-20)。不同动物种属,颗粒的形状和数量也不同。大颗粒淋巴细胞可溶解和杀伤肝脏中癌变细胞和感染肝炎病毒的肝细胞。当肝巨噬细胞与此细胞共同存在时,它们杀伤肿瘤细胞效应增强。

(3)**胆小管**:是相邻两个肝细胞膜凹陷,并相互对接形成的微细管道,行走于肝板内,连接成网络,常规染色不易辨认,可用镀银和 ATP 酶等染色方法显示(图 15-2-19~图 15-2-23)。电镜下,肝细胞的胆小管面有许多微绒毛,胆小管周边肝细胞之间有紧密连接和桥粒等连接复合体封闭胆小管(图 15-2-21),防止胆汁外溢。胆小管在肝小叶周边移行为肝闰管,又称黑林管(Hering canal),是由单层立方上皮围成的短小管道(图 15-2-27),上皮细胞分化较低,肝再生

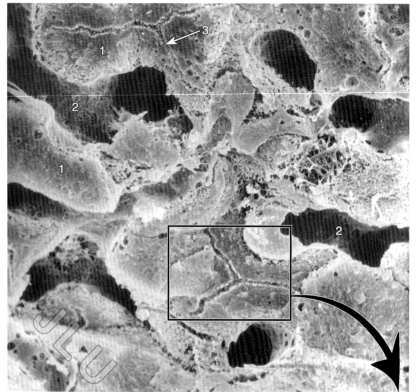

图 15-2-22 肝细胞扫描电镜像（冷冻割断醋
酸异戊酯 - 胰酶法）
1. 肝细胞；
2. 肝血窦；
3. 胆小管

图 15-2-23 胆小管扫描电镜像（冷冻割
断醋酸异戊酯 - 胰酶法）
1. 肝细胞；
2. 胆小管

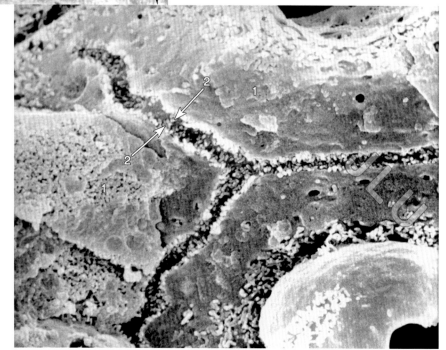

时可增殖分化为肝细胞，具有干细胞性质（见后述）。胆小管收集肝细胞合成分泌的胆汁，进入肝闰管，后者穿过界
板与门管区的小叶间胆管相连。当肝细胞病变或胆小管阻塞时，胆小管的正常结构被破坏，胆汁则溢入窦周隙，继
而进入血窦，导致机体出现黄疸。当肝内胆管和淋巴管发育不良或寄生虫阻塞胆道引起局部肿大，则形成良性的
肝囊肿。

（4）**窦周隙**：血窦内皮与肝细胞血窦面之间的狭小缝隙称窦周隙，又称迪塞间隙（Disse space），约 0.4μm，其
内充满血浆，肝细胞血窦面的微绒毛伸入间隙，浸于血浆中。窦周隙是肝细胞与血液之间物质交换的场所。胚胎
肝造血时窦周隙内有大量造血细胞，第 7 个月后逐渐消失。窦周隙与肝细胞间通道连接，构成微细通道，窦周隙内

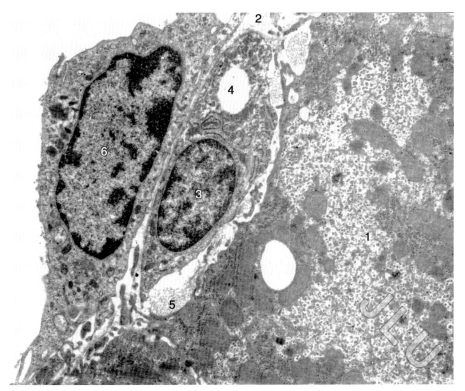

图 15-2-24 肝血窦内皮细胞和贮脂细胞电镜像
1. 肝细胞;
2. 窦周隙;
3. 贮脂细胞核;
4. 贮脂细胞质中脂滴;
5. 网状纤维;
6. 血窦内皮细胞

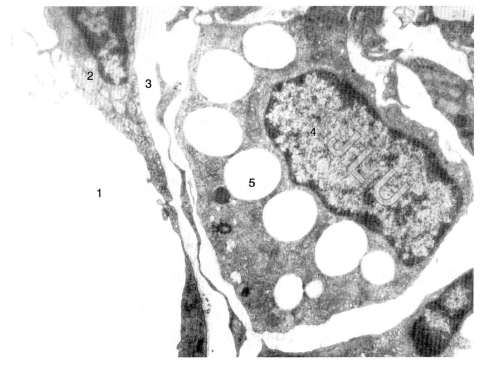

图 15-2-25 贮脂细胞电镜像
1. 肝血窦腔;
2. 肝血窦内皮细胞;
3. 窦周隙(迪塞间隙);
4. 贮脂细胞核;
5. 细胞质内脂滴

的血浆从肝小叶中心流向边缘,是肝内淋巴的主要来源。窦周隙内有散在的贮脂细胞及网状纤维(图 15-2-13,图 15-2-24)。

每个肝细胞均有三个不同的功能面。相邻血窦即血窦面,相邻胆小管即胆小管面,肝细胞之间即肝细胞连接面。肝细胞向血窦面伸出许多微绒毛,游离于窦周隙内,窦周隙是肝细胞与血液之间物质交换的场所;肝细胞向胆小管面也伸出许多微绒毛突向管腔,合成的胆汁分泌入胆小管;相邻肝细胞之间有紧密连接、桥粒和缝隙连接(图 15-2-17),起到连接和沟通细胞信息的作用。

贮脂细胞又有伊藤细胞(Ito cell)、窦旁细胞和卫星细胞之称,位于窦周隙内,是一种代谢性细胞,正常时寿命长,

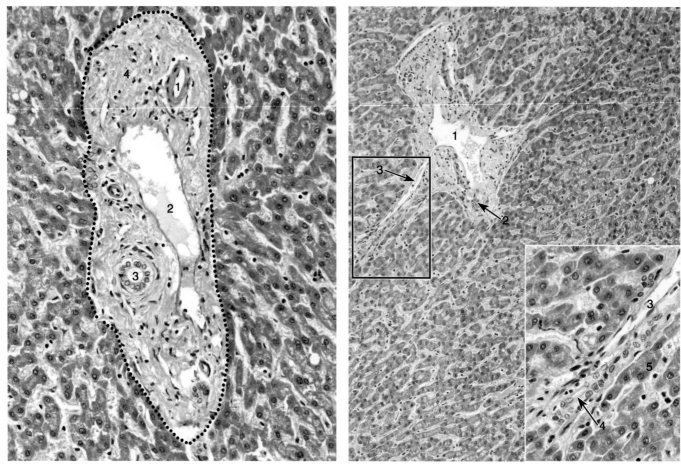

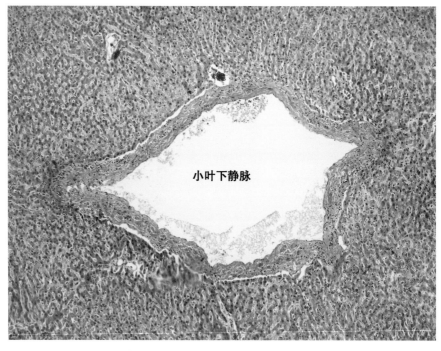

图 15-2-26　肝门管区（中倍）
1. 小叶间动脉；
2. 小叶间静脉；
3. 小叶间胆管；
4. 结缔组织

图 15-2-27　黑林管（低、高倍）
1. 小叶间静脉；
2. 小叶间胆管；
3. 小叶间静脉分支；
4. 黑林管；
5. 肝细胞索

图 15-2-28　小叶下静脉（低倍）

增殖率很低。细胞形态不规则，常有突起，并附于血窦内皮细胞外表面或肝细胞之间，常规染色不易辨认。电镜下，细胞核不规则，胞质内含有大小不等的脂滴（图 15-2-24，图 15-2-25），这些脂滴由细胞代谢产生，是贮存和代谢维生素 A 的部位。细胞内还有较发达的粗面内质网和高尔基复合体、微管和中间丝，含少量线粒体和溶酶体。贮脂细胞除贮存维生素 A 外，还能合成细胞外基质和胶原蛋白，尤其是肝病变时，活化的贮脂细胞合成细胞外基质和胶原蛋白的能力显著增强，故认为与肝纤维化的发生有关。

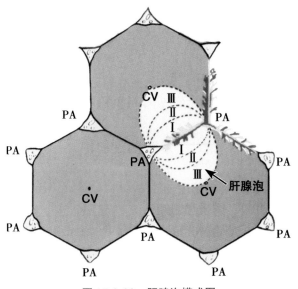

图 15-2-29　肝腺泡模式图
CV. 中央静脉；PA. 门管区

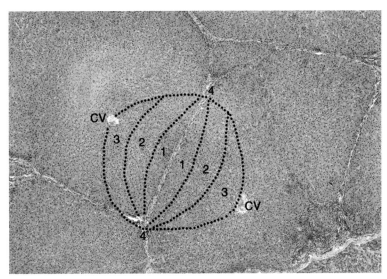

图 15-2-30　肝腺泡分带（中倍，猪肝）
1. 肝腺泡Ⅰ带；2. 肝腺泡Ⅱ带；3. 肝腺泡Ⅲ带；4. 门管区；
CV. 中央静脉
（周莉　图）

2. 门管区　在肝小叶之间的结缔组织中有小叶间动脉、小叶间静脉和小叶间胆管构成门管区（图 15-2-26）。一个肝小叶周围一般有 3～5 个门管区。胆汁经肝细胞合成分泌进入胆小管后，由肝小叶中央流向周边，在周边汇集成黑林管（图 15-2-27），再进入由单层立方上皮围成的小叶间胆管，进而再汇集入肝管。小叶间动脉是肝动脉的分支，将来自肝动脉血液注入肝血窦内。小叶间静脉是门静脉的分支，将来自胃肠等的血液注入肝血窦，因此肝血窦内的血液是来自肝动脉和门静脉的混合血，由肝小叶周边流向中央静脉，再垂直注入小叶下静脉（图 15-2-04，图 15-2-28）继而进入肝静脉。

3. 肝腺泡　一般认为，肝小叶是肝脏的基本结构和功能单位。除经典肝小叶外，人们发现有些病理过程和肝再生时，肝实质细胞变化是按照肝微循环有规律分布，因此，提出肝腺泡的概念。肝腺泡以门管区血管发出的终末门微静脉和终末肝微动脉及胆管分支为中轴，两端以相邻的两个中央静脉为界。立体形态似橄榄，纵切面为卵圆形（图 15-2-29，图 15-2-30）。肝腺泡的血流从中轴流向两端的中央静脉，依据血流方向及肝细胞获得血液先后顺序和微环境的差异，可将肝腺泡分为三个带：近中轴血管部分为Ⅰ带，肝细胞最先获得含氧和营养成分的血供，细胞代谢活跃，细胞内可见大量糖原颗粒（图 15-2-08），再生能力强，肝细胞内线粒体体积大，但数量少、高尔基复合体体积较大、过氧化物酶体数量较少、胆汁分泌较活跃、不易受有毒药物损害；Ⅱ带位于Ⅰ带外侧，肝细胞的血供和再生能力次于Ⅰ带；近中央静脉的两端部分为Ⅲ带，肝细胞的血供最差，血窦内的巨噬细胞较多，血液成分也发生变化，肝细胞对有害物质较为敏感，再生能力较弱，肝细胞常首先出现病变。所以在某些病理情况下，肝细胞损伤呈带状差异。此种肝腺泡三个带的肝细胞微细结构和功能上的差异称肝细胞的异质性。这种异质性是出生后逐步出现，这种现象的发生与血液对肝腺泡不同部位的肝细胞基因表达具有不同影响所致，使得肝腺泡中轴的肝细胞表现为幼稚，并缓慢地向中央静脉方向沿肝板迁移，逐步成熟和老化，因而造成不同部位肝细胞所含酶的种类和活性不同，参与生化代谢的种类和能力也不同。

4. 肝血管、神经和淋巴　肝的血供丰富，占每搏输出量 30% 左右，由功能性门静脉和营养性肝动脉提供。前者主要收集胃肠静脉和脾静脉血液。将胃肠道吸收的营养和某些有毒物质输入肝内进行代谢和加工处理；后者为肝提供氧及其他器官的代谢产物。门静脉在肝门处分为左、右两支，分别进入肝左、右叶，进而在肝小叶间反复分支，形成小叶间静脉。小叶间静脉分出小支称终末门微静脉，行走于相邻两个肝小叶之间。终末门微静脉的分支与血窦相连（图 15-2-04），将血液输入肝小叶内。肝动脉的分支与门静脉分支伴行，依次分为小叶间动脉和终末肝微动脉，最后也汇入血窦。小叶间动脉还分出小支供应被膜、间质和胆管。肝血窦的血液从小叶周边流向中央，汇入中央静脉。若干中央静脉汇合成小叶下静脉,单独行走于小叶间结缔组织内。进而汇合成 2~3 支肝静脉,出肝后汇入下腔静脉。

支配肝的神经主要有交感和副交感神经,分别来自内脏神经和迷走神经以及一些膈神经的分支,它们随肝动脉和门静脉入肝,并在血管周围形成神经丛,支配血管,调节血供。神经纤维末梢也可进入肝小叶,并终止于肝细胞和肝血窦内皮上,但其多寡与肝细胞之间的缝隙连接数量成反比。这些神经纤维对肝细胞糖和脂类代谢以及胆汁分泌有显著影响。肝内也有感觉神经末梢,主要分布于肝被膜和门管区内,主司痛觉。

肝被膜和小叶间结缔组织内有丰富的淋巴管,但肝小叶内并无分布。窦周隙内的血浆是肝淋巴的主要来源,可沿终末血管间隙出肝小叶进入小叶间淋巴管内。肝淋巴量较大且富含蛋白,肝硬化后血窦通透性下降,窦周隙内蛋白含量降低。阻塞性黄疸形成后,肝淋巴内胆色素也会增加。

5. 肝再生　肝细胞为长寿细胞,极少分裂。双核和多倍体细胞与肝潜在的强大再生能力有关,双核肝细胞的数量与细胞分裂指数呈负相关,在衰老时,肝细胞数量减少而双核和多倍体细胞相对增多。肝再生因不同诱因有不同的途径。切除大部分正常肝脏后,双核细胞数量急剧下降,并迅速分裂为两个单核肝细胞,该反应首先出现在肝腺泡中轴附近,继而出现以四倍体肝细胞为主体的群体增殖反应,约 1~3 天后,胆管细胞、巨噬细胞和血窦内皮细胞开始增生,而贮脂细胞反应则较慢。增生过程中,除原有肝小叶增大外,也有新肝小叶形成。由于肝再生能力强大,能精确调控再生后自身体积的大小。

在中毒或肝损伤后,残存的肝细胞迅速增殖使肝组织重建,而不明显依赖于干细胞。只有当持续或严重肝损伤,残存的肝细胞增殖不再能承受时,人类肝干细胞才参与其中。肝干细胞巢源于黑林管(肝闰管)和窦周隙。肝卵圆细胞是依据其形态学特征而命名的肝干细胞,具有双潜能分化能力,既能形成胆管细胞又能参与肝实质细胞再生,只有在病理情况下出现,其结构与终末胆管上皮细胞相似。严重持续性肝损伤,如慢性病毒性肝炎或脂肪性肝炎。这些来源于肝内胆管系统的终末分支,即黑林管的干细胞,如卵圆细胞会出现在肝门管区。黑林管由小胆管细胞和肝细胞围成,有实验证据显示它是干细胞巢。卵圆细胞微环境的一个关键因子是细胞外基质中的层黏连蛋白。此蛋白可在体外维持卵圆细胞未分化表型和促进其增殖。在严重肝损伤后,与卵圆细胞关系密切的肝卫星细胞(又称贮脂细胞)和肌成纤维细胞能释放生长因子、趋化因子和细胞因子,影响卵圆细胞生存、增殖、迁移和分化。致癌剂诱发的癌前病灶也来源于卵圆细胞,并表达若干肝癌细胞也能表达的糖结合蛋白。因此,卵圆细胞是与肝癌发生有关的前体细胞。肝癌形成中出现的卵圆细胞与肝发育过程中原始肝内胆管有相同的表达模式,如它们既表达肝细胞的标记物甲胎蛋白、白蛋白,又表达胆管细胞标记物,即细胞角蛋白 7、19,故认为胚胎时期原始肝内胆管细胞是成体肝卵圆细胞的祖细胞。

除肝卫星细胞与肝硬化有关外,有证据显示,肝卫星细胞还有干细胞性质,表达干细胞相关的神经上皮干细胞蛋白(nestin,巢蛋白),在体外有分化为肝样细胞的潜能。培养的肝卫星细胞能生长为细胞克隆,并保持其分化能力。非活动状态的肝卫星细胞位于窦周隙中。其中含有的网状纤维、胶原蛋白Ⅳ和层黏连蛋白可以保持肝卫星细胞的静止状态。激活的肝卫星细胞呈现一种可逆的肌成纤维细胞表型。

肝和胆的发生: 人胚胎第 4 周时,来源于内胚层的前肠末端腹侧壁细胞增生,形成一向外突出的囊状肝憩室,为肝和胆的原基。肝憩室生长迅速并伸入到原始横隔内,憩室末端膨大,为头、尾两支,头支形成肝的原基,尾支形成胆囊和胆道的原基。头支很快形成树枝状,其近端分化为肝管和小叶间胆管,末端分支旺盛,形成肝细胞索,肝索上下叠加形成肝板。肝板互相连接成网,穿行于原始横隔内的卵黄静脉和脐静脉反复分支并相互吻合,在肝板间形成毛细血管网,即肝血窦。肝板与肝血窦围绕中央静脉,共同形成肝小叶。第 2 个月,肝细胞之间形成胆小管;第 3 个月开始合成胆汁。

胚胎肝的功能十分活跃,第 6 周时,造血干细胞从卵黄囊壁迁入肝,在肝血窦内外形成大量原始血细胞集落,并产生成熟血细胞,以红细胞为主,也有少量粒细胞和巨核细胞。肝造血功能在第 6 个月之后逐渐减弱,至出生时基本停止。胚胎早期就开始合成并分泌多种血浆蛋白和甲胎蛋白。在第 5~6 个月,几乎所有肝细胞均能合成甲胎蛋白。此后,合成甲胎蛋白的功能逐渐减弱,出生后不久则停止。正常成人甲胎蛋白含量极低。在病理状态下,甲胎蛋白含量明显升高,则有助于原发性肝癌的诊断,也可用于提示肝癌手术切除的疗效。

肝憩室尾支是胆囊和胆道的原基。尾支近端伸长形成胆囊管,远端扩大形成胆囊。肝憩室的基部发育为胆总管,并与胰腺导管合并开口于十二指肠。

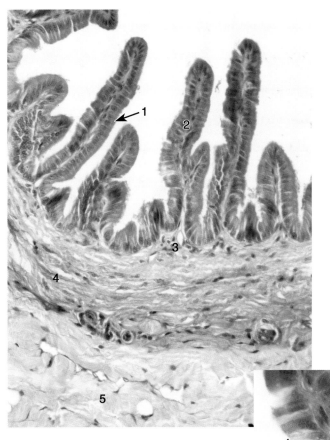

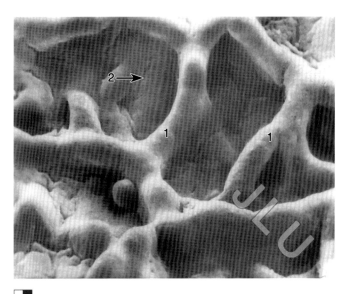

图 15-3-02　胆囊内表面扫描电镜像
1. 皱襞;
2. 黏膜窦

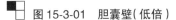

图 15-3-01　胆囊壁(低倍)
1. 单层柱状上皮;
2. 黏膜皱襞;
3. 固有层;
4. 肌层;
5. 外膜
(周莉　图)

图 15-3-03　胆囊黏膜(高倍)
1. 单层柱状上皮;
2. 固有层;
3. 黏膜窦;
4. 黏膜皱襞
(周莉　图)

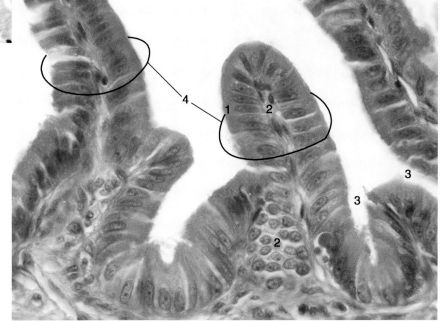

第三节　胆囊与胆管

　　胆囊壁分底、体、颈三部分,颈部与胆管相接。胆囊壁由黏膜、肌层和外膜构成。黏膜由不含怀状细胞的单层柱状上皮和固有层构成,两者共同隆起伸入腔内形成皱襞(图 15-3-01~图 15-3-03)。电镜下,上皮细胞游离面有许多微绒毛,细胞核位于基底部,核上区胞质粗面内质网发达,线粒体丰富,顶部胞质内有少量黏原颗粒,能分泌黏液。胆囊上皮以吸收功能为主,并能改变胆汁成分和浓缩胆汁。黏膜固有层为富有血管、淋巴管和弹性纤维的薄层结缔组织。肌层为平滑肌,排列不甚规则,大致有环行、斜行和纵行。外膜较厚,为疏松结缔组织,内含血管、淋巴管和神经。外膜表面大部覆以浆膜。

　　胆管与胆总管的管壁较厚,结构与胆囊类似,均由黏膜、肌层和外膜组成。胆总管黏膜上皮有杯状细胞,固有层内

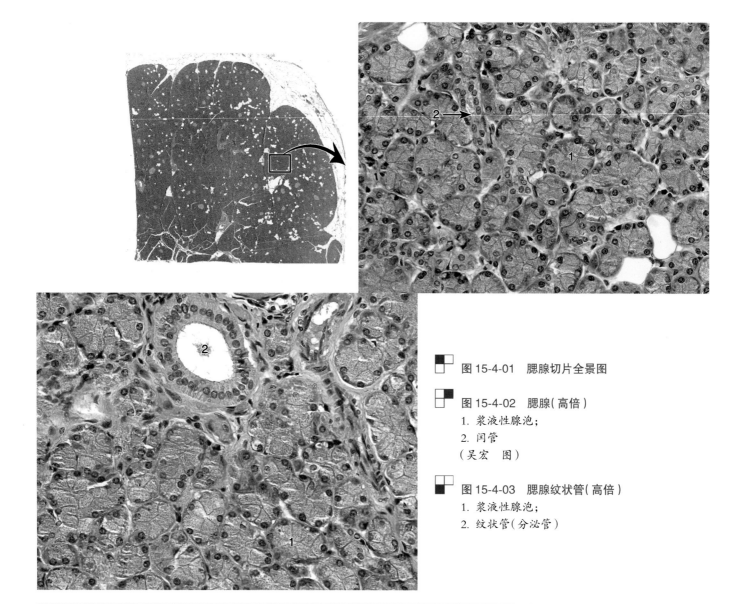

图 15-4-01　腮腺切片全景图

图 15-4-02　腮腺（高倍）
1. 浆液性腺泡；
2. 闰管
（吴宏　图）

图 15-4-03　腮腺纹状管（高倍）
1. 浆液性腺泡；
2. 纹状管（分泌管）

有黏液腺。肌层平滑肌呈斜行和纵行肌束，较分散。外膜为疏松结缔组织。胆总管的下端与胰管汇合之前，环行平滑肌增厚，形成胆总管括约肌，又称 Boyden 括约肌。胆总管与胰管汇合穿入十二指肠壁，局部扩大形成肝胰壶腹，又称 Vater 壶腹，此处环形平滑肌增厚，形成肝胰壶腹括约肌，又称 Oddi 括约肌，可控制胆汁和胰液的排出。

第四节　唾　液　腺

　　唾液腺包括多个腺体，其中大型唾液腺包括腮腺（图 15-4-01）、下颌下腺和舌下腺，它们的导管均开口于口腔。大唾液腺为外分泌复管泡状腺，实质由腺泡和导管构成。血管、淋巴管和神经等随被膜深入实质，将实质分隔成腺小叶。腺间质内有较多脂肪细胞。

　　1. **腮腺**　位于耳前下方，腺泡为纯浆液性，分泌物稀薄。腺泡细胞为单层立方或锥形，细胞核位于基底部，周边胞质嗜碱性（图 15-4-02），因含大量粗面内质网和游离核糖体。顶部胞质嗜酸性，因有大量分泌颗粒和发达的高尔基复合体（图 15-4-09），分泌颗粒含大量水解酶如唾液淀粉酶。腺泡细胞与基膜之间有肌上皮细胞。导管分为闰管、纹状管、小叶内导管以及小叶间导管。其中闰管发达，由单层扁平或立方上皮围成。纹状管又称分泌管，行走于小叶内，由单层立方或柱状细胞围成，细胞嗜酸性，核位置较高，基底部可见若干垂直深染条纹状结构，称基底纵纹（图 15-4-03），电镜下为质膜内褶和线粒体，该结构可扩大细胞基底部表面积，利于物质转运，在醛固酮作用下调节唾液总量及其电解质含量。小叶内和小叶间导管负责收集运送分泌物，分别由单层立方和柱状上皮围成。

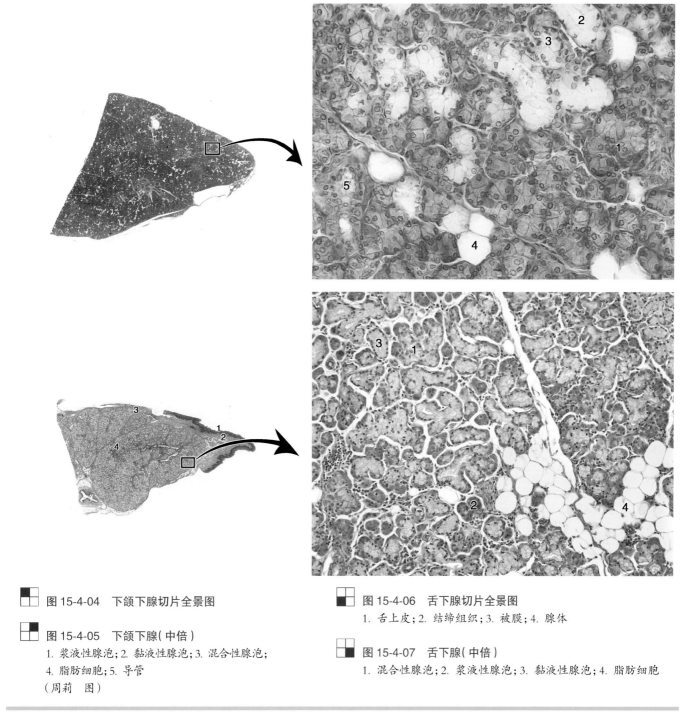

图 15-4-04 下颌下腺切片全景图

图 15-4-05 下颌下腺（中倍）
1. 浆液性腺泡；2. 黏液性腺泡；3. 混合性腺泡；
4. 脂肪细胞；5. 导管
（周莉 图）

图 15-4-06 舌下腺切片全景图
1. 舌上皮；2. 结缔组织；3. 被膜；4. 腺体

图 15-4-07 舌下腺（中倍）
1. 混合性腺泡；2. 浆液性腺泡；3. 黏液性腺泡；4. 脂肪细胞

2. **下颌下腺** 位于下颌骨下缘，腺泡以浆液性为主，含少量黏液性腺泡和混合性腺泡（图 15-4-04，图 15-4-05）。黏液性腺泡分泌物黏稠，腺泡细胞呈较大锥体形，细胞核扁圆形，位于基底部。常规染色细胞着色淡，电镜下细胞顶端可见大量黏原颗粒（图 01-2-04）。混合性腺泡由浆液性细胞和黏液性细胞围成，可见若干浆液性细胞排列在黏液性细胞外周，形成半月形，称浆半月（图 15-4-08）。下颌下腺导管中纹状管发达，闰管短。分泌物较黏稠，淀粉酶少，其中含有溶菌酶。

下颌下腺还能分泌多种生物活性多肽。在鼠和人的下颌下腺发现并分离提取近 30 种生物活性多肽，这些多肽物质或直接分泌入血或随唾液进入消化道，再由胃肠吸收，对多种组织细胞的生理活动起重要调节作用。根据多肽的不同化学性质和生理作用，可将其分为 4 大类：①促细胞生长分化因子，如神经生长因子、表皮生长因子、内皮生长因子、红细胞生成素和集落刺激因子等；②内环境稳定因子，如肾素、激肽释放酶、生长抑素、胰岛素和胰高血糖素样肽等；③消化酶，如淀粉酶、酸性磷酸酶、核糖核酸酶等；④细胞内调节因子，如脂肽酶等。有些多肽物质已制成商品试剂，

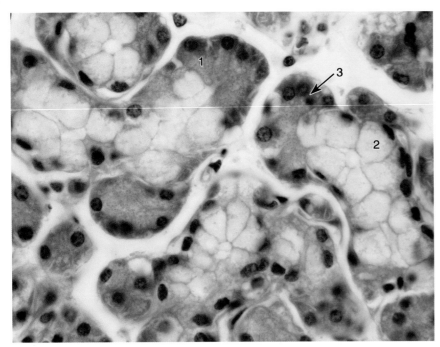

图 15-4-08　舌下腺中浆半月（高倍）
1. 浆液性腺细胞；
2. 黏液性腺细胞；
3. 浆半月

图 15-4-09　腮腺浆液性腺细胞电镜像
1. 浆液性腺细胞核；
2. 微绒毛；
3. 分泌颗粒；
4. 高尔基复合体；
5. 粗面内质网；
6. 基膜；
7. 毛细血管

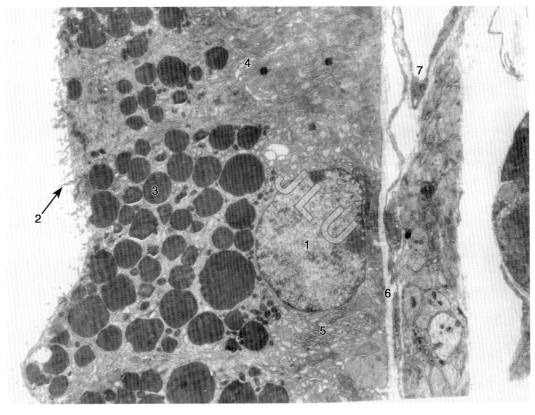

从小鼠下颌下腺提纯的神经生长因子和表皮生长因子已广泛用于实验研究。

3. **舌下腺**　位于舌腭骨肌下方，腺体为黏液性腺为主的混合性腺（图 15-4-06），浆半月较多（图 15-4-07，图 15-4-08），闰管和分泌管均不发达，分泌物黏稠。

（周劲松）

第十六章　呼　吸　系　统

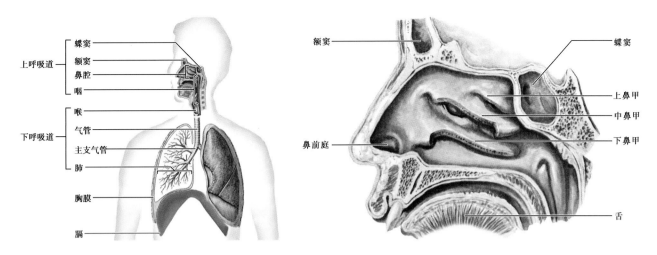

上呼吸道 ⎰ 蝶窦
额窦
鼻腔
咽

下呼吸道 ⎰ 喉
气管
主支气管
肺

胸膜

膈

额窦　　　　　　　　　　蝶窦

上鼻甲

中鼻甲

鼻前庭　　　　　　　　　下鼻甲

舌

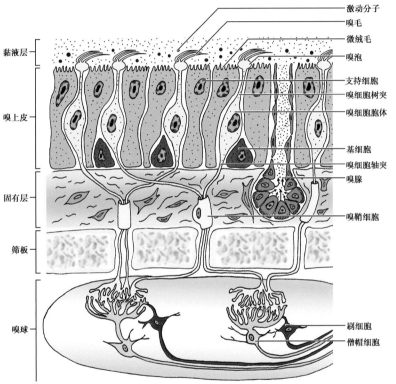

激动分子
嗅毛
微绒毛
嗅泡

黏液层

嗅上皮

支持细胞
嗅细胞树突
嗅细胞胞体
基细胞
嗅细胞轴突
嗅腺

固有层

嗅鞘细胞

筛板

嗅球

刷细胞
僧帽细胞

▨ 图 16-0-01　呼吸系统解剖结构模式图

▨ 图 16-1-01　鼻腔解剖结构模式图

▨ 图 16-1-02　嗅黏膜组织结构模式图

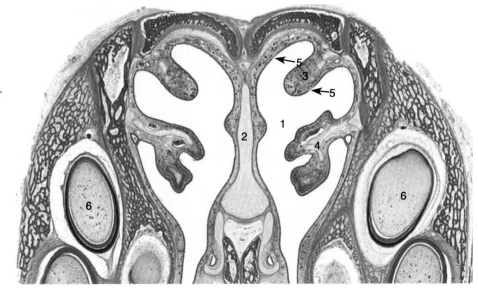

▨ 图 16-1-03　胎儿鼻腔纵断面切片
全景图

1. 鼻腔；
2. 鼻中隔；
3. 上鼻甲；
4. 下鼻甲；
5. 嗅黏膜；
6. 发育中的牙

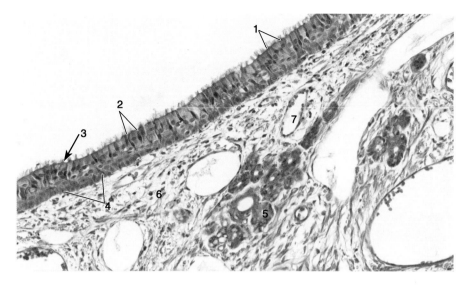

图 16-1-04　嗅黏膜（高倍）

1. 支持细胞；2. 嗅细胞；3. 嗅毛；

4. 基细胞；5. 嗅腺；6. 固有层；

7. 血窦

呼吸系统包括鼻、咽、喉、气管、支气管和肺等器官（图 16-0-01）。从鼻腔到肺内的终末细支气管是气体进出肺所经过的结构，称为导气部；从呼吸性细支气管到肺泡是气体交换的场所，称为呼吸部。

第一节　鼻　腔

鼻腔是呼吸道的起始部，又是嗅器官。鼻由软骨和骨构成支架，上面附有结缔组织和肌肉。鼻外表面的皮肤较厚，皮下组织较少，富含皮脂腺和汗腺，尤以鼻翼和鼻尖部分布最多，是痤疮及疖的好发部位。鼻腔被鼻中隔分为左右两半。在鼻腔的外侧面有上、中、下三个鼻甲。鼻腔前部称前庭，前庭的后部是固有鼻腔（图 16-1-01）。鼻腔的黏膜富含血管丛，能使吸入的冷空气加温并湿润。鼻腔和鼻窦在发声时起共鸣作用，当发生鼻甲肥大等病理变化时，则可影响患者发声的清晰度。鼻腔内表面为黏膜，由上皮和固有层结缔组织构成，鼻黏膜分为前庭部、呼吸部和嗅部。

前庭部是鼻腔入口。上皮为未角化复层扁平上皮。近外鼻孔处上皮出现角化，与皮肤移行。固有层内有毛囊、皮脂腺、汗腺。鼻毛能阻挡空气中的尘埃等异物。

呼吸部占鼻黏膜的大部分，包括下鼻甲、中鼻甲、鼻道及鼻中隔中下部的黏膜。上皮为假复层纤毛柱状上皮，杯状细胞较多。固有层内有黏液性腺、浆液性腺、混合性腺、丰富的静脉丛与淋巴组织。

嗅部位于鼻中隔上部、上鼻甲及鼻腔顶部（图 16-1-03）。

1. **嗅上皮**　嗅黏膜上皮为假复层柱状上皮，含嗅细胞、支持细胞和基细胞，特称嗅上皮（图 16-1-02，图 16-1-04）。

（1）嗅细胞：呈梭形，夹在支持细胞之间，为双极神经元，树突伸至上皮表面，末端膨大呈球状嗅泡。从嗅泡发出 10~30 根较长的嗅毛，嗅毛属于纤毛，其内有 9+2 纵行排列的微管，但微管的结构与动纤毛不同，缺乏动力臂，不能摆动，倒伏浸埋于上皮表面的嗅腺分泌物中。嗅毛为嗅觉感受器，其细胞膜内有多种受体，分别接受不同化学物质刺激，使嗅细胞产生冲动，传入中枢，产生嗅觉。

（2）支持细胞：高柱状，顶部宽大，基部较细，游离面有许多微绒毛。细胞核位于胞质上部，染色较浅，胞质内可见黄色色素颗粒。起支持和分隔嗅细胞作用，相当于神经胶质细胞。

（3）基细胞：呈锥形，体积较小，位于上皮深部，可增殖分化为嗅细胞和支持细胞。

2. **固有层**　结缔组织富含血管，并有许多浆液性嗅腺（图 16-1-04）。嗅细胞轴突穿过上皮基膜进入固有层，被一种称为嗅鞘细胞的神经胶质细胞包裹，构成无髓神经纤维，并组成嗅神经（图 16-1-02）。

鼻旁窦共有 4 对，即上颌窦、额窦、筛窦和蝶窦。窦壁衬有黏膜，与鼻腔黏膜相连续，结构也相似。黏膜表面为假复层纤毛柱状上皮，较薄，杯状细胞较少。固有层较薄，并与骨膜相连接，其间无明显分界。腺体较少，为混合腺。上皮纤毛的摆动将窦内的分泌物排向鼻腔，有湿润和温暖气体的作用。

鼻咽壁由内向外分 4 层，即黏膜、黏膜下层、肌层和外膜。黏膜上皮有复层扁平上皮、假复层纤毛柱状上皮和复层柱状上皮 3 种类型。鼻咽前壁近后鼻孔处和顶部为假复层纤毛柱状上皮，其余约 60% 为复层扁平上皮。后壁的 80%~90% 为复层扁平上皮，其余为假复层纤毛柱状上皮。咽两侧壁和咽扁桃体为复层扁平上皮和假复层纤毛柱状上皮交替分布。鼻咽和口咽交界处为复层柱状上皮。鼻咽黏膜的大部分复层扁平上皮无角化，但到 50 岁以后，后壁、侧壁和

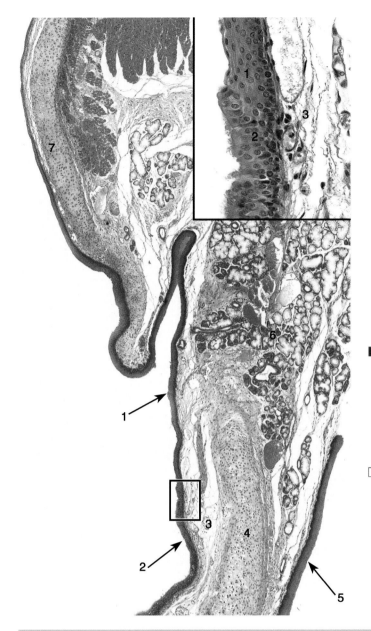

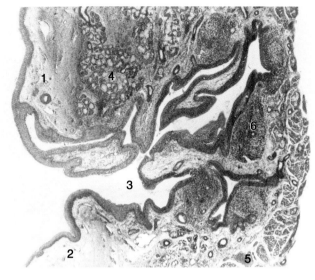

图 16-2-01 会厌（纵断面）
1. 喉面复层扁平上皮；2. 喉面基部假复层纤毛柱状上皮；
3. 固有层；4. 会厌软骨；5. 舌面复层扁平上皮；6. 混合性
腺；7. 甲状软骨（框内为复层扁平上皮和假复层纤毛柱状上
皮交界处）

图 16-2-02 喉（纵断面）
1. 室襞；2. 声襞；3，喉室；4. 混合性腺；5. 声带肌；6. 淋巴组织

咽隐窝处的复层扁平上皮可出现角化现象。固有层内胶原纤维和弹性纤维较多，主要呈纵行排列，且有大量血管和淋
巴组织。黏膜下层为薄层疏松结缔组织，内有混合腺。肌层为骨骼肌，由斜行和纵行的肌纤维交织而成。外膜是以疏
松结缔组织为主构成的纤维膜。

第二节 喉

　　喉以软骨为支架，软骨之间借韧带、肌肉或关节相连，会厌表面覆以黏膜，内部为会厌软骨（弹性软骨）。会厌舌
面及喉面上部的黏膜上皮为复层扁平，有味蕾，喉面基部为假复层纤毛柱状上皮。固有层为疏松结缔组织，弹性纤维
较丰富，并有混合腺和淋巴组织。固有层深部与会厌软骨的软骨膜相连（图 16-2-01）。
　　喉侧壁黏膜形成上、下两对皱襞，分别为室襞和声襞。上、下皱襞之间为喉室。室襞又称**假声带**，黏膜表面为假复
层纤毛柱状上皮，有杯状细胞，固有层和黏膜下层为疏松结缔组织，内有丰富的混合腺和淋巴组织。喉室的黏膜与黏
膜下层的结构与室襞相似。声襞又称**真声带**，游离缘为膜部，较薄，基部为软骨部。膜部是声带振动的主要部位，也是
声带小结、息肉好发部位。其黏膜表面为复层扁平上皮，固有层较厚，无腺体，血管较少，浅部为疏松结缔组织，炎症时
易发生水肿；中层以弹性纤维为主；深部以胶原纤维为主。中层和深层共同构成致密板状结构，称**声韧带**，是与发音相
关的主要结构之一。固有层下方是**声带肌**，它是一种特殊的骨骼肌，无明显肌腱和肌腹，其中含有红肌、白肌及中间型

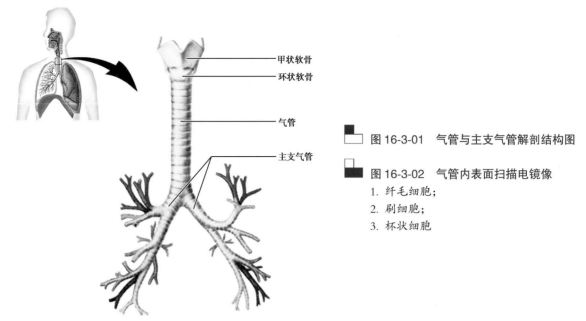

图 16-3-01　气管与主支气管解剖结构图

图 16-3-02　气管内表面扫描电镜像
1. 纤毛细胞;
2. 刷细胞;
3. 杯状细胞

甲状软骨
环状软骨
气管
主支气管

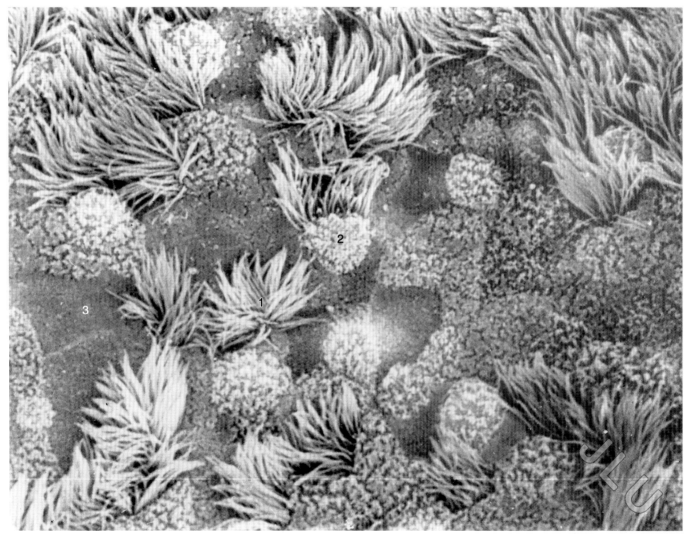

肌纤维。红肌纤维含线粒体较多,有利于持续性收缩;白肌纤维内线粒体较少,适合反射性快速收缩;中间型肌纤维介于红、白肌纤维之间。新生儿的红肌纤维多于白肌纤维,此后白肌纤维逐渐增多,至 20~30 岁时红肌纤维与白肌纤维数量相差无几。到 30 岁以后白肌纤维开始减少,至 60 岁时则明显减少。红肌纤维从 50 岁时开始减少,至 70 岁后减

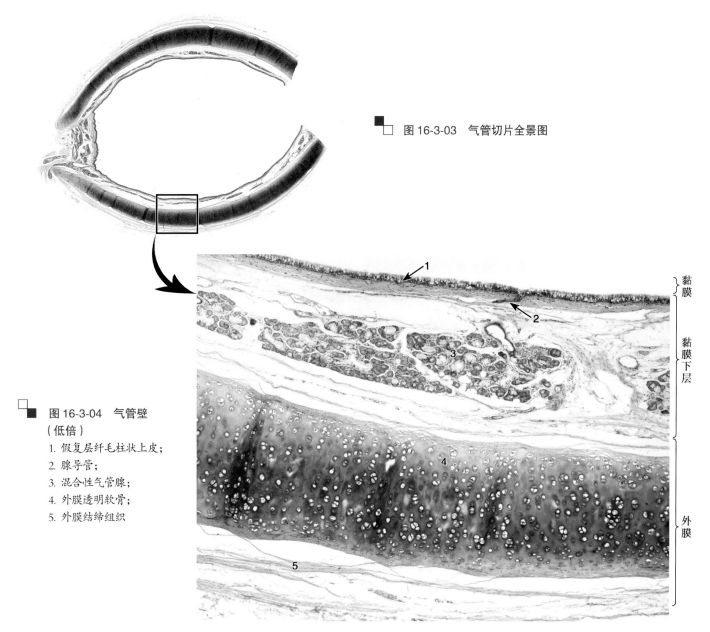

图 16-3-03 气管切片全景图

图 16-3-04 气管壁（低倍）
1. 假复层纤毛柱状上皮；
2. 腺导管；
3. 混合性气管腺；
4. 外膜透明软骨；
5. 外膜结缔组织

黏膜

黏膜下层

外膜

少较显著。声带振动主要在膜部。软骨部黏膜表面为假复层纤毛柱状上皮，膜下层内有混合腺，外膜有软骨和骨骼肌（图 16-2-02）。

人的一生中声带结构不断地发生变化。从新生儿至 20 岁时，声带处于生长发育阶段，各层结构不断分化和完善。至 30 岁时，声带出现退行性变化，上皮变薄，固有层的浅层出现水肿，中层因弹性纤维萎缩而变薄，深层随胶原纤维增多而变厚，声带肌的肌纤维变细，数量减少，尤其是白肌纤维数量的减少更为明显。

第三节　气管与主支气管

1. 气管　气管上接喉，下连支气管（图 16-3-01）。气管和支气管的管壁结构相似，均可分为三层，由内向外依次为黏膜、黏膜下层和外膜（图 16-3-04）。

（1）**黏膜**：由上皮和固有层构成。黏膜上皮为假复层纤毛柱状，由纤毛细胞、杯状细胞、基细胞、刷细胞和神经内分泌细胞等构成。人支气管黏膜上皮平均厚度 41.5μm，基膜较厚。固有层为疏松结缔组织，纤维细密，弹性纤维较多，有浆细胞、淋巴细胞和粒细胞等；还有血管、淋巴管和神经（图 16-3-02，图 16-3-05）。

1）**纤毛细胞**：为气管上皮中数量最多的细胞。胞体呈柱状，游离面有纤毛，纤毛之间有短微绒毛。纤毛一般长

A

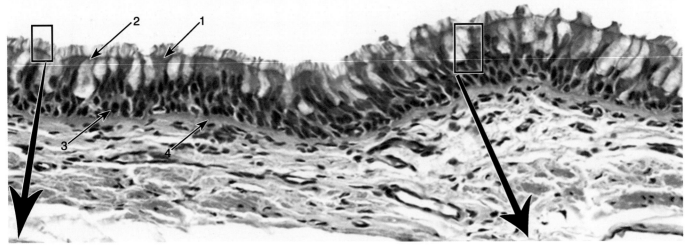

B

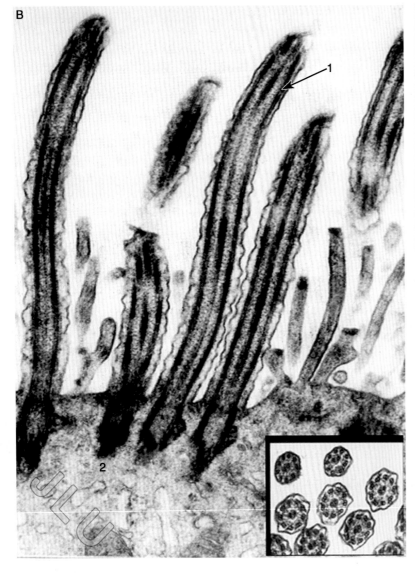

C

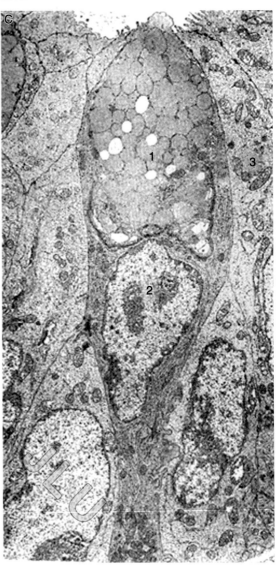

图 16-3-05　气管上皮光、电镜像

A. 假复层纤毛柱状上皮（高倍）　1. 纤毛柱状上皮；2. 杯状细胞；3. 基细胞；4. 基膜

B. 纤毛细胞游离面电镜像（纵、横断面）　1. 微管；2. 基体

C. 杯状细胞电镜像　1. 杯状细胞胞质内黏原颗粒；2. 杯状细胞核；3. 纤毛细胞

$5\sim10\mu m$,直径$0.3\sim0.5\mu m$。电镜下,可见纤毛中央有两条单独微管,周围9组二联微管(即9+2型),二联微管的一侧伸出两条短小动力蛋白臂。动力蛋白具有ATP酶活性,分解ATP后动力蛋白臂附着于相邻的二联微管,使微管之间产生位移或滑动,导致纤毛整体运动。许多纤毛的协调摆动像风吹麦浪一样,把上皮表面的黏液及其黏附的灰尘和细菌等推至咽部成痰咳出。此外,纤毛基部还有一个致密基体,结构与中心粒基本相同,可能是纤毛微管的最初形成点(图16-3-05B)。所以,纤毛细胞具有净化呼吸道的重要功能,纤毛运动需适宜的温度、湿度和酸碱度。纤毛细胞的超微结构异常可表现为纤毛无运动功能,如纤毛无运动综合征(immotile cilia syndrome,ICS)它是一种常染色体隐性遗传性疾病,常伴有慢性呼吸道感染、男性不育或内脏易位等。慢性支气管炎患者的纤毛细胞内可见线粒体肿胀和嵴断裂,线粒体变性可减弱纤毛运动能力。当上皮细胞结构严重损害时,易导致鳞状上皮化生。长期吸烟者,纤毛细胞的纤毛会减少或消失。糖皮质激素可促进支气管上皮细胞纤毛的生长。

2)**杯状细胞**:光镜下,杯状细胞形如高脚杯,胞质空泡状,细胞核位于基底,类三角形;电镜下,细胞顶部胞质内有大量黏原颗粒,基部胞质内有粗面内质网和高尔基复合体。黏原颗粒以胞吐方式排出黏蛋白,分布于纤毛顶部,与气管腺的分泌物共同构成黏液屏障,可黏附吸入空气中的尘埃颗粒,并溶解有毒气体。慢性支气管炎患者杯状细胞区域性增多,分泌亢进,管腔内黏液增多;黏膜下层的黏液腺肥大并增生,黏液分泌量增多(图16-3-05,图16-3-06)。

3)**刷细胞**:为无纤毛的柱状细胞,光镜下与其他细胞难以分辨;电镜下,游离面有长而直密集的微绒毛,形如刷子,故得名(图16-3-02)。胞质内有发达的滑面内质网、粗面内质网、微丝和溶酶体。基底部还常见有突触,故一般认为此细胞是一种与味觉细胞相似的化学感受器细胞。

4)**神经内分泌细胞**:又称小颗粒细胞,数量少,呈锥体形,散在于上皮深部。单个细胞或成团细胞构成神经上皮小体,还多见于肺内小支气管分支处。此细胞胞质内有许多致密核心颗粒,颗粒中含有5-羟色胺、铃蟾素、降钙素、脑啡肽等物质,可调节呼吸道和血管管壁平滑肌收缩和腺体分泌。属于弥散神经内分泌系统的一部分。

5)**基细胞**:基细胞位于上皮基底,细胞矮小,锥体形,细胞顶部未达到上皮游离面。胞质内有少量细胞器。基细胞有增殖分化能力,可分化形成纤毛细胞和杯状细胞(图16-3-05)。

上皮与固有层之间有明显的基膜(图16-3-05A,图16-3-06)。固有层为结缔组织,含有较多的弹性纤维,丰富的血管和淋巴管。

(2)**黏膜下层**:为疏松结缔组织,与固有层无明显分界。黏膜下层含有血管、淋巴管和较多混合性气管腺,还有淋巴组织和浆细胞等。浆细胞能合成IgA和J链(糖蛋白)。通过黏膜免疫反应(见第十四章)防止某些细菌,特别是链球菌凝集或黏附在黏膜表面,可抑制病毒感染上皮细胞。新生儿几乎不含分泌IgA的浆细胞,随年龄增长,分泌IgA的浆细胞逐渐出现并增多,分泌量因人而异,缺少者容易发生呼吸道感染。

(3)**外膜**:较厚,由$16\sim20$个"C"字形软骨环和结缔组织构成。软骨环由透明软骨构成,在软骨环缺口处,即气管后壁以弹性纤维构成的环状韧带相连,又称膜部,此处还有环行平滑肌和较多的气管腺(图16-3-03,图16-3-07)。外膜结缔组织中有丰富的血管、淋巴管和神经。

2. **主支气管**　主支气管壁的结构随着管腔变小、管壁变薄,三层分界不明显;环状软骨逐渐变为不规则软骨片,而固有层外出现平滑肌束,并逐渐增多,呈螺旋形排列。慢性支气管炎时,各级支气管尤其是中、小型支气管的软骨片发生不同程度的萎缩和变性,表现为软骨片变小、软骨细胞固缩或消失等。此种病变可使管壁变薄,支持力减弱,特别是小支气管处容易发生管壁塌陷或折叠,阻碍通气功能。

喉、气管和肺的发生:人胚胎第4周时,原始咽尾端底壁内胚层正中出现一纵行沟,称喉气管沟。后者逐渐加深,形成一长形盲囊,称喉气管憩室。喉气管憩室位于食管的腹侧,两者之间的间充质隔称气管食管隔。喉气管憩室的上端发育为喉,中段发育为气管,末端膨大,形成两个分支,称肺芽,是主支气管和肺的原基。临床上常见由于气管食管隔发育不良,导致气管与食管分隔不完全,两者间有瘘管相通,称气管食管瘘。肺芽呈树枝状反复分支,第6个月时达17级左右,分别形成了肺叶支气管、段支气管,直至呼吸性细支气管、肺泡管和肺泡囊。支气管的各级分支和肺泡周围的间充质分化为结缔组织和平滑肌。第7个月时,肺泡数量增多,肺泡上皮中除Ⅰ型肺泡细胞外,还分化出Ⅱ型肺泡细胞,并开始分泌表面活性物质。此时,肺内血液循环系统发育完善,早产的胎儿可进行正常呼吸,并能够存活。

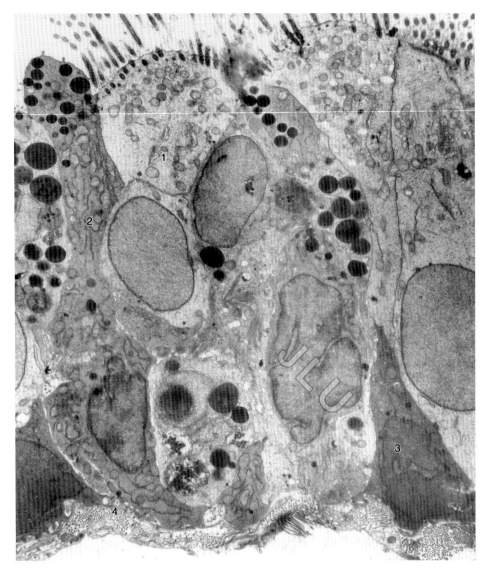

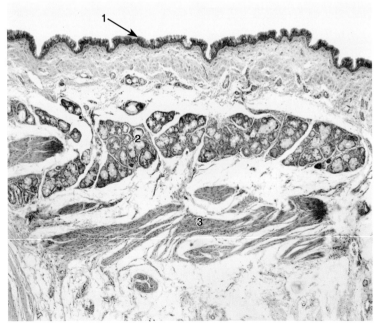

■ 图 16-3-06 气管上皮电镜像 ■ 图 16-3-07 气管膜部(低倍)

1. 纤毛细胞;2. 杯状细胞;3. 基细胞;4. 基膜 1. 假复层纤毛柱状上皮;2. 气管腺;3. 平滑肌

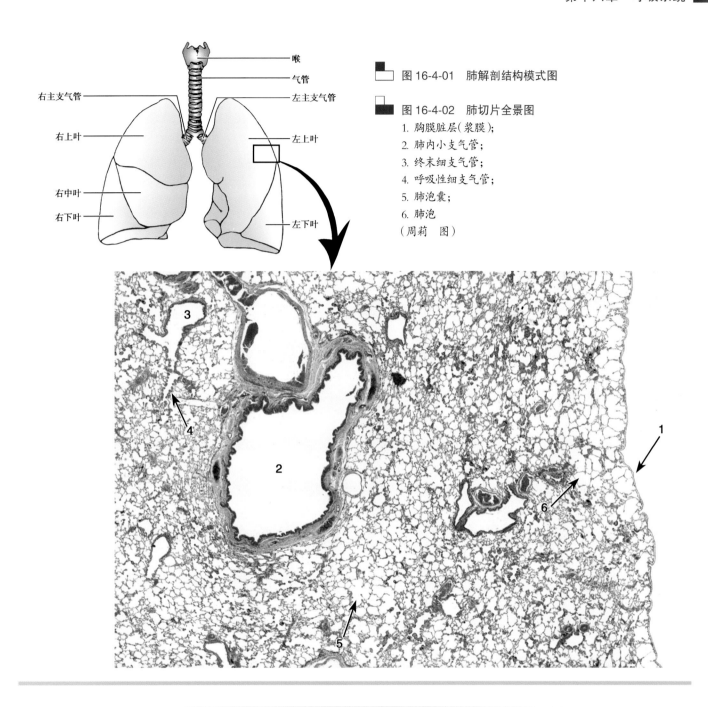

图 16-4-01　肺解剖结构模式图

图 16-4-02　肺切片全景图
1. 胸膜脏层(浆膜);
2. 肺内小支气管;
3. 终末细支气管;
4. 呼吸性细支气管;
5. 肺泡囊;
6. 肺泡
(周莉　图)

第四节　肺

　　肺是机体与外界进行气体交换的器官,也是重要的代谢器官。肺内侧面的肺门是支气管、肺血管、淋巴管和神经的出入处(图 16-4-01)。肺表面有一层光滑的浆膜,即胸膜脏层(图 16-4-02,图 16-4-03)。浆膜深部的结缔组织伸入肺内,将肺分成许多小叶。肺分实质和间质,肺实质即指肺内支气管的各级分支直至肺泡;间质是指肺内结缔组织、血管、淋巴管和神经等。支气管由肺门进入肺内后,反复分支形成支气管树。首先分支为叶支气管,继而分为段支气管,段支气管反复分支为小支气管。管径为 1mm 左右的小分支为细支气管。每个细支气管再分出 4~6 个直径为 0.5mm 的终末细支气管。从肺叶支气管到终末细支气管称肺导气部。终末细支气管以下的结构为肺呼吸部,包括呼吸性细支气管、肺泡管、肺泡囊和肺泡(图 16-4-02)。每一个细支气管连同它的各级分支和肺泡组成肺小叶。肺小叶呈锥体形,其尖端朝向肺门,底面向着肺表面,透过胸膜脏层可见肺小叶底部的轮廓,直径 1~2.5cm。每叶肺有 50~80 个肺小叶,它们是肺的结构单位。临床上常见累及若干肺小叶的炎症,称小叶性肺炎,常发生于小儿和老年人。

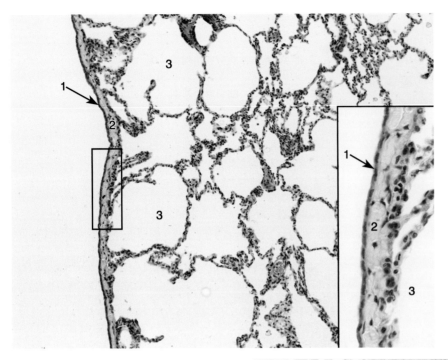

图 16-4-03　胸膜脏层（低、高倍）
1. 间皮；
2. 结缔组织；
3. 肺泡
（周莉　图）

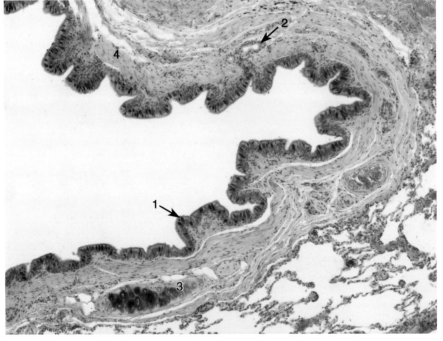

图 16-4-04　肺内小支气管（低倍）
1. 假复层纤毛柱状上皮；
2. 腺体；
3. 透明软骨片；
4. 平滑肌束
（周莉　图）

1. **肺导气部**　各段支气管不断分支,管径变小,管壁变薄;上皮变矮,杯状细胞、混合性腺和软骨片减少至消失;固有层外平滑肌增加,直至形成完整平滑肌层,使致由软骨支撑的管壁逐渐变为肌性管壁。

（1）**叶支气管至小支气管**:管壁结构分为三层,即黏膜、黏膜下层和外膜。黏膜上皮为假复层纤毛柱状,随管径变细,上皮由高变低,杯状细胞逐渐减少。固有层薄,其外方出现少量环行平滑肌束,黏膜下层内气管腺逐渐减少。外膜结缔组织内透明软骨已由"C"字形变为不规则片状,数量逐渐减少(图 16-4-04)。

（2）**细支气管**:管径小于1mm,黏膜上皮由起始段的假复层纤毛状上皮逐渐变为单层纤毛柱状上皮,杯状细胞很少或消失。管壁内腺体和软骨片较少或消失。固有层外环行平滑肌逐渐增加,黏膜皱襞随管径变细而逐渐明显(图 16-4-05)。

（3）**终末细支气管**:管径约0.5mm,内衬单层纤毛柱状上皮,无杯状细胞。管壁中腺体和软骨片完全消失,固有层外形成完整平滑肌层。黏膜皱襞明显(图 16-4-06)。

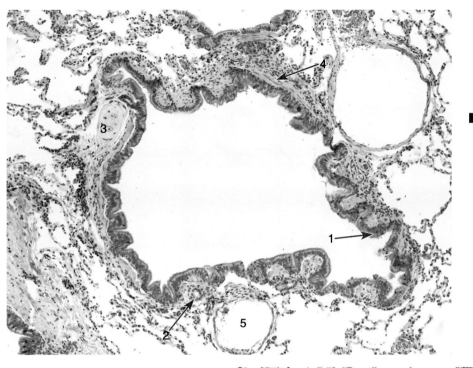

图 16-4-05　细支气管(低倍)
1. 单层纤毛柱状上皮;
2. 腺体;
3. 软骨片;
4. 平滑肌束;
5. 小血管

图 16-4-06　终末细支气管(低倍)
1. 单层纤毛柱状上皮;
2. 环层平滑肌
(周莉　图)

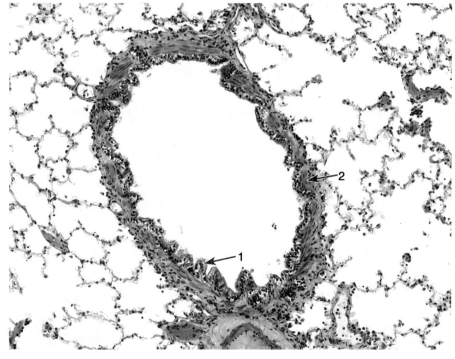

　　肺内导气部到终末细支气管段从由软骨为支架的管道逐渐变为肌性管道,以适应肺功能的需要。细支气管和终末细支气管壁中的环形平滑肌可在自主神经的支配下收缩或舒张,调节进入肺小叶的气流量。任何能引起平滑肌收缩的因素均可影响肺通气量。

　　细支气管和终末细支气管黏膜上皮内有纤毛细胞和无纤毛细胞两种,后者除少量为基细胞、刷细胞和小颗粒细胞外,大多数是克拉拉细胞(Clara cell),又称细支气管细胞。克拉拉细胞分布在气管、支气管、细支气管、终末细支气管和呼吸细支气管上皮内,尤其后两者较多。光镜下,细胞呈高柱状,游离面圆顶状凸向管腔,细胞质染色浅(图 16-4-07);电镜下,游离面有少量微绒毛,细胞质内有发达的滑面内质网和糖原等,顶部胞质内含有许多高电子密度的分泌颗粒(图 16-4-08)。滑面内质网内含有细胞色素 P450 氧化酶系,可对吸入的有毒物质,如二氧化氮等进行生物转化,使其减毒或易于排泄。分泌颗粒以胞吐方式释放一种类表面活性物质,于上皮表面形成一层保护性黏液膜,由于分泌物含蛋白水解酶等,可分解黏液,防止堆积于管腔,影响气体流通。

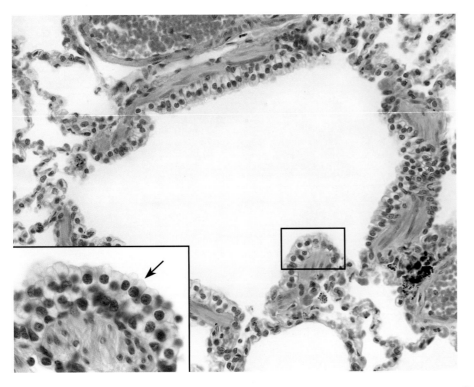

☐ 图 16-4-07　克拉拉细胞（中倍、油镜）
箭头所示克拉拉细胞
（周莉　图）

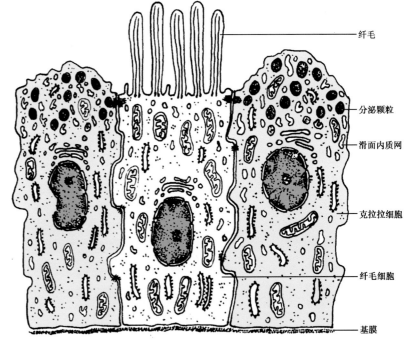

■ 图 16-4-08　克拉拉细胞超微结构模式图

（图中标注自上而下：纤毛、分泌颗粒、滑面内质网、克拉拉细胞、纤毛细胞、基膜）

　　神经上皮小体（neuroepithelial body，NEB）是分布在肺呼吸道上皮内的神经内分泌细胞群。在支气管远端各级分支的上皮内较多，常位于管道分叉处。小体呈球形或卵圆形，直径 $30\sim100\mu m$，由 $4\sim10$ 个平行排列的无纤毛柱状上皮细胞组成，位于基膜上。在 HE 染色切片中，神经上皮小体细胞的核呈卵圆形，胞质染色较浅，与周围其他上皮细胞有明显不同。镀银法可显示细胞内有嗜银颗粒。电镜下，细胞表面隆起，周围有克拉拉细胞环绕，相邻细胞之间有紧密连接、中间连接或桥粒；细胞游离面有短微绒毛，表面覆以糖衣、胞质内有粗面内质网、高尔基复合体和线粒体；细胞的基部有两种不同类型致密核心颗粒：Ⅰ 型颗粒约占 70%，形态不一，中心电子密度较高，与单位膜之间有较窄的间隙，内含 5-羟色胺（5-HT）；Ⅱ 型颗粒圆而小，中心电子密度中等，与单位膜之间的间隙较宽，颗粒内不含 5-HT。根据神经上皮小体分布特点，推测其可能是一种与肺内含氧量变化有关的化学感受器。小体在感受到肺内缺氧的刺激时，对管壁平滑肌产生直接作用，或释放 5-HT 等肽类物质，通过血液循环或旁分泌调节血管平滑肌。

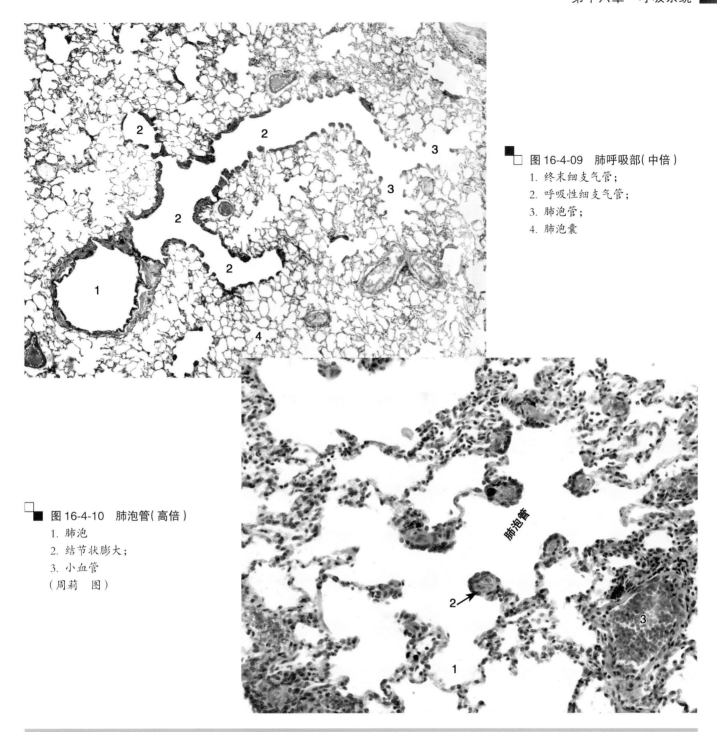

图 16-4-09 肺呼吸部（中倍）
1. 终末细支气管；
2. 呼吸性细支气管；
3. 肺泡管；
4. 肺泡囊

图 16-4-10 肺泡管（高倍）
1. 肺泡
2. 结节状膨大；
3. 小血管
（周莉 图）

K 细胞（Kultschizky cell）是有特殊分泌功能的神经内分泌细胞,主要分布在肺细支气管上皮内,胞质内有密集的致密核心小泡,可单独存在或分布于神经上皮小体内。新生儿的 K 细胞数量较少,胞质内有降钙素（CT）免疫反应阳性颗粒;正常成人肺中则较难见到。已知某些肺癌细胞起源于神经内分泌细胞,患者常伴有高降钙素血症。组织病理学研究认为,K 细胞可发展成原发性支气管肺癌（肺癌）和小细胞肺癌。小细胞肺癌具有神经内分泌特征,细胞内可见致密核心颗粒,内含嗜铬粒蛋白 A、L-多巴脱羧酶、糖酵解酶、神经元特异性烯醇化酶以及降钙素等神经多肽。从肺腺癌和鳞癌组织内检测到的某些抗原,也存在于神经内分泌细胞内。

2. **肺呼吸部** 终末细支气管以下的结构均具有气体交换功能,故为肺呼吸部,包括呼吸性细支气管、肺泡管、肺泡囊和肺泡。

（1）**呼吸性细支气管**:是终末细支气管的分支,每个终末细支气管可分支形成 2~3 级呼吸性细支气管,其管壁结构与终末细支气管结构相似,但管壁有少量肺泡与之相通,即管壁不完整有肺泡开口。呼吸性细支气管上皮为单层立

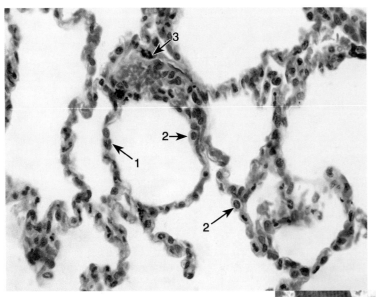

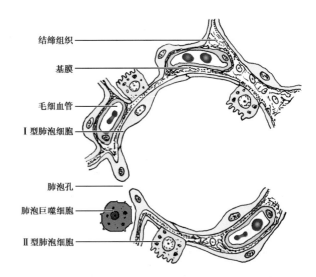

结缔组织

基膜

毛细血管

I型肺泡细胞

肺泡孔

肺泡巨噬细胞

II型肺泡细胞

■□ 图 16-4-11　肺泡(高倍)
□■

1. I型肺泡细胞;

2. II型肺泡细胞;

3. 尘细胞

(周莉　图)

■□ 图 16-4-12　肺泡超微结构模式图
□■

■□ 图 16-4-13　肺泡扫描电镜像
□■

1. 肺泡壁;

2. 肺泡隔毛细血管;

3. 肺泡腔;

4. 肺泡孔

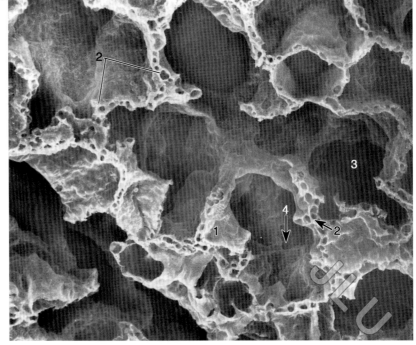

方上皮,由纤毛细胞和分泌细胞组成。在肺泡开口处,单层立方上皮移行为单层扁平上皮。上皮外有少量环行平滑肌纤维和弹性纤维围绕(图 16-4-09)。

（2）**肺泡管**:是呼吸性细支气管的分支,每个分支形成 2~3 级肺泡管,每个肺泡管与大量肺泡相连,故管壁自身结构仅在相邻肺泡开口之间保留少许,呈结节状膨大,镜下可见其表面覆以单层立方或扁平上皮,其外方为少量平滑肌束和弹性纤维围绕(图 16-4-10,图 16-4-18)。

（3）**肺泡囊**:肺泡囊与肺泡管相连,是几个肺泡共同开口处,故由几个肺泡围成。相邻肺泡开口之间无环行平滑肌束,仅有少量结缔组织,故切片中无结节状膨大(图 16-4-09)。

（4）**肺泡**:肺泡是肺支气管树的终末部分,为多面形有开口的囊泡,直径约 200μm,开口于肺泡囊、肺泡管或呼吸性细支气管。肺泡壁菲薄,由单层肺泡上皮细胞和基膜组成。相邻肺泡之间有少量结缔组织,富含血管和弹性纤维(图 16-4-11~图 16-4-13)。

1）**肺泡上皮**:构成肺泡壁,包括 I 型肺泡细胞和 II 型肺泡细胞(图 16-4-11)。

I 型肺泡细胞呈扁平形,覆盖肺泡表面的大部分,细胞含核部分较厚并向肺泡腔内突出,无核部分细胞质菲薄,是进行气体交换的部位。电镜下,I 型肺泡细胞质内细胞器少,有较多的质膜小泡,小泡内含有表面活性物质和微小的

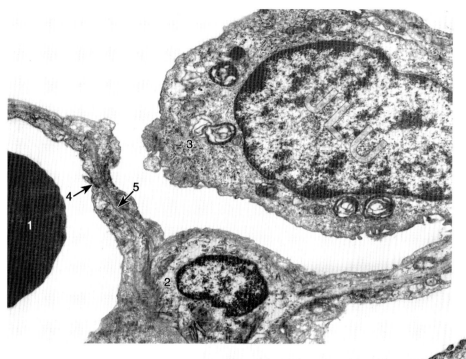

图 16-4-14 肺泡壁电镜像
1. 红细胞;
2. Ⅰ型肺泡细胞;
3. Ⅱ型肺泡细胞;
4. 内皮细胞间连接;
5. 气-血屏障

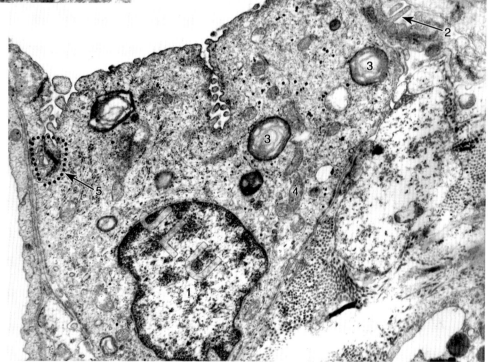

图 16-4-15 Ⅱ型肺泡细胞电镜像
1. 细胞核;
2. 微绒毛;
3. 嗜锇性板层小体;
4. 线粒体;
5. 细胞连接

尘埃颗粒(图 16-4-14)。小泡能将其转运到间质内清除。肺泡上皮之间均有紧密连接和桥粒,以防止组织液向细胞内渗入。Ⅰ型上皮细胞无增殖能力,损伤后由Ⅱ型肺泡细胞增殖分化补充。

　　Ⅱ型肺泡细胞较小,呈立方形或圆形,胞体突入肺泡腔内。细胞核大而圆,胞质着色浅,散在分布于Ⅰ型肺泡细胞之间及其与相邻肺泡间隔结合处(图 16-4-11,图 16-4-16)。Ⅱ型肺泡细胞覆盖约 5% 的肺泡表面。电镜下,Ⅱ型肺泡细胞游离面有少量微绒毛,胞质内富含线粒体和溶酶体,有较发达的粗面内质网和高尔基复合体,核上方有较多的分泌颗粒,电子密度高,大小不等,直径 0.1~1.0μm,颗粒内含有平行排列的嗜锇性板层小体,即同心圆或平行排列的板层结构(图 16-4-15),主要成分是磷脂、蛋白质和糖胺聚糖。

　　Ⅱ型肺泡细胞通过胞吐方式分泌嗜锇性板层小体内容物,分泌物在肺泡上皮表面铺展形成网状管髓体,进而形成具有表面活性的薄膜,称表面活性物质,覆盖于肺泡表面的气液交界面上。表面活性物质是一种脂蛋白混合物,主要成分是磷脂,约占其总量的 90%,它以磷脂酰胆碱和磷脂酰甘油为主,还有少量的磷脂酰乙醇胺、磷脂酰肌醇、磷脂酰

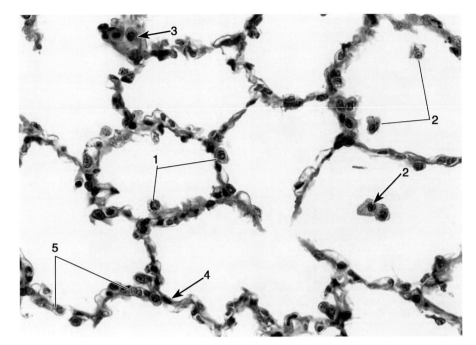

图 16-4-16　肺巨噬细胞（高倍）
1. Ⅱ型肺泡细胞；
2. 肺泡巨噬细胞；
3. 间质巨噬细胞；
4. Ⅰ型肺泡细胞；
5. 毛细血管
（周莉　图）

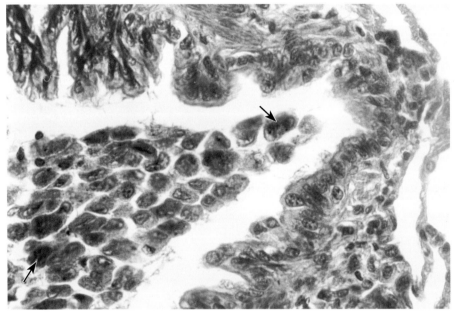

图 16-4-17　肺巨噬细胞（高倍，肺炎症部位）
箭头示肺巨噬细胞
（复旦大学上海医学院　图）

丝氨酸和鞘磷脂等。磷脂酰胆碱占总脂质的 70% ~ 80%，其半衰期仅几个小时，约有 85% 的磷脂酰胆碱又被Ⅱ型肺泡细胞再摄取而重复利用。磷脂酰甘油在表面活性物质的功能中起重要作用。在妊娠晚期，羊水中的磷脂酰甘油含量可反映胎儿肺成熟的程度，如羊水中磷脂酰甘油含量较少或缺乏，则出生后易发生新生儿呼吸窘迫综合征；磷脂酰丝氨酸中的 8% ~ 10% 为脂质特异性结合蛋白，称表面活性物质蛋白，它在表面活性物质功能中具有极其重要的作用。磷脂酰丝氨酸可分为 4 种亚型，即 SP-A、SP-B、SP-C 和 SP-D。

表面活性物质可维持气道通畅，防止呼气末小气道萎陷和液体阻塞管腔。细支气管和终末细支气管上皮内的纤毛细胞少，肺泡在呼吸周期中有节奏的扩张和收缩，可引起肺泡内衬液发生周期性压力改变，使远侧气道内的液体向近侧气道运送。表面活性物质还能改善气道黏液表面的黏液性质，使黏液乳化，黏度和黏附性下降，防止黏液凝聚，并增强上皮细胞纤毛摆动活性及其运转能力。还能协助气道内黏液纤毛系统将颗粒物质和细菌从外周气道向中心气道运输，促进已被二氧化氮损伤的气道上皮细胞纤毛恢复。哮喘患者的气-血屏障受损时，血浆蛋白渗入肺泡，通过干扰表面活性物质分子膜的快速吸附而降低其活性，抑制表面活性物质功能。

表面活性物质还能维持肺泡结构的相对稳定，调节肺顺应性，并增高间质静水压，降低跨微血管壁的静水压梯度，

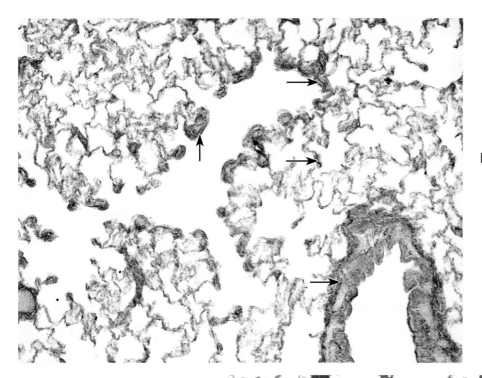

图 16-4-18 肺内弹性纤维（中倍，醛复红染色）
箭头示弹性纤维
（周莉 图）

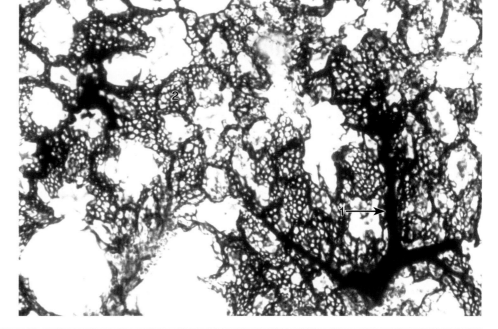

图 16-4-19 肺血管（高倍，肺动脉墨汁灌注）
1. 肺动脉分支；
2. 肺泡壁毛细血管网
（复旦大学上海医学院 图）

促使肺泡内液体经间质吸收入血管和淋巴管内，保持肺内液体平衡，防止肺水肿和增强肺防御能力等。

正常情况下表面活性物质不断更新，当肺循环障碍时，表面活性物质分泌减少，肺泡表面张力增大，引起肺不张。肺循环恢复正常后，Ⅱ型肺泡细胞可逐渐再合成表面活性物质并释放到肺泡上皮表面。发育 30 周的胎儿肺泡上皮细胞开始分泌表面活性物质，而不满 30 周出生的早产儿，肺泡缺乏表面活性物质，肺泡表面张力增大，加之血氧不足，肺泡毛细血管通透性增大，血液中的血浆蛋白和液体渗出，在肺泡表面形成一层透明膜样物质，使肺泡难以扩张和进行气体交换，发生进行性呼吸困难，称此为新生儿肺透明膜病，又称新生儿呼吸窘迫综合征。肺泡蛋白沉积症患者的肺泡内充满表面活性物质，其中以磷脂酰丝氨酸-A（SP-A）最显著，发病机制可能与表面活性物质失活导致肺泡清除功能障碍有关。

正常人Ⅱ型肺泡细胞增殖缓慢，更新周期为 4~5 周，当Ⅰ型肺泡细胞损伤后，局部基膜裸露，Ⅱ型肺泡细胞分裂增殖加快，重建肺泡上皮的完整性。基膜内成分以及由成纤维细胞合成并释放的生物活性物质均有促进Ⅱ型肺泡细胞增殖分化和修复作用。通常认为,Ⅱ型肺泡细胞有干细胞潜能,能分裂增殖并分化为Ⅰ型肺泡细胞,尤其表现在肺损伤修复过程中。但是,Ⅱ型肺泡细胞在一定条件下也可转化并发展成癌细胞,肺腺癌和鳞癌是由肺泡Ⅱ型细胞演变而来。

2)　肺泡隔:相邻肺泡之间的薄层结缔组织为肺泡隔。肺泡隔内有稠密的连续毛细血管网,与肺泡壁紧密相贴。肺泡隔内富有弹性纤维,其弹性回缩作用可促进扩张的肺泡回缩(图16-4-18)。老年人的弹性纤维发生退化,吸烟可加速退化进程。肺泡弹性降低后,回缩性差,呼气时肺内残留气体增加,长时间后肺泡扩大形成老年性肺气肿,影响呼吸功能。肺泡隔内还有成纤维细胞、巨噬细胞、浆细胞和肥大细胞,此外还有淋巴管和神经纤维。

肺巨噬细胞数量较多,广泛分布于间质内,细支气管以下的管道周围及肺泡隔内较多。根据其分布部位,可分为肺泡巨噬细胞、间质巨噬细胞、胸膜巨噬细胞、血管壁巨噬细胞、支气管壁巨噬细胞。此外,肺内还有树突状细胞。肺巨噬细胞由血液中单核细胞演化而来。细胞体积大,人肺巨噬细胞直径 $20 \sim 40 \mu m$,形态不规则。细胞核呈卵圆形或肾形,胞质丰富,嗜酸性(图16-4-16)。电镜下,细胞表面有明显的微皱褶和突起,胞质内有高尔基复合体、内质网和线粒体,还有较多溶酶体、质膜小泡、多泡体和空泡等,微丝、微管和中间丝较发达(参见第二章图02-1-09)。

肺巨噬细胞寿命一般为1~5周,吞噬功能活跃,细胞伸出伪足包围并吞噬细菌、尘埃和分解的细胞碎片,形成吞噬体。吞噬体与初级溶酶体融合成为次级溶酶体,在溶酶体内含有多种水解酶,可分解消化所吞噬的异物。

肺泡巨噬细胞分布在肺泡上皮表面的衬液中,被表面活性物质覆盖。它是体内唯一能与空气直接接触的巨噬细胞群,细胞在肺泡内游走,组成肺组织第一道防线。在肺急性炎症时,胞质内含大量过氧化物酶;在慢性肺病时,体积较大,分化更成熟。肺泡巨噬细胞吞噬细菌和异物后,大部分进入细支气管,通过黏液流动和纤毛摆动而被咳出,少数进入肺间质或淋巴管;还有一部分细胞则滞留在肺泡内(图16-4-17),死亡后被其他肺巨噬细胞吞噬。

肺间质巨噬细胞占肺巨噬细胞总数的20%~50%,与其他间质细胞及细胞外基质密切接触,组成肺的第二道防线。细胞体略小,细胞膜皱褶较多,细胞核有切迹或不规则,核质比例较大。它也具有吞噬异物和分泌生物活性物质的能力,但在产生活性介质能力及主要组织相容性复合体(MHC)-Ⅱ类抗原表达等方面均与肺泡巨噬细胞有所不同。异物颗粒穿过肺泡上皮进入间质内,往往停留时间较长,数天甚至数年才会消失。

肺巨噬细胞是构成机体防御系统的重要组成部分,它具有强大的清除病菌、异物、衰老死亡细胞功能,并有抗肿瘤的作用。但在某些条件下,肺巨噬细胞能产生病理损害,如肺巨噬细胞过度集聚并活化时,可释放活性氧、白细胞介素-1、中性蛋白酶、血纤维蛋白溶酶原激活因子、弹性蛋白酶、胶原酶、花生四烯酸代谢产物等多种生物活性物质,这些物质与免疫系统、纤维蛋白溶解系统和凝血系统等相互作用,可导致肺组织损伤,引起肺气肿及特发性弥漫性肺间质纤维化等疾病。

肺巨噬细胞吞噬吸入灰尘颗粒后称为尘细胞,其胞质内充满大小不等尘粒(图16-4-11)。尘细胞常位于肺泡隔及各级支气管的附近。心力衰竭患者在肺循环淤血时,肺泡隔内毛细血管扩张充血并渗出,肺巨噬细胞吞噬红细胞后,将其中的血红蛋白转变成棕黄色的含铁血红素颗粒,通常将这种含铁血红素颗粒的巨噬细胞称为心衰细胞。心衰细胞常分布在肺泡内和肺泡隔内,可随痰咳出,形成铁锈色痰。

3)　肺泡孔:肺泡孔是相邻肺泡之间相通的小孔,直径为 $10 \sim 15 \mu m$,是相邻肺泡间的气体通路(图16-4-12)。

4)　**气-血屏障**:又称呼吸膜,是肺泡与血液之间气体进行交换所通过的结构。总厚为 $0.2 \sim 0.5 \mu m$,是最薄的部位,有利于气体迅速交换。它包括肺泡表面活性物质液体层、Ⅰ型肺泡细胞,融合了的肺泡上皮基膜和毛细血管内皮基膜,毛细血管内皮(图16-4-14)。此结构内无结缔组织或极少结缔组织。临床上急、慢性炎症引起的炎性细胞浸润、渗出或增生均会影响正常气体交换功能。

3. 肺血管　肺有肺循环血管和支气管循环血管,前者是肺进行气体交换的功能血管,后者是肺的营养血管。

(1)　**肺循环**:肺动脉从肺门入肺,其分支与肺内支气管树的各级分支伴行,前6级分支属弹性动脉,管腔较大,管壁相对较薄,6级以后的分支多而细,管径至10mm左右时演变成肌性动脉。肺动脉的分支最终在肺泡隔内形成毛细血管网(图16-4-19),毛细血管内的血液与肺泡进行气体交换后,汇入小静脉。小静脉行于肺小叶间结缔组织内并不与肺动脉的分支伴行,小静脉汇集成较大的静脉后,与支气管分支和肺动脉分支伴行,最终汇合成肺静脉出肺门,回到左心房。

（2）**支气管循环**：支气管动脉起自胸主动脉或肋间动脉和锁骨下动脉，数目和位置的变异较大，管径较肺动脉细，但肌层较厚，为肌性动脉。动脉自肺门支气管后侧入肺，其分支分别供应从支气管到呼吸性细支气管管壁和肺动脉、肺静脉管壁、肺内结缔组织、支气管肺淋巴结（简称肺门淋巴结）及胸膜等。支气管动脉分支穿入支气管分支管道的外膜，伸入肌层形成毛细血管网。毛细血管内皮为有孔型，通透性较大，有利于大分子物质的转运。支气管循环的小静脉血一部分汇入肺静脉，另一部分汇集成支气管静脉。此外，肺内还有各种类型的交通支血管，如支气管动脉与肺动脉的交通支，支气管静脉与肺静脉的交通支，以及肺动脉与肺静脉的交通支（正常情况下常处于关闭状态）。

4.**肺神经** 包括感觉神经和内脏神经（交感神经和副交感神经）。神经纤维在肺门处形成肺丛，随支气管和肺血管入肺。传入神经纤维在肺泡、细支气管、支气管和胸膜组织内形成感觉神经末梢，通过肺丛经迷走神经传入延髓孤束核。交感神经和副交感神经分布于细支气管和支气管管壁的平滑肌、血管和腺体。交感神经属于肾上腺素能神经，兴奋时能抑制腺体分泌，使细支气管和支气管平滑肌松弛，血管平滑肌收缩。副交感神经属于胆碱能神经，兴奋时能刺激腺体分泌，使细支气管和支气管平滑肌收缩，血管平滑肌松弛。在Ⅱ型肺泡细胞、肺泡管的管壁内和肺泡隔内均有神经末梢分布。

5.**肺淋巴管** 主要分浅丛和深丛两组。浅丛分布在肺胸膜内，形成数支淋巴管输入肺门淋巴结。淋巴管内有瓣膜，使淋巴仅向肺门方向流动而不能逆流。深丛分布于支气管树管壁内及肺动脉和肺静脉周围，形成数支淋巴管输入肺门淋巴结。肺癌沿淋巴管向肺门方向扩散，癌细胞往往先侵犯支气管周围及血管周围淋巴间隙，然后顺肺段、肺叶至肺门淋巴结，再进一步至支气管和气管旁淋巴结。当肺门淋巴结内的转移癌细胞导致淋巴回流受阻时，淋巴可逆流至肺浅丛，胸膜出现灰白色网状细纹，称胸膜淋巴渗透。

（赵　慧）

第十七章　泌　尿　系　统

目　录

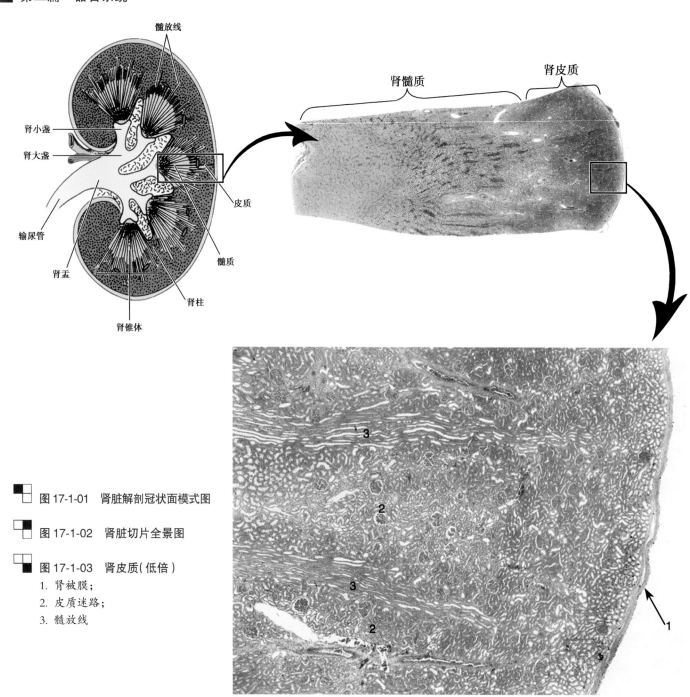

图 17-1-01　肾脏解剖冠状面模式图

图 17-1-02　肾脏切片全景图

图 17-1-03　肾皮质(低倍)
1. 肾被膜;
2. 皮质迷路;
3. 髓放线

泌尿系统由肾、输尿管、膀胱和尿道组成,其主要功能是将体内的代谢废物或毒物以形成尿液的方式排出体外,维持机体水盐代谢、离子平衡和内环境稳定。此外,肾还分泌多种生物活性物质,如肾素、前列腺素和促红细胞生成素等。输尿管、膀胱和尿道为排尿器官。

第一节　肾　脏

肾脏肉眼观形似蚕豆,外侧缘隆凸,内缘中央凹陷称为肾门,肾脏血管、淋巴管、输尿管和神经在此出入。肾表面的被膜由致密结缔组织构成。冠状剖面上,肾实质分为浅层皮质和深层髓质两部分。髓质内有 10~18 个肾锥体,锥体尖端钝圆,突入肾小盏内称肾乳头,肾锥体的底与皮质相连接,一个肾锥体与其相连的皮质组成一个肾叶。位于肾锥体之间的皮质部分称肾柱(图 17-1-01,图 17-1-02)。从肾锥体底呈辐射状伸入皮质的条纹称髓放线,髓放线之间的皮质称皮质迷路(图 17-1-03)。一束髓放线及其周围的皮质迷路组成一个肾小叶。光镜下,肾实质由大量肾单位和集合管构成,其间含有少量结缔组织,其中由血管、淋巴管和神经穿行构成肾间质。

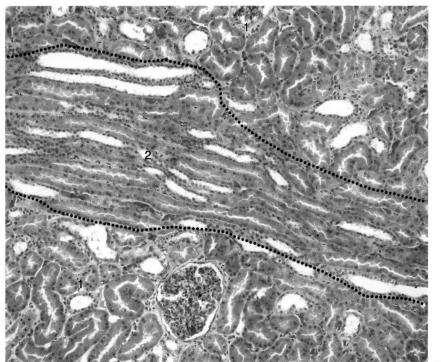

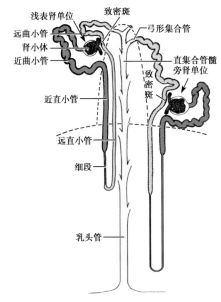

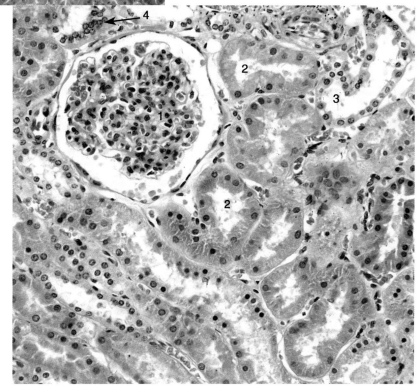

图 17-1-04 肾单位模式图和肾皮质(中倍)
1. 皮质迷路;
2. 髓放线
(周莉 图)

图 17-1-05 皮质迷路(高倍)
1. 肾小体;
2. 近曲小管;
3. 远曲小管;
4. 致密斑
(周莉 图)

1. 肾单位 是肾脏的基本结构和功能单位,由肾小体和与其相连的肾小管组成。每个肾脏约有 150 万个肾单位。肾小体位于皮质迷路和肾柱内,一端(尿极)与肾小管相连。肾小管的起始段在肾小体附近盘曲走行,称近曲小管,继而进入髓放线或髓质直行,称近端小管直部(近直小管);随后管径变细称细段;细段之后管径又增粗并直行,称远端小管直部(远直小管)。近直小管、细段和远直小管三者构成 U 形的髓袢。远直小管离开髓放线或髓质后,进入皮质迷路,盘曲走行于原肾小体附近,称远端小管曲部(远曲小管)(图 17-1-04,图 17-1-05),经弓形集合管汇入髓放线内的集合管。

肾脏发生经历了前后三个连续过程:前肾、中肾和后肾。前、中、后肾均起源于间介中胚层,后一结构的出现,依赖于前一结构的存在。人胚后肾(永久肾)发生于 5~12 周,中肾管尾侧发出一盲管,即输尿管芽,它诱导周围中胚层细

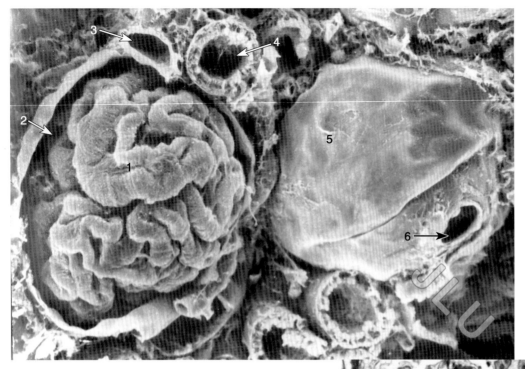

图 17-1-06　肾小体电镜像（冷冻蚀刻复型）
1. 血管球；
2. 肾小囊腔；
3. 入球微动脉；
4. 远曲小管；
5. 肾小囊壁层；
6. 尿极

图 17-1-07　肾小体血管极和尿极（高倍，PAS 染色）
1. 血管极之微动脉；
2. 尿极；
3. 血管球；
4. 肾小囊腔；
5. 近曲小管

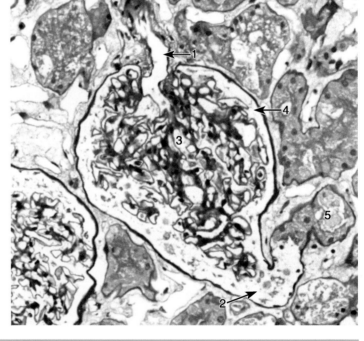

胞形成生后肾组织,输尿管芽伸长,主干分化成输尿管,末端反复分支,分别形成肾盂,肾盏和集合管。集合管呈 T 形分支,末端由帽状生后肾组织覆盖,T 形分支陆续诱导生后肾组织内部的细胞团先形成小泡,再演化为 S 形肾小管。肾小管的一端膨大凹陷成双层囊,包绕毛细血管球,形成肾小体。另一端与集合管接通,其余部分弯曲延长分化成近端小管、细段和远端小管。集合管末端诱导的每一代肾单位均位于前一代肾单位的近皮质上层。最早形成的肾单位靠近将要形成的髓质。称髓旁肾单位;形成肾单位的时间越晚,其位置越靠近皮质浅层,故称浅表肾单位。妊娠 32～36 周,肾单位形成停止。髓旁肾单位约占肾单位总数 15%,对尿液浓缩有重要意义,浅表肾单位约占肾单位总数 85%,在尿液形成中有重要意义。在胎儿肾单位发生完成后,婴儿和儿童期继续发育,表现为肾小体的增大和成熟,肾小管延长,直径增加,使原本拥挤的肾小体分布更松散。

　　在后肾发生过程中,若远曲小管和集合管未接通,尿液便聚集在肾小管中,致使肾内出现大小不等的囊泡,称多囊肾,囊泡可压迫正常的肾单位,使其萎缩,导致肾功能进一步下降。

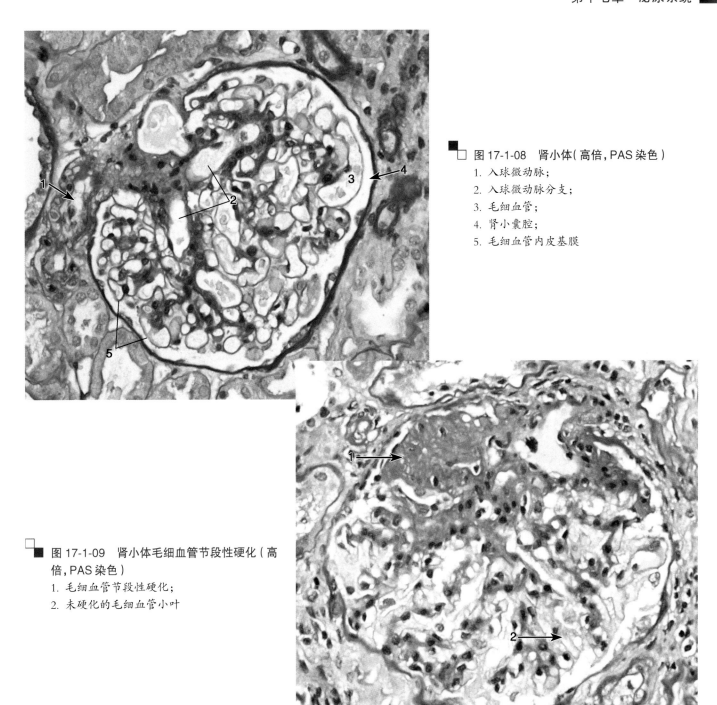

■□ 图 17-1-08　肾小体（高倍，PAS 染色）
1. 入球微动脉；
2. 入球微动脉分支；
3. 毛细血管；
4. 肾小囊腔；
5. 毛细血管内皮基膜

■ 图 17-1-09　肾小体毛细血管节段性硬化（高倍，PAS 染色）
1. 毛细血管节段性硬化；
2. 未硬化的毛细血管小叶

（1）**肾小体**：又称肾小球，直径约 200μm 的球形，由中央的毛细血管球和包绕其外的肾小囊组成。微动脉出入的一端称血管极，对侧肾小囊和近曲小管相连的一端称尿极（图 17-1-06，图 17-1-07）。

1）**血管球**：是肾小囊中一团盘曲的毛细血管（图 17-1-08）。入球微动脉进入血管极后，即分成 4~5 分支，在此基础进而分成 4~5 团袢状毛细血管小叶或毛细血管节段，毛细血管节段间基本无吻合支，独立行使功能，所以当肾小球出现节段性病变时，其他毛细血管节段不受影响，如局灶节段性肾小球硬化症（图 17-1-09）。之后，它们再依次汇合，于近血管极处形成一条出球微动脉，离开肾小囊。因此，血管球是一种独特的动脉性毛细血管网。

入球微动脉管径较出球微动脉粗，使得毛细血管内血压较高，压力高一方面有利于肾小球毛细血管的过滤和原尿形成，另一方面也容易使血流中免疫复合物等大分子物质在毛细血管壁沉积导致疾病。肾小球毛细血管壁的结构较

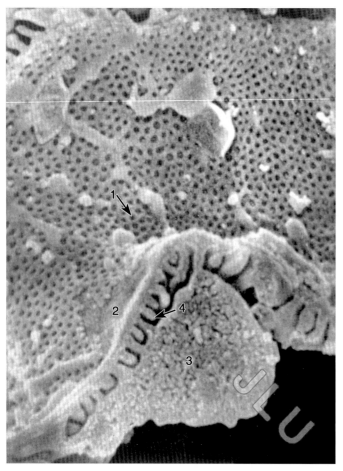

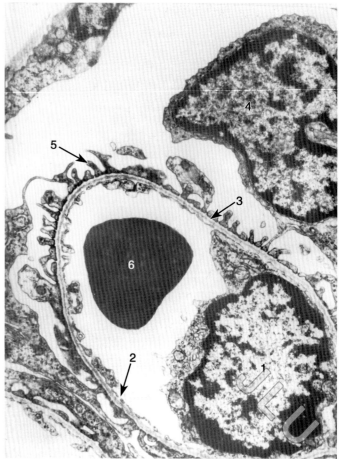

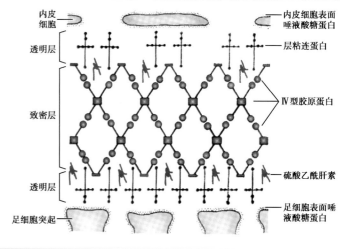

图 17-1-10　血管球滤过膜电镜像（冷冻蚀刻复型法）
1. 内皮细胞孔；2. 基膜；3. 足细胞胞体；4. 足细胞的次级突起（足）

图 17-1-11　血管球毛细血管电镜像
1. 内皮细胞核；2. 内皮细胞孔；3. 基膜；4. 足细胞；
5. 足细胞的次级突起；6. 红细胞

图 17-1-12　血管球基膜分子结构示意图

一般毛细血管复杂，由内皮细胞、基膜和上皮细胞（足细胞）组成，而且每层结构也各有特点。

电镜下，肾小球毛细血管内皮细胞为有孔型，内皮细胞胞体有大量环形小孔，孔径 50～100nm，多无隔膜（图 17-1-10），利于血液中物质滤出。毛细血管内皮游离面的细胞衣富含带负电荷的唾液酸糖蛋白。内皮基底面除与血管系膜相接触的部位外，均有基膜。

肾小球毛细血管基膜是位于毛细血管内皮细胞和肾小囊脏层上皮细胞之间的一层半透膜，用 PAS 染色均可在光镜下清楚显示（图 17-1-08）。成人肾小球基膜厚约为 330nm，在电镜下分三层，中层厚而致密，称致密层，内、外层薄而稀疏，称透明层（图 17-1-11，图 17-1-15）。基膜主要成分为Ⅳ型胶原蛋白、层粘连蛋白和蛋白多糖（其中糖胺聚糖以带负电荷的硫酸乙酰肝素为主）。Ⅳ型胶原蛋白形成网状结构，连接其他糖蛋白，共同形成孔径为 4～8nm 的分子筛（图 17-1-12），在血液滤过中起重要作用。

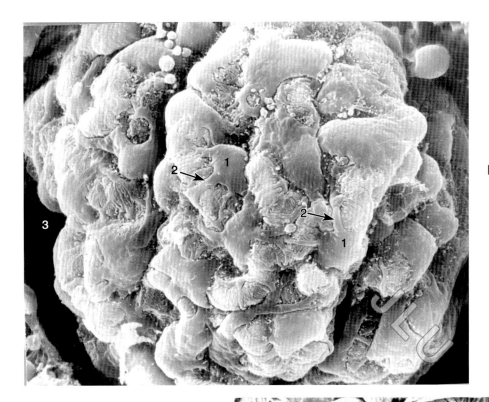

图 17-1-13 肾小囊脏层扫描电镜像
1. 足细胞胞体;
2. 初级突起;
3. 肾小囊腔

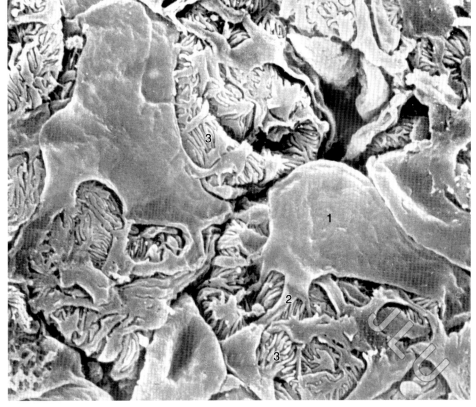

图 17-1-14 足细胞扫描电镜像
1. 足细胞胞体;
2. 初级突起;
3. 次级突起

　　肾小囊脏层上皮细胞又称足细胞,贴附于基底膜外侧和系膜区的周围。足细胞胞体较大,凸向肾小囊腔,细胞核染色较浅,光镜下常规染色与毛细血管内皮细胞难以区别。在扫描电镜下,可见足细胞体发出几支粗大的初级突起,继而再分出许多指状次级突起,次级突起互相嵌合,呈栅栏状(图 17-1-13,图 17-1-14),环绕在毛细血管基膜外面,其表面由一层带负电荷的唾液酸糖蛋白覆盖。次级突起间有宽约 25nm 的裂隙,称裂孔,孔上覆盖一层 4~6nm 的薄膜,即裂孔膜(图 17-1-15)。次级突起末端内含较多微丝,微丝收缩可使突起移动而改变裂孔的宽度,调节血管球的滤过率。足细胞还参与基膜形成和更新,维持血管球形状。

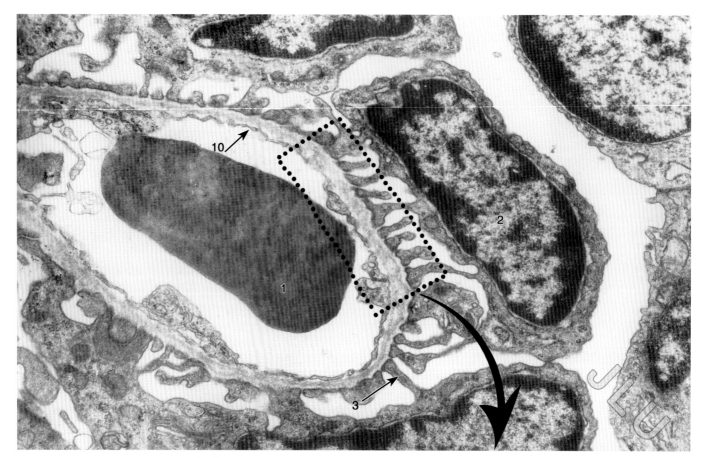

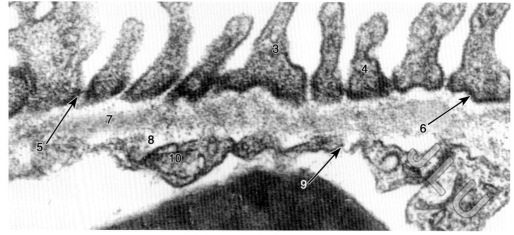

图 17-1-15　肾小球滤过膜电
镜像
1. 红细胞;
2. 足细胞;
3. 足细胞初级突起;
4. 次级突起;
5. 裂孔膜;
6. 唾液酸糖蛋白;
7. 基膜致密层;
8. 基膜透明层;
9. 有孔毛细血管内皮细胞孔;
10. 有孔毛细血管内皮细胞质

　　肾小球滤过屏障或滤过膜:肾小球犹如滤过器,当血液流经血管球的毛细血管时,管内血压较高,血浆内物质经有孔内皮、基膜和足细胞裂孔膜滤入肾小囊腔。原尿的形成必须通过肾小球的内皮细胞、基膜和足细胞裂孔膜,这三层结构统称滤过屏障或滤过膜(图 17-1-15)。一般情况下,分子量 70kD 以下、直径 4nm 以下的物质可通过滤过膜,其中又以带正电荷的物质易于通过,如葡萄糖、多肽、尿素、电解质和水等,而对带负电荷的血浆蛋白有屏障作用。滤入肾小囊腔的滤液称原尿,其中除不含大分子蛋白质外,成分与血浆相似。成人一昼夜两肾可形成原尿约 180L。其中足细胞裂孔膜是大分子滤过屏障中限制性最强的结构。尽管血管球基底膜内的蛋白网络也参与对滤过分子大小的选择。肾病蛋白(nephrin)是近些年鉴定出的一种有独特结构和信息传递功能的蛋白,由 NPHSI 基因编码,分布于裂孔膜条带中,缺乏肾病蛋白的人或动物无裂孔膜形成,足细胞突起消失,出现大量蛋白尿。如该基因突变可导致 Finnish型先天性肾病综合征。肾小球毛细血管壁内各细胞层负电荷分子的分布也非常重要,实验性去除足细胞质膜上带负电荷的唾液酸糖蛋白,可导致蛋白尿。

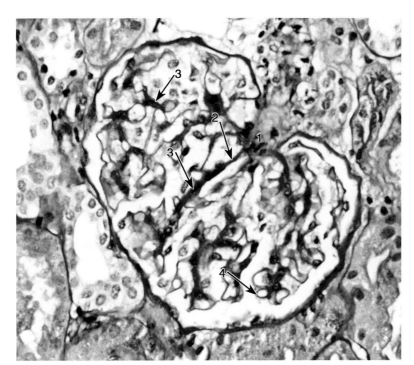

图 17-1-16　肾血管球内系膜（高倍，PAS 染色）
1. 血管极；
2. 血管系膜；
3. 系膜细胞；
4. 毛细血管基膜

图 17-1-17　肾血管球内系膜细胞电镜像
1. 内皮细胞；
2. 足细胞；
3. 球内系膜细胞；
4. 毛细血管腔

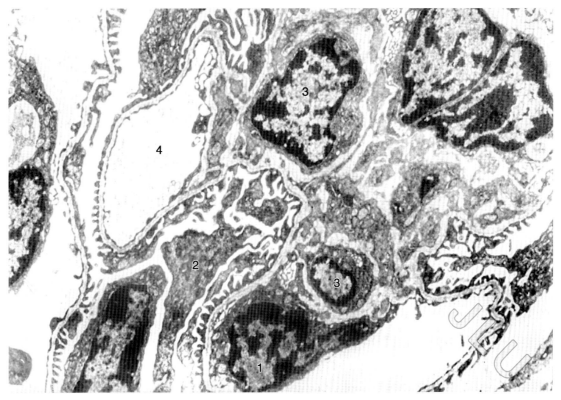

　　血管系膜又称球内系膜，位于血管球毛细血管之间。从肾小球血管极处广泛连接每条毛细血管，将毛细血管球悬吊于血管极处，主要由球内系膜细胞和系膜基质组成（图 17-1-16）。球内系膜细胞形态不规则，细胞核染色较深，常规染色难以分辨。电镜下，细胞质含较发达的粗面内质网、高尔基复合体、溶酶体和吞噬体；细胞体伸出突起，可抵达毛细血管内皮与基膜之间；细胞体和突起内均有微管、微丝和中间丝（图 17-1-17）。光镜下系膜区在肾小球内所占面积因生理和病理情况不同而有所变化，中老年人系膜区在肾小球内所占面积高于婴幼儿。目前认为系膜细胞为特化的平滑肌细胞，能合成基膜和系膜基质成分，还可吞噬和降解沉积在基膜上的免疫复合物，防止免疫复合物沉积，以维持基膜的通透性，并参与基膜的更新和修复。有些类型的肾小球肾炎，系膜细胞弥漫性增生，系膜基质增多，血管系膜区

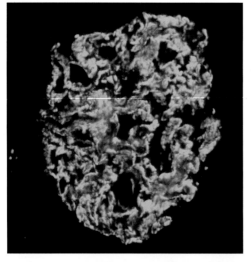
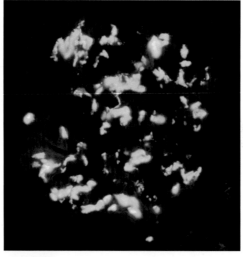

图 17-1-18　肾血管球（高倍，IgG 免疫荧光染色）

绿色荧光示 IgG 免疫沉淀物沉积

图 17-1-19　肾血管球（高倍，IgA 免疫荧光染色）

绿色荧光示 IgA 免疫沉淀物沉积

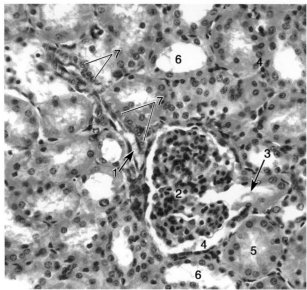

图 17-1-20　肾小体（高倍）

1. 入球微动脉；2. 血管球；3. 尿极；4. 肾小囊腔；5. 近曲小管；6. 远曲小管；7. 球旁细胞

（周莉　图）

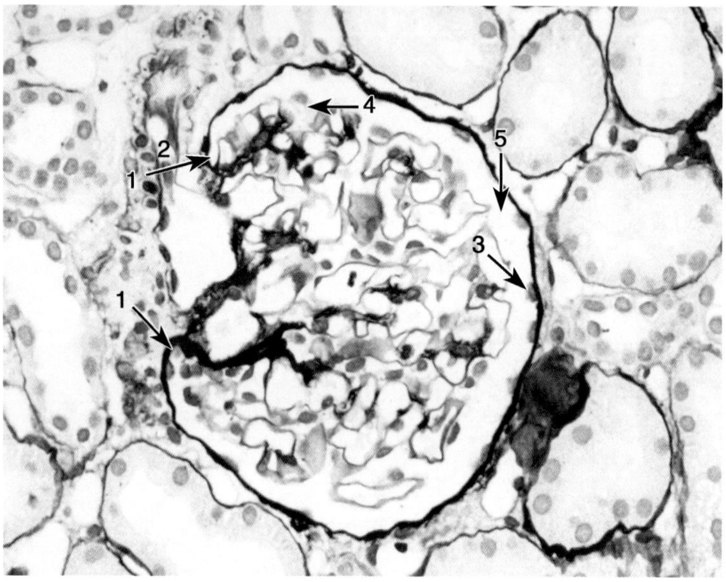

图 17-1-21　肾小体（高倍，六胺银染色）

1. 肾小囊壁层返折处；2. 入球微动脉；3. 肾小囊壁层上皮；4. 肾小囊脏层足细胞；5. 肾小囊腔

出现免疫复合物沉积（图 17-1-18，图 17-1-19），影响滤过功能。

血管系膜、内皮细胞、基底膜和足细胞的关系：肾小球毛细血管基膜并非完整包绕毛细血管管腔，仅包绕着系膜侧以外的三面，将内皮细胞和系膜与足细胞分隔（图 17-1-17）。在系膜区，基膜与系膜基质相互融合，此处内皮细胞与系膜细胞间无基膜分隔。光镜下常规染色不能精确区分血管球内系膜细胞、内皮细胞和足细胞，只能用特殊染色方法（PAS）将基膜显示出来，根据细胞位置区分细胞种类（图 17-1-16，图 17-1-21）。

2) **肾小囊**：又称鲍曼囊（Bowman capsule），是胚胎时期肾小管起始端膨大凹陷而形成的杯状双层上皮囊。其外层由单层扁平上皮细胞构成，称肾小囊壁层，于肾小体尿极处与近曲小管上皮相延续，在血管极处返折为肾小囊内层（图 17-1-21），称肾小囊脏层，其上皮细胞形如足状，故称足细胞；脏层和壁层上皮之间的狭窄腔隙为肾小囊腔，与近曲小管腔相通（图 17-1-20）。肾小球内的固有细胞包括血管球毛细血管内皮细胞、系膜细胞和足细胞，在 2~3μm 厚的肾皮质切片中，一个肾小球正切面，固有细胞通常在（60±10）个左右，多于此标准属于细胞增生。

（2）**肾小管**：是肾单位的另一重要组成部分，起始于肾小球尿极，原尿经肾小囊腔尿极流入肾小管，经近曲小管、细段和远端小管的重吸收和排泌作用，流入集合管、乳头管至肾小盏形成终尿（图 17-1-22）。肾小管管壁由单层上皮围成，上皮外为基膜和极少量结缔组织。其中基膜的某些成分（如层粘连蛋白）与肾小球基膜有不同的抗原特异性，

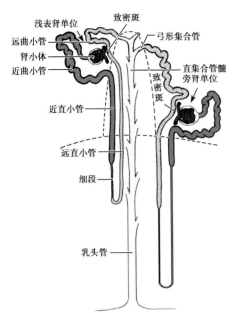

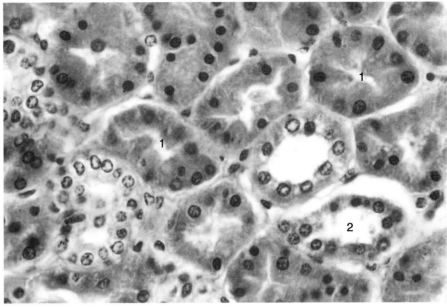

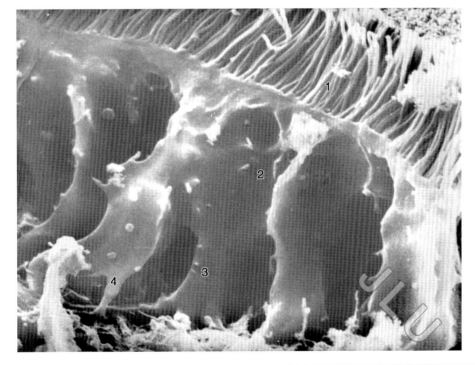

- 图 17-1-22　肾小管分布模式图
  （邹仲之　图）

- 图 17-1-23　肾小管（中倍，肾皮质）
  1. 近曲小管；
  2. 远曲小管
  （复旦大学上海医学院　图）

- 图 17-1-24　近曲小管扫描电镜像
  1. 微绒毛；
  2. 近曲小管上皮细胞胞体；
  3. 侧突的初级突起；
  4. 侧突的次级突起

某些肾病，肾小管基膜结构和成分可出现异常，而肾小球肾炎时肾小管基膜可增厚及多层化，又如在成人显性遗传性多囊肾患者的肾小管基膜内硫酸乙酰肝素含量明显减少。

1) **近端小管**：是肾小管中最长最粗的一段，约占肾小管总长的一半，管径 $50 \sim 60 \mu m$，管腔不规则。近端小管分曲部（近曲小管）和直部（近直小管）两段。近曲小管上皮细胞胞体较大，呈立方形或锥形，细胞分界不清，细胞质强嗜酸性，细胞核圆形，位于近基底部，上皮细胞游离面有刷状缘（图 17-1-23）。电镜下，刷状缘是由大量整齐排列的微绒毛形成，使细胞表面积显著扩大，有利于重吸收。微绒毛表面有丰富的碱性磷酸酶和 ATP 酶等酶类。参与细胞的重吸收功能。微绒毛基部之间细胞膜凹陷，形成顶小管和顶小泡，是细胞吞饮原尿中小分子蛋白质形成。顶小泡与初级溶酶体融合成次级溶酶体，蛋白质经溶酶体酶消化后生成氨基酸，由细胞基部转运至小管周围的毛细血管内。细胞侧面伸出较大的嵴，纵贯细胞全长，嵴的下半部发出侧突，为初级突起，初级突起再分出许多更细小的次级突起，相邻细胞的侧突呈指状交叉（图 17-1-24），故光镜下细胞分界不清。细胞基部有发达的质膜内褶，含许多纵向杆状线粒体。侧突和质膜内褶的存在使细胞表面积扩大，细胞膜上还富含 Mg^{2+} 依赖的 Na^+-K^+-ATP 酶（钠泵）。细

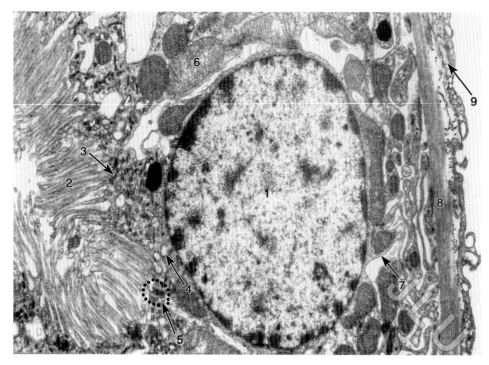

图 17-1-25　近曲小管上皮细胞
电镜像

1. 上皮细胞核；2. 微绒毛；3. 溶
酶体；4. 顶小泡；5. 细胞连接；
6. 线粒体；7. 质膜内褶；8. 基
膜；9. 有孔毛细血管内皮

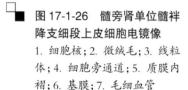

图 17-1-26　髓旁肾单位髓袢
降支细段上皮细胞电镜像

1. 细胞核；2. 微绒毛；3. 线粒
体；4. 细胞旁通道；5. 质膜内
褶；6. 基膜；7. 毛细血管

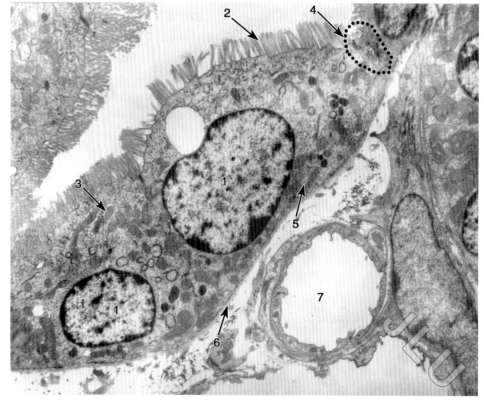

胞质中还有少量粗面内质网和丰富的滑面内质网。近直小管上皮形态与曲部基本相似，但上皮细胞较矮，微绒毛、侧突和质膜内褶等均不如曲部发达。近端小管上皮细胞间有紧密连接（图 17-1-25），但不完全封闭，对水和离子通透的阻力较低。此外，近端小管细胞顶部底外侧细胞膜有丰富的水通道蛋白-1（AQP-1），可调节此节段对水的通透性。该结构特点使其具有良好的吸收功能，近端小管是重吸收原尿的主要场所，原尿中几乎所有葡萄糖、氨基酸、蛋白质，以及大部分水、离子和尿素等均在此段重吸收。此外，近端小管还向腔内分泌 H^+、NH_3、肌酐和马尿酸等，还能转运和排出血液中的酚磺酞和青霉素等药物。临床上常利用马尿酸或酚磺酞排泄试验来检测近端小管的功能。

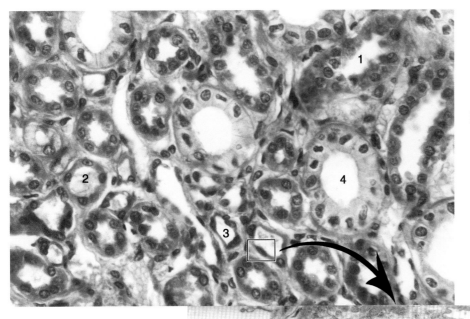

图 17-1-27　肾髓质（中倍）
1. 近直小管；
2. 远直小管；
3. 细段；
4. 集合管

图 17-1-28　细段上皮细胞
电镜像
1. 微绒毛；
2. 细段上皮细胞核；
3. 质膜内褶；
4. 基膜；
5. 有孔毛细血管；
6. 细胞间紧密连接；
7. 细胞间隙

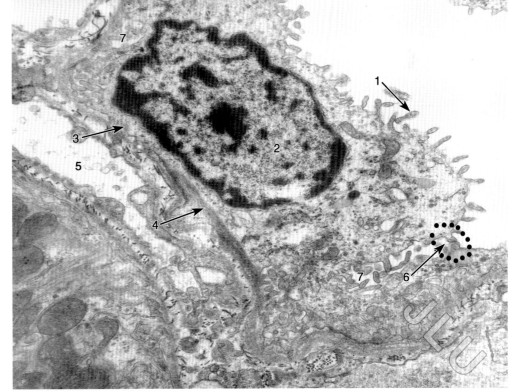

　　2）**细段**：是连接近端小管和远端小管的细管，直径 12～15μm，其长度依肾单位的类型而异。管壁为单层扁平上皮围成，细胞核突向管腔，细胞质着色较浅，游离面无刷状缘（图 17-1-27）。电镜下，可见细段各部超微结构不同，除髓旁肾单位降支的上段细胞游离面微绒毛较多，胞质内富含线粒体，侧突高度发达外（图 17-1-26），其余各部微绒毛短而稀疏，基底面有少量质膜内褶，细胞器稀疏。细胞间的紧密连接较浅，细胞侧面的间隙和紧密连接形成"渗漏"性的细胞旁通道（图 17-1-28）。细段除髓袢升支外，其余各段上皮细胞均有对水高度通透性的水通道蛋白和对尿素高度通透性的尿素转运载体。

　　3）**远端小管**：分直部（远直小管）和曲部（远曲小管），远直小管又可分髓质直部和皮质直部，后者在致密斑后还可延伸一小段距离，称斑后段（图 17-1-36）。远直小管构成髓袢的第三段，即髓袢升支粗段。光镜下，远端小管细胞较矮，呈立方形，由于细胞体积较小，管腔相对大而规则；细胞核圆形，位于细胞中央或靠近腔面；细胞质嗜酸性较弱，游离面无刷状缘。远曲小管较远直小管口径粗，故细胞形态特征更为典型（图 17-1-23）。电镜下，远直小管细胞游离面

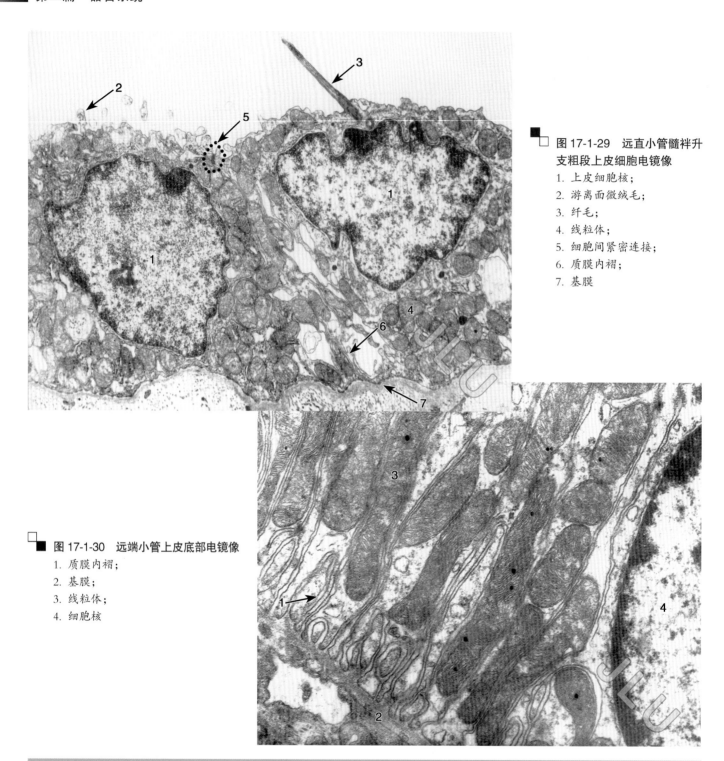

图 17-1-29　远直小管髓襻升支粗段上皮细胞电镜像

1. 上皮细胞核;
2. 游离面微绒毛;
3. 纤毛;
4. 线粒体;
5. 细胞间紧密连接;
6. 质膜内褶;
7. 基膜

图 17-1-30　远端小管上皮底部电镜像

1. 质膜内褶;
2. 基膜;
3. 线粒体;
4. 细胞核

有少量微绒毛及一根纤毛,偶见两根纤毛。此纤毛为非运动"9+0"型纤毛,又称原纤毛,即周围 9 组二联微管,无中央微管,动力臂缺失,故无运动能力(图 17-1-29)。但是,它能感受肾小管腔内尿液流动等物理和化学刺激,将信息传递给细胞内部,调节细胞功能,并参与细胞周期的调控。细胞基底部质膜内褶发达,长的内褶可伸达细胞高度的 2/3 或顶部(图 17-1-30),基部质膜上有丰富的 Na^+-K^+-ATP 酶,能主动向间质运转 Na^+。此外,在远直小管和远曲小管起始端的上皮细胞游离面和侧面细胞膜上有一种酸性蛋白,称 T-H 蛋白(Tamm-Horsfall protein)。该蛋白呈凝胶状,可阻止水分子通过管壁,致使管腔内呈低渗状态。重吸收的 NaCl 排入间质,因此,从肾锥体至肾乳头,间质内的渗透压逐步增高。有利于集合管内尿液浓缩。远曲小管超微结构与直部相似,但质膜内褶不如直部发达。重吸收 NaCl 是远曲小管的主要功能,也参与 Ca^{2+} 的重吸收。远曲小管功能活动受激素调节,醛固酮能促进重吸收 Na^+ 和排出 K^+,抗利尿激素可促进其对水的重吸收。

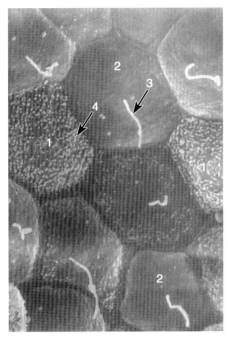

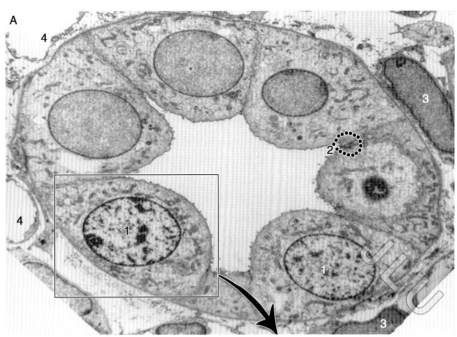

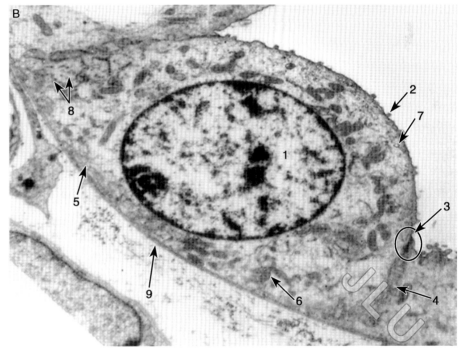

图17-1-31　集合管内表面扫描电镜像

1. 暗细胞（闰细胞）；2. 亮细胞（主细胞）；3. 中央纤毛；4. 微绒毛

图17-1-32　集合管上皮电镜像

A. 1. 亮细胞；2. 细胞连接；3. 载脂间质细胞；4. 毛细血管

B. 1. 亮细胞核；2. 微绒毛；3. 紧密连接；4. 细胞间隙；5. 质膜内褶；6. 线粒体；7. 胞质顶端小泡；8. 微丝和微管；9. 基膜

2. **集合管**　分为弓形集合管、直集合管和乳头管三段。弓形集合管很短，位于皮质迷路内，一端连接远曲小管，另一端呈弧形弯入髓放线与直集合管连接。直集合管在髓放线和肾锥体内下行，至肾乳头处改称乳头管（图17-1-37），开口于肾小盏。直集合管在髓放线下行时沿途又有许多弓形集合管汇入。直集合管的管径由细逐渐变粗，管壁上皮也随之增高，由单层立方形、柱状，至乳头管处为高柱状。集合管上皮细胞轮廓清晰，细胞核圆形，居中或靠近底部；细胞质染色浅，清亮（图17-1-27）。电镜下，集合管细胞分为亮细胞（又称主细胞）和暗细胞（又称闰细胞）。两者可能是不同的功能状态，亮细胞比暗细胞功能更活跃。因此，胞质内含有更明显的细胞器。其游离面有一根中央纤毛及散在的短微绒毛（图17-1-31）。细胞间有紧密连接，深部细胞间隙宽大，少量微绒毛伸入其内。细胞基部有浅的质膜内褶，褶间胞质无细胞器，线粒体较小，分布在质膜内褶上方或散在于胞质中，内质网和高尔基复合体小而不发达。细胞顶部胞膜下方微丝和微管形成密集网状结构，以抵抗和限制细胞过度膨胀。微丝微管间可见长形小泡（图17-1-32），小泡膜和腔面膜上有水通道蛋白-2（AQP-2），腔面膜上含有与 Na^+ 重吸收有关的阿米洛利敏感钠离子通道。细胞基底和侧面均有丰富的抗利尿激素 V_2 受体。当抗利尿激素与 V_2 受体结合时,经 cAMP 第二信使,引起水分大量重吸收。细胞侧面膜上还有对抗利尿激素不敏感的 AQP-3 和 AQP-4 以及 Na^+-K^+-ATP 酶。集合管亮细胞游离面的中央纤毛与远端小管细胞原纤毛功能相同,能感受管腔内尿液流动等物理和化学刺激。其原理是因为原纤毛细胞膜上有两种蛋白,即多囊蛋白(polycystin,PC)PC1 和 PC2。前者主要起感知作用,感受到刺激后把信号传递给 PC2,PC2 是一种钙离子通道蛋白,它接受了 PC1 的信号后介导细胞外钙离子内流,钙离子作为细胞内重要信息传导分子,可激活某些基因转录,从而调节细胞多种信号传导途径,影响细胞功能和生长分化。*PC1* 和 *PC2* 基因突变会影响或阻断纤毛的这种感知功能,干扰肾小管细胞的生长调控,从而引发肾疾病。临床上囊性肾病等均为肾小管纤毛结构和功能异常所致。

集合管暗细胞夹杂于亮细胞之间,在皮质集合管较多,随着集合管下行,暗细胞数量逐渐减少,乃至消失。电镜下,典型的暗细胞游离面常凸向管腔,有明显的微皱褶和微绒毛,无中央纤毛(图 17-1-31)。细胞游离面和基底面胞质侧以及顶部小管、小泡膜(胞质面)上载有许多栓形颗粒,表现为膜略增厚,电子密度增高,认为它与 H^+-ATP 酶有关。暗细胞 Na^+-K^+-ATP 酶活性较低,碳酸酐酶活性较高,也有 K^+-H^+-ATP 酶活性,所以,暗细胞主要参与酸碱的调节。

集合管的主要功能是参与尿液浓缩、酸化和机体酸碱平衡的调节。由于集合管各段结构存在差异,各段生理功能也不同。如无抗利尿激素时,皮质和髓质集合管的起始段上皮对水无通透性,而髓质深层集合管末端对水的通透性较高,与该区段的亮细胞拥有 AQP-4 有关。抗利尿激素能明显增强皮质集合管和髓质浅层集合管对水的通透性,而对髓质深层集合管末端则无明显效应。醛固酮对集合管可促进 Na^+ 的重吸收和排出 K^+。另一方面,集合管还可受心房钠尿肽的作用,减少对水的重吸收,导致尿量增多。

肾小体形成的原尿,经肾小管各段和集合管后,绝大部分水、营养物质和无机盐被重吸收入血,同时肾小管上皮细胞还通过主动分泌 H^+、NH_4^+ 以及重吸收 HCO_3^- 来维持和调节机体的酸碱平衡,最后形成终尿,经乳头管排入肾小盏。机体每天排出 1~2L 终尿,仅占原尿 1% 左右。因此,肾在尿液产生过程中不仅排出了机体代谢废物,而且维持了水盐平衡和内环境的稳定。

3. 球旁复合体　又称肾小球旁器,由球旁细胞、致密斑和球外系膜细胞组成。是肾素-血管紧张素系统的主要结构单位,位于肾小体血管极的入球微动脉、出球微动脉和远端小管之间的三角形区域。致密斑为三角形的底,入球微动脉和出球微动脉分别形成两条侧边,球外系膜细胞则位于三角区的中心(图 17-1-33,图 17-1-35)。

(1)**球旁细胞**:位于入球微动脉末端管壁上,入球微动脉行至近肾小体血管极处,管壁中膜平滑肌细胞分化为上皮样细胞,称球旁细胞。球旁细胞多分布于距肾小体 30μm 以内的范围,有的甚至可达 200μm 范围内。在刺激肾素产生时,球旁细胞明显增多。球旁细胞常 4~5 个成群分布,细胞体积较大,呈立方形或多边形,细胞核大而圆,着色浅,胞质丰富呈弱嗜碱性(图 17-1-20)。特殊染色后细胞内可见大量分泌颗粒(图 17-1-34)。电镜下,细胞内肌丝少,有类似平滑肌的密斑样结构。粗面内质网与高尔基复合体发达,胞质内充满分泌颗粒。免疫组织化学方法证实,这些分泌颗粒内含有肾素。球旁细胞和血管内皮细胞之间无内弹性膜和基膜相隔,分泌颗粒以出胞方式排出,并释放入血。肾素是一种蛋白水解酶,能使血浆中血管紧张素原转变为血管紧张素 I,后者在肺血管内皮细胞游离面的转换酶作用下转变为血管紧张素 II。两种血管紧张素均可使血管平滑肌收缩,血压升高,但血管紧张素 II 的作用更强。血管紧张素还可刺激肾上腺皮质分泌醛固酮,促进肾远曲小管和集合管重吸收 Na^+ 和水,导致血容量增大,血压升高。肾素-血管紧张素系统是机体调节血压、血容量和电解质平衡的重要机制之一。肾内还有局部肾素-血管紧张素系统,它对肾血流量和肾小球滤过率的调节起重要作用。免疫细胞化学方法证实,球旁细胞分泌颗粒内同时有肾素和血管紧张素 II,后者随肾素释放至小动脉周围间质内,可引起血管球毛细血管和入球微动脉收缩,局部调节血流量和滤过率。有关球旁细胞内血管紧张素 II 的来源,目前尚未定论。

(2)**致密斑**:位于远直小管末端与远曲小管交界处,靠近肾小体血管极一侧的上皮细胞增高,变窄,在小管壁上形成一个直径 40~70μm 的椭圆形隆起。每个致密斑由 20~30 个细胞构成,光镜下细胞淡染,呈柱状,细胞核椭圆形,靠近细胞顶部,细胞核密集(图 17-1-36)。电镜下,致密斑处的基膜薄而不完整,细胞基部有许多细的分支突起,与相邻细胞的突起呈指状相嵌,还可伸至球外系膜细胞和球旁细胞。致密斑作为一种离子感受器,能感受远端小管内 Na^+ 浓度变化,并将信息传递给球旁细胞,改变肾素分泌水平,继而调节远端小管和集合管对 Na^+ 的重吸收;致密斑感受远端小管内 Na^+ 浓度变化后还可以通过管球反馈,调节入球微动脉的收缩,影响血管球滤过率,从而影响远端小管内的 NaCl 浓度。致密斑还能转运水和 NaCl。免疫组织化学方法证实,致密斑细胞内含有一氧化氮合成酶 I、葡萄糖-6-磷酸脱氢酶及环加氧酶 2(COX-2),前者与一氧化氮形成有关,一氧化氮能激活球旁细胞内的鸟苷酸环化酶,最终引起肾素分泌。环加氧酶 2 与前列腺素形成有关,局部产生的前列腺素可促进球旁细胞分泌肾素。

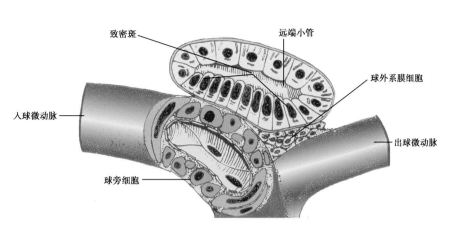

图 17-1-33　球旁复合体模式图

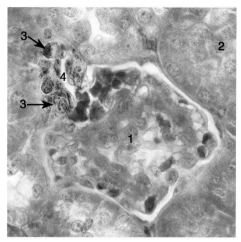

图 17-1-34　球旁细胞（油镜，猩红染色）
1. 肾小球；2. 近曲小管；3. 球旁细胞；
4. 微动脉管腔

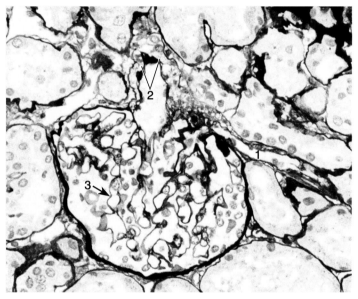

图 17-1-35　肾小体血管极（高倍，六胺银染色）
1. 出球微动脉；2. 入球微动脉；3. 毛细血管基膜

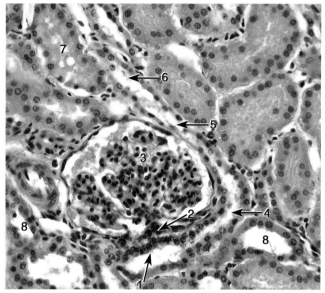

图 17-1-36　致密斑（中倍）
1. 致密斑；2. 球外系膜细胞；3. 血管球；4. 远直小管；5. 细段；
6. 近直小管；7. 近曲小管；8. 远曲小管
（文建国　图）

（3）**球外系膜细胞**：又称极垫细胞，位于入球微动脉、出球微动脉和致密斑之间的一群细胞，与球内系膜相延续。球外系膜细胞形态类似于球内系膜细胞，细胞有广泛的分支突起，相邻细胞的突起通过缝隙连接相联系。球外系膜细胞与球旁细胞、出球微动脉、入球微动脉的管壁平滑肌细胞以及球内系膜细胞间均有缝隙连接，而与致密斑细胞间未见缝隙连接。球外系膜细胞与致密斑紧密相贴，又经缝隙连接与球旁细胞、球内系膜细胞以及微动脉平滑肌细胞广泛接触，因此在球旁器反馈机制中，它似乎在致密斑和效应器之间起必要的功能联系作用。免疫组织化学方法证实，球外系膜细胞内有明显的鸟苷酸环化酶，它可被致密斑细胞中的一氧化氮激活，最终引起肾素分泌。

4. 肾间质　在肾泌尿小管和血管之间有少量结缔组织，称肾间质。皮质内结缔组织很少，越接近肾乳头结缔组织越多。肾间质的纤维有三种，分别由Ⅰ、Ⅲ和Ⅵ型胶原蛋白组成。它们在间质中形成疏松而富有弹性的纤维网。髓质间质中有三类间质细胞。

（1）**成纤维细胞**：是皮质和浅层髓质间质中主要细胞，数量多，细胞有薄而长的分支突起，相邻细胞突起通过中间连接样结构互相连接部位。细胞突起也与肾小管基膜和毛细血管基膜接触。细胞核圆形或卵圆形，偶见核仁，胞质内粗面内质网和高尔基复合体发达，还有线粒体和溶酶体。微丝微管分布于周围细胞质和突起内。实验证实，皮质肾小管周间质内 5'-核苷酸酶（ecto-5-nucleotidase）阳性的成纤维细胞是肾内产生促红细胞生成素的细胞。

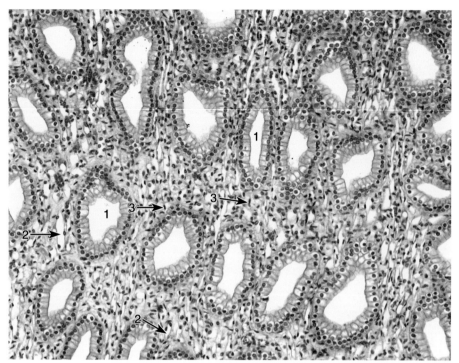

图 17-1-37　深层肾髓质乳头管（中倍）
1. 乳头管；2. 细段；3. 载脂间质细胞

图 17-1-38　肾载脂间质细胞（中倍）
1. 载脂间质细胞；2. 直集合管；3. 细段

图 17-1-39　肾弓形动、静脉（中倍）
1. 肾皮质；2. 肾髓质；3. 弓形动脉；
4. 弓形静脉
（周莉　图）

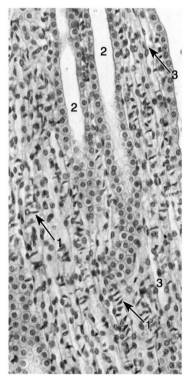

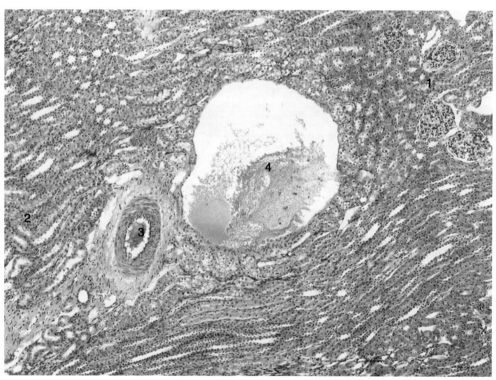

（2）**骨髓源性细胞：**包括树突状细胞、巨噬细胞和淋巴细胞。多分布于皮质间质和浅层髓质。正常肾间质内大多数表面携带 MHC-Ⅱ类抗原的细胞属于树突状细胞。细胞形态在常规染色下与成纤维细胞难以区别。免疫细胞化学显示这些细胞表面呈免疫相关抗原（Ⅰa 抗原）阳性，但缺乏 Fc 受体和补体受体 3（CR3）。此种细胞是肾间质内的抗原呈递细胞。

（3）**载脂间质细胞：**为肾髓质间质内的主要细胞成分，越向肾乳头方向，数量越多。细胞呈不规则形或星形，其长轴与邻近的髓祥和直小血管的长轴垂直（图 17-1-38）。电镜下，细胞质内除有丰富的细胞器外，还有特征性嗜锇性脂滴。该细胞能合成间质内的纤维和基质，产生前列腺素，细胞内脂滴含有合成前列腺素的原料。前列腺素可舒张血管，加快重吸收水分的转运，从而促进尿液浓缩。另外，此细胞质内有溶酶体和吞噬体，有吞噬功能。

5. 肾血液循环　肾动脉经肾门入肾后，分为数支叶间动脉走行在肾锥体之间，叶间动脉在肾柱内上行至皮质髓质交界处，横向分支为弓形动脉；沿锥体底部弯曲走行，弓形动脉分出若干小叶间动脉，向肾被膜方向放射状走行，伸

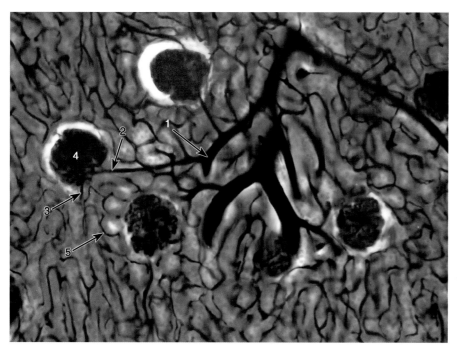

图 17-1-40　肾小叶间动脉及分支(低倍，墨汁血管灌注法，兔)
1. 小叶间动脉；2. 入球微动脉；3. 出球微动脉；4. 血管球；5. 球后毛细血管
（周莉　图）

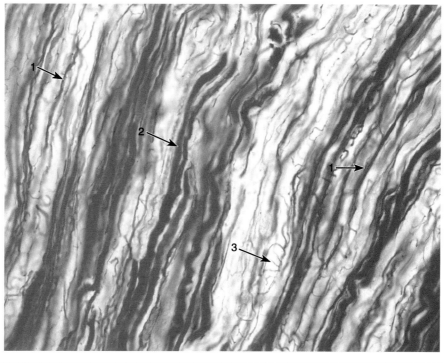

图 17-1-41　肾髓质直小血管(低倍，卡红血管灌注法，兔)
1. 直小动脉；
2. 直小静脉；
3. 毛细血管网
（周莉　图）

入皮质迷路，小叶间动脉末端抵达肾被膜下形成毛细血管网，然后汇入静脉，逐步形成小叶间静脉。小叶间动脉沿途向两侧发出许多入球微动脉进入肾小体，形成血管球，继而汇合成出球微动脉。浅表肾单位的出球微动脉离开肾小体后，再次形成毛细血管网，称球后毛细血管网，分布在相应的肾小管周围(图 17-1-39，图 17-1-40)。毛细血管网依次汇合成小叶间静脉、弓形静脉和叶间静脉，它们与相应动脉伴行，最后汇入肾静脉出肾。髓旁肾单位的出球微动脉不仅形成球后毛细血管网，而且还发出若干直小动脉直行进入髓质；而后在髓质的不同深度，折返上升为直小静脉(图 17-1-41)，与直小动脉共同构成 U 形血管袢，与相应肾单位髓袢伴行。

肾血液循环的特点：①由于肾动脉短而粗、直接发自腹主动脉，故肾血流量大，流速快，约占心输出量的 1/4。此外肾内血管行走较直，血流能很快抵达血管球。②皮质血流量大，约占肾血流量 90%，流速快。③入球微动脉较出球微动脉粗，使血管球内压较高，有利于滤过。④两次形成毛细血管网，即形成血管球和球后毛细血管网；由于血液流经血管球时大量水分被滤出，因此球后毛细血管内血液胶体渗透压很高，有利于肾小管上皮细胞重吸收的物质进入血液。髓质内的直小血管与髓袢，有利于肾小管和集合管的重吸收和尿液浓缩。

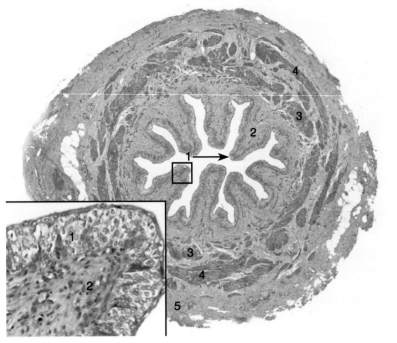

图 17-2-01　输尿管（低、高倍）
1. 变移上皮；
2. 固有层；
3. 纵行平滑肌；
4. 环行平滑肌；
5. 外膜
（周莉　图）

图 17-2-02　男性尿道（低、高倍）
1. 尿道；
2. 假复层柱状上皮；
3. 固有层；
4. 海绵窦；
5. 尿道旁腺
（周莉　图）

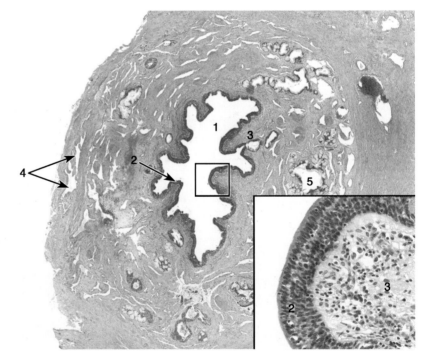

第二节　排尿管道

输尿管、膀胱及尿道属于泌尿系统的排尿器官或排尿管道；其组织结构基本相似，管壁结构由内向外分别为黏膜、肌层和外膜。黏膜由变移上皮和固有层结缔组织构成。

1. 输尿管　黏膜形成许多纵行皱襞，故横断面见管腔呈星形。黏膜的变移上皮有 4~5 层，扩张时可变为 2~3 层。上皮下面是较为致密的结缔组织固有层。黏膜近膀胱处折叠形成瓣膜，膀胱充盈时，瓣膜受压封闭输尿管开口，以防止尿液倒流。输尿管上 2/3 段肌层为内纵行、外环行两层平滑肌；下 1/3 段肌层增厚，为内纵行、中环行和外纵行三层平滑肌。外膜为疏松结缔组织，与周围组织相互移行（图 17-2-01）。

2. 尿道　男性尿道位于阴茎尿道海绵体中央，黏膜有许多纵行皱襞，表面为复层或假复层柱状上皮。上皮向固有层内深陷，形成腺样隐窝，隐窝底常有黏液样腺体，为尿道旁腺。海绵体组织内可见许多不规则海绵窦，窦腔与血管

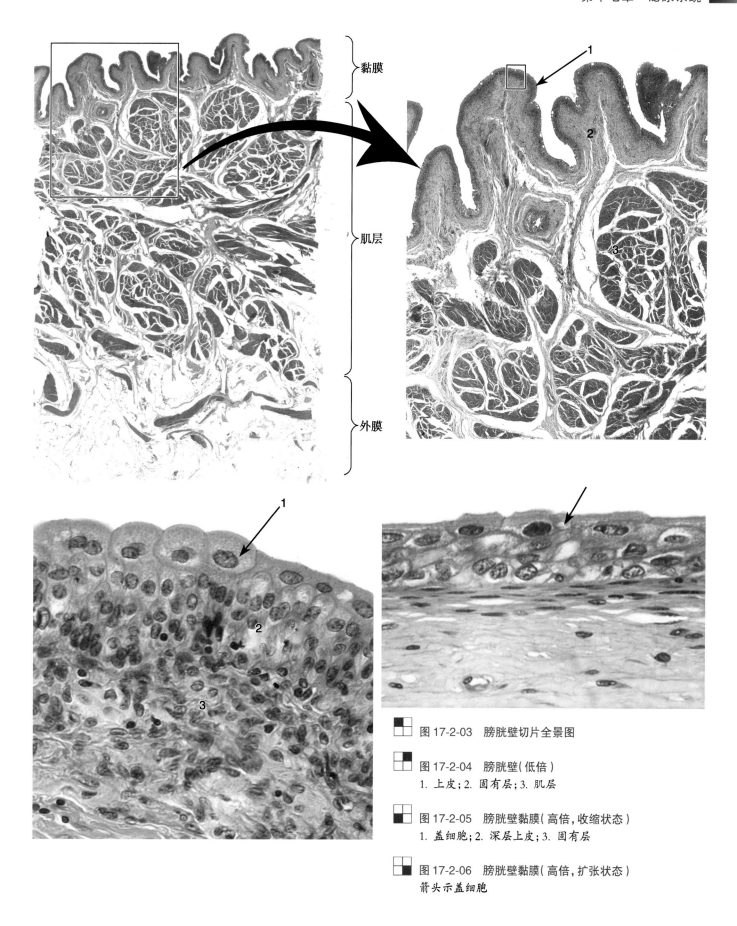

黏膜

肌层

外膜

图 17-2-03　膀胱壁切片全景图

图 17-2-04　膀胱壁（低倍）
1. 上皮；2. 固有层；3. 肌层

图 17-2-05　膀胱壁黏膜（高倍，收缩状态）
1. 盖细胞；2. 深层上皮；3. 固有层

图 17-2-06　膀胱壁黏膜（高倍，扩张状态）
箭头示盖细胞

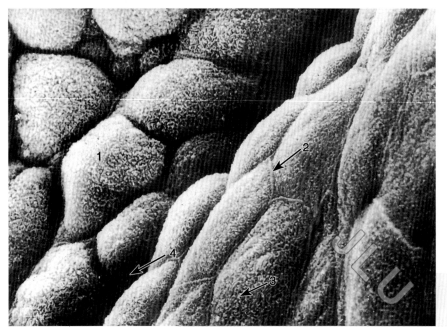

图 17-2-07　盖细胞扫描电镜像

1. 盖细胞表面;
2. 黏合质;
3. 微皱褶;
4. 变移上皮表面的沟

图 17-2-08　盖细胞电镜像

1. 斑;
2. 囊泡;
3. 紧密连接;
4. 嵌合连接;
5. 细胞核

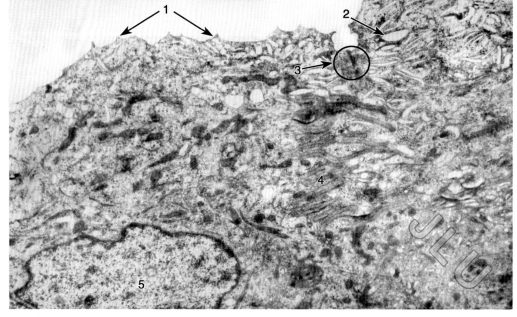

通连(图 17-2-02)。

女性尿道短而宽,黏膜也有许多纵行皱襞,近膀胱处的黏膜表面为变移上皮,中部为假复层柱状上皮,近外口处为复层扁平上皮。上皮深陷形成黏液性隐窝。固有层含丰富海绵状静脉丛。肌层为内纵、外环两层平滑肌,近外口处有环形骨骼肌,即尿道括约肌。在肌层之间,有丰富的毛细血管和结缔组织。外膜为疏松结缔组织,与阴道外膜及周围的纤维性结缔组织相延续,含有许多血管和神经丛。

3. 膀胱　黏膜形成许多皱襞。黏膜变移上皮在膀胱空虚时较厚可达 8~10 层细胞,表层盖细胞大,呈矩形;当膀胱充盈时上皮变薄,仅 3~4 层细胞,盖细胞变扁(图 17-2-05,图 17-1-06),此时黏膜皱襞减少或消失。固有层含较多弹性纤维;肌层厚,由内纵行、中环行和外纵行三层平滑肌组成,各层肌纤维相互交错,分界不清(图 17-2-03,图 17-2-04)。中层环行肌在尿道内口处增厚为括约肌。外膜除膀胱顶部为浆膜外,多为疏松结缔组织。电镜下,变移上皮表层细胞腔面的细胞膜凹凸不平,有嵴和沟,当膀胱扩张时,这些嵴被拉平。盖细胞游离面细胞膜外层增厚,呈多角形斑,以防止膀胱内尿液的侵蚀。斑与斑之间的细胞膜光滑,为一般细胞膜结构。当膀胱收缩时,细胞变高,细胞膜在斑间发生折叠。在近腔面的细胞质中有许多内褶和囊泡,膀胱充盈时内褶可展开拉平。细胞间有极为发达的紧密连接和嵌合连接(图 17-2-07,图 17-2-08),防止尿液中各种离子进入组织,以及组织内水进入尿液。

(吴珊　周莉)

第十八章　男性生殖系统

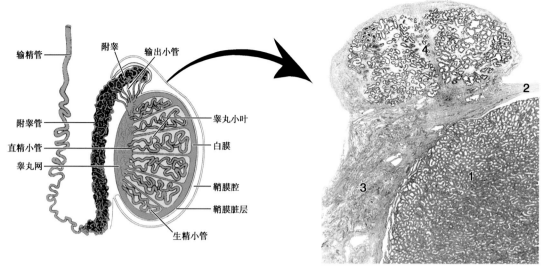

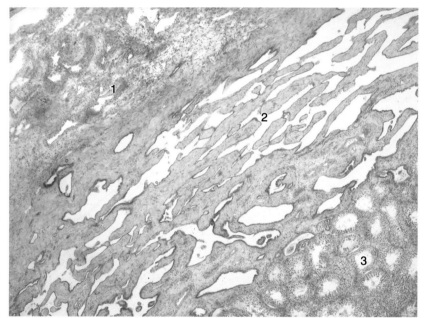

■ 图 18-1-01　睾丸和附睾模式图

■ 图 18-1-02　睾丸和附睾头部切片全景图
　　1. 生精小管；
　　2. 白膜；
　　3. 睾丸纵隔；
　　4. 附睾头部

■ 图 18-1-03　睾丸网（低倍）
　　1. 睾丸纵隔；
　　2. 睾丸网；
　　3. 生精小管
　　（周莉　图）

　　男性生殖系统由睾丸、生殖管道、附属腺和外生殖器组成。男性生殖系统器官有明显的年龄变化。出生后至青春期前发育缓慢，处于性幼稚阶段；青春期后发育迅速，睾丸开始产生精子并分泌大量雄性激素，开始呈现男性第二性征。青春期及此后的 40 余年为性成熟期；男性更年期由于个体差异甚大，无法准确限定年龄范围，更年期睾丸功能呈现退行性变化，生殖器官逐渐萎缩，功能退化，进入老年期。

第一节　睾　丸

　　睾丸位于鞘膜腔内，体积大小有明显的种族差异和个体差异，主要取决于生精小管的长度和数量多少。一般情况下，睾丸的体积大小与其产生的精子数量密切相关。睾丸表面为单层扁平上皮及薄层结缔组织构成的鞘膜脏层，其下方是致密结缔组织构成的白膜，白膜下方为薄而疏松的结缔组织，富含血管，故称血管膜，三者共同构成睾丸被膜。白膜在睾丸后缘增厚形成睾丸纵隔（图 18-1-02），纵隔的结缔组织呈放射状伸入睾丸实质，形成睾丸小隔，将实质分成许多睾丸小叶，每个小叶内有 1~4 条高度盘曲的生精小管。小管远端为盲端，近端在近纵隔处移行为短而细的直精小管，进入睾丸纵隔相互吻合形成睾丸网（图 18-1-01~图 18-1-03），最后与附睾相通。生精小管之间为疏松结缔组织构成的睾丸间质，其中有分泌雄激素的间质细胞。

　　睾丸的胚胎发生：男、女生殖器官均起源于胚胎第 4 周初的间介中胚层，第 4 周末演变为胚体后壁中轴两侧突出

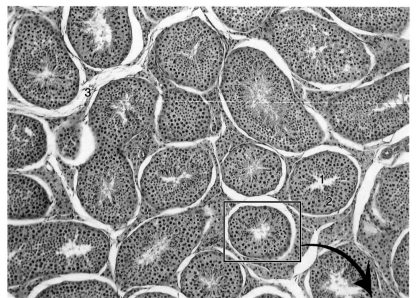

图 18-1-04　生精小管（低倍）
1. 生精小管腔；
2. 生精上皮；
3. 间质

图 18-1-05　生精小管（中倍）
1. 精原细胞；
2. 初级精母细胞；
3. 早期精子细胞；
4. 晚期精子形成；
5. 肌样细胞
（周莉　图）

图 18-1-06　生精小管细胞构成与睾丸间质模式图

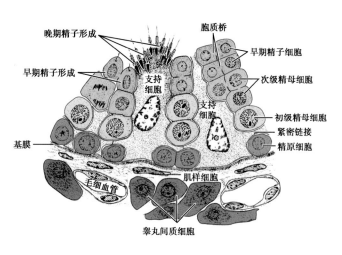

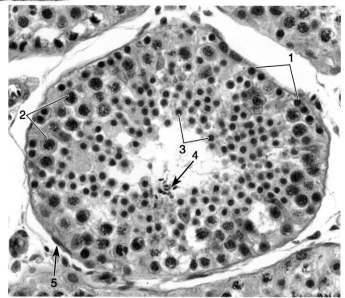

的尿生殖嵴，其外侧份为中肾嵴，内侧份为生殖腺嵴，后者是睾丸和卵巢发生的原基。如果原始生殖细胞为 XY 核型，第 5 周时，生殖腺嵴向睾丸方向分化。如果原始生殖细胞无 Y 染色体，人胚第 10 周，生殖腺嵴自然向卵巢方向分化。首先，生殖腺嵴表面上皮增生，伸入间充质形成初级性索，初级性索与表面上皮分离，继续向深部增生形成许多界限清楚，互相吻合，细长弯曲的睾丸索，青春期时将演化为生精小管，初级性索上皮细胞演变成支持细胞，来源于卵黄囊尾侧内胚层，并沿后肠系膜迁移来的原始生殖细胞增殖分化为精原细胞，睾丸索末端吻合成睾丸网。第 8 周时，表面上皮下方的间充质形成白膜，睾丸索之间的间充质细胞分化为睾丸间质细胞，有分泌雄激素的功能。

生殖腺最初位于腹后壁，逐渐突入腹膜腔，引带连于生殖腺尾端与阴唇阴囊隆起之间。随着胚体生长，引带牵拉生殖腺下降。第 7~8 个月时，睾丸与包绕它的双层腹膜经腹股沟管降入阴囊，双层腹膜覆盖在睾丸的前面及侧面，成为鞘膜，出生前后，鞘膜腔与腹膜腔之间的通道逐渐闭合。

1. **生精小管**　为上皮性管道（图 18-1-04），成人睾丸每条生精小管长 30~80cm。生精小管管壁为生精上皮，含支持细胞和 4~8 层生精细胞，上皮由界膜（也称管周组织）包绕。界膜又分三层，最外层是成纤维细胞，对界膜有修复作用，中层为梭形的肌样细胞，内层为基膜（图 18-1-05，图 18-1-06）。其中的肌样细胞具有平滑肌的基本特征，能有规律地使生精小管收缩，有助于精子从上皮释放至生精小管管腔。肌样细胞还能合成和分泌多种生长因子，通过旁分泌和自分泌作用，与睾丸其他细胞分泌的活性物质共同构成复杂的局部调节网络。免疫学研究证实，生精小管基膜抗原性很强，并与肾血管球基膜相互有免疫交叉反应。此外，在界膜中还有少量巨噬细胞和肥大细胞。生精小管界膜对生精上皮和睾丸间质的物质交换起重要作用，对物质的通透有一定选择性，也被认为是血-睾屏障的组成部分。

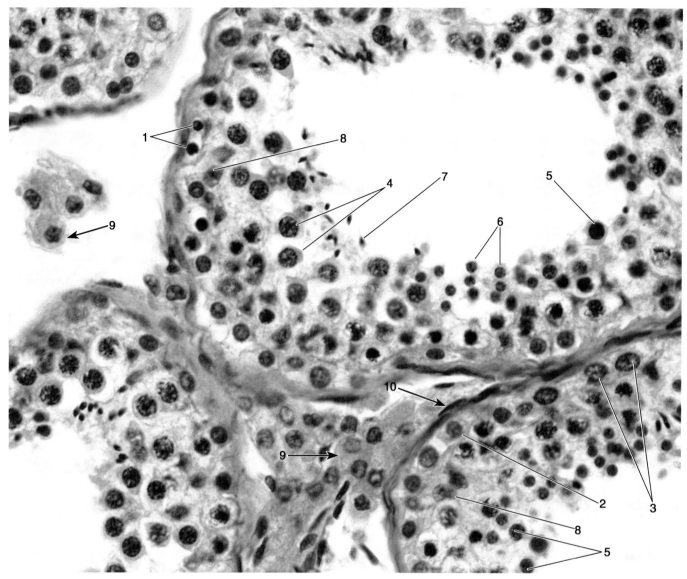

图 18-1-07 生精上皮（高倍）

1. Ad 型精原细胞；2. Ap 型精原细胞；3. B 型精原细胞；4. 初级精母细胞；5. 次级精母细胞；6. 精子细胞；7. 精子；
8. 支持细胞；9. 睾丸间质细胞（Leydig cell）；10. 肌样细胞
（周莉 图）

（1）**生精细胞和精子发生**：生精细胞包括精原细胞、初级精母细胞、次级精母细胞、精子细胞和精子。出生后至青春期前，人的生精小管上皮内只有支持细胞和精原细胞。自青春期后，在垂体促性腺激素的作用下，方出现各级生精细胞。

精子发生是指从精原细胞到精子形成的连续增殖和分化过程，包括三个阶段，即精原细胞增殖、精母细胞成熟分裂和精子形成（图 18-1-08）。从生精小管基底部至顶部，生精细胞以其形态变化与组合方式展示了精子发生的全过程。

1）**精原细胞**：是紧贴生精小管基膜最幼稚的一层细胞，体积较小，约 12μm，圆形或椭圆形。电镜下，胞质内除游离核糖体和少量线粒体外，其他细胞器并不发达。精原细胞分 A、B 两型，前者又分为暗型（type A dark spermatogonia，Ad）和亮型（type A pale spermatogonia，Ap）。Ad 型精原细胞核呈椭圆形，染色质细小，染色深，核中央常见淡染区。电镜下，胞质中有糖原、微管及鲁巴尔希晶体等。鲁巴尔希晶体（Lubarsch crystal）由许多小管构成，每个小管长度为 3nm，相互平行，并有致密物质相连形成片状结构。Ap 型精原细胞大而圆，细胞核染色质细密，染色浅。电镜下，胞质中无糖原、微管及鲁巴尔希晶体，线粒体串联，相互间有致密物质相连。Ad 型精原细胞是生精细胞中的干细胞，经过不断分裂增殖，一部分细胞继续作为干细胞，另一部分则分化为 Ap 型精原细胞，后者再分化为 B 型精原细胞。B 型精原细胞核为圆形，核膜上附着有较粗的染色质颗粒，核仁位于中央（图 18-1-07，图 18-1-09），线粒体分散在胞质中。人的生精细胞中线粒体形态较特殊，为不规则环状，嵴沿周边排列（图 18-1-10）。

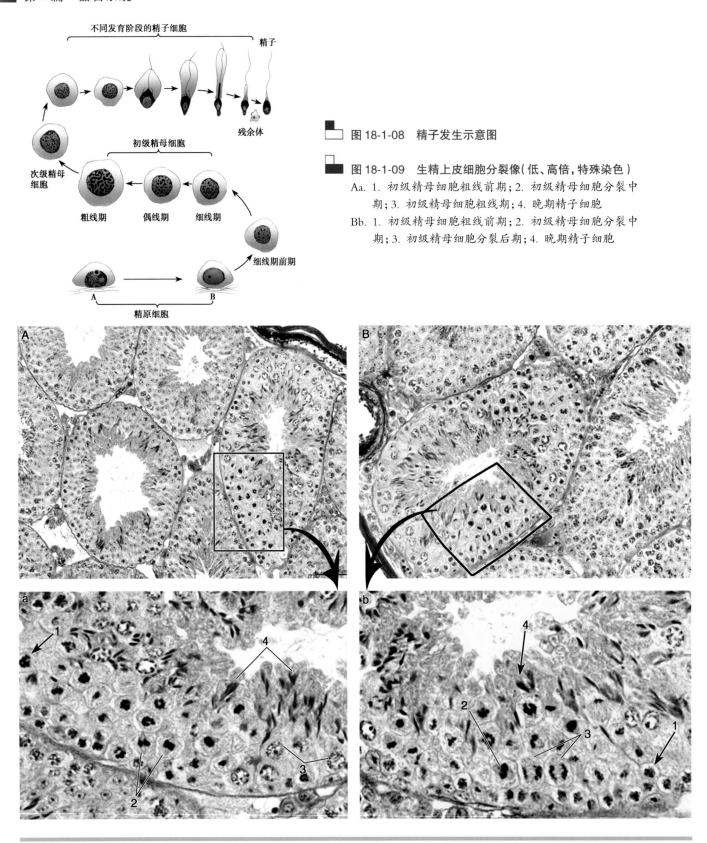

图 18-1-08　精子发生示意图

图 18-1-09　生精上皮细胞分裂像(低、高倍,特殊染色)

Aa. 1. 初级精母细胞粗线前期; 2. 初级精母细胞分裂中
期; 3. 初级精母细胞粗线期; 4. 晚期精子细胞

Bb. 1. 初级精母细胞粗线前期; 2. 初级精母细胞分裂中
期; 3. 初级精母细胞分裂后期; 4. 晚期精子细胞

2)**精母细胞和成熟分裂**:精母细胞包括初级精母细胞和次级精母细胞,均位于生精上皮的中层。初级精母细胞由 B 型精原细胞分裂形成,开始时处于分裂间期,即细线前期,其形态结构与 B 型精原细胞相似,只是细胞体积增大,直径可达 18μm,胞质丰富,其内细胞器增多,高尔基复合体发达,线粒体变为泡状。此后,进入成熟分裂,由于第一次成熟分裂前期时间可达 22 天,其细胞染色体发生有规律的变化,依据其形态特点可分为①细线期:染色体浓缩成细丝状;②偶线期:染色体进一步浓缩,同源染色体发生联会,形成独特的联合丝复合体(图 18-1-11);③粗线期:染色体排

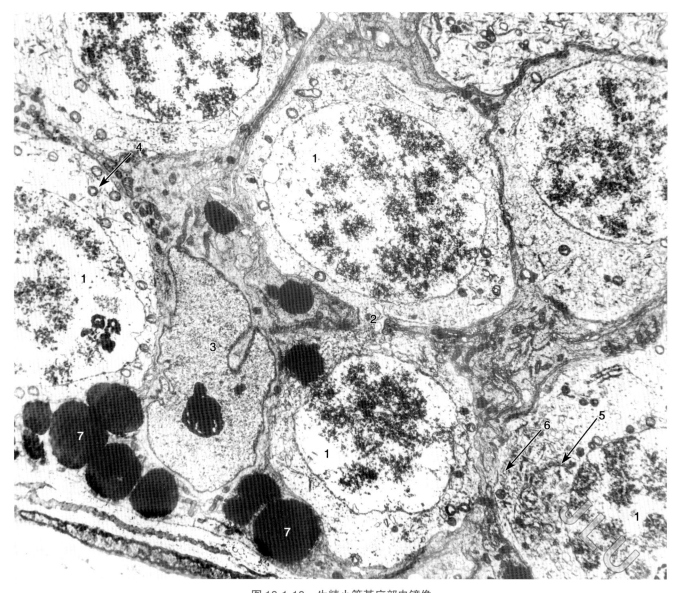

图 18-1-10 生精小管基底部电镜像

1. 精原细胞核；2. 细胞质桥；3. 支持细胞核；4. 环形线粒体；5. 鲁巴尔希晶体；6. 微管；7. 脂滴

列成对,变粗变短,细胞核增大,细胞质增多,是生精细胞中最大的细胞；④双线期:联合丝复合体解体,同源染色体分离；⑤终变期:染色体进一步缩短和分离,纺锤丝出现,细胞即将进入分裂中期。随后细胞先后进入分裂后期和末期(图 18-1-09),形成两个体积较小的次级精母细胞。其直径约 $12\mu m$,核圆形,染色质细网状。染色体核型由 46,XY (4nDNA) 变为 23,X 或 23,Y(2nDNA)。次级精母细胞不再进行 DNA 复制,很快进入第二次成熟分裂,染色单体分离,移向细胞两极,形成两个精子细胞(图 18-1-08)。由于次级精母细胞存在时间很短(6~8 小时),故在切片中通常难以见到。在精子发生中,早期几次精原细胞分裂是完全的,而以后的多次分裂是不完全的,由同一精原细胞来源的生精细胞之间有 $2~3\mu m$ 宽的细胞质桥相连(图 18-1-10)。细胞质桥有利于信息传递,保证同源生精细胞严格的同步发育。

3) 精子细胞和精子形成:精子细胞靠近管腔面,呈圆形,体积较小,直径 $8~9\mu m$,核圆形,着色深,不再分裂 (图 18-1-07)。电镜下,细胞质内线粒体似圆环状,嵴沿周边排列,常位于细胞周边(图 18-1-12)。精子细胞需经历复杂的形态演变最终形成蝌蚪状的精子。这些变化包括核的高度浓缩、顶体形成、尾部形成与线粒体重排,以及丢弃多余胞质等。细胞核由中心位到偏位,靠近精子膜,浓缩体积变小,随着核蛋白类型发生明显变化,生精细胞和早期精子细胞核蛋白为富含赖氨酸的组蛋白,当圆形精子细胞伸长时,过渡蛋白取代组蛋白,到晚期精子细胞阶段,富含精氨酸和胱氨酸的鱼精蛋白又逐渐取代过渡蛋白。鱼精蛋白的主要作用是中和 DNA 的电荷,以降低分子间的静电排斥,使染色质高度浓集,同时,胱氨酸在分子间形成二硫键,使染色质的浓缩结构更加稳定。由圆球形的精子细胞通过上述变化形成有尾的蝌蚪状精子的过程称为精子形成。倘若在此过程中,核蛋白的转换发生障碍,可致精子功能异常,这

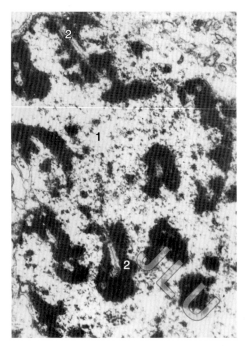

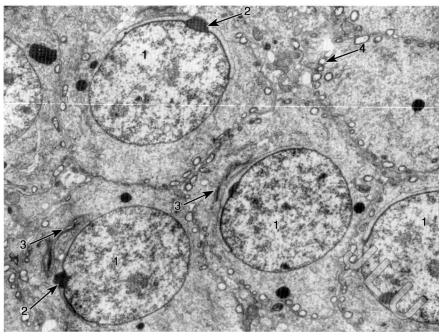

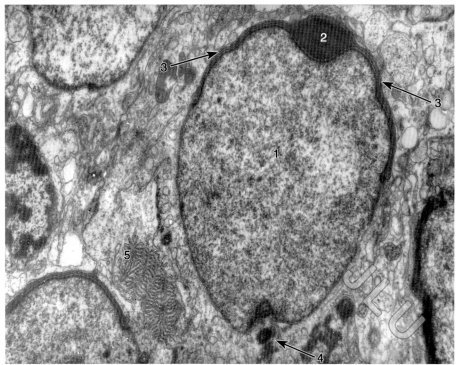

图 18-1-11　初级精母细胞核电镜像

1. 细胞核基质；2. 染色体联合丝复合体

图 18-1-13　精子头与尾部起始端形成电镜像

1. 细胞核；2. 顶体囊泡；3. 形成中的顶体帽；4. 中心粒；5. 线粒体

图 18-1-12　精子细胞电镜像

1. 细胞核；2. 顶体囊泡；3. 高尔基复合体；4. 线粒体

是男性不育和女性习惯性流产的原因之一。

　　顶体形成：早期精子细胞高尔基复合体非常发达，不久在其中央凹面出现几个圆形小泡，称前顶体囊泡，内有致密颗粒，称前顶体颗粒，继而这些前顶体囊泡融合成一个大的顶体囊泡，与核膜相贴，前顶体颗粒也融合为顶体颗粒。顶体囊泡逐渐变成扁平状，覆盖于精子细胞核前表面，并逐步向细胞核两侧延伸，直至包绕细胞核的前半部，似帽子覆盖细胞核，故称顶体帽，但顶体颗粒变化不大。之后，顶体帽继续扩大，顶体颗粒弥散于其中，顶体帽则变为顶体（图 18-1-12～图 18-1-15）。

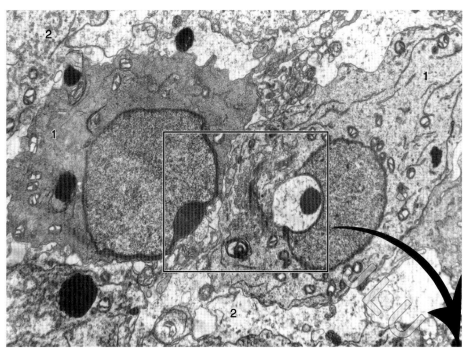

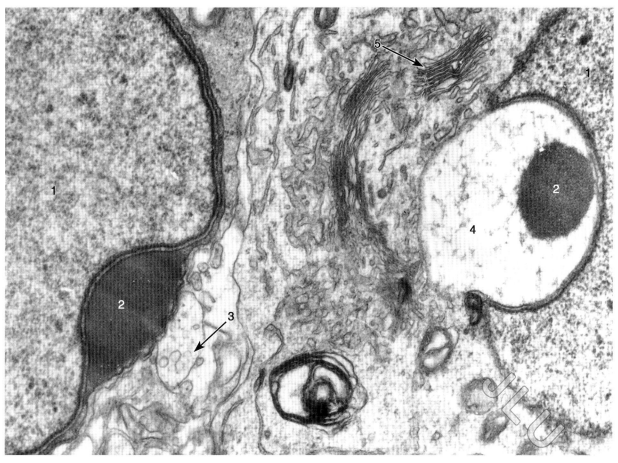

□ 图 18-1-14　精子形成电镜像
1. 精子细胞;
2. 支持细胞胞质

□ 图 18-1-15　精子形成局部电镜像
1. 精子细胞核;
2. 顶体颗粒;
3. 顶体小泡;
4. 顶体大泡;
5. 高尔基复合体

　　精子位于生精小管的管腔面,形似蝌蚪,长约60μm,分头、尾两部。人精子头部正面观呈卵圆形,侧面观呈梨形,长约4~5μm,内有一个染色质高度浓缩的细胞核,其前2/3有顶体覆盖(图18-1-16)。顶体内含多种水解酶,如顶体酶、透明质酸酶、磷酸酯酶等。在受精时,顶体释放顶体酶,分解卵子周围的放射冠和透明带后,方能进入卵子内。尾部是精子的运动装置,可分为颈段、中段、主段和末段四部分。颈段短,内含中心粒和少量胞质,由中心粒发出9组双联微管和2根中央微管,构成鞭毛中心的轴丝。微管蛋白异常可导致轴丝结构异常,从而引起精子运动障碍;在中段,轴丝外围有9根纵行致

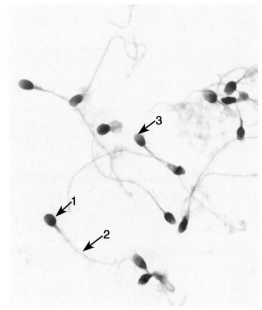

图 18-1-16 人精子涂片（高倍）

1. 精子头；2. 精子尾；3. 顶体

（周莉 图）

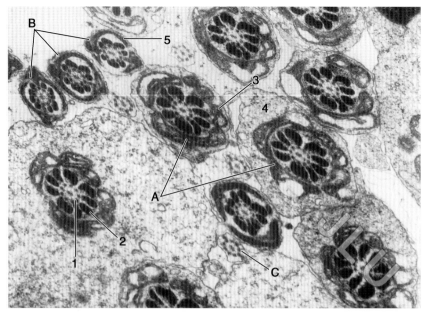

图 18-1-17 精子尾横断面电镜像

A. 中段；B. 主段；C. 末段；1. 轴丝（9+2 双联微管）；2. 外周致密纤维；

3. 线粒体鞘；4. 细胞质；5. 纤维鞘

图 18-1-18 精子
纵断面电镜像

1. 细胞核；

2. 顶体；

3. 颈段；

4. 线粒体鞘；

5. 轴丝；

6. 外周致密纤维；

7. 支持细胞胞质

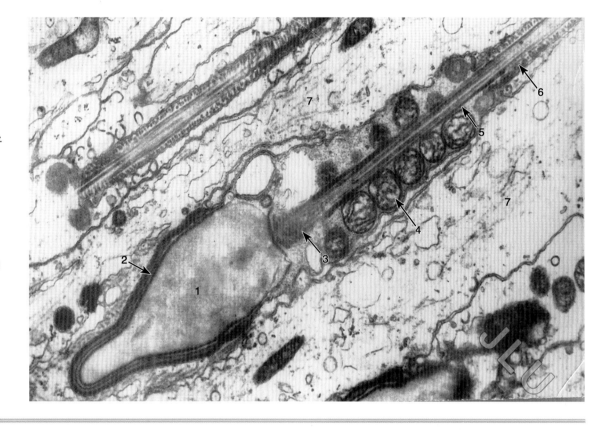

密纤维，外侧再包有一圈线粒体鞘，以提供鞭毛摆动的能量；主段最长，无线粒体鞘，轴丝与外周致密纤维由高度特化的纤维鞘包绕，纤维鞘是由主段鞭毛胞质中出现的环形微管变得致密并增厚形成；末段短，仅有轴丝（图 18-1-17，图 18-1-18）。

精子形成后期，部分细胞质浓缩聚集，借胞质细带连于尾部中段，称多余胞质，随即脱落为残余体。精子细胞变态成精子后，原存在于彼此之间的胞质桥断裂，每个精子最终在结构上得以独立，并释放于管腔中成为游离精子。

生精细胞在生精上皮中的排列严格有序，处于发育不同阶段的生精细胞形成某些特定的细胞组合，使得同一时间的不同生精小管断面、乃至于同一小管断面的不同位置，皆呈现不同的细胞组合。这些组合是动态变化的。从空间上

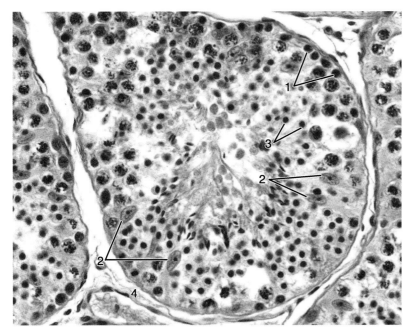

□ 图 18-1-19　支持细胞（ Sertoli 细胞中倍 ）
1. 精原细胞；2. 支持细胞核；3. 精子细胞；4. 间质
（文建国　图）

□ 图 18-1-20　支持细胞和精原细胞电镜像
1. 精原细胞；2. 胞质桥；3. 支持细胞核；4. 支持细胞中的脂滴；5. 长形线粒体；6. Charcot-Bottcher 晶体；7. 环形线粒体；8. 细胞连接；9. 基板；10. 肌样细胞核；11. 毛细血管腔

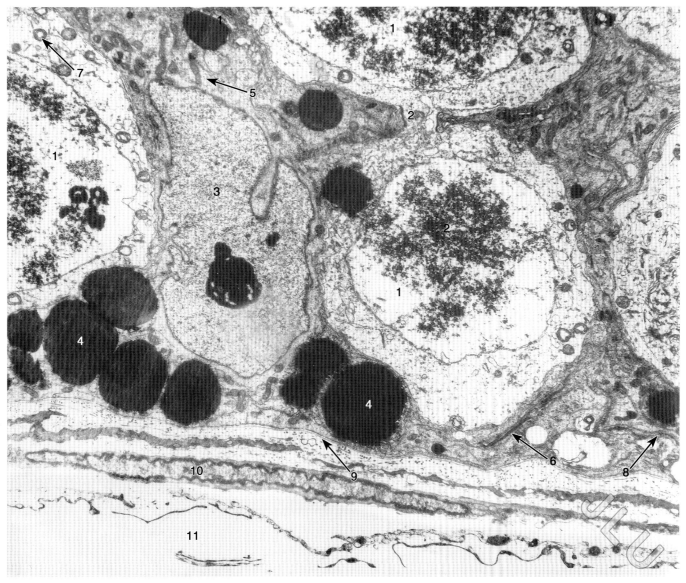

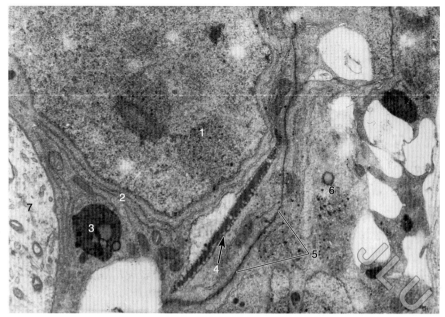 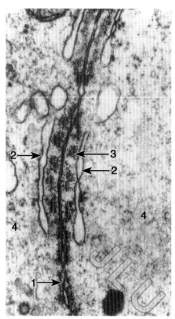

■□ 图 18-1-21 支持细胞 Charcot-Bottcher 晶体电镜像　　　■□ 图 18-1-22 支持细胞间连接复合体电镜像
1. 支持细胞核；2. 粗面内质网；3. 脂褐素；4. Charcot-　　　1. 紧密连接；2. 表面下池（质膜下池）；3. 微丝束；
Bottcher 晶体；5. 支持细胞间细胞连接；6. 支持细胞胞　　　4. 支持细胞胞质
质；7. 精原细胞

看,同一组合在生精小管上周期性出现的现象称生精波;从时间上看,生精小管某一部位每隔一定时间再次出现所经历的时程,称为一个生精上皮周期。人的生精细胞有 6 种组合,故人的一个生精上皮周期可进一步细分为 6 期。人的精子发生一般需要 4 个或 4 个半生精上皮周期,表明人的精子发生需要 64~70 天。新产生的精子进入附睾约需 14 天,故应用抗精子药物进行药效的起效观察,至少需要 80 天。

（2）**支持细胞：**又称塞托利细胞（Sertoli cell）,分布于生精细胞之间,每个生精小管横断面上约有 8~11 个。支持细胞呈不规则长锥形,细胞体从基底部一直伸达管腔面,由于其侧面镶嵌着各级生精细胞,故光镜下细胞轮廓不清。青春期前的支持细胞呈立方形或矮柱状,细胞具有分裂能力,为未成熟型支持细胞。青春期时,随着生精小管管腔的出现,转变为成熟型支持细胞。成人支持细胞不再分裂,数量恒定。细胞核卵圆形、三角形或分叶状,染色浅,核仁明显（图 18-1-19）。电镜下,胞质内细胞器丰富,线粒体多而细长,有些线粒体呈圆环状,嵴呈管泡状。粗面内质网常位于细胞基部,高尔基复合体发达,位于核附近。溶酶体、自噬体和异噬体丰富。滑面内质网常聚集于脂滴周围,形成环形板层结构,也围绕在精子头部周围的胞质中,平行排列形成质膜小池。细胞质内还有微丝、微管作为细胞骨架,并参与细胞的运动和形态的维持。人支持细胞胞质中还有许多脂滴、糖原、蛋白质形成的晶体（Charcot-Bottcher 晶体）和残余体等内涵物（图 18-1-20,图 18-1-21）。

相邻支持细胞侧面近基部的胞膜形成紧密连接。在紧密连接的两侧胞质中均存在内质网池,称表面下池,它与粗面内质网相连续;在质膜下池和紧密连接之间有相互平行的微丝束,这是支持细胞连接中的收缩系统,它如同拉链,可开启支持细胞的紧密连接,使正在发育的生精细胞从基底向管腔方向移动。以上这三种结构,即紧密连接、质膜下池和微丝束称之为支持细胞的连接复合体（图 18-1-22）,是构成血-睾屏障的主要部分。连接复合体将生精上皮分为基底室和近腔室。基底室位于生精小管基膜和支持细胞紧密连接之间,内有精原细胞和细线前期精母细胞;近腔室位于紧密连接上方,与生精小管管腔相通,内有正在发育的精母细胞、精子细胞和精子。基底室与近腔室内的微环境不同,血浆和淋巴内某些物质可通过管壁及生精小管界膜进入基底室,与其中的生精细胞相接触,但为紧密连接所阻,不能进入近腔室,如此保证了其内精母细胞的成熟分裂和精子变态能在一个相对稳定的微环境中进行。免受外来有害物质和突变原的损害。另外,发育中的精母细胞将产生一些抗原,但由于血-睾屏障的存在,使其只能限于近腔室,因而不会发生免疫反应。即使生殖道远端屏障遭到破坏,机体对精子抗原产生抗精子抗体入血,也不能通过血-睾屏障进入近腔室与精子发生免疫反应。临床上可见有些人血液中有抗精子抗体,但仍具有生育能力。

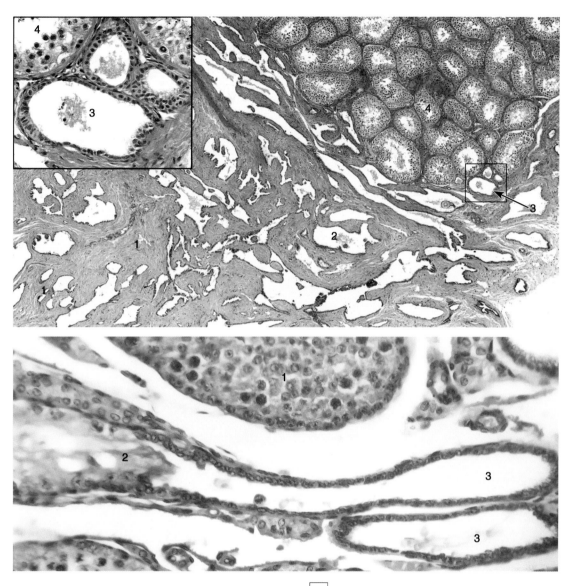

图 18-1-23　睾丸网和直精小管（低、高倍）
1. 睾丸纵隔；2. 睾丸网；3. 直精小管；4. 生精小管
（周莉　图）

图 18-1-24　生精小管与直精小管的移行区纵断面（高倍）
1. 生精上皮；2. 移行区；3. 直精小管

支持细胞还能分泌睾丸液和多种蛋白质或多肽因子,按其功能可归纳为几类:①转运蛋白类,如雄激素结合蛋白,它可与睾酮、双氢睾酮结合,以提高生精小管内雄激素的含量,形成生精细胞分化和成熟的激素环境;支持细胞还能分泌转铁蛋白、铜蓝蛋白、视黄醇结合蛋白、硫酸糖蛋白-1、硫酸糖蛋白-2、γ-谷氨酰转移酶等,分别能将 Fe^{2+}/Fe^{3+}、Cu^{2+}、维生素、脂类、氨基酸转运至生精细胞,以供精子发生需要。②激素类,如抑制素和激动素,前者能选择性抑制垂体前叶合成和分泌 FSH,但不影响合成与分泌 LH,后者与抑制素相互拮抗,以维持正常的生理功能。支持细胞分泌的抑制素和激动素除入血外,还有旁分泌作用。另外,在胚胎发育早期,支持细胞分泌米勒管抑制素,又称中肾旁管抑制素,可抑制米勒管(发育为女性生殖管道的原基)的生长发育,使其退化消失。③生长因子类,如转化生长因子(TGF)-α、TGF-β、胰岛素样生长因子(IGF)-1、IL-1 等,这些物质与其他细胞分泌的生长因子一起构成复杂的生长因子调节网络,调控睾丸的功能。④其他,如纤溶酶原激活物和抑制物。精原细胞和细线前期精母细胞分化后进入近腔室,其内的精母细胞、精子细胞向管腔移动,以及精子释放于管腔中,称生精细胞转位。在此过程中,需支持细胞局部结构的相应变化,纤溶酶原激活物可水解纤溶酶原,使之成为纤溶酶,参与支持细胞局部结构的破坏与修复。支持细胞还能将睾酮转化为雌二醇,此功能与年龄有关,幼年和老年分泌雌二醇较多,青春期、性成熟期分泌较少。

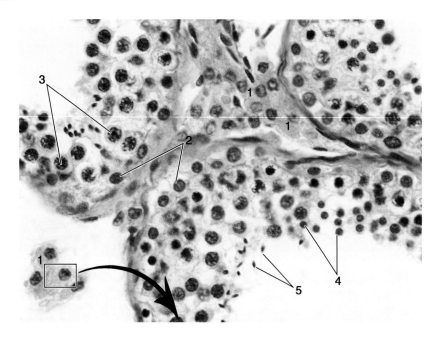

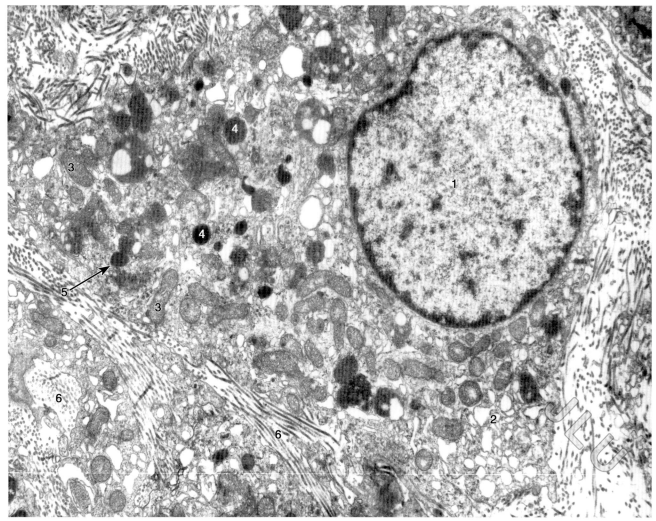

图 18-1-25　睾丸间质细胞（高倍）

1. 间质细胞；2. 精原细胞；3. 初级精母细胞；4. 早期精子细胞；5. 精子　（周莉　图）

图 18-1-26　睾丸间质细胞电镜像

1. 细胞核；2. 滑面内质网；3. 线粒体；4. 脂滴；5. 溶酶体；6. 间质内胶原原纤维（纵、横断面）

基底室中的生精细胞可直接从生精小管外的血管内获得营养,而近腔室内的生精细胞必须通过支持细胞的转运方能获得营养。支持细胞另一重要功能是能吞噬变性或凋亡的生精细胞、精子变态过程中形成的大量残余体。吞噬的残余体富含脂类,可作为合成类固醇激素的原料。

2. **直精小管与睾丸网** 生精小管产生的精子输入直精小管,再进入睾丸网。直精小管很短,是精子和生精小管液进入睾丸网的通道,管壁为单层立方或矮柱状上皮,无生精细胞(图18-1-23,图18-1-24),仅有变形的支持细胞,其结构与支持细胞相似,但又不完全相同。直精小管进入睾丸纵隔内分支吻合成不规则管道,为睾丸网。睾丸网管腔较大,管壁由单层立方上皮或低柱状上皮组成(图18-1-23)。上皮下有基膜,基膜下含少量血管、淋巴管和丰富神经纤维的致密结缔组织。上皮细胞核大,染色深,胞质中细胞器丰富,可合成和分泌液体,与生精小管液共同组成睾丸液,参与将精子输送至附睾的输出小管,并为精子的存活提供合适的介质。直精小管和睾丸网的上皮细胞有很强的吞噬精子能力,这些细胞的胞质顶端发出一些伪足样突起,可捕捉变性的精子,上皮内还有淋巴细胞和巨噬细胞,可清除解体的精子。由于睾丸网上皮间仅有单个紧密连接,基底无肌样细胞,此处是血-睾屏障的薄弱环节,很可能是免疫反应物进入睾丸的入口和可溶性精子抗原的出口,故睾丸的免疫反应与此处组织学结构有关。

3. **睾丸间质** 生精小管之间富含组织液的疏松结缔组织为睾丸间质。间质内有成纤维细胞、巨噬细胞、肥大细胞和未分化间充质细胞等结缔组织细胞,以及胶原纤维、弹性纤维、丰富的毛细血管和毛细淋巴管。此外,还有一种特殊的间质细胞,又称莱迪希细胞(Leydig cell),其主要功能是合成和分泌雄激素。从胚胎期、婴幼儿期、青春期前、青春期、成年期和老年期,间质细胞的组织学结构和功能有明显的年龄性变化。在胚胎第14~18周,睾丸间质细胞发育为胚胎成熟型,即细胞圆形或多边形,核圆居中,核仁明显,胞质嗜酸性,具有类固醇激素分泌细胞的超微结构特征。此时,第一次雄激素分泌高峰分泌的睾酮能刺激胚胎时期的中肾管发育分化为附睾管、输精管、射精管和精囊腺。第13周外生殖器原基细胞中的5α-还原酶使睾酮转变为双氢睾酮,后者决定胚胎外生殖器发育分化为阴茎和阴囊。随后间质细胞变性退化,数量十分稀少,形态呈成纤维细胞样;出生后约两个月,间质细胞再次发育,形成雄激素分泌的第二次高峰,之后,间质细胞又不断减少,直至青春期前,间质中出现未成熟型间质细胞,即静止型间质细胞,无合成和分泌雄激素的能力。直到青春期,大量成熟型间质细胞出现,并具有成年期间质细胞的形态结构特点,细胞内还出现许多与类固醇激素合成有关的酶。此时,体内出现了第三次雄激素分泌高峰。成年期间质细胞数量、结构和功能保持相对稳定。老年期随着年龄的增长,间质细胞发生退行性变,表现为细胞数量逐渐减少,细胞内空泡增多,脂滴和色素聚集。

成年期成熟型睾丸间质细胞在光镜下呈圆形或多边形,常成群分布于生精小管之间,细胞核圆形,常位于细胞一侧,核仁明显,异染色质位于核边缘,细胞质嗜酸性(图18-1-25)。电镜下,间质细胞具有类固醇激素分泌细胞的超微结构特点,即丰富的滑面内质网、管状嵴线粒体和脂滴(图18-1-26)。其中的滑面内质网相互连接成膜性管道,其上有大量合成胆固醇的酶,因而滑面内质网的发达程度往往反映间质细胞合成胆固醇的能力,也反映了合成雄激素的功能状态。滑面内质网有两种形式,即管状和泡状,一般认为前者比后者功能更活跃。细胞内高尔基复合体也发达,但未见有分泌颗粒,细胞在受垂体促性腺激素刺激后,可见高尔基复合体囊泡膨胀,因而推测高尔基复合体与类固醇激素的合成和分泌有关。间质细胞的线粒体大而丰富,呈多形性,除有板状嵴线粒体外,主要是管状嵴线粒体。间质细胞内的脂滴,一般认为是细胞合成或摄取的胆固醇很快被酯化,并以此种形式积聚在细胞中。脂滴中含有合成类固醇激素所需的基本物质,在脂酶的作用下,脂滴中的胆固醇酯可释放出游离的胆固醇,故合成功能活跃的细胞利用脂滴中的物质较快,脂滴较少,体积也小;反之,合成功能不活跃的细胞,脂滴较大,体积也大。脂滴的大小和数量,在一定程度上可作为衡量间质细胞功能的一个形态学指标。

人间质细胞还含嗜锇性脂色素,其结构与源于溶酶体的残余体相似,酸性磷酸酶阳性。此外,胞质内有溶酶体、微丝、微管等结构。细胞表面有微绒毛,相邻细胞间有缝隙连接和桥粒。由于缝隙连接有利于细胞间某些离子和小分子物质交换,故此处不仅是细胞间物质运输的重要通道,而且也是对类固醇激素合成起局部调节作用的信号传递部位。

雄激素包括睾酮、雄烯二酮和双氢睾酮等,其中90%以上的睾酮是由间质细胞分泌,其余是由肾上腺皮质网状带分泌的去氢异雄酮和雄烯二酮转化而成。成年期睾酮分泌稳定,维持精子发生、男性第二性征和性功能。睾酮还能促进蛋白质合成、骨骺融合,并刺激骨髓造血。另外,雄激素对机体免疫功能有调节作用。间质细胞除分泌雄激素外,还能分泌少量雌激素和多种生长因子和生物活性物质,参与睾丸功能的局部调节。

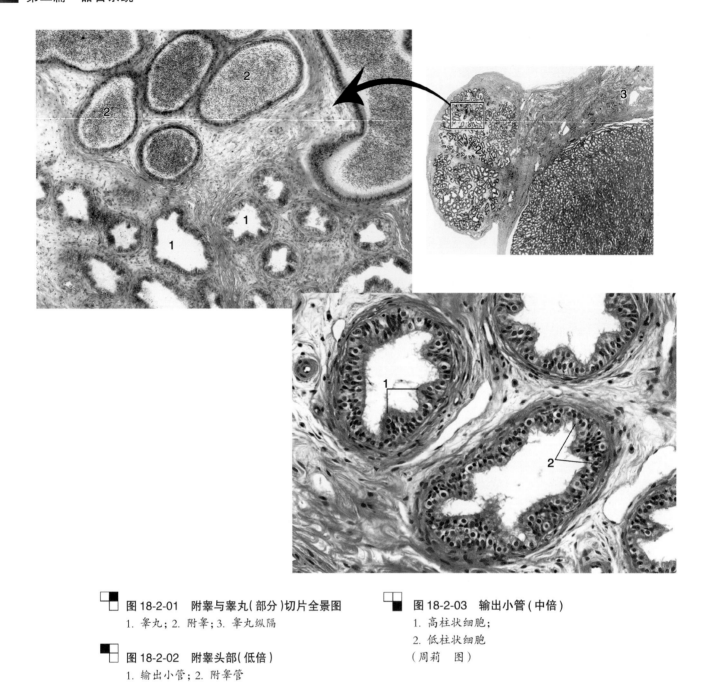

图 18-2-01 附睾与睾丸 (部分)切片全景图
1. 睾丸；2. 附睾；3. 睾丸纵隔

图 18-2-03 输出小管 (中倍)
1. 高柱状细胞；
2. 低柱状细胞
（周莉 图）

图 18-2-02 附睾头部(低倍)
1. 输出小管；2. 附睾管

第二节 生殖管道

1. **附睾** 表面有结缔组织被膜包裹,分为头、体、尾三部分(图 18-1-01,图 18-2-01),头部由输出小管和附睾管头段组成(图 18-2-02),附睾体部和尾部由附睾管组成。输出小管管壁由高柱状细胞和低柱状细胞相间排列,管腔面不规则。高柱状细胞表面有纤毛,称纤毛细胞,低柱状细胞无纤毛,称无纤毛细胞。上皮底部有基膜,管壁外有薄层环形平滑肌围绕。上皮中无纤毛细胞较多,纤毛细胞较高,基部较窄,游离面有大量纤毛和少量微绒毛,纤毛摆动有助于管腔内液体及精子向附睾管方向移动,两种细胞均对管腔内物质有吸收作用(图 18-2-03)。附睾管管腔整齐,腔内含有分泌物及大量精子,管壁由假复层柱状上皮组成(图 18-2-04)。上皮类型主要有主细胞和基细胞,它们分布于附睾管的各段。其次还有顶细胞、窄细胞、亮细胞和晕细胞,它们分布有明显的区域性差异。光镜下主细胞和基细胞清晰可见,其他几种细胞不易分辨,在电镜下各有其特点。主细胞在起始段为高柱状,而后逐渐变低,至末端转变为立方形,

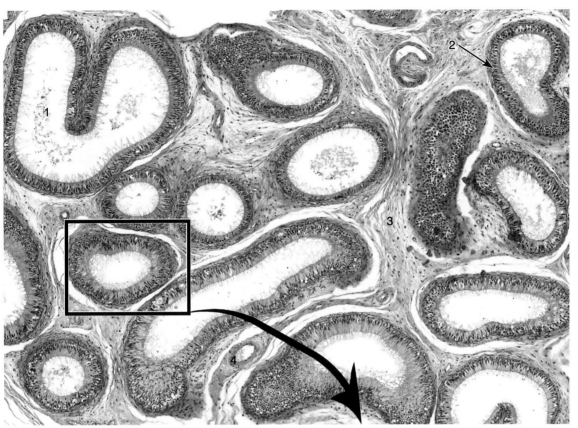

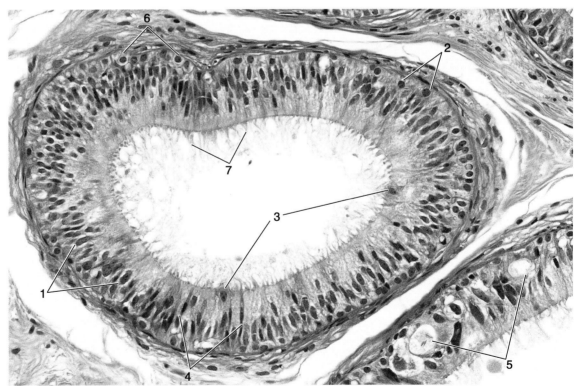

■ 图 18-2-04 附睾管（中倍）
1. 管腔内精子；2. 附睾管壁；3. 疏松结缔组织；4. 小血管
（周莉 图）

■ 图 18-2-05 附睾管上皮（高倍）
1. 主细胞；2. 基细胞；3. 顶细胞；4. 窄细胞；5. 亮细胞；6. 晕细胞；7. 静纤毛

细胞表面成簇排列的静纤毛(电镜下是微绒毛,长约 $10\mu m$,甚至更长)。基细胞位于上皮深层,呈锥形(图 18-2-05)。附睾管上皮细胞主要有吸收、分泌和浓缩功能,为精子的储存和成熟提供适宜的微环境。附睾的输出小管和附睾管的起始段是重吸收的最主要区域,大约有 95% 的睾丸液在此被重吸收。上述区域附睾上皮的主细胞具有与重吸收的相关超微结构特征,如细胞顶端有大量的小囊、小泡、多泡体以及参与蛋白质吸收的顶质小管等。但是,细胞游离面的微绒毛与附睾体、尾段相比,少而短。附睾管的上皮细胞(主要是主细胞)有旺盛的分泌功能,能向管腔中分泌离子,如 Cl^-、HCO_3^-、K^+;有机小分子,如肌醇、甘油磷酸胆碱和唾液酸;数十种蛋白质和多肽,如前向运动蛋白、酸性附睾糖蛋白、制动素等;大量的酶,如 α 葡糖苷酶、糖基转移酶、谷胱甘肽过氧化物酶、γ-谷氨酰转移酶等。此外,附睾头部和体部上皮能摄取血液中肝细胞合成的肉毒碱并转移至腔内,被其中的精子再摄取利用。附睾上皮细胞还能表达 5α-还原酶,此酶能将睾酮转变为双氢睾酮,后者是调控附睾功能的主要激素。

睾丸精子随附睾液进入附睾,在移行中逐渐获得运动能力和受精能力,达到结构上和功能上的成熟,并储存于尾部。研究表明,生殖管道中精子的 50%~80% 储存于附睾尾部,而其中 50% 的精子可在射精中射出。精子在附睾中获得运动能力是一个渐进过程,与许多因素有关。附睾各段上皮以高度特异的区域方式合成多种蛋白、酶和生物活性物质,作用于附睾精子;附睾对睾丸液重吸收,创造有利于精子成熟和储存的微环境。如附睾头部上皮细胞分泌的酸性蛋白-前向运动蛋白能改变精子鞭毛运动方式,启动精子的前向运动。精子在附睾内的移行过程中,修饰和更新了膜成分,改变了离子通道和膜流动性,功能蛋白附着其上;精子内信号的变化,如精子内 cAMP 水平、pH 值和游离 Ca^{2+} 浓度的变化;精子能量系统的变化,如线粒体功能的进一步完善,肉毒碱和 ATP 的积聚;精子特异性蛋白可逆性磷酸化等。精子的受精能力也是在移行中逐渐获得,在附睾头部的精子虽然具有潜在的与透明带结合的能力,但结合位点被遮盖或未集中分布,仍没有受精能力,而在附睾尾部储存的精子则有受精能力。研究表明,其原因可能是附睾头部的精子,质膜与透明带识别、结合相关的 PH-20(聚糖磷酰肌醇锚定的质膜蛋白,具有透明质酸活性)和半乳糖酰基转移酶均散在于膜上,精子至附睾尾部时,则已集聚于顶体后区。此时,与透明带结合有关的顶体素也发生了再加工和降解修饰。

精子在附睾内移行过程中,最主要的成熟变化是精子膜的修饰,包括膜通透性和膜荷电位的改变,膜蛋白、膜脂和膜糖基的更新和调整。如精子膜可把附睾上皮分泌的 K^+ 吸收,并排出 Na^+,造成精子内 K^+ 高 Na^+ 低,离子成分的改变又影响精子酶活力的变化,这些变化均可促进精子运动的启动和维持。唾液酸赋予精子膜表面负电荷,使精子间不易相互凝集,而附睾的头、体、尾精子表面负电荷逐渐减少。然而,附睾相同区域精子成熟具有异质性,不同区域也具异质性,表现在精子局部膜的流动性、膜蛋白构成不同,而且,成熟精子在附睾尾部储存时间过长,也会失去运动和受精能力。

附睾功能的调节首先受附睾分泌蛋白的区域性调节,附睾上皮细胞向腔内分泌特异性蛋白的基因转录与表达具有显著的区域性差异。如在附睾管近段表达的基因主要与精子早期成熟有关,而在远段表达的特异性基因主要参与精子晚期成熟及精子储存时的功能维持。研究表明,附睾头部上皮细胞结构和功能以及特异性蛋白的基因表达受双氢睾酮和睾丸因子的调控;雌激素对男性生殖生理也有重要的调节功能,如它能通过下丘脑-垂体-睾丸轴反馈调节黄体生成素(LH)分泌,抑制睾酮生成,进而调控附睾功能;还能对附睾起始段与头部的重新吸收功能有直接调控作用。附睾管中的精子含血管紧张素转换酶,能将附睾上皮细胞分泌的血管紧张素 I 转化为血管紧张素 II,血管紧张素 II 对附睾上皮细胞重新吸收 Na^+、K^+ 有重要的调节作用。此外,附睾管腔中精子过量和/或精子异常,能激活附睾上皮细胞及巨噬细胞吞噬精子的能力。

生殖管道的发生:胚胎第 8 周睾丸形成后,其中支持细胞产生抗中肾旁管激素,使中肾旁管退化。睾丸间质细胞分泌雄激素,促使与生殖腺相连的中肾管和中肾小管发育。与生殖腺相连的十余条中肾小管与睾丸网相连接,成为附睾的输出小管,与生殖腺相连的中肾管延长弯曲,形成附睾管、输精管和射精管,在窦结节两侧,开口于尿生殖窦。第 12 周,在相当于输精管与射精管交界处长出精囊腺。

中肾管与中肾小管在女性的残留结构有卵巢冠和卵巢旁体。在男性的残留结构有附睾附件和旁睾。附睾附件是中肾管头端的残留,是附睾头侧的囊状小体。旁睾是在输精管旁的多个小管,是中肾小管的残留。

中肾旁管在男性的残留结构有睾丸附件和男性子宫。睾丸附件是中肾旁管头端的残留,是在睾丸上端结缔组织内的珠状小体。男性子宫是中肾旁管尾端的残留,是位于尿道前列腺部精阜中央的小盲囊,因此,在解剖学上称之为前列腺小囊,也有男性阴道之称,认为它一部分来自中肾旁管尾端,一部分来自尿生殖窦。

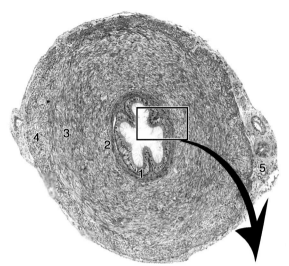

图 18-2-06 输精管切片全景图
1. 黏膜;
2. 内纵平滑肌;
3. 中环平滑肌;
4. 外纵平滑肌;
5. 外膜
(周莉 图)

图 18-2-07 输精管黏膜(高倍)
1. 假复层纤毛柱状上皮;
2. 固有层;
3. 肌层
(周莉 图)

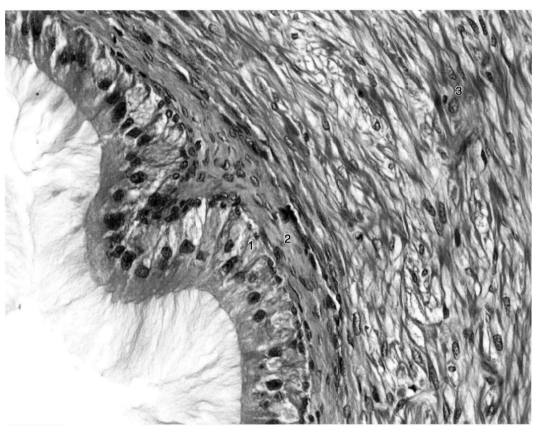

2. 输精管和射精管 输精管头端接附睾管尾端膨大成壶腹,与精囊腺汇合成射精管,射精管穿过前列腺汇入尿道的前列腺部。输精管的管壁厚,管腔窄,管壁由黏膜、肌层和外膜组成。黏膜上皮为假复层纤毛柱状。固有层为一薄层富含弹性纤维的细密结缔组织,黏膜有多条纵行皱襞。肌层发达,由内纵、中环、外纵三层平滑肌组成(图 18-2-06,图 18-2-07)。外膜为富含血管和神经的疏松结缔组织。输精管能自律性收缩,并受肾上腺素能神经和一氧化氮能神经调节。在性活动中,血中肾上腺素明显增多,输精管和附睾尾部对其做出应答,致输精管收缩增强和精液排出量增多。

输精管与睾丸动脉、蔓状静脉丛及有关神经相伴行,其外包绕一层结缔组织构成精索。精索外有一层不连续的横纹肌,即提睾肌。当受到寒冷、惊恐等强烈刺激时,提睾肌收缩,提升精索和睾丸。

输精管末端与精囊腺汇合,形成射精管,穿过前列腺实质,开口于尿道前列腺部。射精管的黏膜上皮为假复层柱状,在开口处变为变移上皮。黏膜形成许多皱襞,固有层富含弹性纤维和静脉丛。射精管肌层和外膜与前列腺基质混合穿插分布。

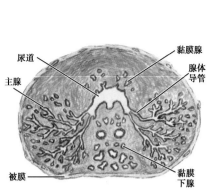

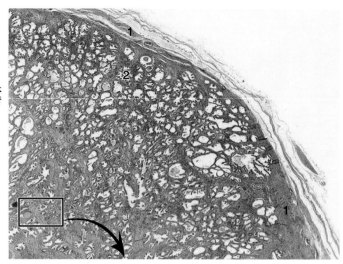

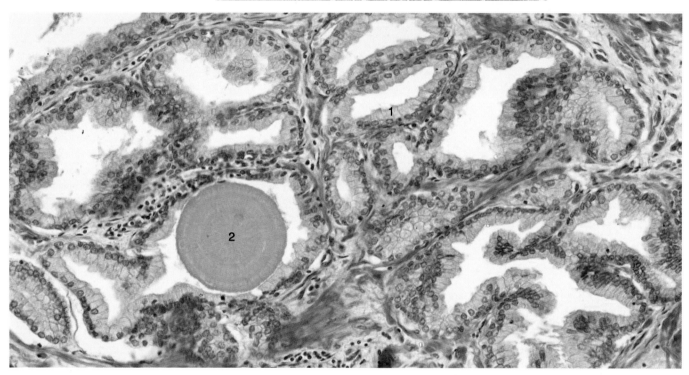

图 18-3-01
前列腺结构模式图

图 18-3-02
前列腺切片全景图
1. 被膜；
2. 主腺腺泡

图 18-3-03
前列腺主腺（中倍）
1. 腺泡上皮；
2. 前列腺凝固体

第三节　附　属　腺

　　附属腺主要是前列腺、精囊腺和尿道球腺，它们的分泌物构成精液中精浆的主要成分。

　　1. 前列腺　呈栗子形，上宽下窄，上端紧接膀胱底。尿道起始部贯穿腺的实质，从下端穿出。左右射精管在腺上端后部穿入，开口于尿道前列腺部后壁的精阜上。青壮年前列腺直径为 3~4cm，重约 20g，老年时逐渐退化。

　　前列腺被膜由结缔组织和平滑肌构成，它伸入实质将其分隔成数叶。腺组织在前列腺内排列有一定规律，它以尿道为中心，大体上排成内、中、外三个环形区带。内带位于尿道周围，紧紧环绕尿道，称黏膜腺；中间带位于内带的外周部，称黏膜下腺（图 18-3-01，图 18-3-02），黏膜腺和黏膜下腺体积小，受雌激素调控；主腺（图 18-3-03）位于外带，体积最大，是前列腺的主要部分，受雄激素调控。老年时，雄激素分泌减少，主腺组织逐渐萎缩，而黏膜腺和黏膜下腺在雌激素的作用下增生肥大，压迫尿道，引起排尿困难。前列腺为复管泡状腺，由腺泡和导管组成。

　　（1）**导管**：上皮为单层柱状或假复层柱状，在邻近尿道处移行为变移上皮。

　　（2）**腺泡**：腔不规则，有许多皱襞，上皮由单层柱状或假复层柱状构成，部分区域可有单层立方和单层扁平上皮，

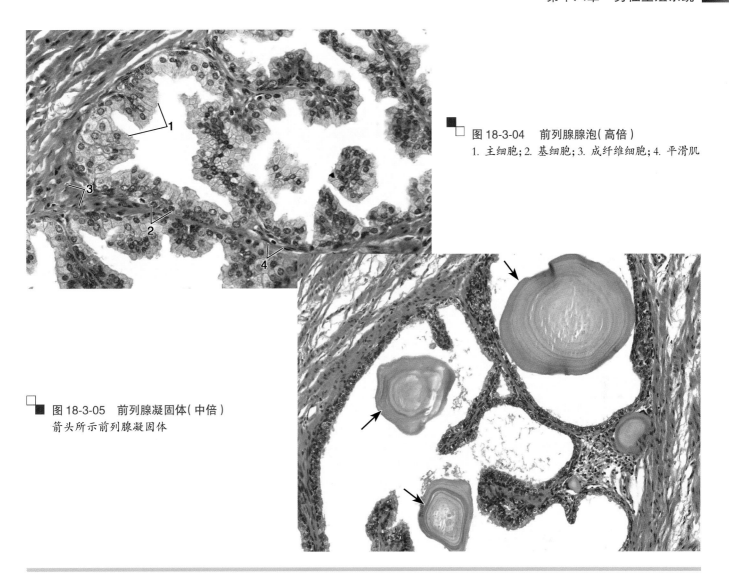

图 18-3-04　前列腺腺泡（高倍）
1. 主细胞；2. 基细胞；3. 成纤维细胞；4. 平滑肌

图 18-3-05　前列腺凝固体（中倍）
箭头所示前列腺凝固体

上皮的形态和功能与雄激素水平有关。腺泡主要由分泌细胞和基细胞围成。分泌细胞呈柱状,数量多,细胞核位于基底,呈圆形和卵圆形(图 18-3-04)。电镜下,分泌细胞胞质内含粗面内质网、游离核糖体和发达的高尔基复合体,胞质顶部有高电子密度的分泌颗粒和小泡,相邻细胞间有连接复合体和桥粒。基细胞数量少,细胞多边形,较小,嵌于相邻两个分泌细胞的基部,核大而不规则,基细胞是未分化的干细胞,能增殖分化为分泌细胞。恶性肿瘤时,仅见异常的分泌细胞,无基细胞。前列腺腺泡腔内常见分泌物浓缩形成的圆形嗜酸性板层状小体,称前列腺凝固体(图 18-3-03,图 18-3-05),如有钙盐沉积,则称为前列腺结石。

　　腺泡之间的结缔组织中成纤维细胞和平滑肌细胞数量较多,它们组成腺泡周围鞘,有支持作用。老年人前列腺内的平滑肌和成纤维细胞常发生变性。平滑肌形态变得不规则,细胞内出现色素颗粒。一般认为,这些现象是雄激素缺乏所致。

　　前列腺不断分泌稀薄的乳状液,弱酸性(pH 6.5)。其中含有酸性磷酸酶、柠檬酸、锌、精胺等成分。还可见大小不一的前列腺凝固体。酸性磷酸酶在前列腺组织中含量最高,其中一种源于溶酶体,可用 β-甘油磷酸钠作底物;另一种源于腺上皮分泌,受雄激素控制,可用磷酸胆碱作为底物。前列腺癌细胞常持续分泌。因此,血清酸性磷酸酶水平升高是诊断前列腺癌的一个重要依据。前列腺液中的柠檬酸使精液保持渗透平衡,使其维持适宜的 pH 值。柠檬酸可与 Ca^{2+} 结合,形成可溶性复合物,抑制钙盐沉淀。前列腺液中含高浓度锌,精浆中的锌与蛋白质结合,在精子表面形成保护膜,可延缓精子膜脂质氧化,以维持膜结构的稳定性和通透性。使精子有良好的活力。锌可能参与前列腺中雄激素代谢的负反馈调节。锌还是前列腺的抗菌因子,有抗革兰氏阳性和阴性细菌的作用。

　　前列腺结构和功能的维持依赖于雄激素。循环中的睾酮进入前列腺后被 5α-还原酶还原为双氢睾酮,后者能调控分泌物形成、维持精子活性、预防腺体自噬和腺细胞增生。

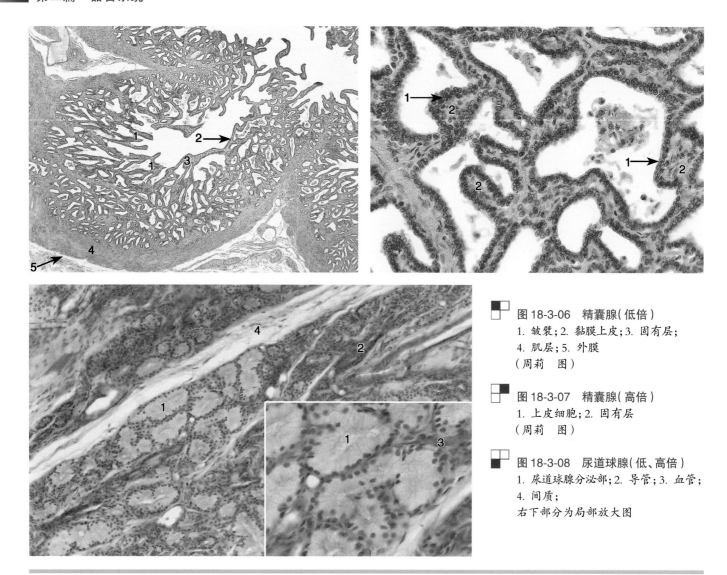

图 18-3-06　精囊腺(低倍)
1. 皱襞; 2. 黏膜上皮; 3. 固有层;
4. 肌层; 5. 外膜
(周莉　图)

图 18-3-07　精囊腺(高倍)
1. 上皮细胞; 2. 固有层
(周莉　图)

图 18-3-08　尿道球腺(低、高倍)
1. 尿道球腺分泌部; 2. 导管; 3. 血管;
4. 间质;
右下部分为局部放大图

　　2. 精囊　又称精囊腺,位于输精管壶腹外侧,前列腺上方,膀胱后方,是一对长椭圆形囊状腺。管道高度盘曲。精囊管壁由内向外分黏膜、肌层和外膜。黏膜形成许多皱襞,上皮为单层柱状或假复层柱状,由主细胞和基细胞组成(图 18-3-06,图 18-3-07),导管上皮内还有一种立方形或低柱状细胞,称导管细胞。固有层为富含血管和弹性纤维的结缔组织。肌层为平滑肌,内层为环形肌和斜形肌交织,外层为外纵肌,雄激素影响肌细胞的生长和增殖。外膜为薄层结缔组织。

　　精囊的分泌量较大,约占人射出精液量的 60%。射精时,精囊的平滑肌收缩,使分泌物进入射精管,成为精液的后面部分,可冲洗出尿道内的精子。精囊分泌物为白色或黄色黏液,主要含果糖、前列腺素和磷酸胆碱等。精液中的蛋白质也主要来自精囊。果糖为精子提供能量;前列腺素 E 主要作用于男性生殖系统,与勃起、射精、精子运动有关;前列腺素 F 主要作用于女性生殖系统,可促进精子穿过宫颈黏液,加速其运行。精囊分泌蛋白酶抑制剂,即去能因子,有稳定精子和顶体膜的作用。人精囊还分泌包囊抗原附着于精子表面,遮盖精子的固有抗原,以防止自身免疫反应。这些物质的合成和分泌均与雄激素水平有关。

　　3. 尿道球腺　是一对圆形小体,为复管泡状腺,位于尿道膜部外侧,尿道球后上方,部分或全部埋在尿生殖膈的骨骼肌内。薄层结缔组织被膜深入实质,将腺体分成叶与小叶。腺泡上皮形态随年龄、激素状态和性活动而变化。腺泡充满分泌物时,上皮近乎单层扁平,有的上皮呈单层立方或柱状。腺上皮与小导管上皮由黏液性细胞组成,细胞核深染,位于细胞基底(图 18-3-08)。某些腺泡上皮细胞类似于浆液性腺泡。

　　腺体的每个小叶均有一个导管,许多小导管吻合后,再汇合成一个总导管,开口于尿道阴茎部。小导管的上皮为单层柱状,有分泌功能。大导管上皮为假复层柱状或复层柱状。

　　尿道球腺的分泌物清亮而黏稠,参与组成精液,为射出精液的初始部分,以润滑尿道。腺体分泌物内含半乳糖、半乳糖胺、半乳糖醛酸、唾液酸、甲基戊糖及 ATP 酶和 5′-核苷酸酶。

　　男性生殖道还分布着一些小的附属腺,包括壶腹腺、尿道腺和包皮腺。

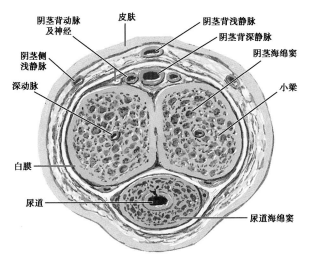

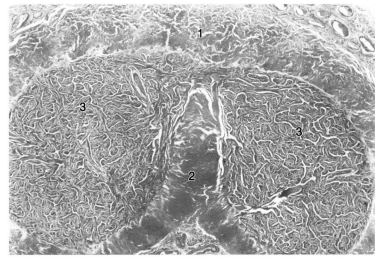

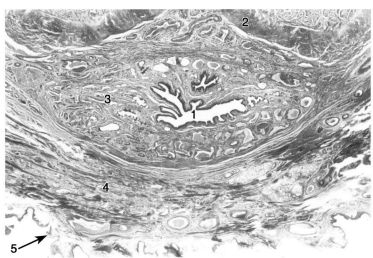

图 18-4-01　阴茎横断面结构模式图

图 18-4-02　阴茎海绵体切片全景图
1. 阴茎海绵体白膜；2. 阴茎中隔；3. 阴茎海绵体
（复旦大学上海医学院　图）

图 18-4-03　尿道海绵体切片全景图
1. 尿道；2. 阴茎中隔；3. 尿道海绵体；4. 皮下组织；
5. 皮肤
（复旦大学上海医学院　图）

第四节　阴　茎

　　阴茎呈长圆柱状，外包皮肤，其内由三个长圆柱状海绵体组成（图18-4-01）。位于背侧、体积较大的两个为阴茎海绵体；位于腹侧、体积较小的一个为尿道海绵体（图18-4-02，图18-4-03），尿道海绵体后方起端部分略膨大，为尿道球部；远端膨大为阴茎头，尿道在阴茎头部变宽成为舟状窝。海绵体为勃起组织，外包致密阴茎海绵体白膜。白膜向实质内分支形成小梁，成为海绵体的支架，内含平滑肌、弹性纤维、胶原纤维和血管等。阴茎勃起时，小梁可承受颇大压力而不变形。小梁间的空隙为相互通连的海绵窦，实为血窦，衬以单层扁平上皮（图18-4-06），与海绵体内、外的相应小动、静脉连通。阴茎海绵窦腔大小不均，位于海绵体中央的较大，周围的较小。尿道海绵体白膜薄弱，海绵窦腔大小均匀。阴茎海绵体内富含平滑肌纤维，占海绵体组织成分的40%~50%，分布于血管壁并广泛存在于海绵体的小梁内（图18-4-04，图18-4-05）。在平滑肌细胞间有丰富的缝隙连接，阴茎勃起或疲软时，缝隙连接的通信功能使平滑肌快速同步性舒张或收缩。随着年龄增长，海绵体内的平滑肌数量减少，缝隙连接通信功能减退，勃起功能也随之减弱。

　　阴茎海绵窦与阴茎勃起过程中的血流动力学变化显著。内皮系统通过释放某些化学物质直接参与阴茎勃起的调控。阴茎血液供应丰富，主要来自阴部内动脉，动脉可分深、浅两组。表浅动脉是阴茎背动脉（图18-4-01），位于阴茎背侧被膜中，左右各一，其分支贯穿于白膜，并进入海绵体内。非勃起状态的阴茎，主要由阴茎背动脉供血；阴茎深动脉行于阴茎海绵体中央，其分支为螺旋动脉，在小梁内曲折行进并与海绵体相通（图18-4-06）。螺旋动脉内膜含有纵行平滑肌；阴茎深动脉的另一组分支进入尿道海绵体，称尿道动脉，供应尿道海绵体血液；第三分支是阴茎球动脉，分布至尿道球腺及阴茎海绵体球。阴茎海绵窦血液汇入白膜下小静脉，这些小静脉汇合形成导静脉，后者穿过白膜合并

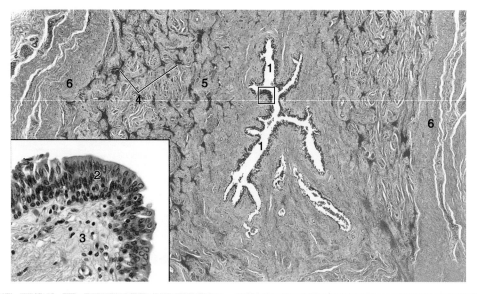

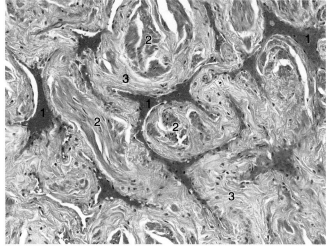

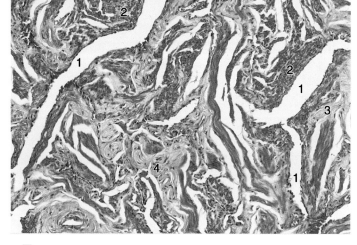

■ 图 18-4-04　尿道海绵体（低倍）
1. 尿道；2. 假复层柱状上皮；3. 固有层；4. 海绵窦（血窦）；
5. 结缔组织小梁；6. 白膜

■ 图 18-4-06　阴茎海绵体（中倍）
1. 海绵窦（血窦）；2. 平滑肌；3. 结缔组织小梁；4. 螺旋动脉
（周莉　图）

■ 图 18-4-05　尿道海绵体（中倍）
1. 海绵窦（血窦）；2. 平滑肌；3. 结缔组织小梁
（周莉　图）

成弓形静脉,再汇合至阴茎背深静脉。阴茎皮肤血液则汇入到阴茎背浅静脉(图 18-4-01)。

　　阴茎的疲软或勃起是一种血管现象。在阴茎疲软时,海绵体平滑肌处于恒定的收缩状态,螺旋动脉内膜折成螺旋状皱襞,并突入腔内将管腔阻塞,减少血流;因动、静脉分流,血液的静脉回流不受限制。在阴茎勃起时,海绵体平滑肌松弛,螺旋动脉舒张伸直,大量血液由阴茎深动脉经螺旋动脉直接流入海绵窦,使阴茎海绵体的中央海绵窦充血涨大,而周围部分的小海绵窦一方面受中央海绵窦的压迫,另一方面又受坚硬白膜的限制,管腔反而消失,故血液滞留于中央海绵窦,动、静脉分流关闭,静脉回流减少,使血窦进一步扩张,阴茎海绵体内压明显上升,此时阴茎变粗和坚硬。尿道海绵体的白膜较薄,海绵窦较小,充血较少,在勃起时血液仍可流动。当兴奋减弱时,小梁和螺旋动脉的平滑肌恢复原有张力,使螺旋动脉闭塞,于是进入海绵窦的血量减少,对周围海绵窦及静脉丛的压迫也消失,积聚在海绵窦内的血液从周围静脉丛缓缓流出,阴茎恢复疲软状态。

　　阴茎受自主神经系统和体神经双重支配。阴茎的自主神经系统来自盆神经丛。研究发现,阴茎海绵体中存在肾上腺素能神经末梢、乙酰胆碱能神经末梢和非肾上腺素非乙酰胆碱能神经末梢(NANC),存在着一系列神经递质及相应的神经递质受体。阴茎的体神经来自于骶脊髓形成的阴部神经,它发出分支,即阴茎背神经,支配阴茎背部,司感觉。阴茎非勃起状态的神经调控包括肾上腺素能神经和非肾上腺素能神经的调控。肾上腺素能神经调控:作为肾上腺素能神经递质,肾上腺素和去甲肾上腺素相应的受体有 α 和 β 两种。α 受体又可分 α_1 和 α_2,前者主要位于阴茎海绵体平滑肌纤维,后者则位于肾上腺素能神经末梢,它参与去甲肾上腺素释放的局部调节。末梢的突触前、后膜上均有 β 受体;肾上腺素能神经末梢上的 β 受体也参与去甲肾上腺素释放的局部调节。低频率神经冲动引起低浓度去甲肾上腺素释放,此时 β 受体兴奋,增加神经末梢内 cAMP 浓度,导致去甲肾上腺素释放,这是与 α_2 受体作用相反的一种正反馈调节。研究表明,在阴茎疲软状态时,主要由阴茎海绵体内肾上腺素能神经末梢释放的神经递质与海绵体平滑肌纤维上的 α_1 受体相结合,促使阴茎海绵体平滑肌收缩,从而使阴茎处于疲软状态。这一结果具有重要意义,它开辟了通过阴茎海绵体内注射血管活性药物治疗勃起功能障碍的新途径。

某些非肾上腺能神经对阴茎海绵体血流动力学也有一定作用。阴茎海绵体平滑肌有 5-羟色胺(5-HT)受体——$5-HT_1$ 和 $5-HT_2$ 受体。5-HT 与 $5-HT_2$ 受体相结合可使平滑肌收缩,导致阴茎疲软,若与 $5-HT_1$ 受体结合则作用相反。平滑肌纤维还存在两种组胺受体,组胺与 H_1 受体结合可使平滑肌收缩导致阴茎疲软,若与 H_2 受体结合则作用相反。神经肽 Y(NPY)是一种具有强烈血管收缩作用的 36 肽,在阴茎小动脉周围、阴茎背深静脉周围和弓形静脉周围均有 NPY 神经纤维支配;人阴茎海绵体组织含 NPY 神经递质,这提示 NPY 与阴茎疲软状态相关。

阴茎深动脉及其分支螺旋动脉、阴茎和尿道海绵体平滑肌均含一氧化氮合酶(NOS)。一氧化氮合酶主司一氧化氮的生物合成。阴茎海绵体是一氧化氮能神经的重要靶组织,一氧化氮是阴茎勃起中重要神经递质。一般认为,在性刺激时,突触前膜的 Ca^{2+} 内流,激活一氧化氮合酶,产生一氧化氮。后者通过弥散作用进入平滑肌纤维,激活胞质内的鸟苷酸环化酶,产生 cGMP,导致平滑肌内游离 Ca^{2+} 浓度下降,引起平滑肌舒张,致阴茎海绵体勃起。

阴茎海绵体平滑肌、海绵体螺旋动脉壁、海绵体间隔中存在血管活性肠肽(VIP)神经纤维;上述部位和海绵体血管内均含有血管活性肠肽。研究发现,勃起启动后海绵体血中血管活性肠肽浓度增高;在体外,血管活性肠肽能明显减少平滑肌的收缩活性。有关血管活性肠肽病理生理研究证实,阴茎海绵体内血管活性肠肽神经纤维受损可导致勃起功能障碍。

降钙素基因相关肽(CGRP)广泛存在于周围神经系统和中枢神经系统,也存在于阴茎海绵体的动脉和平滑肌。阴茎组织中的降钙素基因相关肽浓度很高,可直接松弛阴茎海绵体平滑肌,扩张阴茎海绵体的动脉,引起勃起。

阴茎海绵体的血管内皮与机体内其他血管内皮一样,也能释放 NO。内皮细胞产生的 NO 与 NO 能神经末梢释放的 NO 一起通过弥散作用到达海绵体平滑肌,诱导平滑肌舒张,导致阴茎勃起。需要指出的是,阴茎组织富含磷酸二酯酶(PDE),它能降解海绵体平滑肌纤维内的 cGMP,最终使平滑肌松弛作用终止,阴茎又从勃起状态恢复到疲软状态。阴茎组织的 PDE 有相对组织特异性,主要是 V 型(PDE5)。药物西地那非作用机制正是利用此原理,抑制 V 型磷酸二酯酶活性,增加细胞内 cGMP 浓度,导致平滑肌松弛,阴茎海绵体动脉血流增加,产生勃起。

(文建国　陈红)

第十九章　女性生殖系统

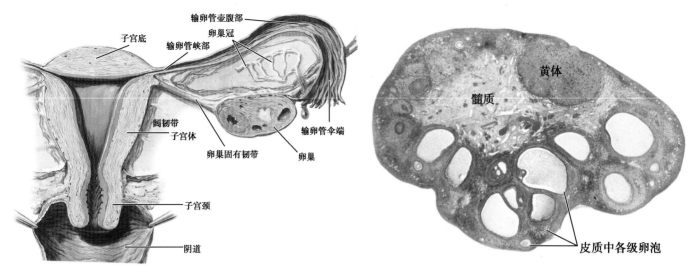

图 19-0-01　女性生殖器解剖示意图　　　　　　　图 19-1-01　卵巢切片全景图（猫）

（复旦大学上海医学院　图）

　　女性生殖系统包括卵巢、输卵管、子宫、阴道（图 19-0-01）和外生殖器。卵巢产生卵细胞并分泌性激素，输卵管是输送生殖细胞和受精的部位，子宫是产生月经和孕育胎儿的器官。临床上通常将卵巢和输卵管合称为子宫附件。此外，乳腺和胎盘也列入本章叙述。女性生殖器有明显年龄性变化。青春期（12~16 岁）开始，生殖器迅速发育成熟，此后约 30 年为性成熟期，具有生育能力。妇女一般在 40 岁后，卵巢功能逐渐低下，生殖器逐渐萎缩，即开始进入更年期，绝经期开始的年龄通常是 50 岁左右。

　　女性生殖器主要起源于胚胎第 4 周初的间介中胚层，第 4 周末演变为胚体后壁中轴两侧突出的尿生殖嵴，其外侧份为中肾嵴，内侧份为生殖腺嵴，后者是睾丸和卵巢发生的原基。如果原始生殖细胞携带 XY 性染色体，第 5 周时，生殖腺嵴向睾丸方向分化；如果原始生殖细胞携带 XX 性染色体，无 Y 染色体，人胚第 10 周，生殖腺嵴向卵巢方向分化。首先，是与睾丸发生相关的初级性索退化，被基质和血管替代，成为卵巢髓质。生殖腺嵴表面上皮增生，再次向间充质伸入，形成次级性索，又称皮质索。皮质索与表面上皮分离后构成卵巢皮质。上皮下的间充质形成白膜。第 3~4 个月时，皮质索断裂，形成许多细胞团。细胞团中央是从卵黄囊尾侧内胚层沿后肠系膜迁移来的原始生殖细胞分化而成的卵原细胞，周围是一层由皮质索上皮细胞分化而成的扁平形卵泡细胞（也有学者认为卵泡细胞起源于中肾小体和中肾小管），二者构成原始卵泡。卵原细胞继续增殖，原始卵泡也分裂增多。胎儿出生时，两侧卵巢中有 70 万~200 万个原始卵泡，其中的卵原细胞已分化为初级卵母细胞，并停留在第一次减数分裂前期。

　　人胚第 6 周时，胚体内已先后出现左、右两对生殖管道，即一对中肾管和一对中肾旁管，后者又称米勒管（Mullerian duct）。米勒管纵行于中肾管外侧，是由体腔上皮向间充质凹陷后闭合形成。其起始部呈漏斗形，开口于体腔，上段较长，中段经中肾管腹侧向内弯曲横行，在中线与对侧米勒管融合下行，其末端为盲端，突入尿生殖窦背侧壁，诱导尿生殖窦上皮增生形成一个隆起，称窦结节。卵巢形成后，中肾管退化，米勒管继续分化：上段和中段演化为输卵管，下段左、右合并后演变为子宫及阴道穹隆部。窦结节增生延长，形成阴道板。第 5 个月时，阴道板演化为中空的阴道，上端与子宫相通，下端以处女膜与阴道前庭相隔，处女膜在出生前后穿通。

第一节　卵　　巢

　　卵巢呈扁椭圆形，一侧为卵巢门，借卵巢系膜与阔韧带与子宫相连，血管、淋巴管和神经从卵巢门进出。成人卵巢长 2.5~5cm，宽 1.5~3cm，厚 0.6~1.5cm，重 5~8g。自 35 岁后体积逐渐缩小，至绝经后缩至原体积约 1/2。卵巢表面覆有一层单层扁平或立方形表面上皮。排卵时表面上皮局部破损，2~4 天完成修复，反复修复会在卵巢表面形成沟或凹，上皮下方为薄层致密结缔组织白膜。卵巢实质分外周的皮质和中央的髓质。皮质内有不同发育阶段的卵泡、黄体和闭锁卵泡等（图 19-1-01，图 19-1-02），卵泡间为特殊的结缔组织，主要由低分化的梭形基质细胞、网状纤维及散在平滑肌构成。髓质较少，由富含血管、淋巴管的疏松结缔组织构成。

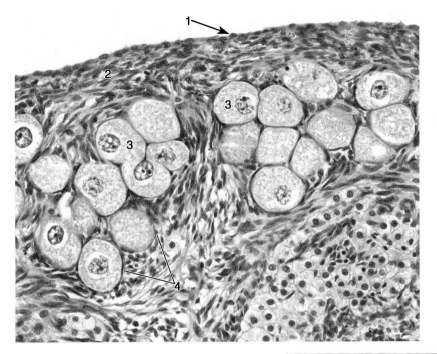

图 19-1-02 卵巢皮质原始卵泡(高倍)
1. 表面上皮;
2. 白膜;
3. 初级卵母细胞;
4. 卵泡细胞
(周莉 图)

图 19-1-03 卵巢皮质原始卵泡与初级卵泡
(中倍)
1. 原始卵泡;
2. 初级卵母细胞;
3. 透明带;
4. 卵泡细胞;
5. 卵泡膜;
6. 白体
(周莉 图)

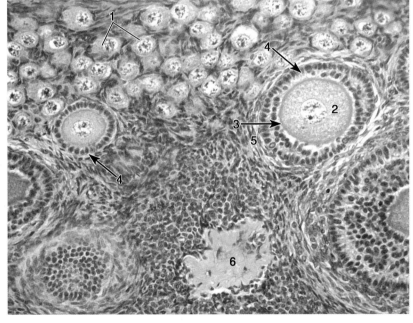

1. 卵泡的发育与成熟 儿童期的卵泡发育与成人相似,但不成熟。从青春期开始,卵巢中约有 4 万个原始卵泡,在垂体周期性分泌的促性腺激素作用下,每隔 28 天左右有一个优势卵泡成熟并排卵。左右卵巢交替排卵,女子一生中两侧卵巢共排卵 400 余个,其余卵泡均在不同发育阶段退化为闭锁卵泡。卵泡发育是连续的变化过程,一般可分为原始卵泡、初级卵泡、次级卵泡和成熟卵泡 4 个阶段。初级卵泡和次级卵泡通称为生长卵泡。

(1) **原始卵泡**:位于皮质浅层,数量多、体积小,是处于静止状态的卵泡。原始卵泡呈球形,由中央一个初级卵母细胞和周围一层扁平卵泡细胞组成。初级卵母细胞直径 55~75μm,核大而圆,染色质稀疏,浅染,核仁明显,胞质嗜酸性(图 19-1-02,图 19-1-03)。初级卵母细胞是由胚胎时期的卵原细胞分裂分化而成,并停滞于第一次成熟分裂的前期,直至排卵前才完成第一次成熟分裂。

电镜下,人卵母细胞核膜的核孔明显,异染色质颗粒沿核膜分布,核仁一至数个,胞质中细胞器丰富,在核的一端聚集成一个大的核旁复合体,即中央是中心体,周围环绕着内质网与高尔基复合体,外周有许多线粒体。在核旁复合体内或其附近可见成层排列的滑面内质网,称环层板。近核膜处的环层板与外核膜相连,环层板可能与核和胞质间物

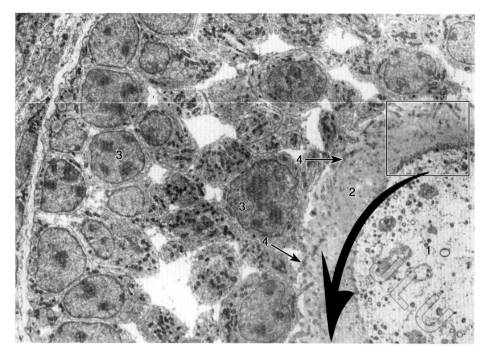

图 19-1-04　初级卵泡电镜像
1. 初级卵母细胞；
2. 透明带；
3. 卵泡细胞；
4. 卵泡细胞突起

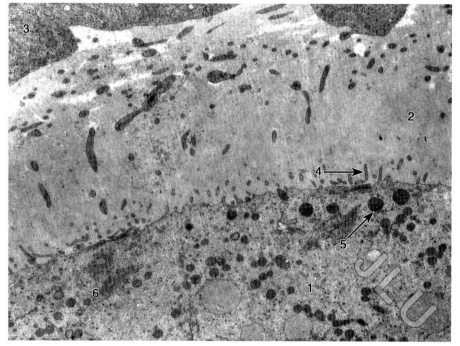

图 19-1-05　透明带电镜像
1. 初级卵母细胞胞质；
2. 透明带；
3. 卵泡细胞胞质；
4. 初级卵母细胞微绒毛；
5. 皮质颗粒；
6. 高尔基复合体

质转运有关。胞质内还有成簇分布的核糖体、多泡体和溶酶体。自原始卵泡后的卵母细胞膜与卵泡细胞膜彼此靠近，两种细胞均有突起伸入细胞间隙，细胞间还有许多缝隙连接。

卵泡细胞呈扁平状，核细长，深染。胞质少，嗜酸性（图 19-1-02）。电镜下，卵泡细胞质内有丰富的粗面内质网、线粒体、多核糖体与高尔基复合体，细胞之间有缝隙连接、桥粒和紧密连接等。卵泡细胞外周有基膜，此时的卵泡细胞具有支持和营养作用，可合成蛋白质及非类固醇物质，不合成类固醇激素。

（2）**生长卵泡**：由原始卵泡发育而成，并逐渐移向皮质深部。卵泡的主要变化是初级卵母细胞增大，卵泡细胞增殖为多层，卵母细胞与卵泡细胞间出现透明带，周围结缔组织分化为卵泡膜。根据其是否出现卵泡腔将其分为初级卵泡和次级卵泡两个阶段。

1）**初级卵泡**：又称窦前卵泡，是卵泡生长发育的初级阶段，此时期发生的显著变化是：①初级卵母细胞体积增大，几乎达到最大体积。②卵泡细胞由单层扁平变为立方或柱状，细胞由一层增殖为多层（5~6 层）。③初级卵母细胞与卵泡细胞之间出现一层嗜酸性均质膜,称透明带。透明带为凝胶状糖蛋白,折光性强,由初级卵母细胞和卵泡细胞共同分泌而成(图 19-1-03)。④卵泡周围结缔组织内的基质细胞增殖分化逐渐形成卵泡膜。⑤在排列紧密的卵泡细胞之间开始出现考尔-埃克斯纳小体(Call-Exner body),小体为囊泡状,直径 $10\sim40\mu m$,囊腔面是一层基膜,周围环绕着紧密排列的卵泡细胞,囊腔中有液体和丝状物质(图 19-1-08),参与卵泡液形成。卵巢颗粒细胞瘤与考尔-埃克斯纳小体分化有关。电镜下,初级卵母细胞胞质内核旁复合体消失,环层板也大多消失,位于近细胞膜处的多泡体和高尔基复合体增多,这与透明带和皮质颗粒形成相关。靠近质膜的胞质中出现电子密度高的溶酶体,称皮质颗粒(图 19-1-06,图 19-1-07)。卵泡开始生长时,卵母细胞的微绒毛和卵泡细胞的突起增多并伸入透明带(图 19-1-04,图 19-1-05),两者之间有缝隙连接,有利于卵泡细胞向初级卵母细胞传递营养和信息分子。卵母细胞外的透明带在受精时,对精子与卵子的识别、黏附、结合以及精子穿入过程均有重要作用。现已证实,人透明带(zona pellucida,ZP)由 4 种不同分子的糖蛋白,即透明带蛋白组成,包括 ZP_1、ZP_2、ZP_3 和 ZP_4。ZP_2 与 ZP_4 两者相对分子量之和相当于 ZP_1 相对分子量,故认为 ZP_2 和 ZP_4 可能源自 ZP_1。ZP_3 是精子第一受体,可与精子顶体外膜结合,诱发顶体反应;ZP_2 是精子第二受体,与精子顶体内膜结合,从而穿通透明带。精子与卵细胞膜开始融合时,卵母细胞皮质颗粒释放的酶,使 ZP_2 和 ZP_3 受体变性,其蛋白质结构的改变可阻止其余精子穿入,故能避免多精受精。在初级卵泡生长过程中,卵泡细胞出现 FSH 受体,其核及胞质中含有特异性雌二醇受体,它们在卵泡发育中均起重要作用。

2)次级卵泡:初级卵泡继续生长增大、分化,卵泡细胞间出现新月形腔,称卵泡腔,腔内充满卵泡液,即次级卵泡,又称窦卵泡或囊状卵泡(图 19-1-08,图 19-1-09)。体积可达 $10\sim20mm$(图 19-1-10)。卵泡液是由卵泡细胞分泌及卵泡膜血管渗出液组成,除含黏多糖和血浆蛋白外,还有促性腺激素、雌激素、抗米勒管激素(AMH)和多种细胞因子,对卵泡的发育成熟有重要调节作用。其中,抗米勒管激素的作用尤为特别。该激素由颗粒细胞分泌,在整个月经周期中水平相对恒定。它的调节作用主要表现在两方面:一是抑制原始卵泡进入生长卵泡;二是降低生长卵泡对 FSH 的敏感性,这对优势卵泡的产生有重要意义。研究证实,抗米勒管激素在原始卵泡中无表达,随着卵泡的发育其表达逐渐增强,小于 4mm 的窦卵泡表达最强,较大的窦卵泡(4~8mm)表达逐渐消失,而在大于 8mm 的卵泡中几乎无表达。因此,若卵巢中小卵泡数目越多,血清中抗米勒管激素水平越高。故临床上测定血清中抗米勒管激素水平可以相对反映卵巢中小卵泡的库存情况。

随着卵泡液增多及卵泡腔扩大,卵泡细胞之间的小腔逐渐融合为一个大卵泡腔,致使初级卵母细胞与周围的卵泡细胞居于卵泡腔一侧,形成一个圆形隆起突入卵泡腔,称卵丘(图 19-1-11)。此时卵母细胞直径可达 $125\sim150\mu m$。紧贴透明带的一层柱状卵泡细胞呈放射状排列,称放射冠。分布在卵泡腔周边的卵泡细胞较小,排列密集呈颗粒状,故称颗粒层,构成卵泡壁。此时的卵泡膜分化为内、外两层。内层富含梭形或多边形膜细胞和毛细血管,具有分泌类固醇激素的结构特征和功能;而外层主要由富含网状纤维的结缔组织构成,其内还含有平滑肌纤维(图 19-1-09,图 19-1-10)。在次级卵泡生长过程中,颗粒层细胞除参与卵泡液的形成外,在 FSH 的作用下,出现黄体生成素(LH)受体、催乳素(PRL)受体和前列腺素(PG)受体。颗粒细胞和膜细胞的 LH 受体对 LH 产生反应致排卵;PRL 和 PG 有调节细胞分泌孕酮的作用。

(3)成熟卵泡:次级卵泡发育的最后阶段成为成熟卵泡。体积大,直径可达 2cm 以上,并向卵巢表面突出。由于卵泡腔很大,颗粒层甚薄。卵丘与周围卵泡细胞出现裂隙,逐渐与卵泡壁分离,处于排卵前期。临床将次级卵泡和成熟卵泡均称为囊状卵泡或窦卵泡。超声检查可监测窦卵泡的数量和大小,当窦卵泡直径为 16~18mm 时,被认为卵泡成熟,即将排卵。初级卵母细胞于排卵前36~48 小时,初级卵母细胞完成第一次成熟分裂,产生一个次级卵母细胞和第一极体,后者位于次级卵母细胞与透明带之间的卵周隙内,次级卵母细胞随即进入第二次成熟分裂,但停止于分裂中期,直到受精。人的卵泡生长较慢,从原始卵泡发育至成熟排卵,并非在一个月经周期内完成,而是跨越几个周期。在一个周期内,卵巢中虽有若干不同发育状态的卵泡,但只有一个发育为较大的优势卵泡,在垂体促性腺激素的作用下,在月经周期内有可能迅速生长成熟并排卵。

在卵泡发育成熟中,卵泡壁细胞分泌雌激素、孕激素和少量雄激素。目前认为,雌激素主要由颗粒细胞和卵泡膜细胞协同产生(两细胞学说)。膜细胞合成的雄激素透过基膜在颗粒细胞内由芳香化酶转变为雌激素。此过程可以解释卵泡液中含有大量雌激素的原因。卵泡细胞分泌孕激素较少,远不及黄体细胞。

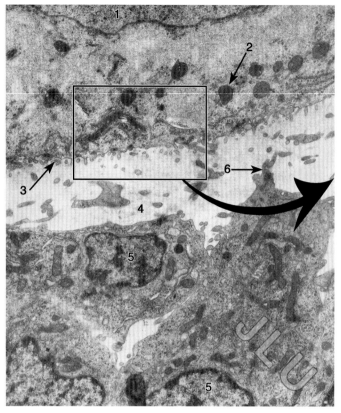

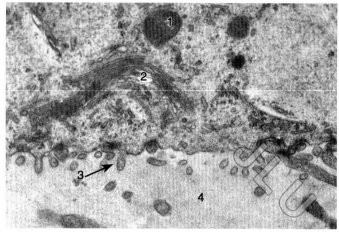

图 19-1-06　初级卵母细胞与卵泡细胞电镜像

1. 卵母细胞核；2. 皮质颗粒；3. 卵母细胞微绒毛；4. 透明带；
5. 卵泡细胞核；6. 卵泡细胞突起

图 19-1-07　初级卵母细胞局部放大电镜像

1. 皮质颗粒；2. 高尔基复合体；3. 微绒毛；4. 透明带

图 19-1-08　生长卵泡（中倍）

1. 初级卵母细胞；
2. 透明带；
3. 考尔 - 埃克斯纳小体；
4. 卵泡腔；
5. 卵泡细胞；
6. 卵泡膜
（周莉　图）

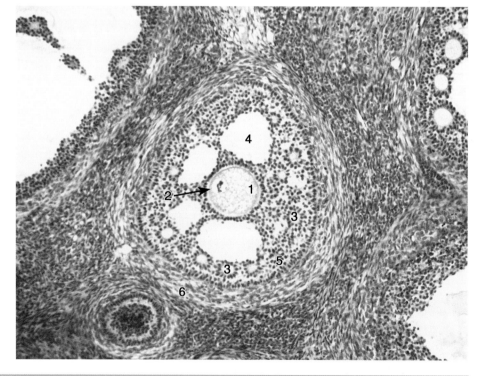

2. 排卵　次级卵母细胞及其外周的透明带和放射冠自卵巢内排出的过程称为排卵。生育期妇女大多每隔 28 天左右排卵一次，左右卵巢交替排卵，多数人每次排一个卵细胞，正常排卵约发生在下次月经的前 14 天。排卵前，黄体生成素水平达到峰值，成熟卵泡的卵泡液剧增，使突出于卵巢表面的卵泡壁、白膜和表面上皮变薄，局部缺血，形成透明的卵泡斑。排卵时，卵丘与卵泡壁分离，卵泡斑处的结缔组织被胶原酶和透明质酸酶溶解，黄体生成素诱导颗粒细胞合成的前列腺素使卵泡膜外层的平滑肌收缩，导致卵泡斑破裂，次级卵母细胞及其周围的透明带、放射冠与卵泡液一起从卵巢排出，被输卵管伞端捕捉入输卵管。

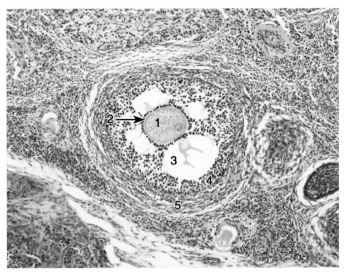
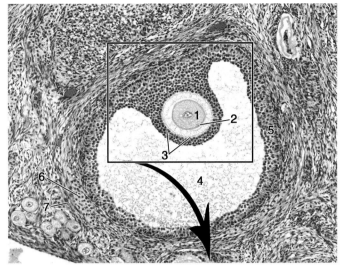
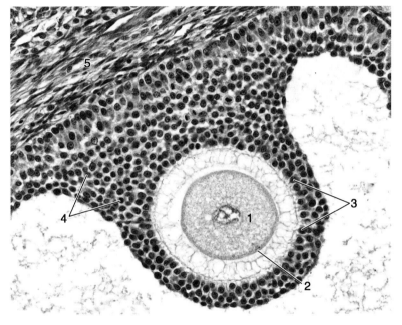

图 19-1-09　早期次级卵泡（中倍）
1. 初级卵母细胞；2. 透明带；3. 卵泡腔；4. 颗粒层；
5. 卵泡膜

图 19-1-10　晚期次级卵泡（中倍）
1. 初级卵母细胞；2. 透明带；3. 放射冠；4. 卵泡腔；
5. 颗粒层；6. 卵泡膜内层；7. 卵泡膜外层
（周莉　图）

图 19-1-11　卵丘（高倍）
1. 初级卵母细胞；2. 透明带；3. 放射冠；4. 卵泡细
胞；5. 卵泡膜
（周莉　图）

3. 黄体形成与退化　排卵后,残留于卵巢内的卵泡壁塌陷,卵泡膜连同壁上的血管向卵泡腔伸入,在黄体生成素作用下,颗粒细胞和膜细胞体积增大,分化为一个体积较大并富含血管的内分泌细胞团,由于这些细胞内含胡萝卜素氧化物,新鲜时呈圆形黄色,故称黄体。最初形成的黄体边缘呈花彩状,中央为囊性,其内充满灰色伴局部出血的凝固物。光镜下,由颗粒细胞分化而来的颗粒黄体细胞占多数,位于黄体中央,细胞较大,30~35μm,呈多边形,胞质染色较浅,嗜酸性,内含较多脂滴,分泌孕酮和松弛素。由膜细胞分化来的膜黄体细胞数量少,位于黄体周边,细胞较小,染色较深（图 19-1-12,图 19-1-13）。颗粒细胞和膜细胞协同分泌雌激素。

倘若卵细胞未受精,则形成直径 1.5~2cm 的月经黄体,仅维持 14 天即退化,退化中的颗粒黄体细胞体积减小;核固缩,细胞质内大量脂质聚集,最终细胞溶解并被吞噬,由结缔组织取代形成白体（图 19-1-03）。倘若卵细胞受精,黄体将持续发育形成妊娠黄体。黄体在胎盘分泌的人绒毛膜促性腺激素作用下继续发育增大,直径达 4~5cm,其功能于妊娠 10 周后由胎盘取代,3 个月时开始萎缩,之后逐渐退化形成白体。白体被吸收直至消失需数月和数年。

颗粒黄体细胞和膜黄体细胞的超微结构均具有分泌类固醇激素细胞特征,即胞质内大量滑面内质网,发达的管状嵴线粒体和脂滴,其内还有大小不一的嗜锇颗粒,可能是类固醇类似物的聚集。游离核糖体和粗面内质网在黄体细胞转化时期含量丰富。滑面内质网膜池之间可相互连通,形成折叠膜复合体。脂滴常与滑面内质网相邻。高尔基复合

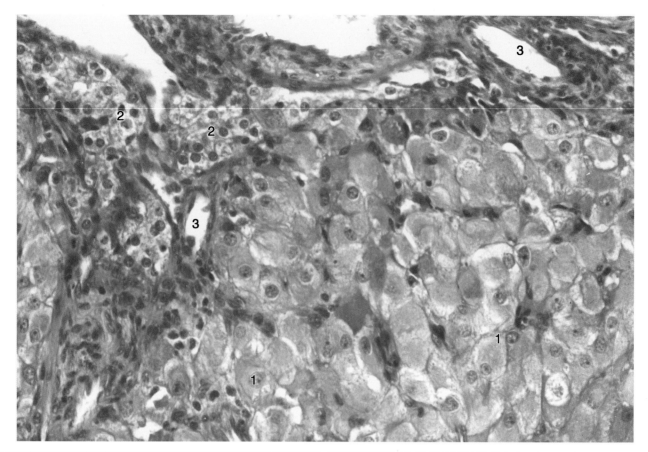

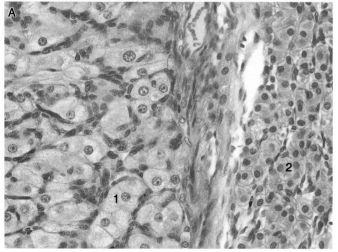

图 19-1-12　人黄体（高倍）
1. 颗粒黄体细胞；2. 膜黄体细胞；3. 血管
（复旦大学上海医学院　图）

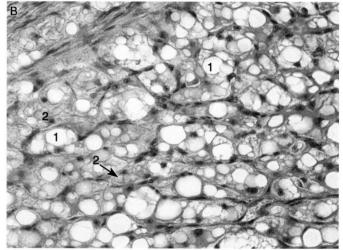

图 19-1-13　猫黄体（高倍）
A. 非妊娠黄体
　1. 颗粒黄体细胞；2. 膜黄体细胞
（文建国　图）
B. 妊娠黄体
　1. 颗粒黄体细胞内空泡；2. 颗粒黄体细胞内脂滴
（周莉　图）

体分散于细胞质中，微管、多泡体及溶酶体散在分布。黄体细胞膜上有促性腺激素受体和前列腺素受体。颗粒黄体细胞表面有许多微绒毛和较大的突起伸入细胞周间隙，相邻细胞间呈相嵌状，可见有缝隙连接和紧密连接。膜黄体细胞与颗粒黄体细胞相比，其超微结构的特点是：排卵后细胞质内充满脂滴，内含磷脂、三酰甘油和胆固醇，随着黄体发育成熟，脂滴减少。膜黄体细胞无微绒毛和细胞突起（图 19-1-14，图 19-1-15）。

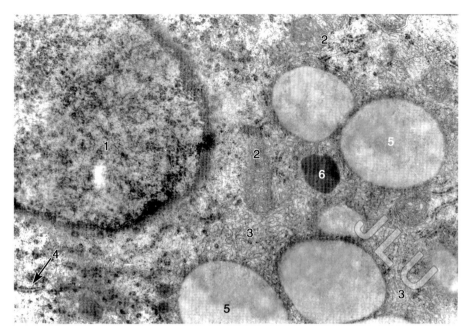

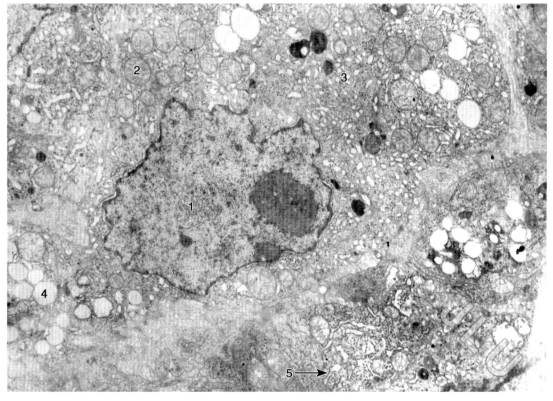

图 19-1-14　颗粒黄体细胞电镜像
（月经黄体）
1. 细胞核；
2. 线粒体；
3. 滑面内质网；
4. 粗面内质网；
5. 脂滴；
6. 溶酶体

图 19-1-15　膜黄体细胞电镜像（月经黄体）
1. 细胞核；
2. 线粒体；
3. 滑面内质网；
4. 脂滴；
5. 粗面内质网

　　妊娠后黄体的颗粒黄体细胞变化是：妊娠第 8~9 周时，颗粒黄体细胞增至最大，直径为 50~60μm，早期颗粒黄体细胞以细胞质空泡为特点，这些空泡最初很小，最终增大到几乎占据整个细胞，常使核移位且变得扁平（图 19-1-13B）。随妊娠时间的推移，空泡数量减少，体积变小，一般于第 4 个月后消失。细胞质内还常见到细小脂滴，散在分布，并逐渐体积增大，数量减少。妊娠颗粒黄体细胞内还可见嗜酸性胶样或玻璃样小滴，排卵后第 15 天即可出现，据此基本可以诊断为妊娠。这些包涵体最初很小，圆形或不规则形，之后多个相互融合形成充满整个细胞的一个或多个大包涵体。包涵体可发生钙化，这些钙化的包涵体可能最终被再吸收，因而在白体内见不到。电镜下，滑面内质网更发达，形成许多同心轮状的膜系统，线粒体大，呈多形性。胞质中有膜被颗粒，中等电子密度，颗粒内含松弛素，它主要由颗粒黄体细胞分泌，作用是抑制子宫肌收缩频率，松弛耻骨韧带，影响胶原蛋白成分及蛋白多糖的浓度使宫颈软化，有利于妊娠及分娩。

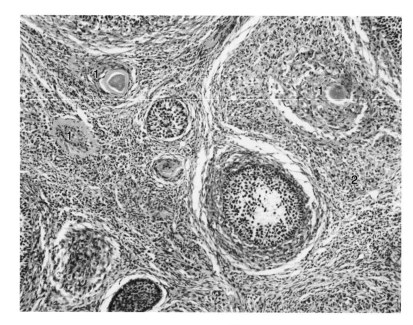

图 19-1-16 闭锁卵泡(中倍)
1.闭锁卵泡;
2.卵巢基质
(周莉 图)

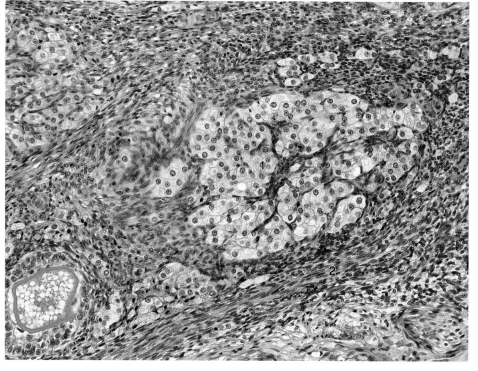

图 19-1-17 间质腺(中倍)
1. 间质腺;
2. 卵泡膜结缔组织
(周莉 图)

妊娠黄体内的卵泡膜细胞的大小约为颗粒黄体细胞的 1/4,但与后者相比、细胞质着色更深,一般没有空泡。细胞核居中,圆形,深染,核仁明显。在妊娠第 4 个月后,卵泡膜内层及其所形成的小梁变得越来越薄,卵泡膜细胞体积变小,数量减少,核椭圆形至梭形,着色更深,更不规则,类似于纤维细胞。妊娠末期卵泡膜内层几乎完全消失。

4. 闭锁卵泡与间质腺 卵巢中绝大多数卵泡不能发育成熟及排卵,在不同发育阶段退化,称为闭锁卵泡。由于卵泡退化可在发育不同时期,故形态各异。共同特征是:原始卵泡和初级卵泡退化时,卵母细胞先退变,首先出现细胞形态不规则,核固缩呈块状,卵泡细胞变小且分散,两种细胞随后均自溶消失(图 19-1-16)。晚期次级卵泡闭锁时,卵母细胞凋亡消失,透明带塌陷,成为不规则环状物。卵泡腔内还见有中性粒细胞、巨噬细胞。皱缩的透明带存留较长一段时间也消失。卵泡壁塌陷后,膜细胞变得肥大,胞质中充满脂滴,形似黄体细胞,并被卵泡膜的结缔组织和血管分隔成细胞团索,光镜下很像退变的黄体,但比黄体小,主要分泌雌激素,最后由结缔组织替代形成类似白体的小瘢痕,

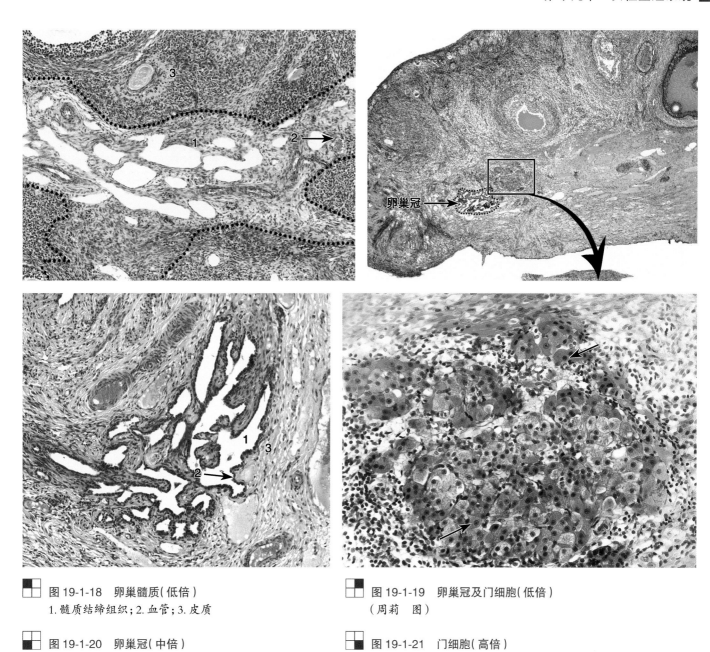

图 19-1-18　卵巢髓质（低倍）
1.髓质结缔组织；2.血管；3.皮质

图 19-1-19　卵巢冠及门细胞（低倍）
（周莉　图）

图 19-1-20　卵巢冠（中倍）
1. 小管腔；2. 上皮细胞；3. 结缔组织

图 19-1-21　门细胞（高倍）
（周莉　图）

不久便消失。有些动物如猫、兔等，膜细胞被结缔组织和血管分隔成细胞团索，并分散于基质内，称间质腺（图 19-1-17），它可分泌孕激素、雌激素和雄激素，随动物种类而异。人的间质腺不发达。

5. 髓质与门细胞　髓质位于卵巢中央，狭小的疏松结缔组织中富含弹性纤维、血管、淋巴管和神经（图 19-1-18）。卵巢一侧为卵巢门，近门处有少量平滑肌。门细胞位于卵巢门及其邻近的卵巢系膜内，细胞呈多边形或卵圆形，细胞直径 15~25μm，核圆形，胞质丰富，呈嗜酸性，含有脂滴、脂色素（图 19-1-19，图 19-1-21）。电镜下，具有类固醇激素分泌细胞的超微结构特点。门细胞在胎儿时即出现，儿童时期消失，至青春期再度出现，在妊娠期及停经后门细胞数量增多。它有分泌雄激素功能，门细胞过度增生或肿瘤患者常伴有男性化体征。

6. 卵巢的遗迹器官　最常见的是卵巢冠，又称卵巢网，它是卵巢系膜中的一些平行小管，由卵巢门至输卵管汇合成一纵行导管，后者与输卵管平行，其卵巢端有时呈囊状膨大，称卵巢冠囊状附件，导管的另一端可伸向子宫，在卵巢门处终于盲端（图 19-0-01）。小管腔面被覆低柱状或柱状上皮，也见纤毛细胞，上皮外为一层致密结缔组织，内含平滑肌（图 19-1-20）。卵巢冠是胚胎时期中肾头端退化的遗迹。中肾尾端退化的遗迹，称卵巢旁体，位于阔韧带内及卵巢与子宫间，是一些不规则的上皮性小管。这些遗迹结构均是卵巢肿瘤的好发部位。

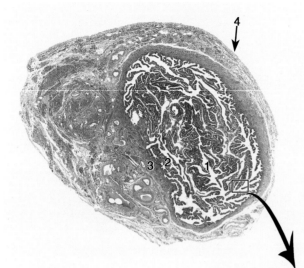

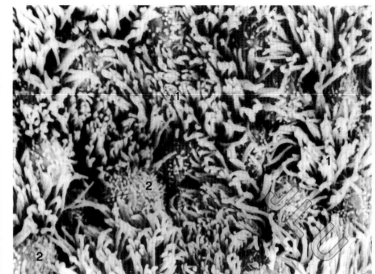

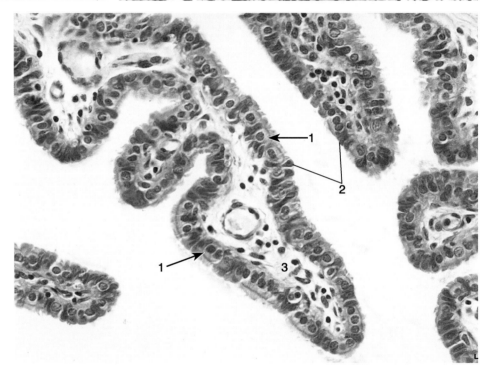

■□ 图 19-2-01　输卵管壶腹部切片
　　全景图
　　1. 输卵管腔;
　　2. 黏膜皱襞;
　　3. 肌层;
　　4. 浆膜
　　（周莉　图）

□■ 图 19-2-02　输卵管内表面扫描
　　电镜像
　　1. 纤毛;
　　2. 微绒毛

■□ 图 19-2-03　输卵管黏膜（高倍）
□□
　　1. 纤毛细胞;
　　2. 分泌细胞;
　　3. 固有层
　　（周莉　图）

第二节　输　卵　管

输卵管是卵子受精并将受精卵运向子宫的肌性管道。管壁由内向外依次分为黏膜、肌层和浆膜。

1. **黏膜**　形成许多纵行而有分支的皱襞（图 19-2-01），以壶腹部最为发达。皱襞致使输卵管横切面管腔极不规则。黏膜上皮为单层柱状,由纤毛细胞和分泌细胞组成。纤毛细胞在漏斗部和壶腹部最多,峡部和子宫部则逐渐减少。纤毛向子宫方向摆动有助于运送卵子;纤毛细胞呈柱状,核淡染,呈圆形和卵圆形,位于细胞中部,细胞质淡染。电镜下,胞质中杆状线粒体多位于核上区,顺细胞长轴排列,内质网不发达。夹在纤毛细胞之间的分泌细胞游离面有微绒毛,其分泌物构成输卵管液,其中含有氨基酸、葡萄糖、果糖及少量乳酸。分泌细胞又称栓细胞（peg cells）,呈柱状,顶部较宽,基底窄,犹如钉子,插入纤毛细胞之间,核深染,其结构变化与月经周期相关（图 19-2-02,图 19-2-03）,电镜下,内质网丰富,成层排列,高尔基复合体发达,线粒体散在,分泌颗粒聚集;近排卵时,输卵管上皮细胞的高度及分泌活动达到高峰,黏原颗粒多分布于细胞顶部;排卵后,分泌细胞以顶浆分泌方式排出分泌物,细胞高度随即变小。

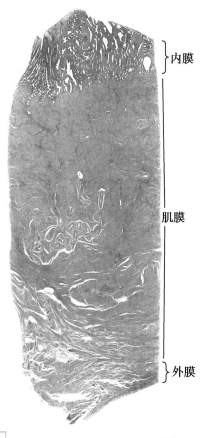

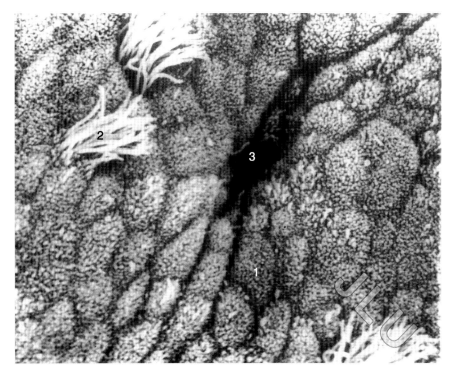

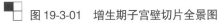

图 19-3-01　增生期子宫壁切片全景图

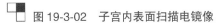

图 19-3-02　子宫内表面扫描电镜像
1. 分泌细胞;
2. 纤毛细胞;
3. 子宫腺开口

图 19-3-03　增生期子宫上皮(油镜)
1. 纤毛细胞;
2. 分泌细胞;
3. 固有层;
4. 基质细胞
(夏潮涌　图)

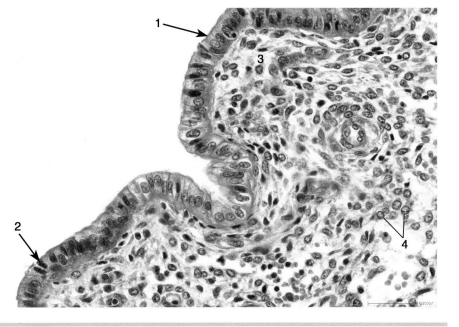

从漏斗部到峡部,分泌细胞的这些变化逐步变弱。至黄体期,分泌细胞内出现许多小分泌颗粒。一般认为,分泌细胞在特定情况下能转化为纤毛细胞。纤毛细胞与分泌细胞的比例受卵巢激素的影响。人输卵管黏膜内可见散在淋巴细胞并偶尔出现淋巴小结,其中的主要类型是 CD3[+] 和 CD8[+] 淋巴细胞,它们参与免疫耐受过程,使精子或桑椹胚在局部无免疫反应情况下通过输卵管。

2. **肌层**　为内环、外纵行两层平滑肌,以峡部最厚,漏斗部最薄,而且无纵行肌。
3. **浆膜**　由间皮和富含血管的疏松结缔组织构成。

第三节　子　宫

成年女性的子宫通常是前倾前屈位。"倾"意指宫体长轴与阴道长轴的夹角关系;"屈"意指宫体长轴与宫颈长轴的夹角关系。正常前倾即宫体与阴道形成向前开放、近似 90° 倾角;正常前屈即宫体与宫颈形成向前开放约 170° 屈

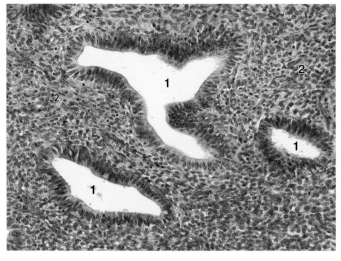

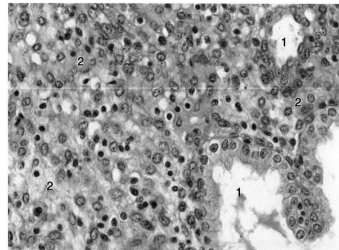

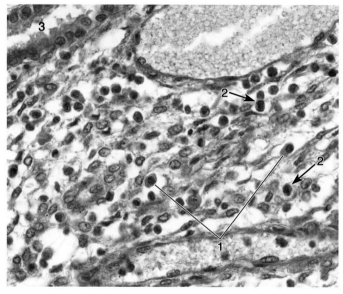

图 19-3-04 增生期早期子宫内膜（中倍）
1. 子宫腺；
2. 固有层

图 19-3-05 分泌中期子宫内膜（中倍）
1. 子宫腺；
2. 泡沫状基质细胞

图 19-3-06 分泌晚期子宫内膜（中倍）
1. 前蜕膜细胞；
2. 内膜颗粒细胞；
3. 子宫腺
（周莉 图）

角。子宫的位置也受膀胱和直肠充盈程度的影响。成人子宫似前后稍扁的倒置梨形,可分为子宫底、子宫体和子宫颈三部分。其形态、结构和大小随年龄、月经和妊娠情况而异。成年未生育妇女的子宫腔长 7～8cm,最宽处 4～5cm,子宫壁厚约 2.5cm。经产妇子宫体积与重量均增大。

1. 子宫壁的结构 由内向外分为内膜、肌膜和外膜三层(图 19-3-01)。

（1）**内膜:**结构和功能变化受卵巢激素的影响,从青春期到停经,子宫内膜每月出现周期性变化。正常周期中内膜发育最厚时约 5mm,老年时子宫内膜萎缩变薄。子宫内膜由单层柱状上皮和固有层组成。上皮与输卵管黏膜上皮相似,主要由分泌细胞和少量纤毛细胞组成(图 19-3-02,图 19-3-03),内膜表面上皮向深部固有层凹陷形成单管状子宫腺(图 19-3-04,图 19-3-05),靠近肌层有分支。纤毛细胞有典型的动纤毛结构（"9+2"微管型）,子宫腺上皮内纤毛细胞又比表面上皮少。纤毛细胞数量可随卵巢激素的周期而变化,一般情况下,增生期纤毛细胞增多,分泌期纤毛细胞减少,妊娠期纤毛细胞多退变,其纤毛可退变消失或再生。因雌激素过高所致的子宫内膜过度增生病变,纤毛细胞数量明显增加。子宫腺的纤毛向腺开口方向摆动,表面上皮的纤毛向阴道方向摆动,以促进分泌物排出。分泌细胞游离面有微绒毛,细胞能合成糖原、中性黏多糖、酸性黏多糖和脂类等,并以顶浆分泌方式排入宫腔(图19-3-07,图 19-3-08)。

内膜固有层较厚,由疏松结缔组织、子宫腺和血管组成。疏松结缔组织中含较多的网状纤维、巨噬细胞、淋巴细胞和浆细胞,丰富的血管、淋巴管和神经。此外,还有大量分化程度较低的梭形或星形细胞,称基质细胞。基质细胞是有高度分化能力的细胞,随子宫内膜周期性变化而增生和分化,故可出现不同的形态特征。在周期中可有两个分化方

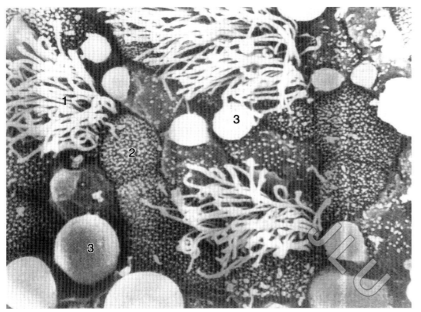

□ 图 19-3-07　分泌期子宫内表面扫描电镜像
1. 纤毛；
2. 分泌细胞表面微绒毛；
3. 分泌物

■ 图 19-3-08　子宫上皮分泌细胞
电镜像
1. 腺腔；
2. 微绒毛；
3. 细胞核；
4. 高尔基复合体；
5. 滑面内质网；
6. 溶酶体；
7. 线粒体；
8. 紧密连接；
9. 分泌泡；
10. 脂滴

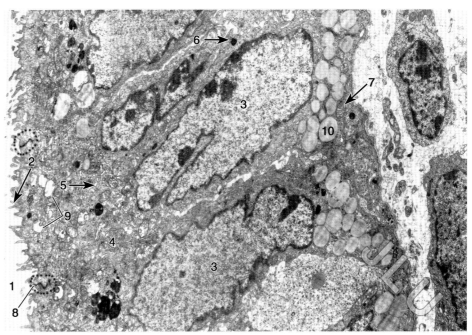

向,一是分化为前蜕膜细胞,妊娠时转变为蜕膜细胞;二是分化为内膜颗粒细胞。在增生早期,基质细胞分化程度低,呈梭形或星形,细胞核大而圆,胞质较少,细胞突起彼此连接(图 19-3-03);在增生晚期,内膜浅层的基质细胞质中核糖体聚集,滑面内质网和粗面内质网扩张,细胞合成多量的胶原蛋白分子,分泌至细胞外形成网状纤维,网状纤维是构成子宫内膜的网架;至分泌中期,基质细胞胞质内可见糖原,在受雌激素作用后,胞质中出现脂滴,当脂滴大量积聚时,细胞体积增大,胞质呈泡沫状(图 19-3-05);分泌期晚期,基质细胞停止分裂,首先于血管周围的基质细胞体积增大变圆,核染色质松散,淡染,胞质丰富,细胞边界清晰,即为前蜕膜细胞,妊娠时发育为蜕膜细胞;另半数前蜕膜细胞逐渐变得小而圆,核呈圆形、肾形或哑铃形,染色质较致密,胞质中含有嗜焰红颗粒,内含松弛素,即得名为内膜颗粒细胞(图19-3-06)。它主要出现于分泌期,有雌激素受体。松弛素可使毛细血管扩张,分解基质中的网状纤维。功能层内的网状纤维含量在周期中变化较大。增生期网状纤维含量丰富而致密;分泌期基质内的组织液增多,纤维分散而疏松;至分泌晚期,网状纤维分别包绕在前蜕膜细胞、腺体和螺旋动脉周围,形成致密网。当孕激素分泌量减少时,内膜颗粒细胞释放松弛素,网状纤维崩解,引起子宫腺和间质分离,基质细胞彼此分离,内膜随月经来潮而脱落。内膜颗粒细胞超微结构与分泌蛋白类激素细胞相似。

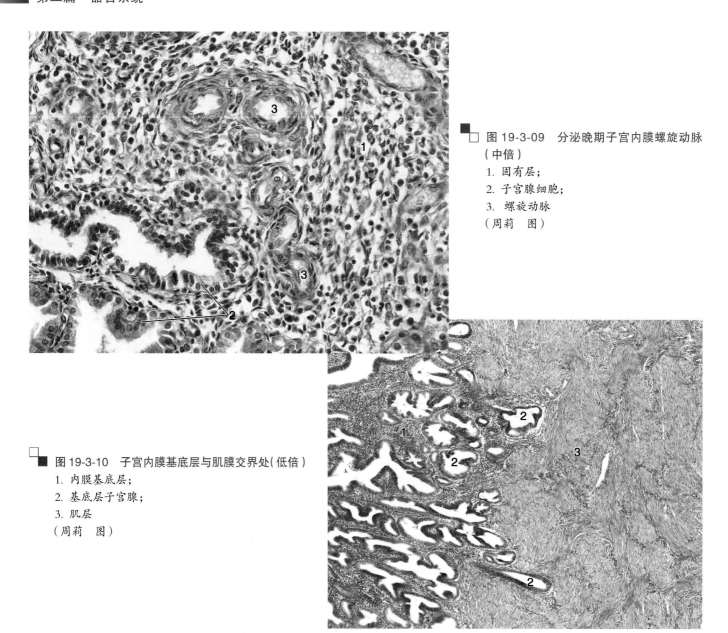

图 19-3-09　分泌晚期子宫内膜螺旋动脉
（中倍）
　1. 固有层；
　2. 子宫腺细胞；
　3. 螺旋动脉
（周莉　图）

图 19-3-10　子宫内膜基底层与肌膜交界处（低倍）
　1. 内膜基底层；
　2. 基底层子宫腺；
　3. 肌层
（周莉　图）

　　子宫底部和体部的内膜可分为靠近子宫腔的功能层和紧邻肌层的基底层。功能层较厚，富含螺旋动脉（图 19-3-09），在卵巢激素作用下发生周期性剥脱和出血；妊娠时，胚泡植入功能层并在其中生长发育。基底层较薄，无周期性变化，是子宫内膜的"储备"细胞层。具有很强的增生和修复功能。基底层与肌层交界面不规则，常见子宫腺与平滑肌相互交错排列。故会被误认为内膜组织病理性定位于肌层内（图 19-3-10）。

　　（2）**肌膜**：由平滑肌束与束间结缔组织组成。很厚，分层不明显，肌纤维互相交错排列。成年女性子宫平滑肌纤维长约 $50\mu m$，其光镜下形态和超微结构详见第五章肌组织。肌膜自内向外大致分三层，即黏膜下层、中间层和浆膜下层。黏膜下层和浆膜下层主要由纵行肌束组成；中间层较厚，由环行和斜行肌束组成，并含有丰富的血管。妊娠时，在卵巢激素作用下，肌纤维可长达 $500\mu m$，平滑肌纤维数量也明显增加，它们来自平滑肌自身的分裂或结缔组织中未分化间充质细胞。雌激素可促使平滑肌纤维数量增加，孕激素可促使平滑肌纤维体积增大，并能抑制平滑肌收缩。分娩后子宫平滑肌纤维逐渐变小，恢复原状，部分平滑肌纤维自溶分解而被吸收。子宫肌层的收缩有助于精子向输卵管运行，也是分娩的主要力量来源。另外，分娩后可促使子宫止血和经期的经血排出。由于人子宫平滑肌受雌激素的刺激可增生和肥大，30~50 岁妇女是子宫肌瘤多发年龄，绝经后肌瘤可缩小。

　　（3）**外膜**：大部为浆膜，由间皮和薄层结缔组织组成（图 19-3-13），只有子宫颈部为纤维膜。

　　子宫动脉分支呈斜角穿入子宫壁进入肌层的中间层，在此形成弓状动脉。从弓状动脉发出放射状分支，在内

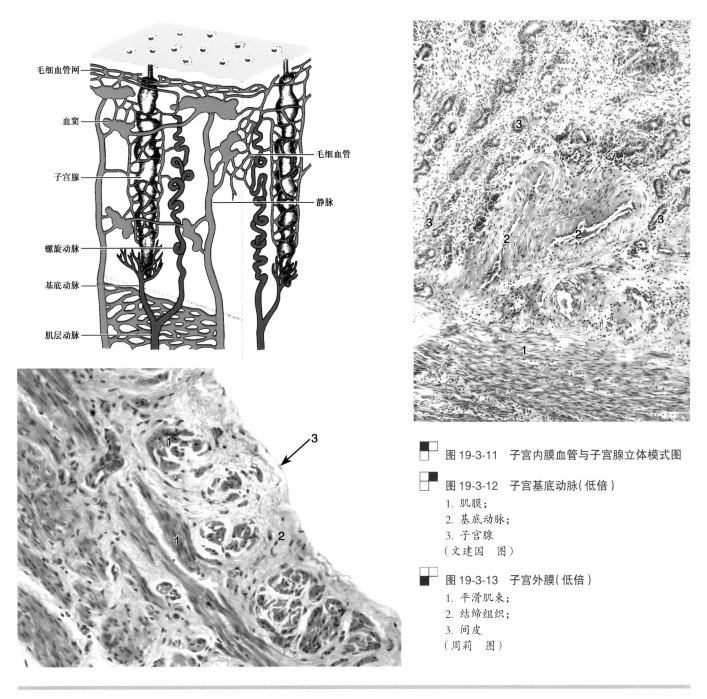

图 19-3-11 子宫内膜血管与子宫腺立体模式图

图 19-3-12 子宫基底动脉(低倍)
1. 肌膜;
2. 基底动脉;
3. 子宫腺
(文建国 图)

图 19-3-13 子宫外膜(低倍)
1. 平滑肌束;
2. 结缔组织;
3. 间皮
(周莉 图)

膜与肌层交界处,每条放射小动脉发出一些短而直的基底动脉营养基底层,不受性激素影响。放射状动脉也发出一些分支,从内膜基底层一直延伸至功能层浅部,弯曲呈螺旋状走行,故称螺旋动脉(图 19-3-09,图 19-3-12)。螺旋动脉对性激素的刺激敏感,反应迅速。螺旋动脉在增生期末抵达子宫内膜浅层,分泌期的螺旋动脉受孕激素影响生长更快,血管变长而粗,且更弯曲。螺旋动脉的终末支在内膜浅层形成毛细血管网和血窦(图 19-3-11),然后汇入小静脉,穿越肌层,汇入子宫静脉。

2. **子宫内膜周期性变化** 自青春期开始,子宫底和体部的内膜功能层在卵巢激素的作用下出现周期性变化,即每隔 28 天左右发生一次内膜剥脱、出血、修复和增生,该现象称为月经周期。内膜周期性变化一般分为增生期、分泌期和月经期。每个月经周期是从月经的第一天起至下次月经来潮前一天止(图 19-3-14,图 19-3-15)。

(1) **增生期**:为月经周期的第 5~14 天,即从上次月经期末直至排卵。此阶段相当于卵巢周期的卵泡期。伴随卵泡的发育和成熟,生长卵泡分泌雌激素逐渐增多,剥脱的子宫内膜由基底层增生修复,并逐渐增厚到 2~4mm,固有层内的基质细胞分裂增殖,产生大量纤维和基质。增生早期子宫腺短、细而直,较稀疏;增生中期,子宫腺增多、增长并稍弯曲(图 19-3-14A),腺细胞增殖为假复层柱状细胞,核质比高,染色质致密,可见核分裂象。电镜下,腺细胞胞质内核

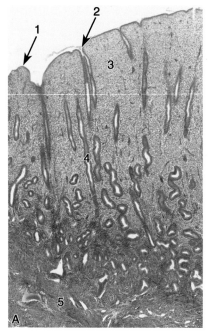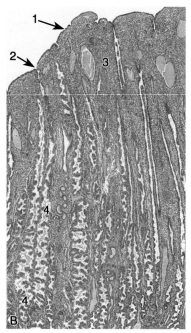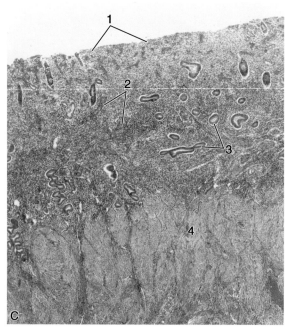

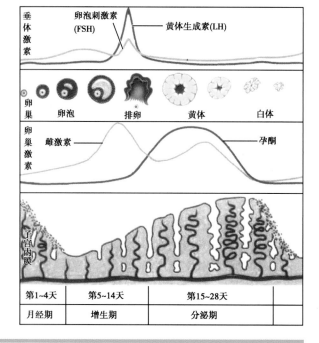

图 19-3-14　子宫内膜月经周期（低倍）

A. 增生期；B. 分泌期；C. 月经期

A、B：1. 子宫上皮；

2. 子宫腺开口；

3. 内膜固有层；

4. 子宫腺；

5. 肌层

C：1. 剥落进行中的子宫内膜；

2. 血窦；

3. 基底层子宫腺；

4. 肌层

图 19-3-15　卵泡发育和子宫内膜变化与激素的关系示意图

糖体、粗面内质网和高尔基复合体增多，线粒体增大，胞质内出现糖原。增生晚期的子宫腺继续增长且更弯曲，腺腔扩大。腺细胞顶部有分泌颗粒，核下区糖原集聚，在常规染色切片上因糖原被溶解，显示核下空泡特点。核下空泡从增生晚期开始少量出现，并逐渐增多。增生末期，子宫腺开始分泌，腺腔变宽，同时螺旋动脉亦伸长和弯曲。至月经周期第14天时，通常卵巢内有一个卵泡发育成熟并排卵，子宫内膜随之转入分泌期前的一段静止状态，即间期，间期是从排卵到子宫腺细胞大都出现核下空泡之间的48小时，此种状态是排卵后两天的形态学特征，此期仍可见核分裂象，腺细胞核还保持增生期特征。

（2）**分泌期**：为月经周期的第15~28天，此时由于排卵，卵巢内黄体形成，故称卵巢周期的黄体期。在黄体分泌的孕激素和雌激素作用下，子宫内膜厚度达5~7mm，此期子宫腺进一步变长、弯曲、腺腔扩大（图 19-3-14B）。确定已经发生排卵的第一个形态学表现是光镜下50%以上的内膜腺细胞出现一致的核下空泡，这些空泡从核下逐渐迁移至核上，排卵第5天，大多数分泌物以顶浆分泌方式排入腺腔，腺腔内充满含有糖原等营养物质的黏稠液体。因此，分泌早期，即排卵后2到5天的形态学标志是空泡化的腺体（图 19-3-16），固有层内组织液增多呈水肿状态。分泌中期是排卵后第5到9天，此期的子宫内膜表现为分泌性腺体显著弯曲，腺细胞核为圆形，淡染，细胞质内没有空泡，间质水

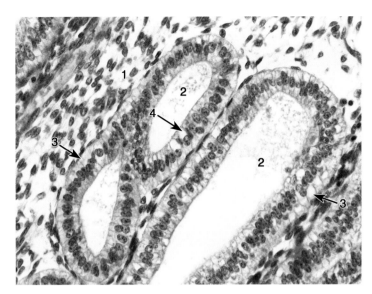

图 19-3-16 分泌早期子宫腺(高倍)

1. 内膜固有层;2. 子宫腺腔;3. 腺上皮细胞核下空泡;
4. 腺上皮细胞核上空泡;

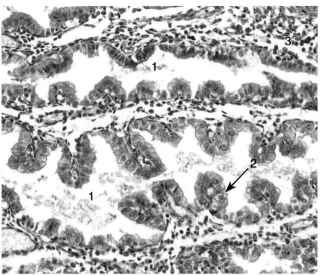

图 19-3-17 分泌晚期子宫腺(高倍)

1. 子宫腺腔;2. 锯齿状排列腺上皮;3. 内膜固有层

(周莉 图)

肿,基质细胞泡沫状(图 19-3-05)。分泌晚期(排卵后第 10 天到 14 天)(图 19-3-17),此期与分泌中期腺体没有明显区别。最明显的特征是间质前蜕膜化,基质细胞继续分裂增殖并分化为两种细胞,即前蜕膜细胞和内膜颗粒细胞,前者细胞较大,胞质逐渐丰富,呈嗜酸性;后者细胞体积较小,圆形,胞质内含颗粒(图 19-3-05,图 19-3-06)。分泌晚期最后几天子宫腺腔呈现锯齿状。若卵子未受精,月经黄体退化,孕激素分泌量减少,内膜颗粒细胞释放松弛素,使基质中网状纤维崩解,引起子宫腺和间质分离,内膜随月经来潮而脱落,转入月经期。

(3)月经期:为月经周期第 1~4 天。由于排出的卵子未受精,月经黄体维持 14 天后退化,故雌激素和孕激素分泌量骤降,导致子宫内膜螺旋动脉持续性收缩,内膜功能层缺血,腺体停止分泌,内膜萎缩坏死。继而螺旋动脉又突然短暂扩张,致使毛细血管破裂,血液流出并集聚内膜浅层,最终血液与脱落的内膜组织一起经阴道排出,即为月经。在月经终止前,内膜基底层子宫腺残端的细胞迅速分裂增生,并铺展在脱落的内膜表面,内膜修复而进入增生期。控制和调节月经出血的机制非常复杂,现已证实内皮素(endothelin)和一氧化氮(NO)对子宫内膜血管的收缩与舒张也有调节作用。内皮素由子宫上皮细胞和基质细胞分泌,是一种缩血管活性肽,对子宫血管有很强的收缩作用。它的生成和释放与内膜的周期性变化相关。前列腺素 PGE_2 和 PGI_2 是使子宫血管舒张的物质。PGI_2 诱导的子宫血管舒张是通过 NO 调节,NO 是雌激素诱导血管舒张反应的重要物质,并参与子宫血管紧张度的调节。前列腺素,尤其是 $PGF_{2\alpha}$ 可通过刺激子宫平滑肌收缩而引起血管收缩,痛经的妇女月经内膜组织中 $PGF_{2\alpha}$ 水平增加。

3. 子宫颈组织结构 其壁由外向内分为外膜、肌层和黏膜。外膜为纤维膜。肌层平滑肌少而分散,平滑肌纤维间富含弹性纤维。黏膜表面形成大而分支的皱襞,相邻皱襞之间的裂隙形成腺样隐窝。在切面上形似分支管状腺,称子宫颈腺(图 19-3-18,图 19-3-19)。黏膜上皮为单层柱状,由分泌细胞、纤毛细胞和储备细胞组成。分泌细胞数量最多,细胞核大,深染,位于底部,排列整齐,胞质透明,内含许多黏原颗粒,周期性变化明显。雌激素促进该细胞分泌,分泌物为清亮透明的碱性黏液,有利于精子通过;孕激素的作用是使细胞分泌量减少,分泌物变黏稠,呈凝胶状,成为阻止精子和微生物进入子宫的屏障。纤毛细胞较少,散在于分泌细胞之间,纤毛向阴道方向摆动有利于分泌物排出(图 19-3-20);储备细胞,又称旁基底细胞,分散于柱状细胞和基膜之间,胞体较小,圆形或椭圆形,核大(图 19-3-21,图 19-3-22),胞质内细胞器较少,分化程度低,有分裂能力,在上皮的更新和损伤修复中发挥作用。慢性炎症时,储备细胞可增殖分化为复层扁平上皮样细胞,易发生癌变。子宫颈管单层柱状上皮和宫颈外口处的阴道鳞状上皮交界区称宫颈上皮移行带(图 19-3-18)。此处是宫颈癌的好发部位。

临床上可根据子宫颈腺细胞分泌黏液的情况了解卵巢功能。随着卵泡的发育,雌激素水平不断增高,排卵期时,黏液分泌量大,稀薄而透明,拉丝可达 10cm 以上。若将黏液涂片检查,干燥后可见羊齿状植物叶状结晶,这种结晶在月经周期第 6~7 天开始出现,排卵期最为清晰而典型。排卵后受孕激素影响,黏液分泌量减少,变得黏稠而混浊,拉丝度差,易断裂;至月经周期第 22 天左右完全消失。临床上还可收集子宫颈脱落细胞,经巴氏染色后,观察细胞形态,用于筛查癌前病变,微生物感染如霉菌、滴虫、病毒、衣原体等。

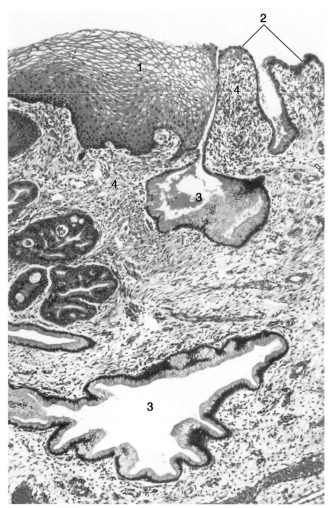

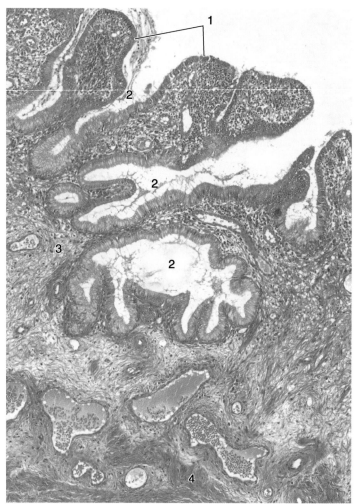

图 19-3-18 子宫颈阴道部黏膜（低倍）
1. 复层扁平上皮；
2. 单层柱状上皮；
3. 腺样隐窝；
4. 固有层

图 19-3-19 子宫颈腺样隐窝（中倍）
1. 子宫颈上皮；
2. 腺样隐窝；
3. 固有层；
4. 肌层
（周莉 图）

图 19-3-20 子宫颈上皮游离面扫描电镜像
1. 纤毛；
2. 微绒毛

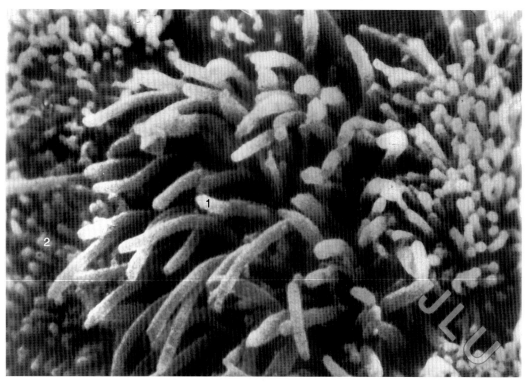

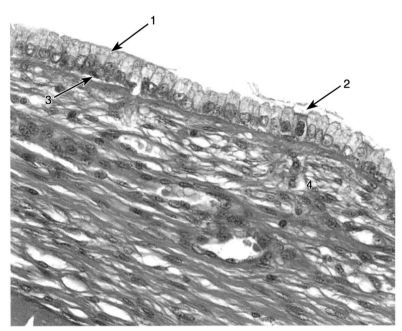

图 19-3-21　子宫颈管上皮细胞（高倍）
1. 分泌细胞；
2. 纤毛细胞；
3. 储备细胞；
4. 固有层

图 19-3-22　子宫颈上皮表层水平切面电镜像
1. 上皮细胞质；
2. 桥粒；
3. 细胞间隙；
4. 糖原颗粒

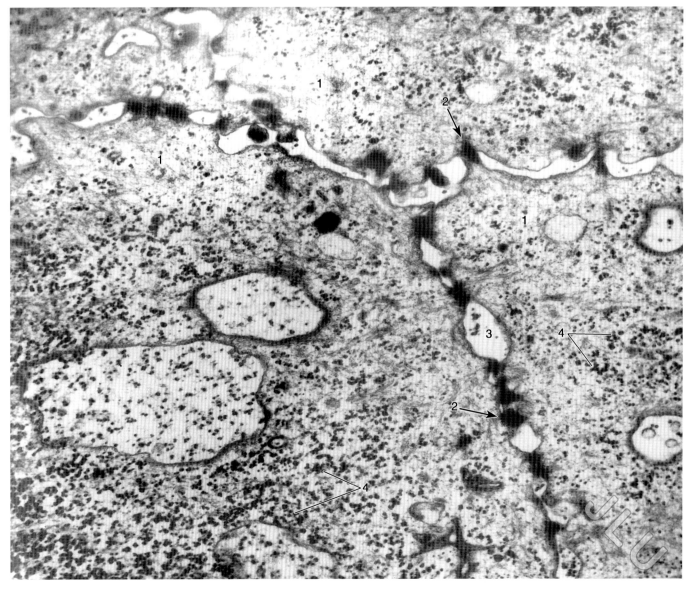

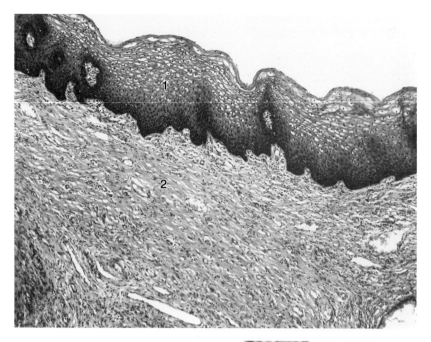

■ 图19-4-01 阴道黏膜(低倍)

1. 阴道复层扁平上皮;
2. 固有层致密结缔组织

(周莉 图)

■ 图19-4-02 阴道上皮分层(高倍)

1. 上皮表层;
2. 过渡层;
3. 中间层;
4. 旁基层;
5. 基底层

(周莉 图)

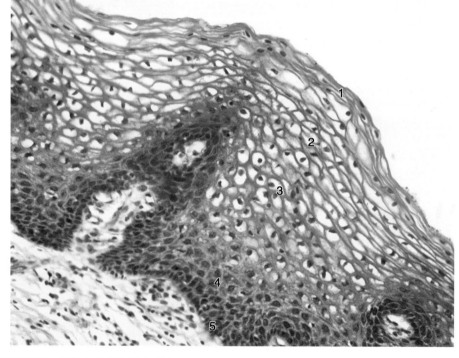

第四节 阴 道

阴道壁由黏膜、肌层和外膜组成。黏膜形成许多横行皱襞,使阴道具有较大的伸缩延展性。

1. 阴道一般结构 黏膜上皮为未完全角化的复层扁平上皮,较厚,在雌激素作用下,上皮细胞内聚集大量糖原。浅层细胞脱落解体后,糖原在阴道杆菌作用下转变为乳酸,使阴道保持酸性环境,具有一定的抗菌作用。当雌激素水平下降时,阴道上皮细胞内的糖原减少,阴道内 pH 值上升,细菌容易生长繁殖,发生阴道感染。阴道上皮细胞的脱落和更新与卵巢激素分泌水平密切相关。固有层富含弹性纤维和血管,浅层为较致密结缔组织(图 19-4-01),深层较疏松。肌层内平滑肌呈束状分布,螺旋形排列,分为左旋和右旋两个方向,两者交错成网格状。这种结构使阴道壁易于伸展扩大,有利于分娩。在阴道外口处由环形骨骼肌构成括约肌,称尿道阴道括约肌。外膜是富含弹性纤维的致密结缔组织。

2. 阴道上皮分层 生育期妇女阴道上皮为复层扁平上皮,由基部至表层分五层,即基底层、旁基层、中间层、过渡层和上皮表层(图 19-4-02)。基底层由单层低柱状细胞组成,沿基膜排列,具有活跃的增殖能力,是阴道上皮更新的储备细胞。电镜下,细胞侧面与顶部均有微绒毛状突起相互交错排列,细胞间桥粒少,细胞基部有许多半桥粒,细胞质内细胞器不发达,中间丝分布于胞质中并与桥粒相连,基部胞质内可见脂滴。旁基层由两层细胞组成,细胞呈多角形,大小和结构与基底细胞相似,细胞间隙清晰,细胞表面有较长的微绒毛和突起,桥粒数量比基底层多 2 倍,细胞分裂活跃。中间层约由 10 层细胞组成,体积较大,呈多边形,近排卵时细胞体积增大,桥粒多,为基底层的 10 倍。细胞核圆形,深染。电镜下,细胞质结构多样,一些细胞以合成中间丝为主,另一些以合成糖原为主,还有的细胞内呈现成堆空泡(又称空泡化细胞)。合成中间丝的细胞在卵泡期功能活跃;合成糖原的细胞,糖原颗粒最初出现于卵泡期,可持续至黄体期;空泡化细胞核旁空泡数量不等,也含有中间丝和成堆的糖原。通常出现在黄体期。过渡层细胞在排卵期最厚,约有 10 层,细胞逐渐转变为鳞状,表面微绒毛大多消失,桥粒也少,细胞呈进行性退变过程,核变小,异染色质成块状,近表层的细胞核固缩,呈凋亡状态,胞质内糖原颗粒消失,出现许多空的间隙,内含细丝状物。由于糖原的含量与雌激素作用有关,排卵期或去卵巢后使用雌激素治疗的患者,过渡层细胞内糖原颗粒明显,但其他细胞器退化,细胞中有少量溶酶体;于黄体期,浅层细胞脱落,过渡层的浅部替代表层。表层在排卵时最厚,约有 10 层扁平细胞,呈鳞片状,桥粒小且少,细胞核固缩,染色质致密块状,胞质嗜酸性,细胞器已不能辨认,完全角化的细胞无核,人阴道涂片中此种细胞一般很少见。

　　阴道上皮细胞间间隙较宽,称为细胞间通道,细胞表面有微绒毛伸入,通道面的质膜下方常有质膜小泡。通道的宽窄也有周期性变化,卵泡期较窄,排卵时及黄体期的细胞间通道变宽,但过渡层及表层变化不明显。在黄体期,固有层中的白细胞可通过基膜进入通道,通道内含白细胞之处,细胞的微绒毛及质膜小泡消失,质膜变平。细胞间通道为物质交换的通路,免疫球蛋白及血浆蛋白等物质均可从固有层通过此通道直达阴道上皮的腔面,参与构成阴道液,细胞的代谢产物也经此通道排出。阴道黏膜无腺体,阴道液主要是阴道壁的渗出液,还混有宫颈和子宫内膜的分泌液及输卵管液,阴道液有润滑阴道的作用。

　　阴道上皮也有一定的吸收作用。如性交后,精浆中的前列腺素(PG)可以经阴道壁吸收入血,PGE_2 使近子宫端一段的输卵管收缩,其余部分舒张,以促进精子与卵相遇。阴道的吸收作用决定于被吸收物质的分子大小,化学性质和阴道壁的厚度以及细胞的特异性受体。利用此性质可以从阴道给药治疗和调节生育,多种抗生素也可在阴道内给药,青霉素易从阴道吸收,并可在血中达到较高水平。在抗生育方面,阴道给药可使生殖器官直接受药物作用,用药量比口服或肌内注射用量少,副作用也较少。目前已采用从阴道给予人工合成的雌激素和孕激素制剂用于治疗及调节生育。此外,由于阴道上皮的吸收作用,阴道还是精子抗原-抗体反应的主要场所之一。

　　3. 阴道脱落细胞　可间接了解卵巢及胎盘的功能状态。阴道脱落细胞中还包含有子宫颈及子宫内膜的脱落细胞。此外,易脱落的癌细胞,也可通过阴道脱落细胞涂片检查被早期发现。在生育期,阴道脱落细胞主要是表层、中间层及少量旁基层细胞。从旁基层至表层的细胞形态变化规律是:细胞由卵圆形逐渐转变为多角形,体积变大,细胞核着色深,由大变小乃至固缩,巴氏染色后胞质由嗜碱性的蓝色转变为嗜酸性的红色。

　　(1) **基底层细胞**:正常情况下不脱落,在阴道黏膜高度萎缩时,或哺乳期及有炎症时才发生脱落。细胞呈圆形或卵圆形,体积小,直径 15μm 以下,核大而圆,位于细胞中央,核染色质细而松散,胞质强嗜碱性。

　　(2) **旁基层细胞**:呈圆形或卵圆形,大小不一,直径 15~25μm,核呈圆形或卵圆形,染色质呈细网状。胞质丰富,嗜碱性。幼儿期阴道脱落细胞以旁基层细胞为主。

　　(3) **中间层细胞**:常呈多边形、舟形或梭形,直径 30~60μm,核大,呈圆形或卵圆形,有皱褶,胞质丰富,多呈嗜碱性,也有少数胞质嗜酸性,胞质内常见空泡,特殊染色显示细胞内含有糖原。育龄期的卵泡早期脱落细胞以中间层细胞为主;于妊娠期,雌激素与孕激素分泌量增多,则中间层细胞占绝对优势,细胞呈典型舟状,称舟状细胞或妊娠细胞。

　　(4) **表层细胞**:体积大而扁平,常为多边形或方形,边缘常呈锐角并卷折,胞质多为嗜酸性。这类细胞又可分为两种:一种是过渡层细胞,胞质为弱嗜碱性,核呈圆形或卵圆形,染色质呈疏松网状。育龄期的卵泡中、晚期表层细胞明显增多;于黄体期,白细胞明显增多;另一种是表层的角化细胞,胞质嗜酸性,胞体大,核致密而小,呈固缩态,完全角化的细胞特点是核消失,胞质染色由粉红变为橘黄色,细胞多卷折,常成群分布,此种细胞一般在月经正常者不出现,在少数病理情况下,这种细胞可成为主要成分。

　　绝经期时卵巢功能完全衰退,阴道涂片还可见脱落的子宫颈和子宫内膜上皮细胞。脱落的子宫颈管内膜上皮细胞和子宫内膜上皮细胞多成群分布,胞质多已破坏,故常见一群排列整齐的细胞核。

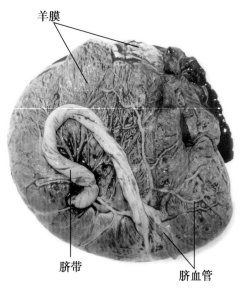

图 19-5-01　胎盘胎儿面（肉眼观）

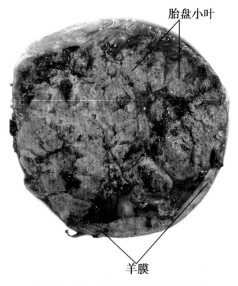

图 19-5-02　胎盘母体面（肉眼观）

第五节　胎　盘

　　胎盘是胎儿与母体进行物质交换的重要结构,同时还具有屏障和内分泌功能。它的形成是胚胎早期绒毛膜演变的结果。受精后第2周末,滋养层表面出现由合体滋养层包绕细胞滋养层形成的小突起,即初级绒毛干;第3周时,胚外中胚层长入初级绒毛干的中轴部,形成次级绒毛干;包绕胚体周围的滋养层与其内面的胚外中胚层构成的板状结构,称绒毛膜板;第3周末(末次月经起第6周后),在绒毛膜板中的胚外中胚层内出现小血管,并长入次级绒毛干,此时称三级绒毛干,又称固有胎盘绒毛。绒毛干生长并发出若干分支游离于绒毛间隙的母血中,称游离绒毛(图19-5-04,图19-5-09),绒毛干末端的细胞滋养层细胞增殖,穿出合体滋养层并形成细胞柱,抵达蜕膜组织,将绒毛干固着于蜕膜。这些穿出的细胞滋养层细胞柱还沿蜕膜扩展,彼此连接,在蜕膜表面形成一层细胞滋养层壳,细胞滋养层壳与基蜕膜之间有一层纤维蛋白样物质(fibrinoid),是几种类纤维蛋白的混合物构成的基质。由滋养层壳、类纤维蛋白基质及与其相贴的一层基蜕膜组织构成嗜酸性板层状结构,称基板(图19-5-07)。使绒毛膜与子宫蜕膜牢固连接。绒毛干之间的绒毛间隙内充满来自子宫螺旋动脉的母体血,绒毛浸浴其中,胚胎通过绒毛汲取母血中的营养物质并排出代谢产物。胚胎早期,整个绒毛膜表面的绒毛均匀分布。之后,由于包蜕膜侧的血供匮乏,绒毛逐渐退化、消失,形成表面无绒毛的平滑绒毛膜。基蜕膜侧血供充足,绒毛反复分支,生长茂密,称丛密绒毛膜,它与基蜕膜一起组成胎盘。丛密绒毛膜内的血管通过脐带与胚体内的血管连通。

　　1. 胎盘的形态结构　胎盘是由胎儿的丛密绒毛膜和母体的基蜕膜组成的圆盘状结构。足月胎儿的胎盘重约500g,直径15~20cm,平均厚约2.5cm。胎盘有胎儿面和母体面,胎儿面覆有光滑的羊膜,脐带附着于中央或稍偏,透过羊膜可见脐血管及分支向四周呈辐射状走行(图19-5-01);母体面粗糙,为剥离后的基蜕膜,包括基蜕膜板和胎盘隔(图19-5-02)。

　　基蜕膜板,又称底蜕膜板。基蜕膜是由富含血管的结缔组织构成,其中还含有蜕膜细胞和子宫腺。基蜕膜向绒毛间隙伸入短隔,称胎盘隔。胎盘隔的远端游离,不与绒毛膜板接触,因而胎盘小叶之间的分隔不完全,母体血液可在胎盘小叶之间相通(图19-5-03)。蜕膜细胞是由子宫内膜的基质细胞分化而成,细胞体积大,卵圆形或多边形,细胞核圆形,染色质颗粒细小,分布均匀,核仁明显,细胞质淡染,内含大量糖原颗粒和脂滴,并有大小不等空泡(图19-5-09)。电镜下,胞质内游离核糖体和粗面内质网丰富,高尔基复合体发达,微丝较多。妊娠早期蜕膜细胞较多,容易辨认,妊娠中期之后逐渐退化,数量减少,不易辨认。蜕膜细胞可为早期胚胎提供营养。由于滋养层的侵蚀,蜕膜内的子宫腺管常残缺不全,螺旋动脉多而迂曲,通过细胞滋养层壳开口于绒毛间隙。

　　胎盘的胎儿面有羊膜覆盖,羊膜厚约0.2~0.5mm,由上皮细胞、基膜和薄层结缔组织构成,表面为单层扁平至立方形上皮细胞,基膜下薄层结缔组织可分为致密层和成纤维细胞层,妊娠早期也可出现巨噬细胞,又称霍夫包尔细胞(Hofbauer cell)。羊膜下方为绒毛膜板,两者并不融合,很容易分离,绒毛膜板由来自胚外中胚层的间充质(胚胎性结缔组织)组成,结缔组织中除成纤维细胞、胶原纤维和基质外,还有霍夫包尔细胞,毛细血管和少量平滑肌纤维。霍夫包尔

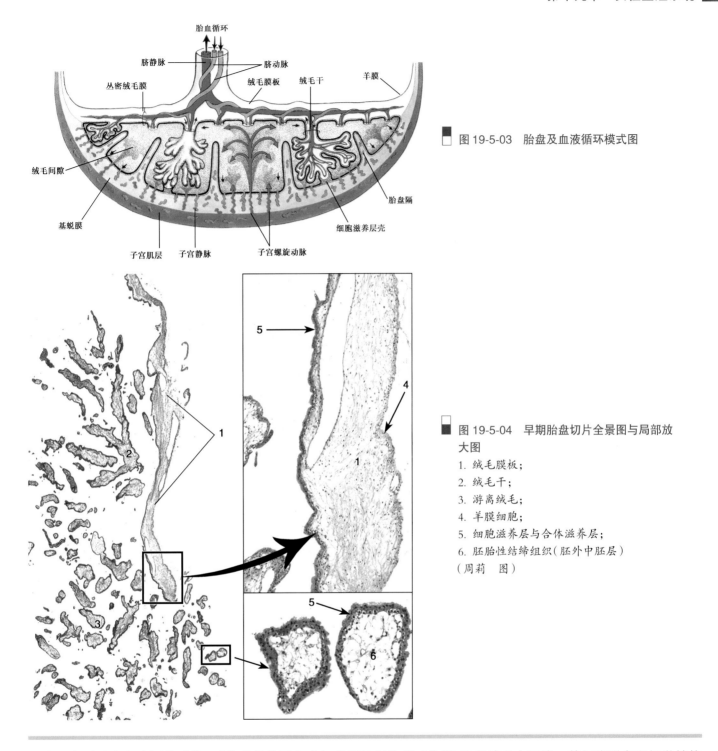

图 19-5-03　胎盘及血液循环模式图

图 19-5-04　早期胎盘切片全景图与局部放
大图
1. 绒毛膜板;
2. 绒毛干;
3. 游离绒毛;
4. 羊膜细胞;
5. 细胞滋养层与合体滋养层;
6. 胚胎性结缔组织(胚外中胚层)
(周莉　图)

细胞具有吞噬和免疫调节功能,还能以旁分泌方式与成纤维细胞相互作用,稳定绒毛内环境。其细胞形态和超微结构特点均与巨噬细胞相似。即细胞呈圆形或椭圆形,体积大,直径约 25μm,细胞核大而圆,淡染,细胞质丰富,弱嗜碱性,可有大量空泡(图 19-5-05,图 19-5-06,图 19-5-07)。电镜下,细胞表面常有丝状伪足,胞质内有大小不等的泡状结构,电子密度不同,溶酶体和线粒体多,内质网和高尔基复合体不发达。霍夫包尔细胞的存在是鉴别胎儿结缔组织与母体蜕膜组织的重要依据。此种细胞在妊娠后期明显减少,到足月时已经难以找到,如果足月胎盘中仍有大量霍夫包尔细胞,说明绒毛不够成熟,或有绒毛水肿发生。

绒毛膜板大约有 40~60 根绒毛干,绒毛干及游离绒毛均位于绒毛间隙内。绒毛膜板与绒毛干根部也衬着一层纤维素化的嗜酸性基质。基蜕膜发出若干短隔(胎盘隔)伸入绒毛间隙,将其分隔为 15~30 个胎盘小叶,每个小叶内含有 1~4 根绒毛干及其分支。脐血管的分支沿绒毛干进入绒毛内,形成毛细血管(图 19-5-08)。从末次月经起,妊娠第 8 周左右,绒毛的毛细血管腔内仅含有来自卵黄囊的有核红细胞前体,随着妊娠时间的推移,这种细胞数量减少,至第

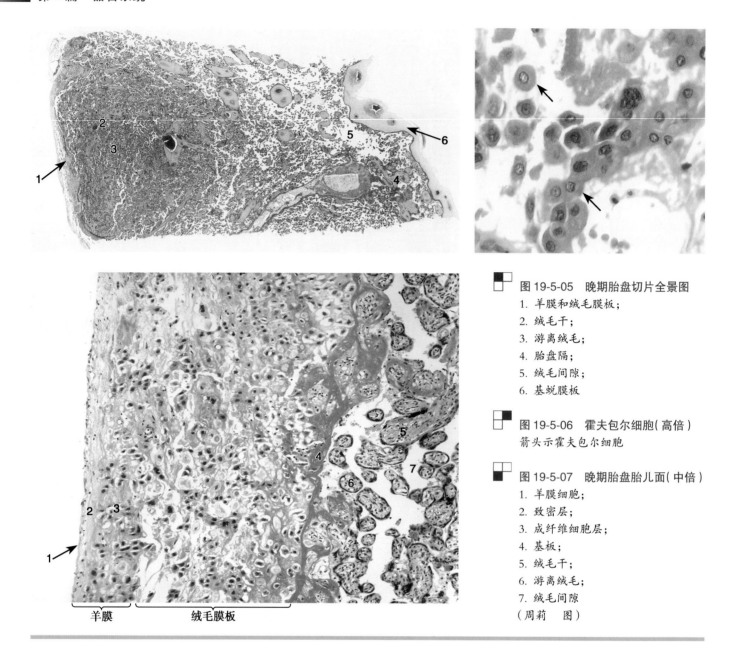

图 19-5-05　晚期胎盘切片全景图
1. 羊膜和绒毛膜板;
2. 绒毛干;
3. 游离绒毛;
4. 胎盘隔;
5. 绒毛间隙;
6. 基蜕膜板

图 19-5-06　霍夫包尔细胞(高倍)
箭头示霍夫包尔细胞

图 19-5-07　晚期胎盘胎儿面(中倍)
1. 羊膜细胞;
2. 致密层;
3. 成纤维细胞层;
4. 基板;
5. 绒毛干;
6. 游离绒毛;
7. 绒毛间隙
(周莉　图)

20 周左右完全消失。子宫螺旋动脉与子宫静脉分支开口于绒毛间隙,故绒毛间隙内充满母体血液,绒毛浸泡其中(图 19-5-10)。

正常时细胞滋养层细胞位于绒毛内层,呈立方或多边形,胞质淡染,核圆形,居中,呈空泡状。合体滋养层细胞位于绒毛外层,细胞体积大而不规则,胞质嗜酸性,呈深红色,核呈椭圆形,多核,染色深(图 19-5-04)。绒毛中轴为胚胎性结缔组织构成,其中除有大量毛细血管外,还有成纤维细胞、霍夫包尔细胞和散在的平滑肌。绒毛在妊娠 3 个月后,细胞滋养层退化,仅剩合体滋养层。妊娠后期,合体滋养层局部增厚形成合胞体结,其内细胞核密集,且染色明显加深,呈退化固缩样,足月胎盘尤为多见。因而认为这种结构的出现是胎盘成熟和接近成熟的标志。由于合胞体结内许多细胞核聚集,邻近处的细胞内常无核或少核,局部明显变薄,紧贴毛细血管壁(图 19-5-08),从而更有利于物质交换。倘若滋养层细胞过度增生并癌变,称为绒毛膜上皮癌。倘若这两种细胞均持续存在,并活跃增生,细胞间质水肿、形成有蒂,呈串样、大小不等的水泡样结构,形如葡萄,称为葡萄胎或水泡状胎块。

2. 胎盘的血液循环和胎盘膜　胎盘内有母体和胎儿两套血液循环系统。母体动脉血从子宫螺旋动脉流入绒毛间隙,在此与绒毛内毛细血管的胎儿血进行物质交换,再经子宫静脉流回母体。胎儿脐动脉血含氧量低于脐静脉血,经分支流入绒毛毛细血管,与绒毛间隙内母体血进行物质交换,从而成为含氧量较高的血,经脐静脉回流到胎儿。母体和胎儿的血液在各自封闭的管道内循环,互不相混,但可进行物质交换。胎儿血与母体血在胎盘内进行物质交换所通过的结构,称胎盘膜或胎盘屏障。早期胎盘膜由合体滋养层、细胞滋养层和基膜、薄层绒毛结缔组织及毛细血管基

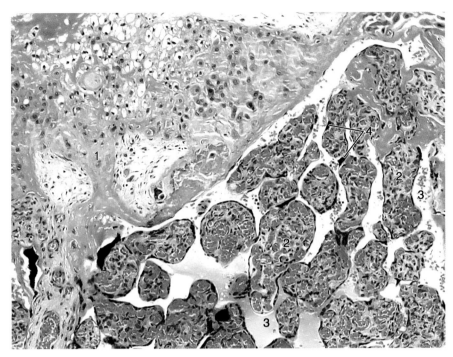

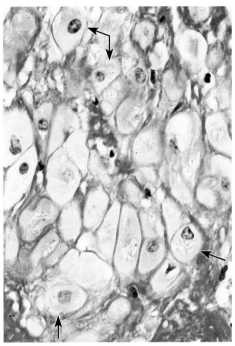

图 19-5-08 晚期胎盘胎儿面局部（中倍）
1. 绒毛膜板；2. 绒毛；3. 绒毛间隙；
4. 合胞体结

图 19-5-09 蜕膜细胞（高倍）
箭头示蜕膜细胞

图 19-5-10 晚期胎盘母体面局部（低倍）
1. 基蜕膜板；2. 螺旋动脉；3. 基板（纤维素化基质）；4. 胎盘隔；5. 游离绒毛；6. 绒毛间隙
（周莉 图）

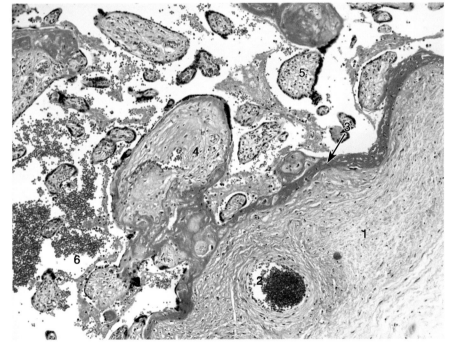

膜和内皮组成。发育后期,由于细胞滋养层在许多部位消失,合体滋养层在一些部位仅为一薄层胞质,故胎盘膜变薄,胎血与母血间仅隔以绒毛毛细血管内皮和薄层合体滋养层及两者的基膜,如此薄的结构更有利于物质交换。母血中的免疫球蛋白 G 可通过胎盘膜进入胎儿,使胎儿及新生儿具备一定免疫力。由于某些药物、病毒和激素也可以通过胎盘膜,影响胎儿发育,故妊娠者用药需谨慎,并应预防感染。

　　胎盘除物质交换功能外还有内分泌功能。胎盘的合体滋养层能分泌多种激素,对维持妊娠起重要作用。主要有:①人绒毛膜促性腺激素,作用类似黄体生成素,能促进母体黄体生长发育,以维持妊娠。人绒毛膜促性腺激素在妊娠第 2 周开始分泌,第 8 周达高峰,以后逐渐下降。由于在妊娠妇女尿液中可检出,故常用来检测早孕。②人胎盘催乳素,能促使母体乳腺发育和促进胎儿生长发育。此激素于妊娠第 2 月开始分泌,第 8 月达高峰,直到分娩。③孕激素和雌激素,于妊娠第 4 月开始分泌,以后逐渐增多。在母体卵巢黄体退化后,胎盘的这两种激素起着继续维持妊娠的作用。高水平的雌激素和孕激素具有免疫抑制作用,据报道这是母体免疫系统不会排斥具有抗原性胚胎的重要原因。

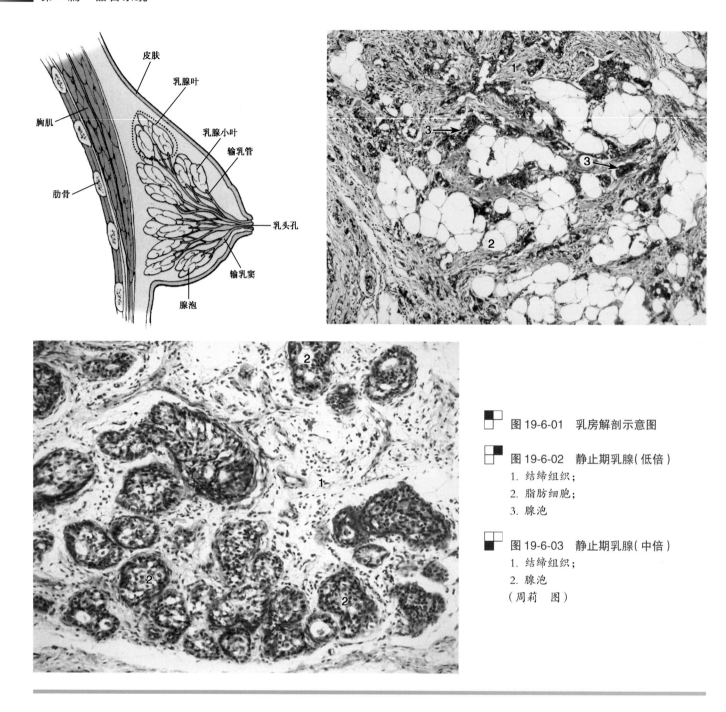

图 19-6-01　乳房解剖示意图

图 19-6-02　静止期乳腺（低倍）
1. 结缔组织；
2. 脂肪细胞；
3. 腺泡

图 19-6-03　静止期乳腺（中倍）
1. 结缔组织；
2. 腺泡
（周莉　图）

第六节　乳　　腺

乳腺是一种复管泡状腺,实质被结缔组织分隔为 15~25 个乳腺叶,乳腺叶呈锥体或不规则形,以乳头为中心呈放射状排列。每个乳腺叶是一个独立的腺,有一条输乳管开口于乳头孔(图 19-6-01)。每个乳腺叶又由结缔组织分隔成许多小叶。静止期乳腺具有完好的分支管道系统,除乳头和乳晕处的输乳管和输乳窦外,其余导管均位于皮下组织即浅筋膜内。乳腺实质虽然位于皮下疏松结缔组织中,但仍由来自真皮的致密结缔组织所包绕和分隔,借此将乳腺悬系和固定在真皮中。换言之,乳腺小叶内间质为疏松结缔组织,小叶外间质由富含致密胶原纤维的脂肪组织构成。有时小叶外间质可见多核巨细胞,其意义不清楚。

1. 静止期乳腺　乳腺组织的腺泡和导管均不发达,仅有少量较小的腺泡和导管,小叶间结缔组织内含有大量脂肪组织,腺泡上皮为单层立方或柱状,基底面有基膜,在腺上皮和基膜之间有肌上皮细胞。肌上皮细胞形态差异很大,常出现显著透明的细胞质,有时还显示肌样分化(图 19-6-05)。导管包括小叶内导管、小叶间导管和总导管,前两者分

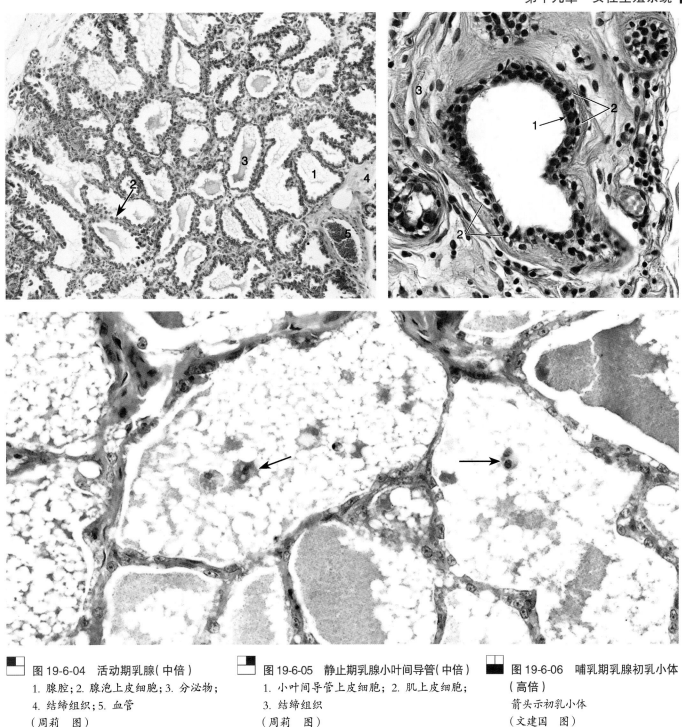

图 19-6-04　活动期乳腺（中倍）
1. 腺腔；2. 腺泡上皮细胞；3. 分泌物；
4. 结缔组织；5. 血管
（周莉　图）

图 19-6-05　静止期乳腺小叶间导管（中倍）
1. 小叶间导管上皮细胞；2. 肌上皮细胞；
3. 结缔组织
（周莉　图）

图 19-6-06　哺乳期乳腺初乳小体
（高倍）
箭头示初乳小体
（文建国　图）

别由单层立方或柱状上皮、复层柱状上皮构成（图 19-6-05），与腺泡不易区别。总导管又称叶导管或输乳管，由两层柱状上皮细胞围成，在接近乳头孔处变为复层扁平上皮，与乳头表面皮肤相移行。乳腺的结构随年龄和生理状况的变化而异，如在月经周期的分泌期，腺泡和导管可有增生，乳腺略有增大。

2. **活动期乳腺**　包括妊娠期和哺乳期乳腺。妊娠早期，乳腺小导管上皮细胞增生，以出芽方式形成许多腺泡管和腺泡。腺泡上皮为分泌型，呈单层立方或单层矮柱状，细胞较大，突入腺泡腔，胞质嗜酸性，顶部胞质内可见小泡和脂滴；细胞核呈圆形，位于细胞中央，核仁明显；腺泡腔较大，内有少量颗粒状嗜酸性分泌物，肌上皮细胞不明显。小叶内和小叶间结缔组织明显减少，毛细血管和小血管明显增多（图 19-6-04）。电镜下，腺上皮细胞游离面有微绒毛，胞质中的线粒体增多增大，核糖体和粗面内质网增多，平行排列，有的扩大成扁囊。随着妊娠时间的推移，腺泡腔明显扩大，腔内有较多的嗜酸性分泌物，内含细胞碎片、脱落细胞及少量巨噬细胞。腺上皮细胞体积也明显增大，电镜下可见顶部胞质中有大量糖原颗粒和圆形分泌小泡，小泡内含有中等电子密度的无定形物质或颗粒状物质。胞质中还有大小不等的脂滴。妊娠后期乳腺分泌活动明显增强,腺泡腔内大量淡黄色黏稠分泌物有时会从乳头排出,这种分泌物与哺乳时乳汁相比,含脂肪和乳糖较少,含蛋白成分较多,特别是乳蛋白和抗体蛋白。乳腺小叶内和小叶间的结缔组织进一步减少,血管则进一步增多。此时乳腺小叶显著增大,整个乳房也明显增大。由此可见,妊娠期乳腺结构和功能发生巨大的进行性变化。

哺乳期乳腺随着分泌活动的增强,开始从乳头排出分泌物,称初乳,内含脂滴、乳蛋白、乳糖、免疫球蛋白等,其中还有一些吞噬了脂肪颗粒的巨噬细胞,即初乳小体。初乳较通常乳汁含有更多的蛋白质和较少的脂肪,还含有细胞碎片、脱落的完整细胞和初乳小体(图 19-6-06)。哺乳过程乳腺即停止分泌活动,乳汁是在哺乳的间隔期分泌和蓄积的。因此,应该养成定时喂奶的习惯,有利于乳汁分泌。光镜下,哺乳期乳腺小叶内充满含乳汁的腺泡,小叶内导管也明显可见,间质中淋巴细胞、浆细胞和嗜酸性粒细胞明显增多。腺泡上皮的形态随分泌周期的时相而异,有的呈高柱状,有的呈矮柱状或立方形,有的呈扁平状。在常规染色标本中,腺细胞内的脂滴被溶解呈现许多空泡。乳腺上皮细胞为顶浆分泌,分泌物移至细胞顶部并向游离面呈泡状突出,然后连同外包的细胞膜一起脱离游离面,排至腺泡腔。电镜下,腺泡上皮细胞合成蛋白质功能活跃,超微结构呈现蛋白质分泌细胞的特征,有所不同的是含大量滑面内质网,许多脂滴无单位膜包绕,但在排放过程中被游离面质膜包裹。

哺乳期乳腺的分泌活动受神经和内分泌调节,并受婴儿吮吸和乳汁排放的影响。腺垂体分泌催乳素刺激乳腺分泌活动。在妊娠时期,催乳素细胞的活动受下丘脑分泌的催乳素释放抑制素的作用,只能分泌少量催乳素,致使乳腺处于不分泌状态。分娩后胎盘娩出,母体失去胎盘激素的调节作用,内分泌状况也随之发生变化。腺垂体分泌催乳素增多,乳腺开始哺乳性分泌。另外,在哺乳前期间,婴儿的吮吸动作刺激乳头,产生的神经冲动可抑制下丘脑催乳素释放抑制素的分泌,使乳腺分泌增强。断乳后,催乳素水平下降,腺组织萎缩,结缔组织和脂肪组织增多,乳腺又转为静止期。绝经后,卵巢激素水平下降,腺组织萎缩退化。

乳腺的血液供应来自胸肩峰动脉、胸外侧动脉(腋动脉)、胸廓内直动脉和一些肋间动脉的分支。动脉分支沿乳腺导管行至分泌部,分支形成毛细血管网。毛细血管汇入小静脉,再沿乳腺导管行进并逐级汇合,最终汇入腋静脉、胸廓内静脉和肋间动脉。乳腺的淋巴管也很丰富。腺泡周围结缔组织中的毛细淋巴管密集,它们汇成小淋巴管沿血管和腺导管走行,并逐级汇合,最后汇成较大的淋巴管注入腋淋巴结、锁骨下淋巴结和胸骨旁淋巴结。关于乳房皮肤淋巴引流范围,包括位于真皮浅层淋巴丛以及乳晕下区与乳腺导管伴随较深的淋巴管网络引流至同侧腋窝,乳腺下方皮肤淋巴管可引流入腹腔丛,最终进入肝淋巴管和腹腔内淋巴结。乳腺淋巴液最终通过胸导管、下颈部淋巴结或左静脉角进入大静脉。

乳腺的胚胎发生: 胚胎发育至第6周初,无论男胎或是女胎,在胚胎腹面中线两侧均出现左右两条突起的嵴,为表皮局部增厚形成,从腋窝直达腹股沟,称乳腺嵴或乳线。至胚胎第6周末,在乳腺嵴胸段,未来发生乳腺的部位上皮细胞向深处增生形成一上皮细胞团,称乳腺芽,为乳腺原基。胚胎第3个月末,乳腺原基上皮细胞团分出20个左右实心细胞索伸入周围间充质,每个细胞索又反复分支,第5个月末,分化为各级乳腺导管,其终末分支分化为腺泡,细胞索周围的间充质分化为结缔组织和脂肪组织。细胞索直至胚胎第7~8个月演变为中空性导管,有的细胞索至出生后才出现管腔。胚胎第8个月时,乳腺原基表面上皮下陷,形成一个小凹,称乳凹,即乳腺导管开口处。在胎儿出生前,乳凹深层的间充质增生,致使乳凹外翻突出于体表,形成乳头,乳头周围的环形区形成乳晕。在人类,只有胸段乳腺嵴的上皮局部下陷形成左右一对乳腺,其余部分均退化。而多胎生哺乳动物,乳腺嵴全长上均发生局部上皮下陷增生,形成左右两排乳腺。人类偶尔也出现两个以上乳腺,称副乳或异位乳腺。从腋下至腹股沟均可能出现副乳,但发生在腋下或腋前的比例较高。

上述乳腺胚胎发生过程无性别差异,男胎和女胎发生相同。新生儿乳腺导管系统已经形成,但分泌部(腺泡)尚未发育,从出生至青春期之前,乳腺基本不发育。青春期开始,在雌激素和孕激素的作用下,女性乳腺开始发育,出现明显的女性第二性征。

(孔力　丁英)

参考文献

1. 成令忠,钟翠平,蔡文琴.现代组织学.上海:上海科学技术文献出版社,2003.

2. 邹仲之,李继承.组织学与胚胎学.8版.北京:人民卫生出版社,2013.

3. 李和,李继承.组织学与胚胎学.3版.北京:人民卫生出版社,2015.

4. 成令忠,冯京生,冯子强,等.组织学彩色图鉴.北京:人民卫生出版社,1999.

5. 周莉,齐亚玲.组织学与胚胎学实验.武汉:华中科技大学出版社,2013.

6. 聂毓秀.组织学与胚胎学.2版.北京:人民卫生出版社,1997.

7. 胡静.骨骼肌疾病临床病理诊断.北京:人民卫生出版社,2011.

8. Standring S. Gray's Anatomy (41st edition). Amsterdam:Elsevier,2016.

9. Mescher AL. Junqueira's basic histology:text and atlas. 16th ed. New York:The McGraw-Hill Companies,Inc. 2021.

10. Donemei Cui. Atlas of histology:with functional and clinical correlations. Philadelphia:Wolters Kluwer Health/Lippincott Williams & Wilkins,2011.

11. 郭志坤.正常心脏组织学图谱.3版.北京:人民军医出版社,2005.

12. 藏伟进,吴立玲.心血管系统.北京:人民卫生出版社,2015.

13. 李和,周莉.组织化学与细胞化学技术.北京:人民卫生出版社,2014.

14. 柏树令,应大君.系统解剖学.3版.北京:人民卫生出版社,2015.

15. 陈杰,李甘地.病理学.3版.北京:人民卫生出版社,2015.

16. 曹雪涛,何维.医学免疫学.3版.北京:人民卫生出版社,2015.

17. 高天文.皮肤组织病理入门.北京:人民卫生出版社,2007.

18. 常建民.皮肤病理简明图谱.北京:人民军医出版社,2012.

19. 矫健,张罗.纤毛研究进展.首都医科大学学报,2009,30(1):70-75.

20. Ali SR,Hippenmeyers,Saadat LV,et al. Existing cardiomyocytes generate cardiomyocytes at a low rate after birth in mice. PNAS,2014,111 (24):8850-8855.

21. Grounds MD. Regeneration of Muscle. The University of Western Australia,Perth,WA,Australia Published online:John Wiley & Sons,Ltd. ,2011.

22. Lacclley P,Regnault V,Nicoletti A,et al. The vascular smooth muscle cell in arterial pathology:a cell that can take on multiple roles. Cardiovascular Research,2012,95(2):194-204.

23. Greising SM,Gransee HM,Mantilla CB,et al. Systems Biology of Skeletal Muscle:Fiber Type as an Organizing Principle. Wiley Interdiscip Rev Syst Biol Med,2012,4(5):457-473.

24. Nishikawa KC,Monroy JA,Uyeno TE,et al. Is titin a 'winding filament'？ A new twist on muscle contraction. Proc R Soc B,2012,279(1730):981-990.

25. Linari M,Brunello E,Reconditi M,et al. Force generation by skeletal muscle is controlled by mechanosensing in myosin filaments. Nature,2015,528(7581):276-279.

26. Sulbaŕna G,Alamoa L,Pintoa A,et al. An invertebrate smooth muscle with striated musclemyosin filament. PNAS,2015, 112(42)：E5660-E5668.

27. Xiao Y,Jonathan S. Williams,and Isaac Brownell,Merkel cells and touch domes:More than mechanosensory functions?

Exp Dermatol,2014,23(10):692-695.

28. Kordes C,Haussinger D. Hepatic stem cell niches. J Clin Invest,2013,123(5)1874-1880.

29. Schofield R. The relationship between the spleen colony-forming cell and the haemopoietic stem cell. Blood Cells,1978,4 (1-2):7-25.

30. Pintilie DG,Shupe TD,Oh SH,et al. Hepatic stellate cells' involvement in progenitor-mediated liver regeneration. Lab Invest,2010,90(8):1199-1208.

31. Jung Y,Witek RP,Syn WK,et al. Signals from dying hepatocytes trigger growth of liver progenitors. Gut,2010,59(5): 655-665.

32. Sawitza I,Kordes C,Reister S,et al. The niche of stellate cells within rat liver. Hepatology. 2009,50(5):1617-1624.

33. Kordes C,Sawitza I,Götze S,et al. Hepatic stellate cells support hematopoiesis and are liver-resident mesenchymal stem cells. Cell Physiol Biochem. 2013,31(2-3):290-304.

34. Mills SE. 病理医师实用组织学. 4版. 薛德彬,陈健,王炜,主译. 北京科学技术出版社,2017.

35. William K. Ovalle,Patrick C. Nahirney,Netter's Essential Histology. Amsterdam:Elsevier,2008.

36. MB Buechler,Pradhan RN, Krishnamurty AT,et al. Cross-tissue organization of the fibroblast lineage. Nature,2021,593 (7860):575-579.

37. Buckley CD. Fibroblast cells reveal their ancestry. Nature,2021,593(7860):511-512.

38. Li Z,Liu S,Xu J,et al. Adult of Connective Tissue-Resident Mast Cells Originate from Late Erythro-Myeloid Progenitors. Immunity,2018,49(4):640-653.

39. Noctor SC,Flint AC,Weissman TA,et al. Neurons Derived from Radial Glia Cells Establish Radial Units in Neocortex. Nature,2001,409:714-720.

40. Tamamaki N. Radial Glias and Radial Fibers:What is the Function of Radial Fibers? Anat Sci,2002,77(1):2-11.

41. Miller CN,Proekt I,von Moltke J,et al. Thymic tuft cells promote an IL-4-enriched medulla and shape thymocyte development. Nature,2018,559(7715):627-631.

42. Anderson MS,Venanzi ES,Klein L,et al. Projection of an immunological self shadow within the thymus by the aire protein. Science,2002,98(5597):1395-1401.

43. McKinley ET,Sui Y,Al-Kofahi Y,et al. Optimized multiplex immunofluorescence single-cell analysis reveals tuft cell heterogeneity. JCI Insight,2017,2(11):e93487.